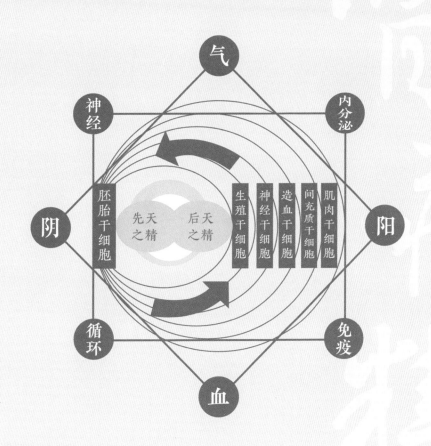

肾藏精

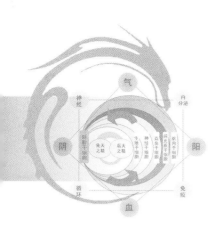

"肾藏精"藏象理论与实践

主　　审（以姓氏笔画为序）

王永炎　沈自尹　张伯礼　陈凯先　陈香美　施　杞

顾　　问（以姓氏笔画为序）

王　键　王庆其　王庆国　王昌恩　李曰庆　李振吉
李德新　林水淼　赵伟康　高思华

主　　编　王拥军

副 主 编　郑洪新　张玉莲　吴志奎　陆　华　施建蓉　孟静岩
赵宗江　顾　耘　战丽彬

编　　委（以姓氏笔画为序）

于春泉　马淑然　王　晶　王文娟　王成龙　王拥军
王晓赟　王颖超　卞　琴　田　晨　吕爱平　米　玲
江海涛　李晓锋　李海松　李晨光　杨燕萍　吴志奎
张　岩　张长城　张玉莲　张连城　张树成　张俊华
张琳琳　陆　华　陈　洋　郑洪新　孟静岩　赵东峰
赵永见　赵红彬　赵宗江　战丽彬　施建蓉　贾友冀
顾　耘　徐　浩　徐　辉　唐德志　黄建华　崔远武
崔学军　梁倩倩　董　杨　程艳玲　舒　冰　潘露茜

主编秘书　王　晶　赵东峰

人民卫生出版社

图书在版编目(CIP)数据

"肾藏精"藏象理论与实践/王拥军主编.—北京：
人民卫生出版社,2016

ISBN 978-7-117-23397-2

Ⅰ.①肾…　Ⅱ.①王…　Ⅲ.①肾病(中医)-研究
Ⅳ.①R256.5

中国版本图书馆 CIP 数据核字(2016)第 237251 号

人卫智网	www.ipmph.com	医学教育、学术、考试、健康,
		购书智慧智能综合服务平台
人卫官网	www.pmph.com	人卫官方资讯发布平台

ISBN 978-7-117-23397-2

"肾藏精"藏象理论与实践

主　　编：王拥军
出版发行：人民卫生出版社(中继线 010-59780011)
地　　址：北京市朝阳区潘家园南里 19 号
邮　　编：100021
E - mail：pmph @ pmph.com
购书热线：010-59787592　010-59787584　010-65264830
印　　刷：北京盛通印刷股份有限公司
经　　销：新华书店
开　　本：889×1194　1/16　印张：17
字　　数：539 千字
版　　次：2016 年 12 月第 1 版　2016 年 12 月第 1 版第 1 次印刷
标准书号：ISBN 978-7-117-23397-2/R·23398
定　　价：138.00 元

打击盗版举报电话:010-59787491　E-mail:WQ @ pmph.com
(凡属印装质量问题请与本社市场营销中心联系退换)

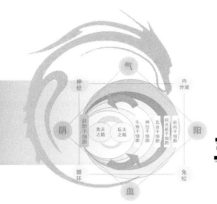

主编简介

王拥军(1965—),上海中医药大学教授,研究员,主任医师,中国中医科学院客座研究员。硕士及博士生导师,博士后指导老师。

现任上海中医药大学康复医学院院长,上海中医药大学脊柱病研究所所长,上海中医药大学附属龙华医院副院长,上海中医药大学脊柱病研究所与国际华人骨研学会联合研究中心主任。

担任国家重点学科(中医骨伤科学)学科带头人,国家中医临床研究基地(骨退行性病变)负责人,省部共建教育部重点实验室(筋骨理论与治法)主任,国家科技部重点领域"创新团队"计划项目(中医药防治老年性骨病)负责人,国家教育部"创新团队"发展计划项目(中医"肾主骨"理论基础研究)负责人,上海市"重中之重"临床医学中心(中医慢病防治中心)负责人,上海市劳模创新工作室(慢性筋骨病防治)负责人。

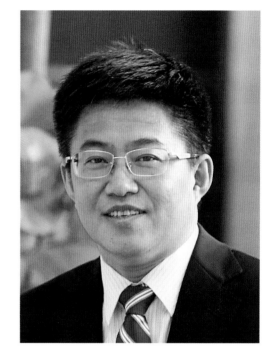

致力于中医药防治"慢性筋骨病"及"肾精亏虚型慢性病"的临床、基础与转化应用研究。证明了气虚血瘀是慢性筋骨病的病理基础,肾精亏虚加重筋骨衰老,阐明了益气化瘀、补肾益精法的疗效机制,并建立了系统性防治方案(国家杰出青年科学基金项目,2006);发现了骨退行性病变存在三期变化规律,提出了抑制炎症因子释放和增加干细胞营养治疗方案,建立了非手术与手术"序贯联合"综合性防治体系,降低了慢性筋骨病的手术率(国家自然科学基金重点项目,2009);证明了干细胞与微环境调控筋骨"生长壮老"全过程,发现了 β-Catenin、Smad3 和 Runx1 等是调控骨髓间充质干细胞(BMSC)增殖与分化的新基因,并证明了成体干细胞、微环境以及神经-内分泌-免疫-循环(NEIC)网络系统调控筋骨生长壮老的规律,构建了"肾精亏虚型慢性病"防治体系以及"肾藏象系统",进一步发展了"肾主骨系统""肾藏精系统""奇恒之腑系统"理论体系,为延缓筋骨、组织器官衰老研究奠定了基础(国家"973"计划项目,2009)。

承担国家级科研项目 42 项,包括国家"973"计划项目、国家杰出青年科学基金、国家自然科学基金重点项目、国家自然科学基金重大国际合作项目(2 项)、国家中医药行业专项(2 项)以及多项国家自然科学基金面上项目。发表论文 568 篇,其中在 *JBMR*、*A&R*、*Spine*、*Bone* 等发表 SCI 收录论文 112 篇(单篇 IF 最高 15.28),《科技会议录索引》(ISTP)收录论文 76 篇。主编专著 8 部,担任中医药院校研究生规划教材《实验骨伤科学》和本科生规划教材《中医骨伤科学》《中医骨伤科基础》主编。获得授权国家发明专利 19 项。研发中药新药 7 项,获得新药证书 2 项。以第一完成人先后荣获国家科学技术进步奖二等奖 2 项,并荣获上海市科技进步奖一等奖、中华医学科技奖一等奖、全国高等学校科学技术进步奖一等奖等 21 项。

成为国家"973"计划项目首席科学家、国家杰出青年科学基金获得者、长江学者奖励计划特聘教授、全国先进工作者、全国优秀科技工作者、享受国务院政府特殊津贴专家、首批"万人计划"百千万工程领军人才、国家百千万人才工程国家级人选、国家卫生部有突出贡献中青年专家、上海市领军人才、上海市优秀学科带头人、上海市科技精英、上海市劳动模范。

提出全新的中医复合型人才"六结合"培养模式,培养的博士获得全国百篇优秀博士学位论文奖(2011)和提名奖(2012),19人次获得 Young Investigator Award 和 Travel Grant Award 等国际性青年学术奖。所带领的研究团队先后获得"国家科技部重点领域创新团队""国家教育部创新团队""上海市科技创新优秀团队""上海市学习型团队""上海市高校创新团队""上海市工人先锋号""上海市五一劳动奖状"和"上海市劳模创新工作室"等荣誉或称号。

担任国务院学位委员会学科评议组成员,国家科技成果评审专家,国家教育部、国家科技部、国家卫生和计划生育委员会、国家自然科学基金委评审专家。先后担任中华中医药学会骨伤科分会副会长,中国中西医结合学会骨伤科专业委员会副主任委员、脊柱医学专业委员会副主任委员,中国康复医学会颈椎病专业委员会副主任委员,世界中医药学会联合会骨质疏松专业委员会副会长、中医手法专业委员会副会长,美国骨矿盐研究学会(ASBMR)、美国骨科研究学会(ORS)委员,Spine、《中华医学杂志》英文版、《中西医结合杂志》英文版、《中国药理学报》英文版审稿专家,《世界中医药杂志》英文版、《中西医结合杂志》编委,《中医正骨》副主编。

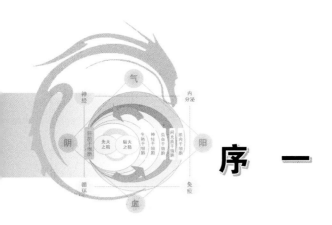

序 一

　　中医基础理论研究是中医药继承与创新的基石,得到业界的广泛关注。但其研究难点在于中医基础理论和现代自然科学、人文科学等如何实现有机结合。

　　我们从20世纪50年代起,按照"同病异治、异病同治"的思路,在临床上观察到肾阳虚患者具有肾上腺皮质功能低下的特点,并且补肾的药物能够提高临床疗效。抓住这个发现,一直深入研究,在肾阳虚证方面,有了较深入的了解。

　　"精"是中医学的核心概念,常说"精、气、神"为人身三宝,"精"是基础。《灵枢》明确指出精能化生机体的各种组织,"人始生,先成精,精成而脑髓生,骨为干,脉为营,筋为刚,肉为墙,皮肤坚而毛发长"。在成年,"肾"通过藏精而应对危急,即"藏精起亟",并和机体功能的壮盛、衰退有密切关系。"肾藏精"在防病治病上也具有重要意义,如"足于精者,百疾不生;穷于精者,万邪蜂起"(《冯氏锦囊秘录》)。对于如此重要的概念,迄今为止,还没有系统地阐释。

　　干细胞是具有多向分化潜能和自我复制能力的原始的未分化细胞,是形成哺乳类动物各组织器官的原始细胞。不仅组织器官的发育依靠干细胞,而且干细胞对成年动物组织器官功能的维持和损伤修复也具有重要作用。在特定条件下,成体干细胞或者产生新的干细胞,或者按一定的程序分化,形成新的功能细胞,从而使组织和器官保持生长和衰退的动态平衡。成体干细胞平时处于休眠状态,当有损伤及机体需要时,能被唤醒发挥相应作用。

　　干细胞的很多功能行为特点和肾精很相似,如具有生成特性、平时处于休眠状态等。经过多方论证,王拥军教授的研究团队发现"肾精"和干细胞在物质、功能、信息、行为特点等方面具有高度关联。

　　王拥军教授领衔的国家"973"计划项目"基于'肾藏精'的脏象理论基础研究"团队的研究,对"肾精"与干细胞、微环境等关系,有了一些重要研究进展。本书是这个进展的集中反映。

　　中医基础理论继承与创新研究是长期而艰苦的工程,本书之成,大有补于该领域,故乐为之序!

沈自尹

2016年3月于复旦大学医学院

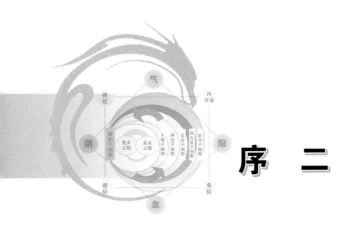

序 二

　　中医药学是中国古代医学科学的结晶,在维护人民健康的事业中发挥着重要作用。中西医并重是我国医药卫生的显著特色和优势,中医药在传承自身学术特色的同时,积极吸收利用现代科学技术为我所用,促进了中医学的继承、发展和创新,从而推动了中医药学的科技进步和学科发展。

　　脏腑理论是中医理论体系的一项理论,"肾藏精"藏象理论是脏腑理论的重要组成部分。早在 20 世纪 50 年代,复旦大学沈自尹院士领衔的团队利用现代科学技术开展了中医"肾本质"的研究,揭示了中医"肾阳"等脏腑理论的现代科学内涵,发现了下丘脑-肾上腺轴与中医"肾"相似的生理内涵和变化规律,并在临床实践中加以验证和升华,取得了突出成果,引领了藏象理论的现代研究。

　　以王拥军教授为首席科学家的国家"973"计划项目(基于"肾藏精"的脏象理论基础研究)团队不断坚持继承与创新,在沈自尹院士、邝安堃教授、姜春华教授等前辈中医"肾"藏象理论研究的基础上,进一步开展了中医"肾藏精"藏象理论体系的现代生物学基础与临床实践研究,对中医"肾"藏象理论又进行了新的探索和拓展。通过总结和概括所取得的研究成果,编著了《"肾藏精"藏象理论与实践》一书。该书全面阐述了中医"肾藏精"的现代生物学基础,提出机体健康、气血调和状态是在神经、内分泌、免疫、循环等体系调控下,各种干细胞及其微环境生物功能(沉默与唤醒、增殖与分化)与信息(细胞信号转导)的综合体现。系统研究证明了"肾精"变化与微环境、干细胞生物学功能改变具有一定的相关性。他们还发现许多慢性病,包括骨质疏松症、老年性痴呆、再生障碍性贫血、不孕不育症、椎间盘退变性疾病、骨关节炎、肾性骨病等,都与肾精亏虚证密切相关,从而提出了"肾精亏虚型慢性病"的概念,通过大量临床实践,证明了补肾填精中药治疗"肾精亏虚型慢性病"可以发挥较好的临床疗效,并具有"异病同治"的作用特点,从而形成了"肾精亏虚型慢性病"的临床治疗认知。这些疾病是医学界目前研究的重点,也是亟需解决的重大难点问题。该书总结的研究成果,为中医药治疗上述疾病提供了理论依据和临床示范,具有借鉴和启迪意义。

　　中医药振兴发展迎来了天时、地利、人和的大好机遇期,又恰逢国务院发布《中医药发展战略规划纲要(2016—2030 年)》,《中医药法》即将通过全国人大常委会最后一轮的审查……中医药人当乘势而上,有所作为。相信只要我们坚持以增进和维护人民健康为目的,坚持中医药继承与创新的发展路线,针对重大临床问题协同攻关,力求突破,必将为健康中国建设作出新贡献。

　　"君子之道,如切如磋,如琢如磨。"希望这本书能为读者提供借鉴和启迪,依据各个专业疾病中医治疗的效果,结合现代医学的基础研究,总结作用的规律,阐释其科学内涵,不但提高临床疗效,还可以推动学术进步,推动中医药现代化进程,造福于人类健康事业。

　　书将付梓,荣以为序。

中 国 工 程 院 　院士
天津中医药大学 　校长
中国中医科学院 　院长
2016 年初冬于中医科学院

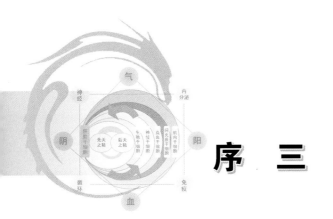

序 三

  "肾藏精"理论是中医藏象理论的核心内容之一,对中医理论与临床实践的发展产生了巨大的作用和影响。该理论对于防治慢性筋骨病也具有重要的临床指导价值,是慢性筋骨病的基本理论支撑,也是中医骨伤科学研究中具有重大战略性的基础科学问题。借助现代生物学理论与技术,探讨中医"肾藏精"藏象理论的科学本质,揭示"从肾论治慢性筋骨病"临床疗效产生的内在规律,有助于进一步丰富和发展中医理论内涵。

  中医药学历史悠久,源远流长,具有独特的理论体系和丰富的临床经验,对中华民族的繁衍昌盛和世界医学的深入发展产生了深远影响。我们要树立信心,承担起时代赋予的使命,坚持以传承中医药理论体系和历代医家所积累的丰富临证经验为主体,坚持整理并研究中国传统文化、坚持借鉴和引用现代科学技术为两翼,做到继承不泥古,创新不离宗。推动中医药事业在新世纪的腾飞,要坚持源于临床,通过长期临床实践,活用各家流派精髓,总结基本经验和方技,形成优势方药技术,在此基础上进一步通过临床试验研究和应用基础研究,探索中医药防治疾病规律,阐明疗效机制,形成新的创新成果,再反哺临床,提高疗效,充分发扬中医药的特色优势,实现在继承中创新,在双向转化中推进中医药的现代化、国际化,为生命科学的发展和世界人民的健康作出更重大的贡献。

  《"肾藏精"藏象理论与实践》一书,从中医"肾藏精"藏象理论的发生和发展、中医"肾藏精"藏象理论的相关概念和内涵、中医肾系统的现代科学内涵研究、中医肾与脏腑经络的关系、"肾精亏虚型慢性病"的理论与临床,以及中医"肾藏精"藏象理论指导下的预防医学策略、理论研究规范、与现代科学的思考和启发等方面,逐层深入阐述中医"肾藏精"藏象理论系统的研究与应用,提出了系列原创性学术观点。全书内容确切,成果丰富,以中医基础理论为出发点,运用多学科交叉研究,结合现代科学技术,明确了中医"肾藏象系统"生物学基础,创立了中医"藏象系统"研究的方法学模式,解决了国家重大需求——慢性病防治的规律性认识并提供方法学指导,体现了中医药综合防治疾病的作用和特色优势。

  该书主编王拥军教授是我的博士,他毕业之后率领学科团队日以继夜地工作。他勤奋好学,刻苦努力,取得了一系列成绩,先后成为国家杰出青年、长江学者、国家"973"计划首席科学家等。该书是以王拥军教授为首席科学家的国家"973"计划项目"基于'肾藏精'的脏象理论基础研究"团队集体智慧的结晶,较好地总结了该团队紧密合作所取得的研究成果,为广大中医药研究工作者提供了一本有价值的参考书。

  昔宋代陈亮《梅花》曰:"疏枝横玉瘦,小萼点珠光。一朵忽先变,百花皆后香。欲传春信息,不怕雪埋藏。玉笛休三弄,东君正主张。"当前,党和政府为我国中医药的振兴和发展提供了最良好的机遇和条件,只要我们有"不怕雪埋藏"的刻苦精神和"一朵忽先变"的创新勇气,在中华民族伟大复兴的征程中,一定会展现中医药百花争妍、万紫千红的灿烂前景,涌现出更多的基础理论、临床试验研究成果。为此,本书当是一份宝贵的奉献。

  今闻悉《"肾藏精"藏象理论与实践》即将付梓刊行,甚为欣慰,斯以为序。期望该团队今后进一步加强合作,在中医药研究领域作出更多的成绩。

施杞

2016 年 7 月于上海中医药大学

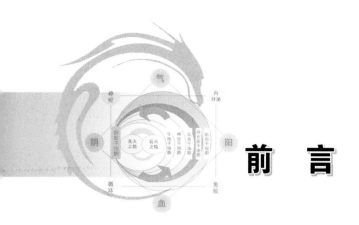

前　言

　　中医藏象(也作"脏象")理论是中医理论体系的核心内容之一,运用该理论指导下的整体观和辨证论治防治疾病,具有显著的特色和优势,是推动我国卫生事业发展和中医药学走向世界的重要途径之一。

　　"肾藏精"理论是中医藏象理论的核心内容之一,在防治退变性疾病、衰老性疾病、血液系统疾病、慢性肾病、不孕不育性疾病等难治性、复杂性、慢性疾病等方面具有重要理论和临床价值,是中医学研究中具有重大战略性的基础科学问题。

　　由于藏象理论的相关基础研究工作相对薄弱,从而无法在较高水平上推动中医药现代化的进程。因此,借助现代生物学理论与技术,探讨中医"肾藏精"藏象理论的科学本质,丰富和发展中医理论内涵,是迫切需要解决的重大科学问题。

　　一、"肾藏精"理论是中医藏象理论的重要内容,揭示其科学内涵是中医基础理论创新的关键科学问题之一。

　　"肾藏精"藏象理论对中医理论与临床实践的发展产生了巨大的作用和影响。《素问·六节藏象论》指出:"肾者主蛰,封藏之本,精之处也。""肾藏精"包括贮藏精气、输泄精气和输化精气等功能,说明肾对全身精气有调控作用,包括精的生成、贮藏、转化、输泄过程。

　　肾精有先、后天之分。"两神相搏,合而成形,常先身生,是谓精"(《灵枢·决气》),说明先天之精禀受于父母,构成人体胚胎的原始物质;"肾者主水,受五脏六腑之精而藏之"(《素问·上古天真论》),说明后天之精是水谷精气及脏腑化生的精微物质,具有滋养全身脏腑、器官和组织的作用,是维持生命活动的物质基础。

　　肾所藏之精是其他脏腑、气血化生的物质基础。"人始生,先成精,精成而脑髓生"(《灵枢·经脉》),指出肾精是脑髓生成的物质基础;"肾主骨"(《素问·宣明五气》)、"肾生骨髓"(《素问·阴阳应象大论》),指出肾精是骨骼发育的物质基础;肾藏精,精聚为髓,精髓化生为血,肾精是血液生成之源泉。可见,肾精是人体生长发育以及脑、骨、血形成的重要物质基础,肾主生殖、主骨、生髓是肾藏精的主要功能体现。

　　肾与命门关系密切。"命门学说"是中医基础理论中的一个重要命题。《难经·三十六难》曰:"命门者,诸神精之所舍,原气之所系,故男子以藏精,女子以系胞。"其功能包括:为生命之门、脏腑之本;维系元气;藏神与精;主男子精、女子胞,即生殖功能。命门为十二经之主,命门之火谓之元气,命门之水谓之元精。

　　肾与命门一体,之所以提出命门,是为强调其重要性。一种观点认为命门为水火之宅,即肾阴、肾阳;另一种观点认为命门主火,肾主水。这两种观点的分歧在于命门主火与命门主水火。从临床实践看,多提命门之火。明代赵献可更强调命门之火的功能,认为命门之火周行全身,譬之元宵走马灯,其中"惟是一火耳"。"夫人何以生?生于火也……造化以阳为生之根,人生以火为生之门","火旺则动速,火微则动缓,火息则寂然不动",形象地指出了命门之火(亦称"命火")乃生命之源,其功能集中体现为肾阳的功能,即具有温煦与推动作用,是人胚胎形成、发育以及脏腑生理功能的原动力。

　　因此,"肾藏精"是对肾精的调控,是将肾精的物质态转化为功能态;其中,命火集中体现了肾阳的温煦和推动作用。

二、"肾精亏虚型慢性病"的防治已成为中医学界关注的重大命题,中医从肾论治慢性病在临床上具有特色和优势,需要揭示其临床疗效产生的内在规律,丰富和发展中医藏象理论。

"肾精亏虚型慢性病"是指与"肾精命火"相关性显著的疾病的统称。这些疾病都有共同的病理特征,即"肾精亏虚、命门火衰"。如:主生殖发生障碍,表现为排卵障碍或少精,导致不孕、不育;主骨障碍,表现为骨量减少,导致骨质疏松症、骨关节病、椎间盘突出症、脊髓型颈椎病等;生髓障碍,表现为髓海空虚,导致老年性痴呆、帕金森病、骨髓抑制综合征等;肾精亏虚,精血互化发生障碍,表现为血细胞的减少,出现珠蛋白生成障碍性贫血和再生障碍性贫血等。从肾论治上述疾病具有特色和优势,有利于揭示慢性疾病的内在规律。

中医藏象理论是建立在临床实践基础上的科学。"肾精亏虚型慢性病"涉及多系统、多脏器,这些病证严重影响人类健康,是中医学研究中需要解决的重大科学问题。

"肾精命火"理论从整体观念出发认识疾病的发生与发展,强调生理状态下肾与各脏腑器官的相互协调,病理状态下相互传变,治疗中通过调理肾精命火,从而协调与平衡相关脏腑器官功能,取得了确切的疗效。

三、采用现代生物学研究方法,结合与肾相关疾病临床实践,开展中医"肾藏精"藏象理论的研究,阐明其理论的基本科学内涵,是具有战略性的重大中医理论课题。

生物个体是由受精卵在母体中发育形成的,由一个全能干细胞(来源于受精卵囊胚期内的胚胎干细胞)发育成新个体。成体干细胞尽管分化潜能受到限制,但依然具有分化为特定终末细胞的能力,一旦机体需要,就能够及时唤醒,增殖、分化为各种体细胞,发挥组织修复作用。

干细胞与中医"肾精"存在相似性,体现在以下几个方面:①干细胞"先天本源"特性与肾为"先天之本"有很大的相似处;②"肾藏精"的重要特性在于"封藏",这与干细胞平日处于沉默休眠状态,机体需要时及时唤醒的功能状态也极为吻合;③胚胎干细胞与"先天之精"相对应,各种成体干细胞(如生殖干细胞、骨髓间充质干细胞、神经干细胞、造血干细胞等)与"后天之精"相对应;④成体干细胞存在于各组织器官,与后天之精"受五脏六腑之精而藏之"不谋而合;⑤机体干细胞参与生长、发育、衰老全过程,与"肾藏精""主生长发育"有共同特性。

神经-内分泌-免疫(neuro-endocrine-immune,NEI)网络的研究已受到国内外专家的高度关注,并逐渐形成了神经、内分泌、免疫三大系统相互交叉和渗透的跨学科的新研究领域——神经内分泌免疫学。

20世纪50年代,沈自尹院士领导的研究团队从脏腑辨证思路着手,以NEI网络学说为切入点,深入揭示了肾阳虚的现代科学内涵。通过筛选反映内脏功能的特异性指标,发现肾阳虚患者尿17-羟皮质类固醇含量值普遍低下;60年代发现肾阳虚证见下丘脑-垂体-肾上腺皮质轴功能紊乱;70年代研究发现肾阳虚和60岁老年人甲状腺轴与性腺轴甚为类似,温补肾阳法对各轴均有一定程度的恢复,并认识到肾阳虚证的主要发病环节为下丘脑的调节功能紊乱;80年代至90年代中期,发现补肾药能直接作用于下丘脑,改善NEI网络功能状态。

NEI网络对人体生命过程发挥着重要的调控作用,与命火的功能有很大的相似之处。如:生长激素在机体生长中起促细胞和组织生长的重要作用;雌激素和雄激素水平及靶器官的反应决定了机体生殖功能的情况;糖皮质激素为下丘脑-垂体-肾上腺轴的重要激素,广泛调节机体的各项生理功能;甲状腺激素对能量代谢有重要的调控作用。这些激素都受到垂体以及更高中枢——下丘脑的控制。这些活性物质生理作用与命火的全身温煦和推动作用相一致。

综上所述,本研究团队启动之始提出科学假说:肾精的物质基础,主要表现在干细胞;命火的功能基础,主要体现在NEI网络。"肾藏精"是干细胞与NEI网络功能的综合体现;补肾益精法治疗肾精亏虚、命门火衰病证,主要是通过调控干细胞和NEI网络功能而实现的。

以干细胞和NEI网络研究为切入点,揭示中医"肾藏精""肾精命火"藏象理论的科学内涵,已有较充分的依据、较好的可行性以及取得重大进展的可能性,成为揭示中医理论特色的重要举措之一。

通过阐明"肾藏精"藏象理论的基本科学内涵,从而揭示相关疾病从肾论治临床疗效产生的内在规律,为提高临床疗效提供理论依据,不断发展和丰富中医藏象理论。

四、本团队报道了"肾藏精"藏象理论调控干细胞功能与信息的基础研究的现代内涵。证明了"补肾益精法"通过调节神经-内分泌-免疫-循环-微环境(neuro-endocrine-immune-circulation-microenvironment,NEIC-Me)网络,调控生殖、神经、骨髓、造血等干细胞内信号转导通路,进而调节干细胞沉默与唤醒状态和增殖与分化功能。

补肾中药通过调动和调节神经、内分泌、免疫、循环及微环境,激活内源性干细胞发挥疗效,其作用机制不同于单纯采用干细胞移植的当前现代医学论治策略。

1. "肾藏精"与"肾主生殖"理论应用基础研究　证明补肾中药在胚胎干细胞和脐带间充质干细胞定向分化为类卵细胞中发挥关键作用,并可通过影响 NEIC-Me 网络的 MAPK 和 Wnt 等信号通路提高生殖细胞功能,并对生殖器官功能的维护与修复起重要作用。补肾益精中药促进精原干细胞增殖的分化,改善小鼠睾丸组织形态,促进小鼠生精恢复功能。主要是促进血管生成,改善干细胞微环境;调节 Wnt、Notch、Stat 等信号转导通路。

2. "肾藏精"与"肾主骨"理论应用基础研究　从"肾主骨"角度科学地证明了"肾藏精"的科学本质是骨髓间充质干细胞(mesenchymal stem cell,MSC)和干细胞壁龛(niche)在相关信号转导网络调控下的综合生理反应;MSC 微环境的改变影响 MSC 细胞行为。明确了骨质疏松症与 MSC 之间生物学行为的关系;在此基础上,明确补肾药产生疗效与干预 MSC 的生物学行为的相关性。证明了 NEIC-Me 网络是补肾药物作用的重要途径,证明了"补肾益精法"可通过介导信号转导通路以及 NEIC-Me 网络调节 MSC 及其微环境而发挥疗效。补肾中药成分能直接作用于 MSC,或促进增殖,或促进分化;补肾中药有效组分可有效激活"沉默"干细胞。

3. "肾藏精"与"肾生髓,脑为髓之海"理论应用基础研究　发现"肾精"的生物学基础在脑内体现为神经干细胞,补肾中药激活脑内神经干细胞,促进其增殖并向神经元方向分化的作用,与中医"肾(精)生(脑)髓"理论的科学内涵相吻合。发现补肾中药通过影响 NEI 网络及神经干细胞的微环境,进而调控神经干细胞生物学行为的作用,部分体现了肾精化生脑髓的动态过程,初步揭示"肾生髓"的科学内涵。发现补肾中药抑制神经元凋亡、激活沉默突触进而改善学习记忆的作用与脑髓充盈具有一致性,初步揭示了"脑为髓之海"的科学内涵。

4. "肾藏精"与"肾生髓,髓生血"理论应用基础研究　证明了"肾精"是生长发育、血液化生的重要物质基础,血细胞分化受到干细胞及其微环境的调控。阐明了"肾藏精"的现代生物学基础。"肾生髓、髓生血"的内涵,在细胞分子层面体现在发现何首乌内有效组分诱导 K562 细胞向红系分化,其可能机制是促进红系分化正向调控因子高表达,促进红系分化负向调控因子低表达。化学损伤[苯+环磷酰胺(CTX)]佐剂性关节炎(adjuvant arthritis,AA)大鼠、辐射损伤(^{60}Co-γ射线+CTX)大鼠 AA 模型,证明了补肾益髓生血法可促进 AA 骨髓造血,促进大鼠造血干/祖细胞定向粒单系、红系分化,调控相关信号通路 JAK2/STAT5 表达。

五、本团队构建了"肾精亏虚型慢性病"临床防治规律研究——基于中医"肾藏精"藏象理论,深化了慢性病"异病同治"临床规律研究成果。

临床流行病学调查证明了多种生殖及退变衰老性重大疑难性疾病的发生与发展过程与肾精亏虚证型密切相关,提出了"肾精亏虚型慢性病"概念,极大地指导各类慢性疾病的预防和治疗。

证明了"肾精亏虚型慢性病"与 NEIC-Me 网络功能失调、细胞信号转导通路紊乱、"沉默"与"唤醒"功能下降等生物学效能直接相关。

1. "肾藏精"与"肾主生殖"理论临床疗效研究　从不孕不育症临床流行病学调查、临床试验研究和药物作用研究等方面明确了不孕不育症的肾虚证候分布及中医体质易感性,进一步验证了滋肾精与温肾阳中药在生殖代谢调控方面的网络协同效应,开展了"肾-生殖系统"的多学科结合中医证治规律研究,形成益精为主、扶阳为辅的不孕不育症的整体诊疗思想,丰富发展了"肾主生殖"理论。

2. "肾藏精"与"肾主骨"理论临床疗效研究　从骨质疏松症临床流行病学调查、临床试验研究、基因发现和药物作用研究等方面阐明了温肾阳与滋肾阴中药调控骨代谢的网络机制,开展了"肾-骨系统"的多学科结合规律研究,建立了"肾-骨系统"模型,深化了对骨生成与骨吸收规律的认识。

3. "肾藏精"与"肾生髓,脑为髓之海"理论临床疗效研究 通过流行病学调查,客观评价了肾精亏虚在老年性痴呆发病机制中的作用,明确了补肾疗法在临床治疗老年性痴呆的重要意义。采用补肾复方中药干预老年性痴呆患者,通过量表、影像及特异性蛋白指标等综合评价,明确了补肾中药的近期、远期疗效,阐释了"从肾论治"老年性痴呆疗效的内在证治规律。

4. "肾藏精"与"肾生髓,髓生血"理论临床疗效研究 从肾论治地中海贫血,属填补空白的原创性研究,对比国内外治疗地中海贫血的少数案例临床报道,研究团队在高发区进行大样本临床规范研究。对补肾治疗地中海贫血从理论基础、核心病机、治则治法、作用特点和机制,形成了系统的理论与有效的治法。

在以上各项工作的基础上,本书编写以中医基础理论和临床实践为指导,以继承与创新中医基础理论中"肾藏象"内容为核心,以解决中医理论创新与发展过程的重大科学问题以及能够指导临床实践为目的,论述内容从古至今,从宏观至微观、从理论到实践,重于实用,突出重点,以进一步发展中医"肾藏精"藏象理论系统。

全书共分5章。从中医"肾藏精"藏象理论的形成与发展、中医"肾藏精"藏象理论体系的构建与发展、"肾藏精"与衰老性疾病的理论与实践、中医"肾藏精"藏象理论本质的科学内涵与创新发展、中医"肾藏精"的研究方法与指导价值等方面,逐层深入阐述中医"肾藏精"藏象理论系统的研究与应用,提出原创性学术观点,以中医基础理论为出发点,运用多学科交叉研究,明确了中医"肾藏象系统"生物学基础,创立中医"藏象系统"研究的方法学模式,解决了国家重大需求——慢性病防治的规律性认识,并提供方法学指导,体现了中医药综合防病治病作用和特色优势。

本书是在国家重点基础研究发展计划项目"基于'肾藏精'的脏象理论基础研究"等支持下所取得成果的汇聚,是各位编委和研究生们长期拼搏、不断积累、无私奉献的学术结晶的荟萃!在此,再次深表感谢和致敬!

再次向本书主审王永炎院士、沈自尹院士、张伯礼院士、陈凯先院士、陈香美院士、施杞教授以及编写组顾问王键教授、王庆其教授、王庆国教授、王昌恩教授、李振吉教授、李德新教授、林水淼教授、赵伟康教授、高思华教授的悉心指导、循循善诱和无微不至的关心和帮助致以崇高的敬意!特向百忙之中为本书作序并提出宝贵意见的沈自尹院士、张伯礼院士、施杞教授致以诚挚的谢意!

再次感谢国家科技部、国家中医药管理局、上海市科学技术委员会、国家自然科学基金委员会、国家"973"计划中医药理论专题专家组、上海中医药大学、上海中医药大学附属龙华医院、上海中医药大学脊柱病研究所的大力支持!

通过三代人不懈努力,志在实现三个历史跨越——由继承传统到现代创新的跨越,由经验技术到科学平台的跨越,由流派传承到学科建设的跨越。"路漫漫其修远兮",在验证科学假说以及深化"肾藏精"本质、"肾精亏虚型慢性病"防治规律等研究的漫漫科研道路上,我们还有众多未完成的工作和未解开之谜,需要团队更加齐心协力,共同攻关!更需要各位指导专家、兄弟单位协同作战,共赴前程!

《"肾藏精"藏象理论与实践》一书力求系统完整,条理层次清晰,语言精练明了,图文并茂。由于内容涵盖传统与现代、理论与实践、基础与临床等广阔领域,遗误与需要提高之处在所难免,恳请各位读者多提宝贵意见,以便再版时进一步修订。

在长期艰辛的学术求索旅途中,感恩铭记于心!本书即将付梓之际,感谢人民卫生出版社的帮助与支持!感恩众多老师、同事、团队友人、学生们的信任和支持!感恩父母、夫人、女儿等家人的鼓励和帮助!

2016 年 9 月 29 日 于上海

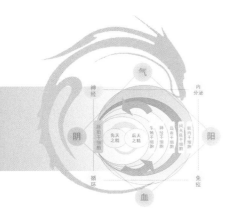

目 录

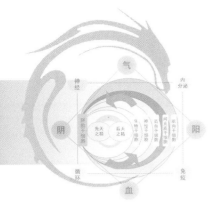

第一章
中医"肾藏精"藏象理论的形成与发展

第一节　中医"肾藏精"藏象理论的形成阶段

一、从古代汉字研究"肾藏精"藏象理论的发生

古代汉字是中医藏象(亦作"脏象")理论的重要标识与符号。《说文·肉部》:"肾,水藏也。从肉臤声。"肾从臤从肉,从臤的字族(如紧、擎、贤等)多有牢靠、恒久义,因此,中医"肾"的字象隐义蕴含着人体生命的基石(生命活动所依赖的本质存在)、维持生命的过程等意义。也就是说,"肾"代表着人体中坚实、可靠(生命的依靠)和连续性(其恒久义在人体即是生命的延续——繁殖和生育)的方面。

二、从古代哲学研究"肾藏精"藏象理论的发生

"肾藏精"藏象理论渊源于中国古代哲学,其中精气学说与水地说、阴阳五行学说对"肾藏精"藏象理论的形成有重要的影响。

（一）中医学"肾藏精"理论与"精水合一学说"

中医学引入中国古代哲学思想,对生命起源的认识,将精、水合成统一整体进行论述,是肾藏象理论建构的哲学基础。

肾藏精理论的基础包含两方面:①肾五行主水,有封藏之特性,通于冬气,有着如冬日虫类蛰伏之性。肾具有贮藏一身精气的生理功能。《素问·六节藏象论》:"肾者,主蛰,封藏之本,精之处也。"②精为身之本,受五脏所藏。精为身之本,禀受于父母,充于水谷,是人体生命活动的本原物质。五脏皆藏精气,《素问·五脏别论》:"所谓五脏者,藏精气而不泻也,故满而不能实。"肾受五脏六腑之精而藏之。因此,肾藏一身之精,包括肾中先天之精,以及后天水谷之精,以及其他脏腑之精。各脏腑之精,除满足自身功能需求外,还输入肾中贮藏。因此,五脏六腑的精气充盛与肾精的充盈密切相关。

（二）中医学"肾藏精"理论与"阴阳学说"

"肾藏精"理论与阴阳学说的关系通过"肾阴、肾阳"体现出来。肾阴,即是肾的凉润、宁静、凝聚的特性,具有宁静、滋润、濡养和成形作用;肾阳,即是肾的温煦、活跃、激发的特性,具有温煦、激发、推动和气化作用。

肾阴、肾阳较早见于隋唐杨上善《黄帝内经太素·五脏脉诊》:"诊得石脉急甚者,是谓寒气乘肾阳气走骨而上,上实下虚,故骨癫也。"《黄帝内经太素·寒热厥》:"此人,谓手足热厥之人,数经醉酒及饱食,酒谷未消入房,气聚于脾脏,二气相搏,内热于中,外遍于身,内外皆热,肾阴内衰,阳气外胜,手足皆热,名曰热厥也。"

明代命门学说的兴起和发展,形成了"真阴、真阳"为全身阴阳之本的理论。明代张介宾《景岳全书·传忠录》说:"命门为元气之根,为水火之宅,五脏之阴气非此不能滋,五脏之阳气非此不能发。"后世由此命名肾阴为"命门之水"、肾阳为"命门之火"的概念。

（三）中医学"肾藏精"理论与"五行学说"

五行学说对藏象理论的影响经历了较为长期演变过程,但"肾"与五行之水的对应一直处于恒定的状态。中医学将有关"肾"的各种组织器官、功能活动和自然现象归纳为以"肾水"为中心的理论体系,以五行之间的生克制化来阐释肾藏象系统与其他四脏系统之间的关系,充分体现"天人相应"的整体观。

1

三、从古代文化研究"肾藏精"藏象理论的发生

中国传统文化与"肾藏精"藏象理论的发生密不可分,如《周易》文化、社会官制文化、先秦诸子文化等,都在"肾藏精"藏象理论的发生方面留下很深的痕迹。

（一）易学象数对"肾藏精"藏象理论的影响

易学与中医的关系,历来有"医易同源"和"医源于易"的说法。除卦爻外,易学还采用河图、洛书、太极图等图形以及象数模型作为表述事物的工具和中介。在以易学思想为重要源头的古文化背景下形成的《黄帝内经》"肾藏精"藏象理论,不可避免地打上易学的烙印。

（二）社会官制文化对"肾藏精"藏象理论的影响

《黄帝内经》中有关"十二官"的论述,其中"肾者,作强之官,伎巧出焉"是对肾的功能特性的高度概括,在《黄帝内经》中凡二见。对"作强""伎巧"的解释大致有三:其一,指男女性功能及生殖而言;其二,作强指动作强劲有力,伎巧主要指聪明灵巧;其三,结合以上两说,指体力、脑力以及男女两性方面所具有的生殖能力。

（三）先秦诸子学说对"肾藏精"藏象理论的影响

道家气论自然观(精气学说)、道家阴阳观和辩证法思想相互渗透和有机联系,从"肾藏象"发生方面来看,其影响多是哲学高度和指导性的,理论原貌的直接引用也有体现。

儒家思想在"肾藏精"藏象理论有较多体现。如将治国与治医进行类比、"天命观"对中医学生命观的影响、"三才观"对中医学三才医学模型建构的影响,贵和尚中思想的影响等,在很多具体细节上也对《黄帝内经》肾藏象学说的产生有一定影响。

四、从古代自然科学研究"肾藏精"藏象理论的发生

（一）古代天文对"肾藏精"藏象理论的影响

1. 五大行星与五运之气　《黄帝内经》认为五星影响人体五脏,如《素问·金匮真言论》中"北方黑色,入通于肾……其应四时,上为辰星",叙述的就是辰星与肾的对应关系。通过观察五星的运动和颜色变化,就可预知自然界的气候变化以及包括肾在内的五脏系统发病和传变情况。古人对二十八宿进行过细致观测,如北方玄武七宿——斗、牛、女、虚、危、室、壁。《素问·天元纪大论》:"丙辛之岁,水运统之。"以丙辛为天干的年份,岁运为水运,因肾为水脏,发病亦多与肾相关。

2. 北斗指向与时藏阴阳　北极居中不动,北斗运转于外,斗柄旋转所指而有气令所旺之方、二十四节气变化以及十二辰变化等,又称"太一游宫"。斗柄指北,天下皆冬,居叶蛰之宫四十六日,节气在冬至、小寒、大寒,诸生物以蛰藏为主。如遭遇北方而来之大刚风,必带寒邪,损伤肾脏之阳气,外在骨与肩背之膂筋,多患痹厥之病。

（二）古代历法对"肾藏精"藏象理论的影响

四时藏象,四脏应四季,其中肾应冬季,属太阴。八卦八风藏象,其中肾属坎卦,在北属水,居叶蛰宫,应大刚风。五脏、五腑、十脏藏象,即以五为基数,以五脏配属胃、大肠、小肠、三焦、膀胱,肾与膀胱相配。五脏六腑十一藏象,肾担负起了一脏配属两腑的功能。《灵枢·本输》称此为"肾将两藏"。《灵枢·本脏》说:"肾合三焦、膀胱。"

（三）古代地理对"肾藏精"藏象理论的影响

与肾脏密切相关的北方在《素问·五运行大论》中有描述:"北方生寒,寒生水,水生咸,咸生肾,肾生骨髓,髓生肝。其在天为寒,在地为水,在体为骨,在气为坚,在脏为肾,其性为凛,其德为寒,其用为藏,其色为黑,其化为肃,其虫鳞,其政为静,其令为寒,其变凝冽,其眚冰雹,其味为咸,其志为恐。"《黄帝内经》通过五行等学说将这些内容与肾对应,不仅丰富了肾藏象理论,也充分体现出天人合一、异法方宜和因地制宜等原则。

（四）古代气象对"肾藏精"藏象理论的影响

《素问·金匮真言论》指出:"五脏应四时,各有收受。"肾对应冬季,易感受寒邪而伤阳。在某一季节

的气候环境下,人体对应的某些方面或部位易出现功能障碍而直接发病,还有可能不直接发病而成为"伏气致病"。冬季感受寒邪,或直接伤肾,如《素问·金匮真言论》所说"北风生于冬,病在肾,俞在腰股";或伏气致病,如《素问·阴阳应象大论》所说"冬伤于寒,春必温病"。

五、从古代医学实践研究"肾藏精"藏象理论的发生

(一) 古代解剖学与"肾藏精"藏象理论的发生

《黄帝内经》明言肾的部位在腰。《素问·脉要精微论》:"肾者,腰之府。"《灵枢·背腧》:"肾腧在十四焦之间,皆挟脊相去三寸所,则欲得而验之,按其处,应在中而痛解,乃其腧也。灸之则可,刺之则不可。"此处禁针以防止刺伤肾脏,乃是由于古人已了解肾脏的解剖位置,在人体腰部两侧十四椎之间。《黄帝内经》并未见有膀胱的解剖记载,但据《灵枢·本输》"膀胱者,津液之府也"以及"州都之官"的结论,可知其对膀胱是基于解剖上的认识。

从《难经》对肾、膀胱的记载来看,可以认为《黄帝内经》时代对肾和膀胱的解剖还是相对客观准确的,尽管限于种种条件还不够精细。如《难经》提到:"肾有两枚,重一斤一两。"《难经》不仅记述了膀胱的功能,还进一步观察记录了容量、重量与大小。如《难经·四十二难》:"膀胱重九两二铢,纵广九寸,盛溺九升九合。"

总之,中医所说的"肾",当然也是在当时的历史条件下,通过解剖实际观察和测量而认定的人体构造。不过其主要的理论内容,是通过人体生命活动的现象之"象"而确定的。这体现出"中医藏象学说"的特征,中医的脏腑是形态结构和生理功能相统一的综合性概念。

"肾藏精"的功能,即包括了现代医学生殖系统、神经内分泌系统等,其所涉及的器官包括下丘脑垂体、甲状腺、甲状旁腺、肾上腺、卵巢、睾丸等。而干细胞理论的出现,时间生物学和生殖医学的发展,更将赋予"肾藏精"理论新的内涵。

(二) 从临床实践研究"肾藏精"藏象理论的发生

1. 过劳伤肾,反证"肾藏精"理论　中医学所谓"过劳",即过度劳累,也称劳倦所伤,包括劳力过度、劳神过度和房劳过度 3 个方面。根据《黄帝内经》记载,劳力过度和房劳过度是伤及肾中精气的主要病因。

2. 外感寒邪最易伤肾,反证肾与骨、髓、腰、脊髓等系统联系　《素问·逆调论》论及寒邪伤肾,导致肾"脂枯不长""髓不能满",以致骨痹挛节。寒邪多见于冬季,肾与冬气相通应,故寒邪伤肾,每见于冬季。寒邪又可作为伏邪致病。《素问·疟论》论及冬季中于寒风,病藏于肾及骨髓,至春夏之际,阳气发越之时,则脑髓烁、肌肉消、腠理发泄,或过劳更伤精气,则寒热、汗出,发为温疟。因此,《素问·至真要大论》病机十九条一言以蔽之:"诸寒收引,皆属于肾。"骨痹、骨痿、骨枯、髓虚、脑髓消烁、腰脊疼痛等外候,皆与肾之病变有关,历代医家据此反证肾与骨、脊髓、腰等具有内在联系,以病理变化为佐证,加之解剖学的观察,从而形成"肾藏精,精生髓,髓充骨,脑髓满"等藏象理论的认识。

3. 水液出入,反证肾主水理论　临床实践中,水肿为津液代谢障碍的常见疾病。《素问·水热穴论》提出:"肾者,胃之关也。"胃为水谷之海,即水之入口;水之排出在膀胱,肾与膀胱相表里,即出口在肾,故称"关门"。《素问·水热穴论》:"肾何以能聚水而生病? ……关门不利,故聚水而从其类也。上下溢于皮肤,故为胕肿。胕肿者,聚水而生病也。"津液在体内代谢的复杂过程,主要依赖于脾气转输、肺气宣降、肾气蒸化、肝气疏泄和三焦通利等,是多个脏腑生理功能密切协调、相互配合的结果。其中,肾为津液代谢之主宰。故《素问·逆调论》谓之"肾者水脏,主津液"。

4. 呼吸常异,反证肾主纳气理论　"呼吸"一词,出于《灵枢·天年》。《黄帝内经》初步认识到,呼吸异常的疾病,如咳喘等,与肾相关。如《素问·脏气法时论》:"肾病者,腹大胫肿,喘咳身重,寝汗出,憎风,虚则胸中痛,大腹小腹痛,清厥意不乐,取其经,少阴太阳血者。"明确当肾病时,可以出现喘咳等症状。其后,《难经》明确指出,呼吸运动与五脏相关,但各脏功能不同,"吸入肾与肝",并进一步阐述呼吸吐纳之机理——"今吸不能至肾,至肝而还。故知一脏无气者,肾气先尽也"。肾肝为阴,吸气向内、向下,则随阴入,吸气至肾,方能其息深深;心肺为阳,呼气向外、向上,则随阳出,呼气达外,继则清气吸入。肾主吸入清

气,对于维持机体生命活动具有重要意义。

5. 恐易伤肾,反证肾与情志生理相关　《黄帝内经》论述人的梦境,发现"梦见舟船溺人,得其时则梦伏水中,若有畏恐"(《素问·方盛衰论》),与肾气虚有关;"梦腰脊两解不属"(《灵枢·淫邪发梦》),与肾气盛有关。从梦解析五脏病变,中医学堪为先河,并由此得出肾与恐的内在联系。古代医家发现,若过度恐惧,可致伤精、精却下行、气机下陷、下焦胀满等病机变化。从而得出结论:"在脏为肾……在志为恐"(《素问·阴阳应象大论》),"五精所并:精气并于心则喜……并于肾则恐"(《素问·宣明五气》)。

《灵枢·本神》所谓"意之所存谓之志",释为记忆、意向、志向等。"肾,盛怒而不止则伤志,志伤则喜忘其前言,腰脊不可以俯仰屈伸,毛悴色夭,死于季夏。"肝为肾之子,子盗母气,肝主怒,盛怒不止,反伐于母,则伤肾;肾伤及志,出现健忘和腰脊受损等症;土为水之所不胜,王于季夏,肾伤、志伤较重,毛悴色夭,则死于所不胜之时。

总之,古人在大量的医疗实践中,不断地总结和归纳,不断分析、整理、验证、纠正和补充旧的理论知识,更确切地把握人体生命活动规律,从而使《黄帝内经》肾藏象理论得以不断地完善。

第二节　中医"肾藏精"藏象理论的发展

一、中医"肾精"理论的内涵和拓展

(一) 中医"肾精"的概念及内涵

1. "肾精"的概念　肾精,即肾中所藏之精,是肾中所藏有形的精微物质,属脏腑之精的范畴,来源于先天之精,又依赖后天之精的滋养而充盛,为肾之功能活动的物质基础。肾精因其藏有先天之精而有滋养促进全身各脏腑之精的作用,可称为"元精"或者"真精",为一身脏腑之精的根本。

《素问·六节藏象论》指出:"肾者,主蛰,封藏之本,精之处也。"明确了肾的功能,即肾为藏精之处,封藏精气,犹如越冬之虫类伏藏,才能发挥正常生理功能。肾藏精,以藏为主,"封藏"为本,主要是闭藏、蛰藏人体之精,包括先天之精、后天之精、五脏六腑之精、生殖之精等,防止精气无故妄泻。

《素问·上古天真论》关于年龄阶段与身体发育的记载显示出,骨和齿(齿为骨之余)的生长壮老与生殖功能(与生殖之精盛衰同步)发展上的相关性,最终归纳出"肾主骨"理论。

《灵枢·海论》:"脑为髓之海,其输上在于其盖,下在风府。"《灵枢·五癃津液别》云:"五谷之津液,和合而为膏者,内渗入于骨空,补益脑髓。"总结了肾与髓、脑的关系。

《素问·水热穴论》:"肾者,胃之关也";"肾何以能聚水而生病?……关门不利,故聚水而从其类也。上下溢于皮肤,故为胕肿。胕肿者,聚水而生病也"。

《素问·五脏别论》:"饮入于胃,游溢精气,上输于脾。脾气散精,上归于肺,通调水道,下输膀胱,水精四布,五经并行,合于四时五脏阴阳,揆度以为常也。"这些文献指出津液代谢的复杂过程,从中提出肾与水液的关系,最终形成肾主水的理论,故《素问·逆调论》谓之"肾者水脏,主津液"。

《素问·脏气法时论》:"肾病者,腹大胫肿,喘咳身重,寝汗出憎风,虚则胸中痛,大腹小腹痛,清厥,意不乐,取其经,少阴太阳血者。"明确当肾病时,可以出现喘咳等症状。

《素问·经脉别论》则分别阐述可能伤及于肾,出现喘、汗的病因。"是以夜行则喘出于肾,淫气病肺……度水跌仆,喘出于肾与骨……持重远行,汗出于肾。"通过这些条文,提出了肾与呼吸的相关性,并最终确立了肾主纳气的理论。

"肾精"的概念及理论,经过历代医家的研究、现代中医的发展,已经趋于完整。在肾精的理论中,包括生理、病理、诊断、辨证与治疗。

肾精有广义与狭义之分。

广义肾精是指人体内一身之精(包括先天之精和后天之精)分布于肾的部分,即肾中所藏的先天之精和后天之精的总称。"先天肾精"禀受于父母,与生俱来,是构成胚胎的原始物质和生命产生的本原,是肾精的主体成分;"后天肾精"受之于五脏六腑,由水谷之精所化,对先天肾精起充养作用,二者相互资助,相辅相成,不能截然分开,在肾中密切地结合,为广义肾精。

狭义肾精特指肾中所藏的"生殖之精",是指肾中具有生殖繁衍功能的精微物质,由禀受于父母的部分先天肾精和源于水谷精微的部分后天肾精合化而成。

广义肾精(先天肾精、后天肾精)与狭义肾精(生殖之精)之间存在着密切的联系。

(1)广义肾精包含了狭义肾精,当机体发育到一定阶段,生殖功能成熟时,广义肾精中的部分先天肾精在后天肾精的不断培育和充养下可化为狭义肾精(即生殖之精)以施泄,从而主司个体的生殖与繁衍。

(2)当父母的生殖之精相互融合后,便会转化为子代的先天之精,进而构成胚胎,最终形成新的生命个体。在其出生之后,先天之精不断推动和资助脾胃运化水谷以化生后天之精,而后天之精又反过来不断培育和充养先天之精,二者相辅相成,共同构成了新生个体的一身之精。

(3)新生个体的先天之精在胚胎形成之日起已经布散到各脏腑中,构成了各脏腑的先天之精,在出生后,随着新生个体脾胃运化功能的健全,其后天之精得到不断充裕,输布到各脏腑中构成了各脏腑的后天之精,最终各脏腑的先天之精与后天之精相互融合构成了五脏六腑之精,其分布到肾中的先、后天之精则被称为广义肾精。

2."肾精"的功能 肾精在人体的生长发育和生殖功能中具有主导地位。其生理功能主要是:①肾精乃生命之源,是构成胚胎发育的原始物质,具有遗传特征,决定了人身的禀赋特点,是产生体质差异的物质基础;②肾精可调节各脏腑之精,供其活动之需,是机体生命活动的物质基础;③肾精生髓,以滋养脑窍,润养筋骨及牙齿;④肾精化生元气及肾气以促进机体的生长、发育、成熟和生殖,激发和调控全身脏腑形体官窍的生理功能活动,抗御外邪;⑤肾精化生生殖之精,以维系种族的生殖繁衍;⑥肾精化生血液,以灌充血脉。

因其来源的特殊性,肾精除濡养本脏,化为肾气推动肾之功能之外,还有着生成生殖之精、繁衍生命的功能。

其一,肾精对人体生长发育及衰老的影响。

生命的诞生源自父母生殖之精的结合,产生人体生成之原始物质,即先天之精。人类的整个生殖功能的体现都有赖肾精的调节作用,肾精及所化肾气的盛衰变化影响着生殖器官的发育及生殖功能的作用发挥。肾精充盈到一定程度产生的对功能作用有影响的精微物质是天癸。天癸的产生与衰竭也是受肾精的盛衰变化。天癸促进生殖之精的产生,而肾精为生殖之精的物质基础;至人体衰老时期,肾精衰少,肾气不足,天癸衰竭则生殖功能减退。

先天之精秉承了父母的遗传物质,人体出生后食入水谷化为水谷精微充养全身,因此人体生长发育及衰老,与先天之精的禀赋和后天之精的充养,都息息相关。肾之藏精功能,除藏本脏所藏之精外,五脏六腑之精剩余部分都流通于肾,肾精对人体的生、长、壮、老、已的作用更加重要。肾精化为肾气,推动着人体的生长发育。人体生长发育过程中出现的"齿、骨、发"的变化是由肾气的盛衰所决定的。肾气的推动作用对人体骨骼与牙齿发育,头发生长及生殖系统的发育有着促进作用。

肾精调节身体内外功能。精是起亟的基础,肾为机体应变调节中枢,主要体现在肾藏蓄调节一身之精。肾精藏全身脏腑之精,对全身脏腑功能有着调节作用;而肾精又可以抵御外邪侵袭,肾精"司外"的生理功能首先表现在正常机体对外邪的防御作用方面。

其二,肾精对本脏的濡养与推动作用。

首先,肾精濡养肾脏。中医理论中各脏腑之精包括两方面:一是由禀赋于父母的先天之精在胚胎时期促进脏腑的形成,并寓精于各脏腑中;二是人体出生后食入水谷,化为水谷精微即后天之精,充养全身各脏腑,因此脏腑之精包括先天之精和后天之精以充养濡润脏腑。肾除藏本脏的先天之精和后天之精外,全身各脏腑的富余之精也输入肾贮藏,全身之精都系于肾,肾脏的强健有赖于肾精的充足。其次,肾精化气推动肾之生理功能。肾气为肾精的功能体现,为肾之功能活动的动力来源。肾的生理功能除肾精之生长发育及生殖作用外,肾藏精、肾主水、肾主纳气等主要功能活动也有赖肾气的推动运行(表1-1)。

表 1-1　肾精生理与病理特点

肾精功能表现	主要生理特点	主要病机特点
肾藏精	肾主封藏,除藏本脏之精外,五脏六腑之富余精气也由肾贮藏,肾之贮藏作用是由肾精所化生之肾气维持的	一方面肾精肾气充足,则肾的藏精功能有效发挥,肾为精之处,更有利于肾精作用的发挥;另一方面,肾精亏虚,肾气不足,则肾之贮藏作用减弱,导致肾精的进一步亏虚
肾主水	人体的水液代谢有赖肾气的推动,食入之水由胃肠的吸收以及脾气之运化作用,其浊液输入肾,由肾的蒸腾气化作用进一步分清泌浊,将精微部分上蒸于脾,而余下部分在肾中化为尿液下输膀胱排出体外	此蒸腾气化作用有赖肾精所化肾气之推动
肾主纳气	一为肾之潜藏摄纳作用,二为肾与肺二脏的互资。自然之清气由肺吸入,纳入肾中,从而使呼吸达到一定深度	肾的摄纳作用有赖肾气的推动,肾精充足,肾气充沛,则呼吸正常,深入调匀;若肾精不充,肾气亏乏,呼吸失于鼓动,即难于保证一定的深度与节律,出现气短不续、动辄气喘等呼吸异常表现
骨主骨生髓,其华在发,开窍于耳及二阴	肾精充养肾所主之形体官窍及情志	肾精充足,则骨骼牙齿强健,头发浓密有光泽,耳及二阴的形态及功能正常;肾精亏虚则骨骼发育迟缓,骨质疏松易骨折,牙齿易松动脱落、缺少光泽,头发早白脱落,耳及二阴功能低下
五神为志,五志为恐	肾精充养肾,影响情志	肾精可影响人的情志活动,肾藏精与志,则人之五神中的志由肾所主,肾精的盈亏影响着人之五神之志
肾精主血液	血液源自水谷精微。水谷精微为后天之精,肾者藏精,也包括后天之精及心之脏腑之精,从化源上讲,肾精与血关系密切	肾主骨生髓,而骨髓与血的生成关系密切
肾中精气盛衰的主要标志	肾中精气的主要作用是促进生长发育和生殖,故人体的生、长、壮、老、已取决于肾中精气,而齿、骨、发和生殖状况等是观察肾中精气盛衰的主要标志。肾精的病变主要是肾精不足或亏虚,多因先天禀赋不足,或见于老年精亏,也可因后天失养,久病耗损所致	脑髓、骨骼、耳窍失养,小儿生长发育迟缓,成人生殖功能减退以及未老先衰。临床可见智力减退,骨质疏松,两足痿弱,耳鸣耳聋;小儿立、行、发、齿、语等发育迟缓,囟门迟闭,骨骼肌肉软弱;成人男子滑泄、阳痿,精少不育,女子经闭不孕;发脱齿摇,健忘迟钝,腰膝酸软等症状。肾精不足,精不化血,可致血液亏虚
肝肾同源	肝藏血,肾藏精,精能生血,血能化精,精血同源	肾精亏损,可致肝血不足(母病及子);或肝血不足,亦可致肾精亏损(子病及母),形成肝肾精血亏虚。症状可见耳鸣耳聋,视物昏花,女子经闭,男子精少等

（二）中医"肾精"理论的发展

在《黄帝内经》《难经》《伤寒杂病论》和《中藏经》中,均无"肾精"一词,但有"肾藏精"(《灵枢·本神》)、"肾者……精之处也"(《素问·六节藏象论》)、"肾者主水,受五脏六腑之精而藏之,故五脏盛乃能泻"(《素问·上古天真论》)等论述。

1. 历代对于"肾精"的阐述与认识　"肾精"一词在《黄帝内经》中虽未出现,但其概念理论源于其中。

（1）精为人之本,五脏皆藏精。《素问·五脏别论》曰:"所谓五脏者,藏精气而不泻也,故满而不能实。"人之禀赋于父母的先天之精与受于水谷的后天之精藏于脏腑中,成为人体生命活动的来源。

（2）肾主封藏,受五脏六腑之精而藏之。《素问·上古天真论》提到了肾精的独特性,与其他脏腑之精不同。除藏本脏之精外,五脏六腑的富余之精也藏于肾中。因此,《素问·六节藏象论》谓:"肾者,主蛰,封藏之本,精之处也。"

（3）肾精与肾气功能相通。《黄帝内经》中未有"肾精"二字，但多处将精、气并称。如《素问·痹论》曰："荣者，水谷之精气也。"《素问·阴阳应象大论》认为精与气为互相转换的精微物质。因此，肾精与肾气二者相通，肾气为肾精之功能体现。

（4）肾精除濡养、推动本脏功能活动外，对人身之生、长、壮、老、已以及生殖活动也发挥了重要作用。《素问·上古天真论》中以"女子为七，男子为八"为生命节律，描述了肾中精气对于人的生、长、壮、老、已及生殖的推动作用。《黄帝内经》以后，肾精理论得到了各个时代不同医家的发展。

两汉之前医籍中也未出现"肾精"二字，但自《黄帝内经》就有"肾藏精"的理论，因此虽未有肾精之字，却有肾精之意。肾精在《黄帝内经》中认为由肾所贮藏，而《难经·三十六难》中提到命门为右肾，而命门为原气之所系，精藏于此。《难经·三十四难》又称"肾藏精与志"。《难经·三十九难》强调命门之气与肾通。因此，可以说秦汉时期是肾精概念形成的奠基时期。

"肾精"一词在晋隋唐时期开始出现，而且延续了《黄帝内经》《难经》中的理论，并作了进一步的阐释。隋唐杨上善在《黄帝内经太素·七邪》中提到"肾精主骨，骨之精气为目之瞳子"；王冰《重广补注黄帝内经素问·奇病论》注："胎约胞络，肾气不通，因而泄之，肾精随出，精液内竭，胎则不全……"为肾精一词较早的记载。

2. 历代对于"肾精"与"命门"关系的认识　"肾精"与"命门"关系密切。关于命门，《黄帝内经》与《难经》的说法不一。《黄帝内经》称命门为目；《难经》认为命门为右肾，而肾精藏于命门。

唐代医家也认为命门为右肾，是精神之所，肾精藏于命门。《黄帝内经太素·虚实补泄》："命门藏精，故曰肾藏精者也"；《黄帝内经太素·阴阳合》："至阴，是肾少阴脉也，是阴之极，阳生之处，故曰至阴。太阳接至阴而起，故曰根于至阴。上行络项，聚于目也"。王冰在注《素问·阴阳离合论》时认为命门为藏精光之所，而目也是五脏六腑之精汇聚之处，因此命门为目，且藏精光。

宋金元时期对"左肾右命门"的说法又进一步延伸，将左肾与命门以水火分阴阳，左肾为水，右肾为火，因此水者为阴，以藏精；火者多动，推动脏腑功能活动。此肾之左右，有肾阴与肾阳之意味，肾精藏于左肾中。也可以说，宋金元时期对肾精的概念进行了补充。宋代严用和《严氏济生方·五脏门》把《黄帝内经》中所论肾所藏之精，概称为"肾精"。

明确提出肾精概念的内涵及其理论得到发展的应是明清时期。认为人身之太极为生命之本原，而肾藏精，贮存五脏六腑之精，有着促进人体生长发育与生殖的作用，因此人身之太极为命门。此命门脱离了《难经》中左右肾的区分，而是作为存在于两肾间或两肾之所主的人体生命之原动力。其命门太极说与人体禀于父母的先天之精气的作用相类似，命门可看作是肾中精气的功能抽象。因此，肾精藏于命门，而命门为两肾之精室。《类经附翼·求正录·真阴论》云："肾有精室，是曰命门，为天一所居，即真阴之腑，精藏于此，精即阴中之水也……"对肾精的形态做了规定，如《类经·藏象类·有子无子女尽七七男尽八八》："肾为水脏，精即水也。"肾精为水，含义有二：一者精五行属水，精为肾之所藏，肾属水，因此精为水；其二，精与有形之水的形质类似，由气所化而凝聚，人体有形之水液中清者即水谷精微，肾精受其不断滋养，浊者有赖肾精所化之肾气推动而化为尿液排出体外。精有构成人体的作用，如"精合而形始成，此形即精也，精即形也"（《景岳全书·小儿补肾论》）。（表1-2）

表1-2　肾精概念及理论的发生发展

年代	理论阐述
秦汉	肾精概念萌芽期。肾精一词在《黄帝内经》中虽未出现，但其概念理论源于其中。肾精概念的发生与古代哲学精气学说密切相关
隋唐	肾精概念形成期。开始出现肾精概念，而且延续了《黄帝内经》《难经》中的理论，并作了进一步的阐释。代表医家：杨上善、王冰
宋金元	肾精概念拓展期。对"左肾右命门"的说法又进一步延伸，将左肾与命门以水火分阴阳。肾精藏于左肾中。代表医家：金元四大家

续表

年代	理 论 阐 述
明清	肾精概念及理论完善期。明确提出肾精概念的内涵及其理论得到发展。代表医家:张介宾
近现代	肾精概念及理论全面提升并得到现代科学研究证实 肾精即肾中所藏之精,来源于先天,长养于后天,是机体生长、发育、生殖、生髓、化血、主骨、荣齿、生发等功能的主要物质基础,对机体的智力和体力具有作强的功能。代表成果:沈自尹院士的研究,国家"973"计划项目

二、中医"肾气"理论的内涵和发展

(一) 中医"肾气"的概念及内涵

1. "肾气"的概念　肾气是指肾精所化之气,表现为促进机体的生长发育和生殖,以及气化等功能活动。肾气为一身之气的根本,能资助和促进各脏腑经络之气,故又称为"元气""真气""原气"。

肾气主要由肾精所化,先天肾精所化之气为先天肾气,后天肾精所化之气为后天肾气。先天肾气、后天肾气和肾纳入的自然界之清气三者共同构成肾气,主司机体的生长、发育和生殖,是肾之生理功能活动的物质基础和维持生命活动的本原与动力,故肾气实为肾中所藏的先、后天之气和自然界之清气及其生理功能的概称,其中的先天肾气构成了肾气的主体成分。因此,肾气实质上是物质和功能的综合体,且更为偏重其功能性的体现,但不能由此而否定其物质特性。

肾气的内涵有三:其一,肾气由肾精所化生,二者异形同质;其二,肾气为肾中所蕴藏的极精微物质;其三,肾气的功能为促进机体生长发育与生殖,以及推动并维持本脏及所属脏腑、形体官窍与血津液之功能活动。

肾气即肾中之气,为肾精所化生。肾藏精,除人身之先天之精与后天水谷精气外,一身脏腑之富余之精也贮藏于肾中。

肾气的含义有广义与狭义之分,狭义肾气指藏于肾之先天之精气,广义肾气指寓于肾中的先天之气及肾功能的集合。

肾气的概念及理论经过了《黄帝内经》以及后世历代的发展,成为一个完整的体系,在现代得到进一步发展。这一理论包括生理、病理、诊断与防治等方面。

2. "肾气"的功能　肾气为最重要的脏腑之气,人体生、长、壮、老、已的生命过程取决于肾气由弱到强、由盛转亏的生理变化过程。具体而言,肾气的生理功能主要表现在以下几个方面:

(1) 藏精:肾藏精是指肾气对肾精的闭藏,即肾气的闭藏作用在肾精方面的具体体现。肾精为生命之源,宜藏而不宜泻,宜盈而不宜亏,得五脏六腑之精而藏之,才能盈满充实,而这一过程必须依赖肾气的闭藏作用和激发作用的协同配合才能实现。

(2) 主水:肾主水,是指肾气具有主司和调节全身水液代谢的功能。水液代谢是在胃的腐熟、脾的运化、肺的宣降、小肠的泌清别浊、三焦的气化以及膀胱的开合等脏腑功能的紧密配合下完成的,而肾气可以通过激发和推动以上各脏腑的功能活动,进而主司和调节机体水液代谢的各个环节。因此,肾主水的功能,实际上是肾藏精功能的延伸,也是肾气闭藏运动特点的具体体现。

(3) 纳气:肾主纳气,是指肾气具有摄纳肺所吸入的自然界清气,保持吸气深度的作用。故林佩琴强调"肺为气之主,肾为气之根"。因此,肾主纳气功能,实际上是肾气对肺所吸入的自然界清气的闭藏,是肾气的闭藏作用在呼吸运动中的具体体现。纳于肾的自然界之清气最终成为肾气的组成部分。

(4) 主司生长、发育和生殖:肾气能促进人体的生长、发育及生殖功能的成熟与维持,其盛衰决定着机体生、长、壮、老、已的生命过程。

(5) 激发和推动脏腑的功能活动:肾气可促进机体发育成熟,并激发和推动各脏腑的功能活动,故肾气的不断充盛是激发和维持脏腑生理功能的根本前提。正如赵献可所说:"肾无此,则无以作强,而伎巧不出矣；膀胱无此，则三焦之气不化，而水道不行矣；脾胃无此，则不能蒸腐水谷，而五味不出矣；肝胆无此，则将军无决断，而谋虑不出矣；大小肠无此，则变化不行，而二便闭矣；心无此，则神明昏，而万事不能应矣。"

（6）抗御外邪：卫气根源于下焦，滋养于中焦，宣发于上焦，即卫气由下焦肾气发出，赖中焦脾胃所化生的后天之气以长养，最后通过肺的宣发、肃降功能敷布于全身肌表，从而发挥其抗御外邪之功能，故《灵枢·营卫生会》有"卫出于下焦"之说。

3. "肾气"的病理表现　肾气的病理主要是"肾气不固"和"肾不纳气"。

（1）肾气不固：肾气不固是肾气亏虚，封藏固摄功能失常的病理变化，又称下元不固。多因先天禀赋不足，肾气未充，或年老体弱，肾气不足，或久病劳损，耗伤肾气所致。主要病机特点：肾气不足，下元不固，则膀胱、大肠、精关、带脉、冲任等失于固摄控制。肾气不固，膀胱失于约束，则小便频数清长，或尿后余沥，或夜尿频繁，或遗尿、尿失禁；大肠失于固摄，则大便滑脱，或失禁；肾失封藏，精关不固，则遗精、滑泄；女子带脉失于固摄，则带下清稀量多；冲任失约，则月经淋漓不尽；胎元不固，则胎动易滑。

（2）肾不纳气：肾主纳气功能失常的基本病机是肾不纳气，主要表现为呼吸功能异常。多因久病咳喘，肺虚及肾，或久病气虚，气不归元，或老年气虚，肾失摄纳所致。肾气不足，失于封藏，则摄纳无力，吸气困难。可见呼多吸少，动辄气喘等症状。肾不纳气多兼有肺气虚，表现为肺肾气虚。

（二）中医"肾气"理论的发展

1. 历代对"肾气"的阐述与认识　肾气一词在《黄帝内经》中多次出现，而且描述得比较详细。

最有代表性的是《素问·上古天真论》中描述肾气的充盛与否与人体正常的生长壮老已及生殖功能的关系。如《素问·上古天真论》中以"男八女七"为生命节律，描述了肾气在人的一生（生、长、壮、老、已）中的变化规律。少年时期"女子七岁，肾气盛，齿更发长"，"丈夫八岁，肾气实，发长齿更"；青年时期女子"二七天癸至，任脉通，太冲脉盛，月事以时下，故有子"，"三七，肾气平均，故真牙生而长极"；男子"二八，肾气盛，天癸至，精气溢泻，阴阳和，故能有子"，"三八，肾气平均，筋骨劲强，故真牙生而长极"；衰老期的女子"七七天癸竭，地道不通，形坏而无子"；男子"五八，肾气衰，发堕齿槁"。表明了人的一生是随着肾气的盛衰而变化的。

《灵枢·脉度》曰："肾气通于耳，肾和则耳能闻五音矣。"

《黄帝内经》论述了肾气虚、肾气热、肾气逆等有关肾气的几种病理变化。如《素问·痿论》："肾气热，则腰脊不举，骨枯而髓减，发为骨痿。"《灵枢·天年》曰："九十岁，肾气焦，四脏经脉空虚。"

《黄帝内经》提出了"精化为气"（《素问·上古天真论》），因此可以理解肾气是肾中所藏之精发挥其推动、温煦等作用的部分，是由肾中所藏之精化生而来。人体先有肾中所藏之精，然后才有肾气。只有肾中所藏之精充盛，肾气才化源充沛。

《难经》创立了"肾-命门-原气说"，可以说是对《黄帝内经》"肾-精-气说"的丰富与发展。《难经》扩展了《黄帝内经》中有关肾的理论，在《八难》《三十六难》《三十八难》和《六十六难》中都有对肾、命门以及原气的论述。

首先，《难经》中提到的原气，可理解为人体的先天之气，是人体的本原之气，应与《黄帝内经》中所论的"真气"相同。《灵枢·刺节真邪》曰："真气者，所受于天，与谷气并而充身者也。"因肾精含先天之精，受后天之精充养，又受五脏六腑富余之精，因此真气、原气应由肾精所化，属肾气的范畴。《难经·八难》曰："所谓生气之原者，谓十二经之根本也，谓肾间动气也。此五脏六腑之本，十二经脉之根，呼吸之门，三焦之原。"

其次，《难经》认为肾者有二，左肾右命门，命门藏原气，男子系精气，女子以系胞，命门与左肾之间有气相通，原气为肾间动气。

东汉《伤寒论》把肾气的概念运用到临床实践中；《金匮要略》中多篇肯定了肾气对肾功能的推动作用。肾主水，肾气充足则水液代谢正常；反之，肾气衰弱则气化失司，水液代谢失常，在临床上应当补益肾气。如《金匮要略·消渴小便不利淋病脉证并治》曰："男子消渴，小便反多，以饮一斗，小便一斗，肾气丸主之。"《中藏经·论水肿脉证生死候》曰："肾气壮则水还于肾，肾虚则水散于皮。"

2. "精气学说"与"元气学说"　古代哲学的"精气学说"为"肾气"概念的出现奠定了基础。"精气学说"在两汉时期逐渐演化为"元气学说"。

元气学说的核心思想是元气为宇宙的最初本原,因此也称为"气一元论"。元气说最早见于《鹖冠子·泰录》:"天地成于元气,万物成于天地。"西汉董仲舒在《春秋繁露·王道》中称元气为本始之气,为万物之本。而东汉王充《论衡·言毒》称"万物之生,皆禀元气"。宋代张载继承发展了此说,《正蒙·太和》曰:"太虚无形,气之本体;其聚其散,变化之客形尔。"

气的文字记载,最早见于甲骨文。《说文解字·气部》:"气,云气也。象形。"气在古代通"氣"与"炁"字。《说文解字·米部》:"氣,馈客刍米也,从米气声。"而"炁"字,在《关尹子·六匕篇》提到"以一炁生万物"。

中国古代哲学思想中的"气",实际上源于"云气说"。因为云气为气的原意,先哲们通过观察自然界之风、云等变化无端之象,抽象出万物之构成皆由云气等无形之物所化生。

道家学说中的"道",即天地万物变化的一般规律。《老子·四十章》所谓的"天下万物生于有,有生于无",万物之始为道,气为构成万物之基本物质。《庄子·知北游》中认为万物都由一气所生。气的聚散变化构成了万物的变化。

先秦精气学说源于"水地说",以管子为代表。《管子·水地》所述地为万物生长之源,而水即地之血气,因此万物由水而化,精气为水中之精华。精气学说中精气与气大致相同,都是代表无形的细微物质,构成万物的形态与活动,人亦由精气而生。《论衡·佚文》:"人之所以生者,精气也,死而精气灭。能为精气者,血脉也。人死血脉竭,竭而精气灭。"

晋隋唐时期继承了《黄帝内经》《难经》有关肾气的理论,并重在阐明肾气的作用。隋代巢元方对《黄帝内经》中肾主水、肾主二阴的理论进一步发挥,并运用到临床辨证。《诸病源候论》中多次提到"肾气下通于阴",如《诸病源候论·妇人杂病诸候》曰"肾气通于阴,而小便,水液之下行者也"。肾主二阴,由肾气所控。《诸病源候论·小儿杂病诸候》曰:"肾气下通于阴,阴,水液之道路。"《诸病源候论·虚劳病诸候下》曰:"虚劳则津液减少,肾气不足故也。"进一步说明了肾气对于肾主水功能的调节,对水液代谢的推动,调节着前阴的开合。另外,肾气不仅通于前阴,前后二阴都为其出口,唐代杨玄操在《难经集注·脏腑度数》中提到"太仓下口为幽门者,肾气之所出也",已经认识到了肾气具有主管二便的作用。

另一方面,这一时期《难经》肾间动气的概念进一步得到了阐述。晋隋唐时期的观点有二:其一,肾间动气出于命门,命门之气为肾间动气,分布在脐下。《黄帝内经太素·经脉》:"脐下肾间动气,人之生命,是十二经脉根本。"《黄帝内经太素·输穴》:"人之命门之气,乃是肾间动气,为五脏六腑十二经脉性命根,故名为原。"其二,肾间动气出于两肾之间,《难经集注·经脉诊候》中吕广认为气冲之脉为肾间动气,起于两肾之间。肾间动气为气冲之脉,《难经集注·经脉诊候》辑三国时期吴国吕广注曰:"夫气冲之脉者,起于两肾之间,主气,故言肾间动气;挟任脉上至喉咽,通喘息,故云呼吸之门;上系手三阴三阳为支,下系足三阴三阳为根,故圣人引树以设喻也。"

宋金元时期,肾气的理论得到了进一步发挥,由肾气演变为"元气论"。金元四大家中的刘完素和李东垣都有发挥。刘完素在《素问玄机原病式·火气为病·火类》中认为元气为先天之真元之气,非阴非阳,由精所化,即先天之精气。李东垣更在《脾胃论·脾胃虚则九窍不通论》中明确指出元气与《黄帝内经》中"真气"同,皆为先天之精——"真气又名元气,乃先身之精也"。肾间动气为下焦。肾为水,而元气寓于肾中,为一身脏腑之原动力,据其温煦、发散特性,元气属阳则为火,故元气为水中之火。而南宋陈无择《三因极一病证方论·水肿叙论》云:"夫肾主元气,天一之水生焉;肺主冲化,地四之金属焉。元气乃水中之火,所以太阳合少阴,主精髓以滋血。"《三因极一病证方论·三焦精腑辨证》云:"下焦在脐下,即肾间动气。"命门之腑为三焦,而肾间动气出于下焦。此元气应为肾气中先天之精所化之气,发挥了《黄帝内经》时期的肾气理论的内涵。

明清时期,肾气理论得到了进一步发展。张介宾继承了杨上善《黄帝内经太素·六气》中"但精及津、液,与气异名同类,故皆称气耳"的理论,赞成肾精与肾气本于一的观点。《类经·摄生》曰:"人之有生,全赖此气。"《景岳全书·传忠录·阳不足再辩》:"至若精气之阴阳,有可分言者,有不可分言者。可分者,如前云清浊对待之谓也;不可分者,如修炼家以精、气、神为三宝。盖先天之气,由神以化气化精;后天之气,由精以化气化神。是三者之化生,互以为根,本同一气,此所以为不可分也。"此外,张介宾认为元气与元精合之为真阴。真阴为命门之水,是人体本原物质,命门之火的来源。

明代孙一奎放弃《难经》的"左肾右命门"观点,保留其"肾间动气为人体本原"的说法,认为肾间动气即为命门,为五脏六腑之本。如《医旨绪余·命门图说》云"命门乃两肾中间之动气,非水非火,乃造化之枢纽,阴阳之根蒂,即先天之太极",而两肾即"太极之体"。清代黄元御主张肾气生于水。如《素问悬解·上古天真论》云:"肾为水,肾气者,水中之阳,三阳之根也。"肾气由肾水气化而成,主要指肾的气化作用,水化为气的运动变化,气与水在一定条件下互相转化。清代唐宗海认为人体分阴阳,即水火,人身之气化于水,而火化为血,且引《周易·坎卦》"一阳生于水中"。如《血证论·阴阳水火气血论》认为肾的气化作用分为两个方面:一方面,水化为气。肾五行属水,膀胱为肾之腑,肾与膀胱为水脏,水化气,因而一身之气出于肾。另一方面,气聚为水。肾与膀胱之水阴,化气上腾又凝为津液,下输水道化为尿液,故在临床上"补水以益肾气"。

清代黄元御推崇"气一元论",认为气为万物之本,而气分阴阳,气升降浮沉构成了事物的变化。《四圣心源·阴阳变化》:"阴阳未判,一气混茫。气含阴阳,则有清浊,清则浮升,浊则沉降,自然之性也。"因而人身之本原即太极为祖气。《四圣心源·脏腑生成》:"人与天地相参也。阴阳肇基,爰有祖气。祖气者,人身之太极也。"此处祖气应为元气。黄元御抛弃了命门学说,仍然尊崇"气一元论"。《医宗金鉴·删补名医方论》:"先天之气在肾,是父母之所赋;后天之气在脾,是水谷之所化。"(表1-3)

表1-3 "肾气"概念及理论的发生发展

年代	理 论 阐 述
秦汉	形成期。最早见于《素问·上古真天论》。《难经》提出右肾命门乃原气所系,并提出肾间动气之说。肾气概念的发生与古代哲学精气学说密切相关
隋唐	完善期。继承《黄帝内经》《难经》有关肾气的理论,并重在阐明肾气的作用。代表医家:巢元方、杨上善
宋金元	发展期。肾气的理论得到了进一步发挥,由肾气演变为"元气论"。代表医家:金元四大家中的刘完素、李东垣
明清	创新期。肾气理论得到了进一步发展。提出肾精与肾气本于一体的观点。代表医家:孙一奎、赵献可、张介宾
近现代	全面确定并得到现代科学研究证实。肾气由肾精所化生,与元气关系密切,互资共生,具有推动机体生长发育与生殖、精血津液代谢、肾与膀胱及其相关形体官窍功能活动的作用,并具有调控和固摄精、气、血、津液的代谢,调控和固摄冲任二脉,调控和固摄二便等生理功能。代表成果:国家"973"计划项目

三、中医"肾阳"理论的内涵与发展

(一)中医"肾阳"的概念及内涵

1. "肾阳"的概念 肾阳,即肾之阳气,与肾阴相对而言,是肾之温煦、推动、运动和气化的一面。肾阳又称"真火""真阳""元阳",是人体阳气的根本,具有温煦人体、促进气化、制约肾阴等作用。肾阳对人体生命至关重要,是人体一身阳气的根本。

"肾阳"的概念内涵有二:第一,肾阳与肾阴相对,不等同于肾精或肾气,为肾之功能属性;第二,肾阳为肾功能中具有温煦、蒸腾、发散的部分。概括表述为:肾阳为肾中具有激发、温煦、推动作用的功能状态。

肾阳,又称元阳、真阳,乃一身阳气之本,具有温煦、推动、兴奋和气化等功能,能促进人体的新陈代谢即气化过程,加速代谢进程,促进精血津液的化生,并促进精血津液化生为气、化生为能量,即促进"有形化无形"的气化过程,使人体的各种生理活动的进程加速,产热增加,精神振奋。若肾阳虚衰,温煦、推动、化气功能减退,则人体的新陈代谢过程减缓,产热不足,精神不振,发为虚寒病证。

2. "肾阳"的功能 肾阳主要代表肾之温煦、推动、兴奋以及气化的一面。其功用主要有三:

其一,推动温煦肾系的脏腑、形态官窍功能活动。肾藏象理论中肾有着藏精、主水、化气等生理功能,而肾又主骨髓、牙齿,其华在发,开窍于耳及二阴,其液为唾。肾阳对整个肾系统都起到温煦、推动的作用。

其二,对整个人体脏腑功能以及生长发育及生殖功能都有温煦作用。《景岳全书·传忠录》:"五脏之阳气,非此不能发。"

其三,对于肾阴的制约作用。肾中阴阳处于相互制约并相互依存的关系。王冰在《重广补注黄帝内经素问·至真要大论》注曰:"益火之源,以消阴翳。"临床上,肾阳亏虚则除了表现为肾生理功能亏虚外,还表现为畏寒肢冷等寒象体征,在治疗上采用温补肾阳之法。

(二) 中医"肾阳虚"理论的发展

肾阳不足,是肾阳虚衰,温煦失职,气化失司所导致的病理变化,又称肾阳虚、命门火衰。多因素体阳虚,或心脾阳虚,累及于肾,或房劳过度,久病伤阳,肾阳损耗所致。

主要病机特点:温煦、气化功能失常,生殖功能的减退,并伴有明显的虚寒之象。临床可见腰膝酸冷、形寒肢冷,阳痿早泄,精冷不育,或宫寒不孕,性欲减退,小便清长,大便稀溏等症状。

肾阳虚的病机演变:①肾阳不足,命门火衰,不能温煦脾阳;或脾阳久虚,损及肾阳,可导致脾肾阳虚。脾肾阳气亏虚,虚寒内生,温煦失常,运化无权,则水谷不化,发为五更泄泻。脾肾阳虚,运化气化失司,水液代谢失常,肾虚水无所主而妄行,脾虚土不制水而反克,致水肿尿少。②肾阳虚衰,气化失常,水液代谢功能失调,水湿泛滥,则可致肾虚水泛,症见水肿,腰以下为甚,小便短少等。③肾阳不足,阳虚水泛,上凌于心,阻遏心阳,可见水肿,心悸;水寒射肺,肺失宣降,则咳喘痰鸣。

临床辨证施治首先是肾气、肾精,尤其是与肾阴虚证相互区分。由于肾阴和肾阳都是由肾精所化生,两者在功能上常常相互影响,在病理上也能够相互联系,肾阴虚和阳虚常常同时出现。所以在辨证治疗中要首先区别,然后做出临床的进一步治疗。

四、中医"肾阴"理论的内涵与发展

(一) 中医"肾阴"的概念及内涵

1. "肾阴"的概念　　"肾阴"的概念内涵有二:第一,肾阴与肾阳相对,不等同于肾精或肾气,为肾之功能属性;第二,肾阴为肾功能中具有宁静、滋润、濡养的部分。概括表述为:肾阴为肾中具有滋润、濡养的功能状态。

肾阴即肾之阴液,与肾阳相对而言,是肾之宁静、滋润、濡养和成形的一面,并可制约过亢的阳热。肾阴又称"肾水""真水""真阴""元阴""命门之水",是人体阴液之本,对各脏腑组织器官起着滋润、濡养的作用,并且肾阴能制约肾阳,防止其过亢妄动。肾阴对人体生命也至关重要,是人体一身阴液之根本。

2. "肾阴"的功能　　肾阴,又称元阴、真阴,为一身阴液之本,具有凉润、宁静、抑制、成形等功能。肾阴的作用与肾阳相反,能减缓或抑制机体的新陈代谢,调节和控制机体的气化过程,使精血津液的化生及化气功能减慢,产热相对减少,并使气聚成形而为精血津液,精神也趋于宁静。

肾阴主要代表肾之濡养、滋润、凝聚的一面。其功用主要有二:

其一,濡养、滋润脏腑形体官窍。故肾主骨髓、牙齿,其华在发,开窍于耳及二阴,其液为唾。肾阴对整个肾系统都起到濡养的作用。

其二,对于肾阳的制约作用。肾中阴阳处于相互制约并相互依存的关系。《重广补注黄帝内经素问·至真要大论》王冰注曰:"壮水之主,以制阳光。"滋肾阴以防止肾阳过于亢盛。

若肾阴不足,抑制、宁静、凉润功能减退,则致新陈代谢相对亢奋,产热相对增多,精神亢奋,而发为虚热病证。

临床上,肾阴亏虚则除了表现为肾生理功能的减弱外,还表现为五心烦热、面色潮红等体征,在治疗上采用滋补肾阴之法。

(二) 中医"肾阴虚"理论的发展

与肾阳相同,肾阴一词,在《黄帝内经》《难经》中都没有出现过,但是《黄帝内经》中却有对五脏的阴阳划分以及完整的四时五脏的藏象。

隋唐时期虽然有些著作中有"肾阴"二字,但此"阴"是与其他脏腑相对,如肾为水属阴,心主火属阳。《重广补注黄帝内经素问·阴阳应象大论》王冰注曰:"恐则肾水并于心火,故胜喜也。"孙思邈将左肾右命门分为壬与癸,壬与癸皆为水。《备急千金要方·肾脏方》云:"左肾壬,右肾癸,循环玄宫。"此中左肾壬为阴,即代表肾阴。虽然是对肾阴阳属性的简单划分,并未言明肾阴的概念与功能,但是也可以说是肾阴概念的雏形。

金元时期延续了《难经》中"左肾右命门"的说法,开始以左右肾划分肾之水火,提出了左肾为水的说法。水火者,即为阴与阳。朱震亨《局方发挥》中提到:"五行之中,惟火有二,肾虽有二,水居其一,阳常有余,阴常不足。"火有二,为君火与相火,肾者有二,左肾右命门,而左肾为水,右肾为火,命门为水中之火,因此人体中火多水少,即"阳常有余,阴常不足"。《素问病机气宜保命集·病机论》曰:"故左肾属水,男子以藏精,女子以系胞;右肾属火,游行三焦。"左肾属水,代表肾阴。

在临床应用上,《医学发明·损其肾者益其精》云:"无阴则阳无以化,当以味补肾真阴之虚;而泻其火邪,以封藏丹、滋肾丸、地黄丸之类是也。"而滋补肾阴之药,《素问病机气宜保命集·药略》中有"苁蓉(益阳道及命门火衰),沙苑蒺藜(补肾水真阴)",《素问病机气宜保命集·消渴论》中有"黄柏降火,蛤粉咸而补肾阴也。又治思想无穷,所愿不得之证"。

明清时期,随着命门学说的发展,"肾阴"概念脱离了自《难经》"左肾右命门"延续的左肾为水、右肾为命门火的说法,认为人体的太极为命门,为人体生命之根,命门非右肾,而是左右二肾功能的概括。无论是两肾命门说,还是肾间命门说、肾间动气说,都是强调肾的左右是解剖形态之分,而功能都统一于命门。"肾阴"成为两肾之阴,为肾中滋润、凝聚的功能属性。赵献可认为命门在两肾间,为无形之体,是肾之功能体现,先天之真水在命门左旁,为真水气,而两肾俱属水,主后天有形之水,其左为阴水。《冯氏锦囊秘录·阳水阴水相火真水命门图说》亦尊此说——"两肾俱属水,左为阴水,右为阳水,以右为命门,非也。命门在两肾中间。"

张介宾则认为命门水火为十二脏之化源,为真阴之用,命门之水即为肾阴,水亏则肾阴虚。《景岳全书·传忠录·命门余义》云:"命门有阴虚,以邪火之偏胜也。邪火之偏胜,缘真水之不足也。"李中梓认为肾为先天之本,而肾有水火之分,肾阴即为肾水,肾水不足则以六味地黄丸滋养肾阴。如《医宗必读·肾为先天本脾为后天本论》云:"治先天根本,则有水火之分,水不足者,用六味丸壮水之源以制阳光。"清代何炫用六味地黄丸治疗肾阴虚,即肾水不足证。《何氏虚劳心传·虚劳选方·六味地黄丸》云:"治阴虚肾水不足,发热作渴。"(表1-4)

表1-4 肾阴、肾阳的概念、内涵及功能

	肾 阳	肾 阴
概念	肾之阳气,与肾阴相对而言,是肾之温煦、推动、运动和气化的一面	肾之阴液,与肾阳相对而言,是肾之宁静、滋润、濡养和成形的一面
内涵	一是肾阳与肾阴相对,不等同于肾精或肾气,为肾之功能属性;二是肾阳为肾功能中具有温煦、蒸腾、发散的部分	一是肾阴与肾阳相对,不等同于肾精或肾气,为肾之功能属性;二是肾阴为肾功能中具有宁静、滋润、濡养的部分
功能	一是推动温煦肾系统的脏腑、形态官窍功能活动 二是肾藏精,整个人体脏腑功能以及生长发育及生殖功能都有赖肾阳的温煦 三是对于肾阴的制约作用。肾中阴阳处于相互制约并相互依存的关系	一是濡养、滋润脏腑形体官窍 二是对于肾阳的制约作用。肾中阴阳处于相互制约并相互依存的关系

五、中医"命门"学说的内涵与发展

(一)中医"命门"的概念及内涵

命门的概念,有广义和狭义之别:广义命门为性命之门、生命之本,与肾密切相关,对机体各脏腑功能活动具有重要调控作用,又有命门之水、命门之火之分。狭义的命门专指目、子宫、精室、命门穴等。

命门的生理功能可以概括为:性命所系;生命之本;藏精之所;元气之根;协调阴阳。

命门分为水火,见于《类经附翼·求正录·真阴论》"命门之火,谓之元气;命门之水,谓之元精"。将命门之水、火解析为元精与元气,为肾阴、肾阳的概念提供了理论基础。现代,多数学者认为肾阳即命门之火,肾阴即命门之水。

(二) 中医"命门"理论的发展

命门一词,最早见于《黄帝内经》,但《黄帝内经》认为"命门者,目也"。后人均以此指睛明穴。《难经》则提出:"所谓生气之源者,谓十二经之根本也,谓肾间动气也。此五脏六腑之本,十二经脉之根。"又明确指出:"肾两者,非皆肾也。其左者为肾,右者为命门。命门者,诸神精之所舍,原气之所系也。男子以藏精,女子以系胞。"自《难经》以后,"右肾为命门"之说代替了以目为命门的认识。

明清时期,随着命门学说的发展,肾藏精理论有了新的发展,摆脱了《难经》中"左肾右命门"的说法。明清时期推崇命门太极说,认为人体的太极为命门,为人体生命之根,而命门非右肾,而是左右二肾功能的概括。无论是两肾命门说还是肾间动气说,都是强调肾的左右是解剖形态之分,而功能都统一于命门。肾阳概念脱离了肾之左右的划分,变成肾中具有温煦、推动作用的属性,明代赵献可、张介宾等以命门之火概括肾阳的特性,而后演变为肾阳的概念并延续至今。

赵献可在《医贯》中对命门大加发挥,把命门视为人身之"真主"。他对命门的阐释:①论人身之主为命门而不是心。他说:"命门为真君真主,乃一身之太极,无形可见,两肾之间是其安宅。"②论命门水火,赵献可把"太极"概念引入命门,并喻"命门"为"一身之太极""两肾在人身中合成一太极",太极动而生阳,静而生阴,然后分出先天之阴阳水火,认为"盖火为阳气之根,水为阴气之根,而水火之总根,两肾之间动气也"。

孙一奎认为"水火"是五行概念,指脏腑而言,即心属火,两肾皆五行属水。进一步,水中再分阴阳,谓坎中之阳,不能以水火论,而坎中之阳为肾间动气,也就是命门。如《医旨绪余·右肾水火辩》:"坎中之阳,即两肾之间动气,五脏六腑之本,十二经脉之根,谓之阳则可,谓之火则不可,故谓坎中之阳,亦非火也。"

贡献最大的当属明代医家张介宾,认为阴阳之理虽载于《黄帝内经》,而"变化莫大于《易经》",故其以《易经》中阴阳理论为指导,对医学中阴阳的运用进行了重新梳理和研究,在《景岳全书》中作《大宝论》《真阴论》等篇章,从阴阳这一哲学层面上对肾的"精""气""阴""阳"的相互关系及功能作出了系统全面的论述,使中医学对肾的精气、阴阳的认识达到了新的高度。如《景岳全书·传忠录》说:"命门为元气之根,为水火之宅,五脏之阴气,非此不能滋,五脏之阳气,非此不能发。"《景岳全书·泄泻》:"盖肾为胃关,开窍于二阴,所以二便之开闭,皆肾脏之所主。今肾中阳气不足,则命门火衰,而阴寒独盛,故于子丑五更之后,当阳气未复、阴气盛极之时,即令人洞泄不止也。"《景岳全书·传忠录·命门余义》:"命门有火候,即元阳之谓也,即生物之火也。"

还有医家对肾阳虚的病变提出了治疗方剂。如明代龚廷贤《寿世保元·水肿》:"或金匮肾气丸,以补肾阳。"清代吴鞠通《温病条辨·寒湿》:"凡肾阳惫者,必补督脉,故以鹿茸为君,附子、韭子等补肾中真阳。"

由此可见,肾阳理论在明代得到了升华,既有概念内涵,也有生理功能、病理变化,还有治疗方剂。

六、中医"天癸"学说的内涵与发展

(一) 中医"天癸"的概念及内涵

肾精充盈到一定程度产生的对生殖作用有影响的精微物质是天癸。天癸的产生与衰竭也是受肾精的盛衰变化影响。

天癸促进生殖之精的产生,而肾精为生殖之精的物质基础;至人体衰老时期,肾精衰少,肾气不足,天癸衰竭则生殖功能减退。

(二) 中医"天癸"与"生长壮老"的关系

中医历代医家在长期实践中形成了自己独特的衰老理论。《素问·上古天真论》曰:"丈夫八岁,肾气实,发长齿更;二八,肾气盛,天癸至,精气溢泻,阴阳和,故能有子……五八,肾气衰,发堕齿槁……八八,肾脏衰,形体皆极。"提出肾气盛衰主导着机体生、长、壮、老、已的自然规律。

目前常用的肾虚辨证标准的条目也是按照《黄帝内经》的表述而制定的,如腰脊酸痛(腰为肾之府)、胫酸膝软(肾主骨)、耳鸣耳聋(肾开窍于耳)、发脱齿落(肾其华在发,齿为骨之余)、尿有余沥或失禁(肾主水液)、性功能减退(肾藏精、主生殖)等,综合起来就是一幅衰老的图像。

肾精和人体的生长发育状况相关,肾精充足则生长发育正常,形体强壮。若肾精亏虚则会出现生长发育障碍,小儿出现五软、五迟等症状,发育期青少年发育迟缓,筋骨肌肉消瘦痿软,成年则出现未老先衰、发脱齿落、生殖力下降等;肾精和人体的生殖功能密切相关,肾精充足则天癸至,生殖功能正常;当肾精亏虚,表现为生殖能力不足、男子精少不育、女子经少经闭、性功能减退等。肾精与骨、齿的发育状况,与毛发的浓密、光泽与荣枯,与腰膝及足跟的强健灵活,与记忆、意志、情绪等均密切相关,在其充足和不足时,均有相应的表象出现。

第三节　中医"肾藏精"藏象理论的实践

一、古代临床诊断理论与实践的发展

我国现存最早的脉学专著《脉经》一书,首创寸口脉诊五脏六腑分部,以"若在尺中,肾以下病",为尺脉候肾之由来;《两手六脉所主五脏六腑阴阳逆顺》结合命门之说,以"肾与命门,俱出尺部",将肾与命门相提并论。

在《脉经·辨三部九候脉证》中提出"肾间动气,脉之根本"论,为中医诊断学"胃、神、根"脉诊理论奠定基础。《难经·十四难》有论:"人之有尺,譬如树之有根,枝叶虽枯槁,根本将自生,脉有根本,人有元气,故知不死。"将尺脉作为脉之根本。《脉经·辨三部九候脉证》进一步发挥和完善:"何也?然:诸十二经脉者,皆系于生气之原。所谓生气之原者,三焦之原,非谓十二经之根本也,谓肾间动气也。"在《脉经·肾膀胱部》中专论与肾相关的脉证,以肾之平脉、病脉、死脉为核心,论及肾之因、机、证、脉,尤其对于肾藏精理论及其脉象、治法有一定创见。

关于肾与相关疾病的机制研究,隋代巢元方所著《诸病源候论》有《五脏六腑病诸候》专篇阐述,尤重于肾。肾病诸候可归纳为肾精亏虚候、肾气不足候、肾燥候和肾经经气不足候4类,涉及临床各科病证,见于虚劳病诸候、消渴病诸候、水肿病诸候、小便病诸候、淋病诸候、四肢病诸候、耳病诸候、心痛病诸候、小儿杂病诸候等。如《诸病源候论·虚劳病诸候》:"肾伤,少精,腰背痛,厥逆下冷。"《诸病源候论·消渴病诸候》:"少服五石诸丸散,积经年岁,石势结于肾中,使人下焦虚热。及至年衰,血气减少,不复能制于石。石势独盛,则肾为之燥,故引水而不小便也。"《诸病源候论·水肿病诸候》:"肾者阴气,主于水而又主腰脚。肾虚则腰脚血气不足,水之流溢,先从虚而入,故腰脚先肿也。"等等,对于肾病的病因病机、证候特点详加论述,对于研究肾藏精藏象理论和指导临床实践具有极其重要的参考价值。

二、古代临床治疗理论与实践的发展

东汉张仲景采用"从肾论治"的方法,将中医理论肾藏精与临床实践相结合,创造经典名方。如《伤寒论》所载回阳救逆之四逆汤、温阳利水之真武汤、育阴清热之黄连阿胶汤;《金匮要略》所载"肾气丸"即金匮肾气丸(又名八味肾气丸)等,皆为"从肾论治"的著名经方。

《中藏经》提出"论肾藏虚实寒热生死逆顺脉证之法",论曰:"肾者,精神之舍,性命之根,外通于耳,男以闭精,女以包血,与膀胱为表里,足少阴、太阳是其经也。"《中藏经》还传承《黄帝内经》之论,集中对肾病之脉象,虚、实、寒、热之证候表现,生死逆顺之征象、时日等,进行详尽论述,对后世"与肾相关"病证的辨析具有重要指导意义。

《针灸甲乙经》提出"从肾之虚实进行针灸辨证论治之法",如《针灸甲乙经·精神五脏论》云:"肾藏精,精舍志;在气为欠,在液为唾。肾气虚则厥,实则胀,五脏不安。必审察五脏之病形,以知其气之虚实而谨调之。"对于补肾益精之针刺腧穴,《针灸甲乙经·动作失度内外伤发崩中瘀血呕血唾血》云:"丈夫失

精,中极主之。男子精溢,阴上缩,大赫主之。男子精不足,太冲主之。"

唐代王焘在《外台秘要》中论述了肾气不足、肾劳、肾劳实热、肾劳热、肾热、肾劳虚寒、骨极、骨极实证、骨极虚证、精极、虚劳失精、虚劳尿精、虚劳梦泄精等证,专论肾病的病因病机以及处方用药。如对肾气虚损不能藏精,引用了"深师方"的补肾方、人参丸、韭子丸等予以治疗。对于与肾相关病证,如肾消、肾着、腰痛、水肿、遗尿、淋证、痹证、痿证、咳喘等,综述医理在前,记载数方于后,很有参考价值。

北宋钱乙在《小儿药证直诀》中根据"肾为先天之本"以及肾脏自身生理、病理的独特性,提出"肾主虚,无实",加之小儿肾气未充,一旦罹病,尤以精气的亏损不足作为疾病的主要矛盾,故肾无泻法,若有邪实,当泻膀胱之腑。《小儿药证直诀》开五脏虚实补泻之先河。

宋代许叔微《普济本事方》描述,肾是一身之根柢,脾胃乃生死之所系,二者之中又当以肾为主,补脾"常须暖补肾气"。如《普济本事方·补脾并补肾论证》论述二神丸治疗脾肾虚弱全不进食的机理:"有人全不进食,服补脾药皆不验……盖因肾气怯弱,真元衰劣,自是不能消化饮食。譬如鼎釜之中,置诸米谷,下无火力,虽终日米不熟,其何能化?"并且,主张虚证宜补者,以补脾补肾为主。在五脏病证中,该著作仅于脾、肾两脏列出了补益方剂。对于补肾,提倡柔剂温养,反对滥用刚燥,推崇肾沥汤、香茸丸等。故后世有"许学士(曾任翰林学士)以为补脾不如补肾"之说。

南宋陈无择《三因极一病证方论》有《肾膀胱经虚实寒热证治》专篇,立论治疗肾实热的清源汤、治膀胱实热的泻脬汤、治肾虚寒的温肾散、治膀胱虚冷的补脬汤;《五劳证治》中有治疗肾劳实热的栀子汤、肾劳虚寒的五加皮汤。

金元时期张元素《脏腑标本寒热虚实用药式》分列"命门",提出命门本病(因其无经络所属,故不言标病)、命门寒热虚实用药治法及其用药。命门之病,张元素以水火对待言之,明确命门火强,实则肾水不足,火乃有余;命门火弱,实则真阳衰败,阳不能固,而成精脱。张元素提出肾(命门)为"先天之本",实则早于明代李中梓,提出"火居水内,即坎中一画之阳,先天之本是也",论命门火弱,即"肾中元阳不足",较之明代温补诸家在前。并且,固精之法,医家多从肾论治,而张元素指出"阳不能固则精不能藏,故固精属之右肾",归属命门病证,亦有独创。

唐代王冰诠释《素问·至真要大论》"诸寒之而热者取之阴,热之而寒者取之阳",而确立"壮水之主,以制阳光""益火之源,以消阴翳"的著名治法,但原文解析"壮水之主"乃"强肾之阴,热之犹可","益火之源"乃"益心之阳,寒益通行"。张元素修正此说,以滋阴即以泻火,"所谓壮水之主,以制阳光";以补益元阳,"所谓益火之源,以消阴翳"。

明代孙一奎在临床辨证论治上尤重肾与命门理论。如"肾消"即三消病中之下消,是因下元不足,元气升腾于上,故渴而多饮多尿,治法忌用滋阴降火,而主用肾气丸加鹿角胶、五味子、益智仁等,大补下元,温补之中重视精以化气,使精气充盛,蒸腾于上;又与命门原气根于两肾阴精、精不足则气失资化的理论相合。

明代张介宾在临床上从肾论治,有"补气生精、精以益气""阴中求阳、阳中求阴"之治法。见于《景岳全书·新方八阵·补略》:"其有气因精而虚者,自当补精以化气;精因气而虚者,自当补气以生精……故善补阳者,必于阴中求阳,则阳得阴助而生化无穷;善补阴者,必于阳中求阴,则阴得阳升而泉源不竭。"创立大补元煎以为"回天赞化,救本培元第一要方"、左归饮以为"壮水之剂"、右归饮以为"益火之剂",又以阴阳互济之左、右归丸培补肾中阴阳,为后世补肾之宗。

明代李中梓在《医宗必读》中明确"肾为先天本,脾为后天本"之论,临床上多从脾肾入手,重视先、后天的调理。取方于六味丸、八味丸、枳术丸、补中益气丸等诸方之间,效果显著。又有"气血俱要,补气在补血之先;阴阳并需,而养阳在滋阴之上"之说,临证重视保养阳气,用药偏于温补。如《医宗必读·泄泻》云:"肾主二便,封藏之本,况肾属水,真阳寓焉!少火生气,火为土母,此火一衰,何以运行三焦,熟腐五谷乎?故积虚者必挟寒,脾虚者必补母。"久泻责之下元无火,常宜温肾助阳,寓有"益火补土""寒则温之"之义。

民国时期,张山雷在治疗中风病时指出:"肝阳亢逆为标而肾阴亏虚为本,又常夹痰,故治肝阳者,养水滋肾一法,必不可少;但须注意,肝阳暴动,责之肾虚,是为研究病本之原因,并非治疗见症之急务;何况痰塞喉间,气填中州,滋肾黏腻之药,能够透过这些关隘,直补下焦?因此,必须分清主次缓急,惟在潜降摄纳之后,气火既平,痰浊不塞,乃可徐图滋养,固护其本。方如六味、四物等可斟酌用之。"

三、"从肾论治"方药理论与实践的发展

《神农本草经》所载与肾相关的药物,至今70%以上仍在临床实践中广泛使用。《神农本草经》记载与"肾"相关的药物有164种,其中上品药110种,所占比例最大;草部药最多,达78种,占47.6%;木部药24种,占14.6%;虫兽部药24种,占14.6%;玉石部药21种,占12.8%;果菜部药14种,占8.5%;米谷部药3种,占1.8%。

《肘后备急方·治卒患腰胁痛诸方》提出治肾气虚衰,腰脊疼痛,或当风卧湿,为冷所中,不速治,流入腿膝,为偏枯冷痹缓弱,宜速治之方:"独活四分,附子一枚大者(炮),杜仲、茯苓、桂心各八分,牛膝、秦艽、防风、芎䓖、芍药六分,细辛五分,干地黄十分,切,水九升,煮取三升,空腹分三服"。以及治诸腰痛,或肾虚冷,腰疼痛阴萎方、肾虚腰脚无力、肾虚耳聋方等。

《小品方·治梦泄诸失精众方》提出龙骨汤、薰草汤、韭子汤、龙骨散等良方。

南朝梁代陶弘景所撰写的《本草经集注》在继承《神农本草经》的基础上提出具有益精作用的中药有鹿茸、玄参、五味子、黑芝、栗子、磁石、黑石脂等46种。

唐代孙思邈《备急千金要方》载录枸杞根方,主养性、遐龄;曲囊丸明目益精,长志倍力,久服长生耐老;石硫黄散主房劳,补虚损;麻黄根粉、竹叶黄芩汤、棘刺丸、枣仁汤等具有填精补肾作用;同时提到虎骨酒、黄芪建中汤、乐令建中汤、黄芪汤、大建中汤、肾沥汤、肾沥散、寒食钟乳散、无比薯蓣丸、八味肾气丸、肾气丸、苁蓉丸、干地黄丸、鹿角丸方等治疗肾气不足的虚劳方剂,至今为后世医家临证诊治所宗。

《悬解录》一书源于《道藏》,记载有张果(即后世传说的张果老)在733年献给唐玄宗的五子守仙丸,其组成有余甘子、覆盆子、菟丝子、五味子、车前子、枸杞嫩叶汁、莲子草汁、杏仁、生地黄汁、鹿角胶等补肾益精之品,形成五子衍宗丸的雏形。又有阿胶黄精丸,称西施丸,主要组成有阿胶、黄精、白芷、百合、木瓜、荷叶、枸杞、茯苓、益智仁等,后见于明代《食疗本草集经注》,是中医药学史上较早的女性美容保养良方。

《太平圣惠方》是宋代官修编纂的第一部大型方书,《治一切风通用浸酒药诸方》中治风、益精气、明耳目的天雄浸酒方,《治五劳六极七伤通用诸方》中补暖益精、明目驻颜的牛膝丸方,《治虚损补益诸方》中强肾气、补不足的黄芪散方等,长期受到后世医家的广泛应用。

元代朱震亨认为相火妄动则损伤阴精,导致衰老和疾病;创立"阳常有余而阴不足"说,主张从清心寡欲、节食茹淡、寒凉补肾等方面,颐养个体的"本然之真",专门创制了"大补阴丸""虎潜丸"等滋阴降火、益气生津的方剂,尤其善用知母、黄柏等药。《丹溪心法·补损》记载的八味丸、《丹溪心法·劳瘵》记载的治虚劳盗汗遗精之莲心散、《丹溪心法·腰痛》记载的益精助阳之青娥丸等,均是补肾益精的良方。

明代李时珍重视命门学说,在用药时也运用这一理论,如以胡桃"为命门三焦之药"。如《本草纲目·果部》:"胡桃通命门,利三焦,益气养血,与破故纸同为补下焦肾命之药。夫命门气与肾通,藏精血而恶燥,若命门不燥,精气内充,则饮食自健,肌肤光泽,肠腑润而血脉通,此胡桃佐补药,有令人肥健能食,润肌黑发、固精,治燥调血之功也。命门既通则三焦利,故上通于肺而虚寒喘嗽者宜之,下通于肾而腰脚虚痛者宜之。"

清代叶桂治疗虚损时,用药常顾及肾脏,通过培养下焦,可"温养有情,栽培生气"(《临证指南医案·虚损》),主张取质重、味厚、填补滋养的血肉有情之品以栽培体内精血,治疗下损,指出"血肉有情,皆充养身中形质,即治病法程也",而避免用刚烈的桂、附及苦寒的知、柏,此为其理虚大法中一个特点,益精滋肾善用鳖甲胶、龟甲胶、淡菜、海参等。反对单纯投草木无情之药,"以草木无情之物为补益,声气必不相应"(《临证指南医案·虚劳》)。

当代,"肾藏精"藏象理论研究以实证研究为主,以临床应用研究为重点。20世纪50年代,上海医科大学藏象研究组以姜春华教授、沈自尹教授为带头人,开始了肾阳虚以及肾本质的中西医结合研究,为临床肾虚证的诊治提供客观、科学、合理的实验数据和研究结果,加速中医药现代化的进程。最近20年,"肾藏精"藏象理论研究更是向纵深层次、更高水平发展。

参 考 文 献

1. 沈自尹. 肾的研究进展与总结[J]. 中国医药学报,1988,3(2):58-61

2. 沈自尹. 从肾本质研究到证本质研究的思考与实践——中西医结合研究推动了更高层次的中医与西医互补[J]. 上海中

医药杂志,2000,34(4):4-7

3. 王琦.中医藏象学[M].北京:人民卫生出版社,1997

4. 董竞成.肾虚与科学:沈自尹院士的中西结合研究心中历程[M].北京:人民卫生出版社,2007

5. 李恩.中医肾藏象理论传承与现代研究[M].北京:人民卫生出版社,2007

6. 刘鹏.中医学身体观解读:肾与命门理论的建构与演变[M].南京:东南大学出版社,2013

7. 郑洪新.肾藏精藏象理论研究[M].北京:中国中医药出版社,2015

8. 钟历勇,沈自尹,蔡定芳,等.补肾健脾活血三类复方对下丘脑-垂体-肾上腺-胸腺轴及 CRF 基因表达的影响[J].中国中西医结合杂志,1997,17(1):39-41

9. 沈自尹.补肾法调节肾阳虚证 T 细胞凋亡的规律——重塑基因平衡[J].中西医结合学报,2004,2(5):321-322

10. 沈自尹,张新民,林伟,等.基于基因表达谱数据建立肾虚证量化数学模型[J].中国中西医结合杂志,2008,28(2):131-134

11. 吴志奎.肾生髓、髓生血理论与治疗地中海贫血的临床实践[J].中医杂志,2008,49(2):170-172

12. 刘晓燕,郭霞珍,刘燕池,等."肾应冬"与性腺轴相关性的研究[J].中国医药学报,2003,18(9):522-524

13. 王彤,郭霞珍,杨美娟,等.冬夏季节变化对甲状腺形态学影响的研究[J].中国中医基础医学杂志,2008,14(6):426-427

14. 易杰.中医肾藏精理论的现代研究历程和思考[J].中国中西医结合杂志,2010,30(4):419-422

15. 郑洪新,李敬林.肾藏精基本概念诠释[J].中华中医药杂志,2013,28(9):2548-2550

16. 范磊,张向农,欧阳兵.新辨肾中精、气、阴、阳[J].光明中医,2010,25(10):1764-1765

17. 乔文彪,邢玉瑞.肾的精气阴阳辨析[J].中国中医基础医学杂志,2003,9(10):14-15

18. 张磊,刘迎迎,郭伟星.肾精、气、阴、阳辨析[J].辽宁中医药杂志,2013,40(8):1557-1560

19. 郑海生,蒋健,贾伟.中医学肾阳虚证的现代研究概述[J].辽宁中医药杂志,2007,34(2):1014-1016

20. 肖静,王毅兴,高建东,等.肾阳虚证的研究进展[J].上海中医药大学学报,2008,22(2):73-76

21. 张诏.从历史文献角度对肾之精气阴阳概念的再认识[J].山东中医药大学学报,2011,35(2):111-114

22. 师双斌.肾藏精藏象理论核心概念内涵及源流研究[D].沈阳:辽宁中医药大学,2013

23. 黄建华,卞琴,沈自尹."肾精"涵义的再分析及其意义[J].中华中医药杂志,2012,27(3):522-524

24. 郑洪新,燕燕,王思程,等."肾藏精生髓主骨"藏象理论研究——肾虚骨质疏松症大鼠转化生长因子相关基因及蛋白表达的异常[J].世界科学技术——中药现代化,2010,12(1):57-64

25. 刘力红,赵琳."藏精起亟"论辨[J].上海中医药杂志,1999(4):42-43

26. 杜磊,郑洪新.肾藏精起亟舍志与在志为恐[J].辽宁中医药大学学报,2012,14(7):67-69

27. 李林,魏海峰,张兰,等.中医"肾生髓,脑为髓海"现代生物学基础探讨[J].中国中药杂志,2006,31(17):1397-1399

28. 叶海丰,莫方方,张国霞."肾主水"理论及临床研究进展[J].时珍国医国药,2010,21(7):1842-1843

29. 谷峰,吕爱平.肾藏精与"肾主水"的哲学与医学内涵[J].国际中医中药杂志,2011,33(12):1107-1108,1110

30. 吕爱平,谷峰,张冰冰,等.肾藏精的中国古代哲学基础[J].中华中医药学刊,2012,30(5):945-946

31. 郑洪新,王拥军,李佳,等.肾藏精与干细胞及其微环境及 NEI 网络动态平衡关系[J].中华中医药杂志,2012,27(9):2267-2270

32. 郑洪新,师双斌,李佳.肾藏精藏象理论概念体系[J].世界中医药杂志,2014,9(6):699-703

33. 师双斌,郑洪新.用系统论原理分析中医肾藏精理论[J].辽宁中医杂志,2012,39(3):28-429

34. 吕爱平,杜立英.肾藏精"形神合一"内涵的探究[J].中国中医基础医学杂志,2013,19(7):721-722

第二章
中医"肾藏精"藏象理论体系的构建与发展

第一节　中医"肾系统"与"肾藏精"藏象理论体系的关系

基于"肾藏精"的藏象理论基础研究内容包含了深化研究"肾藏精、精充于骨、精生髓、精荣脑"的物质基础——"肾藏精"的现代生物学基础,阐明了精虚骨痿、精虚髓亏、精虚脑空的病理和病机,寻找肾精亏虚型慢性病从肾论治临床疗效产生的内在规律和物质基础,从而揭示"肾藏精"的科学本质(图2-1),创新和发展中医藏象理论。

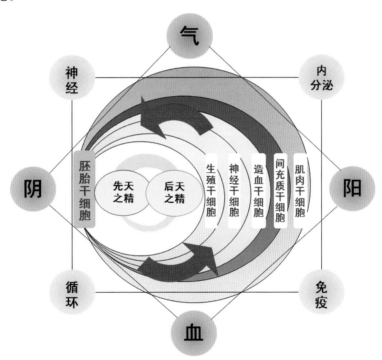

图2-1　中医"肾藏精本质"模式图

中医"系统论"包含部分构成整体的意思,是一种联系方式,在这种方式中若干有特定属性的要素,经特定关系而构成具有特定功能的整体,如"肾系统"(表2-1,图2-2)。

中医"肾藏象"本理论体现了系统论的整体性、层次性、开放性、稳定性及自组织性等原理。"肾系统"是一个整体,是以肾为中心,膀胱、骨、耳、齿、发等形体功能依附于肾而起作用,通过经络这一通道而联系成一个整体。肾与所属脏腑、形体、官窍等有着一定层次性,并与全身气血精津液以及其他脏腑相联系,通过肾中精气调节人体内外环境,维持正常生理功能,防止致病邪气侵袭,充分体现了"肾藏精"的物质、功能、信息功能。要研究"肾藏象"理论,就必须以系统的方式解析肾的基本内涵和基本功能。中医"肾系统"有以下子系统。

19

表2-1 中医"肾系统"的组成

肾-精系统	肾-脑系统	肾-髓系统	肾-骨系统	肾-津液系统	肾-元气系统	肾-天癸-冲任系统
肾-精系统由先天之精、后天之精、脏腑之精和生殖之精等构成,通过肾精、肾气、肾阴、肾阳发挥生理功能活动	肾-脑系统由元精化生元神而成,通过精舍志、在志为恐发挥生理功能活动	肾-髓系统通过骨髓化生血液和充养骨骼发挥生理功能活动	骨,即骨骼,指人或动物的坚硬组织。骨是构成人体的支架,见于《灵枢·经脉》,即"骨为干"。骨具有支撑人体、保护内脏和进行运动的作用,与形体的发育和运动功能密切相关	肾能够促进肺、脾、肝、三焦、膀胱等脏腑的水液代谢功能。尿液的生成和排泄有赖于肾的蒸腾气化作用。肾气壮则水还于肾,肾虚则水散于皮	元气由肾中所藏的元精所化生,根于肾与命门,故称"肾为元气之根"。并且,肾具有摄纳肺所吸入之清气的功能,称为"肾主纳气"	肾藏精,生殖之精与天癸-冲任关系密切。肾-天癸-冲任系统的重要生理功能,即繁衍生殖作用

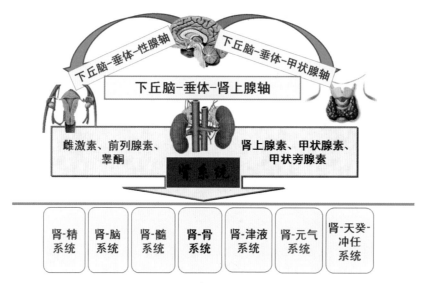

图2-2 中医"肾系统"模式图

一、肾-精系统

肾-精系统由先天之精、后天之精、脏腑之精和生殖之精等构成,通过肾精、肾气、肾阴、肾阳发挥生理功能(表2-2)。

表2-2 中医"肾-精系统"的组成与阐释

组成	阐释
先天之精	是禀于父母的精华物质,是人体生命来源。《备急千金要方·肾脏方》云:"所以天之在我者德也,地之在我者气也,德流气薄而生者也,故生来谓之精。"此处之精指先天之精。《论衡·效力》曰:"天禀元气,人受元精。"父母生殖之精相合,最早形成先天之精,先天之精承载父母的遗传物质,由精不断生长分化,形成人体五脏六腑,形体官窍。先天之精决定了人体的生长与发育状况,以及先天体质。临床上对于家族性疾病多从肾精亏虚入手,以补肾益精法予以治疗
后天之精	指人体出生后,受水谷之精微所充养,维持人体生命活动的水谷之精,也称为后天之精。先天之精与后天之精共同作用于人体,维持人体的生长、发育与生殖。后天之精来源于入口之水谷,由胃受纳腐熟,经脾胃肠的吸收消化,由脾的运化功能将水液之水精、食物之谷精分布于全身各脏腑。《灵枢·五味》云:"谷始入于胃,其精微者,先出于胃之两焦,以溉五脏,别出两行,营卫之道。"而脏腑利用后的浊液又因肾之蒸腾作用再分清浊,清者为精,上升于脾,由脾运化至全身各脏腑,并形成脏腑之精

组成	阐　释
脏腑之精	是脏腑所藏之精,构成脏腑组织,是维持各脏腑生理功能的基本物质。脏腑之精的来源有二:其一为先天之精,禀赋于父母。在胎儿形成过程中,先天之精散于各脏腑,推动各脏腑的生成;人出生后先天之精藏于各脏腑,维持各脏腑的生长发育与功能活动。其二为后天之精,受于水谷精微。人出生后水谷之精入于各脏腑,与所藏之先天之精共同构成脏腑之精,参与脏腑活动,二者缺一不可。《素问·上古天真论》谓:"肾受五脏六腑之精而藏之,故五脏盛乃能泻。"脏腑之精充盈,为肾藏精提供物质来源,而肾藏精又为脏腑之精奠定物质基础
生殖之精	是狭义之精,为人体繁衍后代所生成之精,男女皆有,在人体一定年龄阶段产生。《素问·上古天真论》所述男子"二八,肾气盛,天癸至,精气溢泻,阴阳和,故能有子",其中溢泻之精气则为生殖之精。生殖之精源于肾精,由肾所生。因此,生殖之精由先后天之精以及脏腑之精共同产生,因此生殖之精的成熟与施泄有赖于先天之禀赋、后天水谷之充养以及各脏腑功能活动的强健。生殖之精为人体之精微,有人认为男子为精,女子为经血

二、肾-脑系统

肾藏精,精生髓,脑为髓之海。肾-脑系统由元精化生元神而成,通过精舍志、在志为恐发挥生理功能(表2-3)。

表2-3　中医"肾-脑系统"的组成与阐释

组成	阐　释
元神	先天之神,来自先天,为父母两精相搏,随形俱生之神。《灵枢·本神》说:"两精相搏谓之神。"《寿世传真》谓:"元神,乃本来灵神,非思虑之神。"元神存则生命立,元神败则生命息。得神则生,失神则亡 中医学关于元神的记述,较早见于东汉卫汛《颅囟经·原序》:"一月为胚,精血凝也;二月为胎,形兆分也;三月阳神为三魂,动以生也;四月阴灵为七魄,静镇形也;五月五行分脏,安神也;六月六律定腑,滋灵也;七月精开窍通,光明也;八月元神俱降,真灵也。"在胚胎阶段,以精血为物质基础,随着脏腑、形体、官窍发育成熟,元神已经形成。元神对于生命活动极其重要。如张介宾《景岳全书·阴阳篇》云:"故凡欲保生重命者,尤当爱惜阳气,此即以生以化之元神,不可忽也。" 明代李时珍《本草纲目·辛夷·发明》始论"脑为元神之府"。现代以脑主管高级中枢神经功能活动而言。《灵枢·海论》说:"脑为髓之海。"肾藏精,精生髓,髓汇聚而成脑,故脑与肾的关系密切。如《医学入门·天地人物气候相应图》说:"脑者髓之海,诸髓皆属于脑……髓则肾主之。"精为脑髓提供给养,故肾精充盈则脑髓满,肾精亏虚则脑髓空。由此可见,脑为元神之府,实则亦根源于肾。清代唐宗海《中西汇通医经精义》进一步阐述:"盖肾主骨,肾系贯脊,通于脊髓,肾精足,则人脊化髓,上循入脑而为脑髓,是髓者,精气之所会也。髓足则精气能供五脏六腑之驱使,故知觉运动无不爽健。"张锡纯《医学衷中参西录·脑气筋辨》云:"脑为髓海,所谓海者乃聚处之处,非生髓之处。究其本源,实由肾中真阳真阴之气酝酿化合以成,至精至贵之液体缘督脉上行而贯注于脑者也。"《医述》亦云:"脑髓纯者灵,杂者钝。耳目皆由以禀令,故聪明焉。"脑为髓海,是精髓聚会之处,肾精化生脑髓,从而保证脑神之用。脑由肾精所养,肾赖脑助其用。肾精生髓充脑生神,是肾主精神情志以正常发挥的保障
肾藏精、精舍志	《灵枢·本神》曰:"肾藏精,精舍志。""志"在中医理论中的含义,总属人体意识思维等精神活动范畴。在意识思维等精神活动过程中,肾与志之间存在着特异性联系 "肾藏志"是人类心理活动过程的一个类别或环节,强调人的部分精神情志活动与肾的功能有密切关系。肾藏精,精为神之宅。"志"藏于肾精之中,且受精的涵养。精生脑髓,精足则脑髓充而神旺。肾精充盛,则表现为意志坚定,情绪稳定,有毅力,对外界事物有较强的分析、识别和判断能力,表现出足智多谋,反应灵敏,活动敏捷有力。若肾精不足,则表现出意志消沉,情感淡漠,对外界事物分析、识别能力下降,精神萎靡不振,神情呆滞,行动迟钝。如《灵枢·本神》云:"肾盛怒而不止则伤志,志伤则喜忘其前言。"大怒会耗伤肾精,肾精受伤,志失所养,则出现健忘等精神活动失于正常的现象

组成	阐释
肾在志为恐	《素问·阴阳应象大论》云:"在脏为肾……在志为恐。"所论之"志",为情志之志,即情绪、情感。恐,指恐惧、害怕。恐多自内生,由渐而发,事前自知。"肾在志为恐"的基本原理:肾中精气充盛,对外界环境的不良刺激而产生适度的恐惧、害怕反应,但不会影响脏腑的生理功能。从心理学的角度来讲,恐惧是一种机体企图摆脱、逃避某种情景的情绪体验 恐惧之情志所伤病变:其一,恐惧伤肾。《素问·阴阳应象大论》云:"恐伤肾。"肾在志为恐,恐惧过度,则可损伤肾之精气。其二,恐惧伤精。《灵枢·本神》云:"恐惧而不解则伤精,精伤则骨酸痿厥,精时自下。"《素问·举痛论》云:"恐则气下""恐则精却,却则上焦闭,闭则气还,还则下焦胀,故气不行矣"。恐惧过度,伤肾而致精伤,可出现遗精、滑精等症。其三,恐惧伤神。《灵枢·本神》云:"恐惧者,神荡惮而不收。"神伤则恐惧不解,精神恍惚,意志不宁,遇事多疑,妄见妄闻等 恐惧过度,伤肾则势必伤及肾中精气及神志。根据五脏一体观的整体观念,恐惧过度主要伤及肾精,亦可伤及他脏。如《素问·经脉别论》云:"有所堕恐,喘出于肝,淫气害脾。有所惊恐,喘出于肺,淫气伤心。" 反之,肾中精气失常的病证,又常导致善恐。如《素问·宣明五气》云:"精气……并于肾则恐。"《灵枢·本神》云:"肾盛怒而不止则伤志,志伤则喜忘其前言,腰脊不可以俯仰屈伸,毛悴色夭,死于季夏。"
肾治于里而主外	《素问·刺禁论》说:"肾治于里。"《灵枢·五癃津液别》称:"肾为之主外。"肾治于里与肾主外是统一的。肾治于里,可使肾发挥更好的主外功能,肾主外功能的发挥又保障了肾治于里。里与外对称即内与外,正是"阴在内,阳之守也;阳在外,阴之使也"。肾治于里又主外,通过神的调节作用实现。肾藏蓄调节一身之精,藏精治于里而主外,精盈神旺则能起亟应变,应付多变的内外环境,保持内外环境的协调统一,从而保护生命,维持身心和谐的健康状态 人类向来就受到"威胁"的训练,以害怕回应威胁是生存之道,恐惧和疼痛一样对人是有利的,对人体具有保护作用。不能感觉疼痛和不知道畏惧的人则不利生存。肾在志为恐,正体现了肾作为人体生命的本原,在对外调节适应保护自身中所发挥的作用。正是对内外环境危险性的认识,而使人产生恐,由于恐,使人能自觉地避开危险,从而保护自身。这便是生命之本的肾何以寄志为恐的缘故,也是肾主外的理论根源

三、肾-髓系统

肾藏精,精生髓。中医学所论"髓",有骨髓、脊髓、脑髓之分,本节重点指骨髓。肾-髓系统通过骨髓化生血液和充养骨骼发挥生理功能(表2-4)。

表2-4 中医"肾-髓系统"的组成与阐释

组成	阐释
髓为奇恒之腑	骨、髓由肾之精气所化生,以藏为主,贮藏精气,则骨髓、脊髓和脑髓得以充养而盈满,发挥健壮骨骼、补脑益脊之用。如《素问·平人气象论》:"藏真下于肾,肾藏骨髓之气也。"《灵枢·经脉》:"人始生,先成精,精成而脑髓生,骨为干,脉为营,筋为刚,肉为墙,皮肤坚而毛发长,谷入于胃,脉道以通,血气乃行。" 髓有髓空、髓会、髓海、髓液之别。髓孔,又名髓空,即骨孔,见于《素问·骨空论》——"扁骨有渗理凑,无髓孔"。该篇记载脑后、脊柱、面部、肩部等多处有髓孔分布。髓会,又名绝骨穴或悬钟穴,是针灸穴位,为八会穴之一,位于外踝高点上3寸,腓骨后缘。髓会穴与髓有密切关系,凡髓病均可酌情针灸此穴。髓海,即脑之别称。髓液即骨髓
髓养脑充骨	隋唐杨上善《黄帝内经太素·津液》云:"五谷之津液和合而为膏者,内渗入于骨空,补益脑髓而下流于阴。"杨注:"补益脑髓者,谷之津液和合为膏,渗入头骨空中,补益于脑;渗入诸骨空中,补益于髓;下流阴中,补益于精。若阴阳过度,不得以理和使,则精液溢下于阴,以其分减髓液过多,故虚而腰痛及脚胻酸也。" 肾精来源于先天之精气和后天之精气,故肾精的充盛与否与五脏六腑之精以及其气化功能均有密切关系。若先天禀赋不足,肾精亏虚,则髓的生化之源匮乏,难以营养骨骼,就会出现骨骼脆弱无力或发育不良,也会影响智力的发育。如临床所见的小儿囟门迟闭、骨软无力或智力低下等。若后天调养失常,肾为邪气所伤,或房事过度,导致肾精亏虚,髓亦因之受损,便会出现腰膝酸软无力,甚至足痿不能行动等。若因病而丧失大量津液时,也会使髓中的津液减少,出现肢体屈伸不利、胫酸脚软、耳鸣目昏等。因此,髓的病变,常常从肾论治

续表

组成	阐　释
精髓化生血液	中医学认为,精能生血,精血同源。如《诸病源候论·虚劳精血出候》说:"肾藏精,精者,血之所成也。"由于精与血之间存在着相互资生和相互转化的关系,因而肾精充足,则可化为肝血以充实血液。如《张氏医通·诸血门》说:"精不泄,归精于肝而化清血。"髓能生血,见于隋代巢元方《诸病源候论·小儿杂病诸候》:"骨是髓之所养,若禀生血气不足者,即髓不充强,故其骨不即成,而数岁不能行也。"

四、肾-骨系统

肾藏精,精生髓,髓充骨。骨是构成人体的支架,《灵枢·经脉》云:"骨为干"。骨具有支撑人体、保护内脏和进行运动的作用。肾-骨系统主要体现在骨为奇恒之腑、齿为骨之余(表2-5)。

表2-5　中医"肾-骨系统"的组成与阐释

组成	阐　释
骨为奇恒之腑	中医学认为,骨亦属奇恒之腑。《素问·五脏别论》云:"岐伯对曰:脑、髓、骨、脉、胆、女子胞,此六者地气之所生也,皆藏于阴而象于地,故藏而不泻,名曰奇恒之府。"骨由肾之精气所化生 "骨者髓之府。"(《素问·脉要精微论》)髓藏于骨腔中,具有营养骨、脑等组织的作用。肾精充足,则精髓充盈,骨、脑得到充分的营养而能发挥其正常的功能。骨有赖于髓的充养,而髓为肾精所化生,故说肾在体合骨,主骨生髓。骨的生长发育及坚固与否与肾密切相关,肾的精气充盛则髓有所化生,骨才能得到充分的滋养而健壮充实,四肢轻劲有力,行动敏捷 若肾的精气不足,在生长发育期,易造成骨骼发育不良,小儿出现方颅、佝偻等症状;在衰老期,骨髓空虚,骨骼失养,而可出现骨软无力或骨质疏松、易于骨折等病症。"肾气热,则腰脊不举,骨枯而髓减,发为骨痿。"(《素问·痿论》)
齿为骨之余	齿与骨同出一源,亦由肾精所充养,故称"齿为骨之余"。因此,肾精充足保证齿的生长发育正常,小儿按时出牙,成人牙齿强健有光泽;反之,出现小儿出牙迟,成人牙齿松动,过早脱落。临床牙齿松动、脱落及小儿牙齿生长迟缓等疾病多与肾的病变有关,而热性病望齿的润燥、是否有光泽,又是判断肾精及津液盛衰的重要标志。"少阴终者,面黑齿长而垢。"(《素问·诊要经终论》)"肾热者,色黑而齿槁。"(《素问·痿论》)"当有所犯大寒,内至骨髓,髓者以脑为主……齿亦痛。"(《素问·奇病论》)"足少阴气绝则骨枯……故齿长而垢。"(《灵枢·经脉》)"骨寒热者……齿未槁,取其少阴于阴股之络;齿已槁,死不治。"(《灵枢·寒热病》)"齿者,骨之所终也。"(《灵枢·五味论》)

五、肾-津液系统

肾-津液系统(表2-6)使肾能够促进肺、脾、肝、三焦、膀胱等脏腑的水液代谢功能。尿液的生成和排泄有赖于肾的蒸腾气化作用。肾气壮则水还于肾,肾虚则水散于皮。

表2-6　中医"肾-津液系统"的组成与阐释

组成	阐　释
肾主津液	《素问·逆调论》云:"肾者水脏,主津液。"津液的生成、输布和排泄是一个复杂的生理过程。肾具有主司和调节全身津液代谢的功能。基本原理有二:其一,肾能够促进肺、脾、肝、三焦、膀胱等脏腑的水液代谢功能;其二,尿液的生成和排泄有赖于肾的蒸腾气化作用。肾气壮则水还于肾,肾虚则水散于皮
肾司开阖	《医门法律·水肿门》云:"肾司开阖,肾气从阳则开,阳太盛则关门大开,水直下而为消。"肾之阳气的蒸腾气化作用是肾主水的关键环节,无肾之阳气的蒸腾气化作用则无肾主水之功能;肾气又具有固摄尿液的作用,肾气充足则膀胱开合有度;肾气虚衰而失其固摄,则见多尿、尿后余沥、遗尿或尿失禁 肾阴滋润、肾阳温煦作用与肾主水密切相关。肾阳虚衰,激发和推动作用减弱,可致津液不化而为尿少水肿;肾阴不足,相火偏亢,抑制作用减退,可见虚火内炎的尿频而数。此外,尚与肾为胃之关、肾开窍于二阴有关

续表

组成	阐　释
肾与膀胱气化相通	肾与膀胱通过经脉的相互属络构成脏腑阴阳表里配合关系,又称"肾合膀胱"。肾合膀胱的基本原理是气化相通:①脏腑解剖位置相近、结构相互连通。肾位于腰部,左右各一,下连膀胱。②通过经脉相互属络构成了表里关系。足少阴肾经属肾络膀胱,足太阳膀胱经属膀胱络肾。③生理相互为用。肾与膀胱相互协作,共同完成尿液的生成、贮存与排泄。④病理相互影响。病理上,若肾气虚弱,蒸化无力,或固摄无权,可影响膀胱的贮尿排尿,可见尿少、癃闭或尿失禁。膀胱湿热,或膀胱失约,也可影响到肾气的蒸化和固摄,出现尿液及其排泄异常
	肾与膀胱气化相通的理论,对于临床实践具有指导意义。中医内科常见水肿、癃闭、淋证、关格等病证,多从肾与膀胱兼治疗。膀胱虚寒证候,多由肾阳不足,气化失司引起,其治当以温肾化气为法;肾气不固,宜固摄肾气;肾阳虚衰,宜温补肾阳;阳虚水泛,宜温阳化气行水。膀胱湿热证候,治当清热利湿。六腑以通为用,膀胱实证常施利尿、排石、活血、行气等通利之剂

六、肾-元气系统

元气由肾中所藏的元精所化生,根于肾与命门,故称"肾为元气之根"。并且,肾具有摄纳肺所吸入之清气的功能,称为"肾主纳气"(表2-7)。

表2-7　中医"肾-元气系统"的组成与阐释

组成	阐　释
肾为元气之根	中医学关于元气的概念,又称"原气",出于《难经·三十六难》——"命门者……原气之所系也"。元气,是人体最根本、最重要的气,是人体生命活动的原动力
	先天之精化生先天之气,构成元气的物质基础。出生之后,元气必须得到脾胃化生的水谷之精的滋养补充。因此,元气充盛与否,不仅与来源于父母的先天之精有关,而且与脾胃运化功能、饮食营养及化生的后天之精是否充盛有关。如《景岳全书·论脾胃》说:"故人之自生至老,凡先天之有不足者,但得后天培养之力,则补天之功,亦可居其强半,此脾胃之气所关于人生者不小。"
	《难经·六十六难》说:"三焦者,原气之别使也,主通行三气,经历(于)五脏六腑。"元气根于肾(命门),通过三焦,分布五脏六腑,则形成脏腑之气。元气含有元阴、元阳,为一身阴阳之根,脏腑阴阳之本。故《景岳全书·传忠录》说:"命门为元气之根,为水火之宅,五脏之阴气非此不能滋,五脏之阳气非此不能发。"
	肾为先天之本,先天禀赋不足,则元气亏虚,婴幼儿易出现生长发育迟缓,青中年则生殖功能低下及未老先衰;或后天失于调养,元气补给不足,或大病、久病之后,元气消耗太过,则各脏腑之气亏虚,生理功能减退
肾主纳气	"呼吸"一词,见于《素问·上古天真论》:"上古有真人者,提挈天地,把握阴阳,呼吸精气,独立守神,肌肉若一,故能寿敝天地,无有终时,此其道生。"
	肺主气而司呼吸,肾藏精而主纳气。人体的呼吸运动,虽由肺所主,但亦需肾的纳气功能协助。肺吸入之清气与脾胃运化生成水谷之精气结合形成宗气。宗气在胸中的积聚之处,称为"上气海",又称"膻中"。宗气上出于肺,循喉咙而走息道,推动呼吸;贯注心脉,推动血行,并沿三焦向下运行于脐下丹田(丹田又称为"下气海"),以资先天元气
	只有肾中精气充盛,封藏功能正常,肺吸入的清气才能肃降而下归于肾,以维持呼吸的深度。在人体呼吸运动中,肺气肃降,有利于肾的纳气;肾精气充足,纳摄有权,也有利于肺气之肃降。故云:"肺为气之主,肾为气之根。"(《景岳全书·杂证谟》)病理上,肺气久虚,肃降失司,与肾不足,摄纳无权,往往互为影响,以致出现气短喘促、呼吸表浅、呼多吸少等肾不纳气的病理变化
	历代气功家多主张意守下丹田,以为锻炼、汇聚、储存元气的主要部位。人的元气发源于肾,藏于丹田,借三焦之道,周流全身,以推动五脏六腑的功能活动。人体的强弱,生死存亡,全赖丹田元气之盛衰

七、肾-天癸-冲任系统

肾藏精,生殖之精与天癸-冲任关系密切。肾-天癸-冲任系统的重要生理功能,即繁衍生殖作用(表2-8)。

表2-8　中医"肾-天癸-冲任系统"的组成与阐释

组成	阐　释
天癸	天癸是与肾中精气盛衰密切相关,呈现青春期至衰退期由盛而衰的变化规律,对人体生殖功能具有整体调控作用的精微物质 　　肾为先天之本,在天干为癸,在五行为水,故谓之"天癸"。据《素问·上古天真论》记载,女子二七、男子二八,随着肾中精气逐渐发育,而天癸至,则女子月事以时下,男子精气溢泻,初步具备生殖功能。女子七七、男子七八,随着肾中精气逐渐衰弱,而天癸竭,则女子月经闭止,男子精少,不再具备生殖功能。天癸的至与竭,完全取决于肾中精气的盛衰
精室、睾丸	男子之胞名为"精室",是男性生殖器官,具有藏精、生的功能,见于《中西汇通医经精义》下卷:"女子之胞,男子为精室,乃血气交会,化精成胎之所,最为紧要"。睾丸,又称外肾:"外肾,睾丸也"(《中西医粹》)。丹波元简注《灵枢·五音五味》称:"宦者少时去其势,故须不生。势,阴丸也,此言宗筋,亦指睾丸而言"。精室、睾丸皆为肾所主,并与冲任相关。肾藏精,合先天之精与后天之精形成生殖之精,男性的生殖之精贮藏于肾所属的精室、睾丸,二八天癸至则疏泄,阴阳合故能有子。生殖之精以藏为主,藏泄有度,不宜妄泄,对于繁衍后代意义重大
女子胞	女子胞又名胞宫,为奇恒之腑之一,主要功能是产生月经和孕育胎儿。健康女性,二七而天癸至,生殖器官发育成熟,子宫发生周期性变化,月经开始来潮,并具备受孕生殖的能力。此时,两性交媾,两精相合,就构成了胎孕。受孕之后,月经停止来潮,血气下注胞宫以养胎,培育胎儿以至成熟而分娩。七七而天癸竭,月经闭止,不再具有生殖能力 　　月经的产生,胎儿的孕育,都有赖于精的主导作用。肾藏精,为先天之本。肾中精气的盛衰,主宰着人体的生长发育和生殖能力。精是调控女子胞功能的关键物质,在天癸的作用下,胞宫发育成熟,应时排卵行经,为孕育胎儿准备条件。进入老年,肾中精气衰少,天癸由少而至衰竭,月经闭止,胞宫逐渐萎缩,生育能力也随之丧失
冲、任之脉	冲脉、任脉、督脉一源而三歧,起于胞中,出于会阴。冲脉的主要支脉偕足少阴肾经以行,上达咽喉,环绕口唇;下行至足,贯串全身,为总领诸经气血的要冲,故有"十二经脉之海""血海"之称。在女性,冲脉既可调节月经,又与生殖功能关系密切,"太冲脉盛,月事以时下,故有子……太冲脉衰少,天癸竭,地道不通"。所谓"太冲脉",即冲脉。在男性,冲脉气血上荣胡须,维持第二性征,或若先天冲脉未充,或后天冲脉受伤,均可影响生殖功能 　　任脉循行于腹部正中,在小腹与足少阴肾经及其他阴经相交,对阴经气血有调节作用,故谓之"阴脉之海",总任诸阴。任者,妊也。任脉起于胞中,具有调节月经、妊养胎儿、促进女性生殖功能的作用,故称"任主胞胎" 　　肾藏精,为先天之本,主宰生殖。冲、任之脉皆与足少阴肾经气血互通,阴阳相贯。肾阴之滋润、濡养和肾阳之推动、温煦,对于冲、任之脉具有重要调节作用。临床实践中,冲、任之脉功能失常,可见于女性月经失调、生殖功能减退,多采用补肾益气、滋阴助阳,固摄冲任治法

第二节　中医"肾主骨"与"肾-骨系统"

"肾主骨"理论是中医脏腑理论的核心内容之一,在防治骨与脊柱关节退变性疾病、衰老性疾病方面具有重要理论和临床价值,是中医学研究中具有战略性的重大基础科学问题。

中医学关于"肾主骨"的辨证论治积累了丰富的诊疗经验,在维护人类的健康过程中发挥了重要的作用。运用现代科学研究方法发现"肾"与"骨"之间存在着密切的相互调节作用,在中医理论的指导下,运用现代科学技术构建并证明"肾-骨系统"的科学性及优越性,将会提高"肾主骨"理论的临床指导价值,从而进一步发展中医脏腑理论。

一、中医“肾-骨系统”的理论概述

《黄帝内经》中将肾与骨的关系精辟概括为“肾主骨”，且对其论述的内容异常丰富，涉及生理、病理、防治，为中医药防治肾-骨疾病奠定了坚实的理论基础。《素问·上古天真论》云：“女子七岁，肾气盛，齿更发长……三七，肾气平均，故真牙生而长极；四七，筋骨坚，发长极，身体盛壮……七七，任脉虚，太冲脉衰少，天癸竭，地道不通，故形坏而无子也。”“丈夫八岁，肾气实，发长齿更……二八，肾气盛……三八，肾气平均，筋骨劲强，真牙生而长极；四八，筋骨隆盛，肌肉满壮；五八，肾气衰，发堕齿槁……八八，肾脏衰，形体皆极，则齿发去。”这是对人体生命活动规律及其骨骼发育、退化、衰老过程的最早认识，解释了肾与骨之间的生理病理关系。

《素问·灵兰秘典论》说：“肾者，作强之官，伎巧出焉。”《素问·五脏生成》云：“肾之合骨也。”《素问·六节藏象论》云：“肾主骨，生髓”“肾者，主蛰，封藏之本，精之处也。其华在发，其充在骨”。表示肾藏精、主骨、生髓是肾的生理功能的具体表现，肾与骨之间存在特殊功能联系。

有“肾主身之骨髓”（《素问·痿论》），又有“肾藏精，精生髓”。肾主五脏之精，为生命之根；骨为藏髓之器，受髓之充，血所养，精而生。而精、髓、血同类，均为肾精所化生。《中西汇通医经精义》中卷曰：“骨内有髓，骨者髓所生……肾藏精，精生髓，故骨者，肾之所合也。”说明骨骼的生长、发育、代谢均有赖于肾精滋养和肾气的推动。肾所藏之精可以化生骨髓，髓藏于骨腔之内，滋养骨骼，肾精充足则骨髓生化有源，骨骼坚固有力。故人体肾精充足，则髓足骨坚、筋强有力。

“肾主骨”理论的成熟阶段在元末明清时期，表现在两方面：

（1）元末医家杨清叟根据“肾主骨”的理论，结合自己的体会，认为骨痛疽的根源是肾虚，提出了“肾实则骨有生气”的论点（《外科集验方·服药通变方》），具体阐明了肾与骨在生理、病理上的密切关系，这是《黄帝内经》“肾主骨”理论实践检验后的再总结。

（2）明清“命门学说”大盛，影响到骨伤科领域，表现在医家开始重视补肾与治伤的关系，正如薛己谓“筋骨作痛，肝肾之气伤也”（《正体类要·主治大法》）。薛己用补肾法治伤在实践中取得了重大成功。明清基础理论的发展，繁荣了这一时期伤骨科的学术争鸣，而“肾实则骨有生气”的学术观点进一步被推崇，成为明清时期论治骨痹的理论依据。如温补学派的代表医家张介宾在论治痹证时指出“阳非有余，真阴不足”。王肯堂在《证治准绳·杂病》中对于颈项强痛病因病机的认识：“人多有挫闪，及久坐失枕而致，颈项不可转移者，由肾虚不能生肝，肝虚无以养筋，故机关不利。”张璐在《张氏医通·诸痛门》中论膝痛记载：“膝者，筋之府，无有不因肝肾虚者，虚者风寒湿气袭之。”《卫生宝鉴》云：“老年腰膝久痛，牵引少腹两足，不堪步履，奇经之脉，隶于肝肾为多。”以上诸家的论述都强调了肝肾虚弱是骨痹发生的内在原因。

中医理论对肾与骨的关系论述充分说明了骨的生理病理受肾所调控，肾之精气的盛衰决定骨的强弱。

二、中医“肾-骨系统”理论的生理病理规律

《素问·脉要精微论》曰：“骨者，髓之府”“髓者，骨之充也”。《素问》指出：“肾，其充在骨”“腰者，肾之府，转摇不能，肾将惫矣”。《灵枢·经脉》云：“足少阴气绝则骨枯……骨不濡则肉不能著骨也。骨肉不相亲则肉软却，肉软却故齿长而垢，发无泽，发无泽者骨先死。”《素问·痿论》云：“肾主身之骨髓……肾气热，则腰脊不举，骨枯而髓减，发为骨痿……肾者，水脏也，今水不胜火，则骨枯而髓虚，故足不能任身，发为骨痿。”《素问·长刺节论》云：“病在骨，骨重不可举，名曰骨痹。”如此看来，无论骨痿，还是骨痹，均以肾虚为其内因。

正如《中西汇通医经精义》指出：“肾藏精，精生髓，髓生骨，故骨者肾之所合也；髓者，肾精所生，精足则髓足，髓在骨内，髓足则骨强。”该段论述认为肾气虚、肾精亏则骨髓失养而痿软，髓无以得生；髓在骨内，

髓不足则骨无所养而致骨质脆弱无力。骨的生长、发育、强劲、衰弱与肾精盛衰关系密切,肾-髓-骨之间存在内在的生理关系,于是形成了"肾藏精、精生髓、髓养骨"的理论。肾中精气充盈则骨髓生化有源,骨才能得到髓的滋养,骨矿含量正常而骨强健有力;人体衰老则肾气衰,肾精亏虚,骨髓化源不足,不能营养骨骼而致骨髓空虚,临床可出现腰背酸痛、腰膝酸软等症状,从而导致颈椎病、腰椎间盘突出症、骨质疏松症等骨病的发生。

(一)"肾病及骨"病证

在骨伤科中,慢性筋骨病属于中医"骨痿""骨枯""骨极""骨痹""颈肩痛"或"腰背痛"范畴,统属筋骨病。由于人体自然退变或因创伤、劳损、感受外邪,加速其退变而形成的全身或局部脊柱、四肢关节等部位的生理与病理变化交杂的一种退行性变化的"肾亏性"衰老性疾病。此病为本虚标实之证,本研究团队认为肾精亏损、气虚血瘀是筋骨退变疾病的主要病理基础(表2-9)。

表2-9　"肾病及骨"的疾病谱及阐释

疾病谱	阐　释
脊柱退变性疾病(颈椎病、腰椎间盘突出症、脊柱侧弯、腰椎管狭窄症等)	脊柱退变性疾病主要是由于年老体弱而元阴元阳不足,筋骨之患迁延,或者外力致伤,精气不复,迁延劳损所致的退变性病症,主要发生年龄段在女子"六七"、男子"五八"前后,其时已"三阳脉衰于上""肾气衰",乃至"太冲脉衰少""督脉衰损",所以,肾之精气不足是脊柱退变性疾病的一个重要原因 金代刘完素在《伤寒直格》中指出:"不因一时所伤而病,乃久以渐积,脏腑变动兴衰而病者,是曰因气变动也。"多伤及人身之气。因过度、长期的劳力,积渐而使体质衰弱,元气损伤,为虚证。元气虚损,可使经脉之气不及贯串,气血养筋之功失其常度,故易见肩背酸痛、肢疲乏力,动作无力等症。张仲景《金匮要略》指出:"人年五六十,其病脉大者,痹侠背行……皆因劳得之。""痹侠背行"是指肩腰背痹阻而引起的疼痛,是劳损所致肾气不足(脉大)的痹痛,多见于五六十岁的人
骨代谢疾病(骨质疏松症)	骨质疏松症是一种代谢性骨病,是以骨量减少和骨的微观结构退化为特征,导致骨的脆性增加,易于发生骨折的全身性骨骼疾病。补肾中药可通过多环节、多途径调节骨生成与骨吸收,使其达到骨生成与骨吸收相偶联,从而防治骨质疏松症 中医根据骨质疏松症起病于中年,老年成疾,以腰背痛、驼背、易骨折为主症的特点,归属"骨痿""骨枯""骨缩"范畴。《黄帝内经》曰:"肾气热,则腰脊不举,骨枯而髓减,发为骨痿。"《难经》曰:"五损损于骨,骨痿不能起于床。"清代唐宗海《中西汇通医经精义》指出:"老人肾虚,故骨痿也。"《扁鹊心书》曰:"骨缩病,此由肾气虚惫,肾主骨,肾水既涸,则诸骨皆枯,渐至短缩。"肾气旺盛,则精充髓满,骨得所养而骨骼强健;肾气虚衰,则精亏髓减,骨骼失养而骨质疏松
骨代谢疾病(骨关节炎等)	骨关节炎是一种临床常见慢性关节疾病,其主要表现为关节软骨细胞的功能障碍,主要病理特点是关节软骨的退行性变和继发性骨质增生。多见于50岁以上的中老年人,而且危害性大,最终会导致关节功能丧失 中医将本病归属"骨痹"范畴,认为该病其本在肾,其标在气血。肾藏精、主骨,肾精旺盛,则筋骨得养而关节滑利,肾虚则精髓不足,无以养骨。脏腑功能失调,引起气血失和、津液运行失调,阻滞经络,导致疾病的发生
肾性骨营养不良	肾性骨营养不良又称肾性骨病,是由于钙、磷及维生素D代谢障碍,继发甲状旁腺功能亢进,酸碱平衡紊乱而引起的骨病 中医学虽然没有肾性骨病的记载,但肾性骨病可归于中医"骨痿""虚劳""骨痹"等范畴。将骨骼的退变和肾气(精)衰退联系起来。《辨证论·痿证门》指出:"肾空干涸,何能充足于骨中之髓耶?"《素问·生气通天论》有云:"肾气乃伤,高骨乃坏。"

(二)"骨病及肾"病证

《素问·痹论》说:"五脏皆有合,病久而不去者,内舍于其合也。故骨痹不已,复感于邪,内舍于肾。"《素问·刺要论》曰:"刺筋无伤骨,骨伤则内动肾,肾动则冬病胀、腰痛。"这些论述生动地说明肾与骨的相关性作用是双向的,肾病与骨病常互相影响,肾病可及骨,骨病也可及肾(表2-10)。

表 2-10 "骨病及肾"的疾病谱及阐释

疾病谱	阐 释
骨折	临床观察发现,腰椎压缩性骨折会致双肾大量积水,青年男性椎体压缩性骨折后会发生遗精、女性常出现月经不调;老年椎体压缩性骨折发生二便失调。沈雁等将成年小鼠人为造成骨折,结果发现小鼠睾丸退行性变化,说明骨折可以伤及肾
类风湿关节炎	类风湿关节炎是一种病因不明的自身免疫性疾病,多见于中年女性,主要表现为对称性、慢性、进行性多关节炎。关节滑膜的慢性炎症,增生形成血管翳,侵犯关节软骨、软骨下骨、韧带和肌腱等,造成关节软骨、骨和关节囊破坏,最终导致关节畸形和功能丧失 类风湿关节炎可并发相关肾损害如系膜增生性病变、膜性病变和节段坏死性肾炎,常伴慢性小管间质病变及血管病变。可引起急慢性间质性肾炎、肾淀粉样变、肾坏死性血管炎及免疫复合物性肾炎,并伴有相应临床表现的一组疾病
多发性骨髓瘤	是浆细胞异常增生的一种恶性肿瘤。肾功能损害是其常见并发症,它不仅是导致多发性骨髓瘤早期误漏诊的主要原因之一,而且严重影响患者的预后
其他骨病	慢性骨髓炎是肾脏淀粉样变最常见的诱发因素,转移性脊柱肿瘤也往往导致肾功能损害。另外,临床上常见到一些以肾与骨同时发生病变的疾病,如范可尼综合征,这种病的主要病理和临床表现是原发性肾小管异常,从而导致肾小管对磷的吸收不良,因此发生尿中无机磷增多和低磷血症,久之影响钙磷代谢和甲状旁腺的功能,妨碍骨基质的钙盐沉积,导致骨骼发育迟缓,形成佝偻病或骨软化及假性骨质、病理性骨质等病变

三、中医"肾主骨"理论的现代科学内涵

中医肾的主要功能之一是"肾主骨",早在《黄帝内经》中就有"邪在肾,则病骨痛阴痹""刺筋无伤骨,骨伤则内动肾,肾动则冬病胀、腰痛"的论述,认为肾病可及骨,骨病也可及肾。因此,构建"肾-骨系统"的研究将深化对"肾主骨"的认识。

该理论的现代科学内涵包括了钙磷代谢的调节,以及下丘脑-垂体-靶腺轴中相关激素(如降钙素、甲状旁腺激素、雌激素等)的调节和细胞因子(如 BMP-7、β-Catenin、TGF-β 等)的调节,在这三个方面的作用下共同调控骨生成和骨吸收,构成了完整的"肾-骨系统"网络。今后进行"肾-骨系统"的研究,可以从上述三个方面深入研究补肾中药调控骨代谢、达到骨生成和骨吸收平衡的作用机制。慢性肾脏病常伴发不同程度矿物质和骨代谢紊乱,慢性骨髓炎、多发性骨髓瘤、类风湿关节炎等疾病常并发急慢性间质性肾炎、肾淀粉样变,导致肾损害。(表 2-11)

表 2-11 "肾主骨"的生理组成与研究基础

生理组成	研 究 基 础
细胞因子	骨形态发生蛋白-7(BMP-7)是 BMP 家庭成员之一,与 BMP-2、BMP-4 一样,有较强的刺激成骨的作用。BMP-7 主要通过下游 Smad1/5/8 的磷酸化,并与 Smad4 结合,在胞内传递其生物学效应。胚胎时期,BMP-7 开始出现于肾间充质中,随后分布于发育的肾小管和集合管。出生后,BMP-7 在肾脏表达显著,由管壁上皮细胞分泌,主要集中于肾小管远端和集合管 BMP-7 基因全身性敲除小鼠表现出明显的骨骼缺陷,肾小球数目减少并伴有多囊肾疾病,出生后不久即死于肾发育不全;患有尿毒症晚期的儿童,在置换成人的肾脏后,其肾功能恢复基本正常,但其骨骼发育的障碍却未见改善,这可能由于成人肾脏中表达 BMP-7 的含量降低,即使儿童肾功能恢复正常,也不能纠正骨骼发育的障碍。说明肾脏表达 BMP-7 对骨生成和肾脏发育具有重要的作用 肾脏是生成促红细胞生成素(EPO)的重要场所,内源性促红细胞生成素的 90% 由肾脏远曲小管肾脏皮质、髓质小管周围的毛细血管内皮细胞产生。EPO 可促进原始红细胞的增生分化成熟,促进骨髓内网织红细胞的释放,促进骨髓对铁的吸收,有利于红细胞生成,为骨骼的生长发育提供了必要的物质条件

生理组成	研　究　基　础

	肾脏分泌大量活性维生素 D_3，调节钙磷代谢平衡，确保骨骼强壮。肾皮质细胞的微粒体内含有 1α-羟化酶，它可使 $25\text{-}(OH)_2D_3$ 转化成维生素 D 的活性形式 $1,25\text{-}(OH)_2D_3$。生理剂量的 $1,25\text{-}(OH)_2D_3$ 可促进小肠钙磷吸收，促进钙盐的沉积，还可刺激成骨细胞分泌胶原蛋白，促进骨有机基质的成熟，从而有利于成骨
	维生素 D 是机体调节甲状旁腺素（PTH）分泌和甲状旁腺增生的另一个重要物质，既可直接与甲状旁腺细胞核内特异性受体结合，引起 VDR 迅速磷酸化，又能吸引核内维甲酸受体，形成 VDR-RXR 异二聚体，进而与 PTH 基因启动子中维生素 D 反应元件紧密结合，抑制 RNA 聚合酶 Ⅱ 介导的 PTH 基因转录及蛋白合成。另一方面，有研究显示 SHPT 腺体中 PCNA 的表达增加，而其细胞凋亡指数则明显下降，尤其是结节性增生组织，甲状旁腺细胞凋亡和增生失去了平衡，腺体细胞增生过盛，机体不能通过凋亡方式来有效清除多余的腺体细胞，从而使腺体细胞数量和重量不断增加，PTH 分泌增加
	Wnt/β-Catenin 信号途径在肾脏的形成和发育及功能活动中具有重要的作用。有学者利用携带有 β-Catenin 特异性靶基因 TCF/β-gal 启动子的转基因小鼠研究发现，Wnt/β-Catenin 的活性在肾小管的形成过程中存在着表达，Wnt4 和 Wnt9b 在肾间质、肾小管和输尿管中均高表达。体外培养的肾小管上皮细胞中，Wnt4 可激活经典的 Wnt/β-Catenin 信号途径。在肾祖母细胞中敲除 β-Catenin 导致肾单位的数量减少和结构紊乱
	Wnt/β-Catenin 信号途径在骨代谢过程中也具有极其重要的作用，与骨与软骨的形成和发展关系密切。本研究团队研究发现，β-Catenin 信号通路中的 Axin2 基因敲除小鼠激活 β-Catenin 信号转导通路。Micro-CT 分析结果表明 Axin2 基因敲除小鼠骨密度比同窝出生的野生型小鼠明显增加。而在 3 月龄的 β-catenin 过表达小鼠中，由于椎间隙消失导致整个脊柱短缩，椎体边缘大量骨赘形成，椎体小关节增生。以上结果在一定程度上说明过表达 β-Catenin 导致椎体骨赘形成的研究
	JordanA Kreidberg 领导的研究小组在肾足衬细胞中特异性敲除 BMP-7，发现 β-Catenin 在肾的表达明显下降，说明 Wnt/β-Catenin 信号途径和 BMP 信号途径在肾脏发育和功能代谢过程中存在着相互作用。本项目组也发现 Wnt/β-Catenin 信号途径与 BMP 信号途径存在"串话"，相互影响，共同调节成骨细胞和软骨细胞的功能活动
肾与下丘脑-垂体-甲状腺轴	甲状旁腺素（PTH）是调节人体钙磷代谢的主要激素之一，血 Ca^{2+} 浓度是影响 PTH 分泌的重要因素。在一定范围内，血 Ca^{2+} 浓度越低，PTH 分泌值越高；反之亦然
	继发性甲状旁腺功能亢进是慢性肾衰竭（CRF）的常见并发症，也是引起血 PTH 异常升高的主要原因，其发病因素包括低钙血症、磷潴留和 $1,25(OH)_2D_3$ 缺乏等，可导致心血管系统、血液系统、内分泌系统、骨骼系统等受损。由于继发性甲状旁腺功能亢进导致体内的一系列变化，可使破骨细胞的活性和骨吸收增强，骨盐溶解，骨的胶原基质被破坏并被纤维组织所代替，进而骨内广泛纤维增生，最终产生纤维性骨炎，以及骨质疏松、骨硬化、骨软化、自发性肌腱断裂和近端肌无力等运动系统疾病
	肾脏功能异常引起 PTH 分泌紊乱，导致骨相关疾病的机制包括：一方面，钙敏感受体主要分布在甲状旁腺、肾脏及甲状腺 C 细胞，通过与细胞外钙离子相结合，调节 PTH 分泌，参与机体"钙调定点"的设置，调节 PTH 合成及组织增生、肾脏钙的排泄及肾脏活性维生素 D 的合成网。当胞外 Ca^{2+} 浓度升高，激活 CaSR，由 G 蛋白介导的 $1,4,5$ 三磷酸肌醇（IP3）和二乙酰甘油（DG）合成增加，促进胞内 Ca^{2+} 动员和胞外 Ca^{2+} 内流，抑制细胞释放 PTH，同时促进其在胞内的降解，致使血 PTH 水平迅速下降；反之，当胞外 Ca^{2+} 浓度降低时，PTH 分泌增多。通过激活 CaSR，血 Ca^{2+} 能独立、快速地影响 PTH 的释放。因此，CaSR 的正常表达是维持机体 Ca^{2+} 平衡、保持内环境稳定的必要条件。若肾脏受损严重，不能对 PTH 作出反应，及时排出过多的磷；PTH 的增多又促进骨吸收，使骨骼中的钙和磷释放、进入细胞外液，最终导致高磷血症，而磷的潴留可能是引起 CaSR 下调的一个重要原因
	降钙素（CT）是一种含有 32 个氨基酸的直线型多肽类激素，主要由人体甲状腺的滤泡旁细胞（parafollicular cell，又称 C 细胞）分泌。C 细胞有 $1,25$-二羟维生素 D_3 特异性受体，因此 $1,25$-二羟维生素 D_3 的缺乏会影响 CT 分泌和（或）产生。CT 受血浆钙离子浓度负反馈机制调节，主要在肾脏中代谢排泄，若肾脏受损时，不能有效清除 CT，可使 CT 水平升高。研究发现，降钙素直接作用于破骨细胞上的降钙素受体，抑制破骨细胞的数量和活性，使骨骼中钙的释放降低，而血液中钙进入骨骼的过程仍继续。小剂量的降钙素可抑制小肠对钙的吸收，而大剂量的降钙素促进小肠对钙的吸收。近来研究还发现，降钙素可能直接影响成骨细胞的合成代谢，增加大鼠和兔皮质骨的生长，亦可间接增加成骨细胞的增殖，表现在维持骨生成的功能方面

生理组成	研 究 基 础
肾与下丘脑-垂体-性腺轴	雌激素是一种女性激素,主要由卵巢和胎盘产生,肾上腺皮质也可少量分泌。雌激素能促进阴道、子宫、输卵管和卵巢本身的发育、月经的产生,促使体内钠和水的潴留、骨中钙的沉积等。绝经后妇女由于内源性雌激素水平迅速下降,导致骨质疏松的发生。其机制包括:①雌激素缺乏使甲状腺 C 细胞对钙离子的敏感性下降,从而减少了降钙素的分泌;②雌激素缺乏,抑制了肝脏、肾脏对维生素 D 的羟化作用,使体内 $1,25-(OH)_2D_3$ 合成减少,从而使肠钙的吸收减少;③雌激素缺乏造成钙负平衡,引起继发性甲状旁腺功能亢进,破骨细胞对甲状旁腺素的敏感性增加,从而破坏了骨吸收和骨生成之间的偶联关系,促进骨吸收,抑制骨生成,使骨转换率增加 雄激素是睾丸和肾上腺分泌的 C-19 类固醇,主要为睾酮(T),在 20~30 岁达到最高峰。雄激素对男性获得骨量峰值和维持骨质量起重要的作用,通过直接作用于雄激素受体,或在脂肪和骨髓的芳香化酶作用下转化为雌激素,间接作用于雌激素受体(ER),具有影响生长激素、$1,25(OH)_2$ 维生素 D 对胰岛素样生长因子的调节作用,以及增加转化生长因子-β(TGF-β)、胰岛素样生长因子-1(IGF-1)和白细胞介素-6(IL-6)分泌量来发挥抗骨吸收作用。研究发现,在老年男性中,骨密度(BMD)的下降常伴随着睾酮、IGF-1 和血清雌二醇(E_2)血浓度的下降。因此,随着年龄增长,男性体内睾酮分泌水平逐渐下降,雄激素的缺乏会导致骨吸收大于骨生成,出现骨质疏松(OP) 生长激素(GH)是由腺垂体嗜酸性细胞分泌的一种蛋白质激素,可促进生长期骨骺软骨的形成和骨、软骨的生长,致使人(躯)体增高;还可增强对钙、磷等重要元素的摄取与利用。研究认为,青春期通过下丘脑-垂体-性腺轴功能的活跃,产生大量性激素(雌激素和雄激素),雌、雄激素通过不同机制作用于下丘脑弓状核及腹内侧核的分泌生长激素释放激素(GHRH)的神经元,使其合成及分泌 GHRH 增加。GHRH 通过垂体门脉系统作用于腺垂体生长激素细胞,促进 GH 的合成、分泌增加,而位于长骨干骺端生长板处的 GH 对骨生长发育起主要作用 GH 可直接或间接作用于生长板,使软骨细胞、成骨细胞增殖、分化,矿物质沉积,从而加速骨生长。若幼年时生长激素分泌不足,会导致全身骨组织生长发育迟缓、停滞,躯体异常矮小,称为"侏儒症";如果生长激素分泌过多,可引起全身各组织,特别是骨的过度生长,可导致使躯体异常高大,称"巨人症";而成年后,骨骺已融合,长骨不再生长,此时若生长激素分泌过多,将刺激肢端骨、面骨、软组织等过度增生,表现为手、足、鼻、下颌、耳、舌以及肝、肾等内脏显示出不相称的增大,称"肢端肥大症" 生长激素对人体正常发育起着关键作用,其在体内的含量主要受下丘脑所产生的生长激素释放素和生长激素抑制激素调控。性激素可通过各种机制促进 GH 的分泌,性激素主要由性腺(卵巢和睾丸)分泌,少量来源于肾上腺等组织 传统医学早就认识到"肾藏精……统生殖",并在一定时令形成"天癸",促进人体生殖功能的成熟。天癸是促进性发育和维持性功能(包括生殖功能)的一种精微物质,其职能是促进男女性征及生殖器官的发育成熟,并随着肾中精气的充盈而"至",亏虚而"竭"。《黄帝内经太素》:"天癸,精气也。"《简明中医词典》指出天癸来源于先天肾精,需后天脏腑之精供养。研究发现,肾通过天癸实现了对生殖发育的调控,补肾中药通过调节肾-天癸-冲任-胞宫生殖轴(下丘脑-垂体-卵巢轴),相继影响下丘脑促性腺激素释放激素(GnRH)、促黄体生成激素(LH)和促卵泡激素(FSH)的分泌,对卵巢和睾丸的内分泌和生殖功能起治疗作用,进而提出"天癸相当于与促性腺激素释放激素(GnRH)、促性腺激素(FSH 和 LH)相关的神经元"的观点。通过"天癸",肾可以调节性腺分泌性激素,进而促进生长激素的分泌、合成,从而实现了"肾主骨"。若肾中精气亏虚,生长激素分泌缺乏,会影响关节软骨及骨的发生
肾与下丘脑-垂体-肾上腺轴	促肾上腺皮质激素(ACTH)是脊椎动物脑垂体分泌的一种多肽类激素,能促进肾上腺皮质的组织增生以及肾上腺皮质激素的生成和分泌。ACTH 的生成和分泌受下丘脑促肾上腺皮质激素释放因子(CRF)的直接调控。皮质类固醇激素(COR)可通过降低骨生成和促进骨吸收两个方面对骨代谢发挥作用。皮质类固醇可促进蛋白质分解,使骨基质的蛋白合成障碍,因此影响骨生成 Chen 等发现骨细胞内有皮质类固醇的受体存在,皮质类固醇可直接作用于骨细胞而发挥作用。Reid 等的多项研究表明,将灵长类的骨细胞置于皮质类固醇的培养液中,对细胞生长及 RNA 的合成等均有抑制作用。过多的皮质类固醇还能抑制肠道对钙的吸收,增加尿钙排泄,使血钙水平降低,继发 PTH 的分泌和释放增加,使骨吸收加强。林燕萍等发现机体雌激素水平对垂体-肾上腺轴有一定的抑制作用。垂体-肾上腺轴功能亢进,类固醇激素分泌增加,是卵巢切除大鼠产生骨质疏松复杂机制的一个不可忽视环节。研究发现,健骨颗粒含有植物类雌激素样物质,以代偿因卵巢切除而引起的雌激素水平的降低,从而抑制垂体-肾上腺轴的亢奋状态,具体包括抑制垂体 ACTH 细胞的增生和活性,限制肾上腺皮质束状带细胞的增殖和功能,减少 COR 的合成和分泌,降低血清 COR 浓度,从而改善皮质类固醇激素对骨代谢的副作用,促进骨生成,减少骨吸收

续表

生理组成	研　究　基　础
	肾上腺皮质激素(adreno cortical hormone)是肾上腺皮质所分泌激素的总称,属甾体类化合物,可分为糖皮质激素及盐皮质激素两类。其中,大量研究发现,糖皮质激素对于调控骨代谢具有重要作用。糖皮质激素通过促进破骨细胞介导的骨吸收及抑制成骨细胞介导的骨生成而引起骨质疏松。其作用机制包括:①影响钙稳态:糖皮质激素抑制小肠对钙、磷的吸收,增加尿钙排泄,引起继发性甲状旁腺功能亢进症,持续的 PTH 水平增高可促进骨吸收;②对性激素的作用:糖皮质激素可降低内源性垂体促性腺激素水平并抑制肾上腺雄激素合成,促黄体激素(LH)水平的降低引起雌激素及睾酮合成减少,诱发骨质疏松症;③抑制骨生成:长期应用糖皮质激素可抑制成骨细胞增殖和分化;④其他作用:糖皮质激素引起的肌肉疾病及肌力下降也可导致骨丢失
局部调节因子	骨骼组织局部微环境各种调节因子,如前列腺素、白细胞介素、骨衍生性生长因子、转化生长因子等都参加了"肾-骨系统"的调节,是整个调控系统中的重要组成部分

四、展望

中医的脏腑不同于解剖上的器官,它不受单一器官功能的局限。在脏腑的名义下,包括了很多互相关联的生理功能,所以中医脏腑与其说是解剖单位,还不如说是生理功能的组合。从现代中西医结合的研究资料看,中医的肾涉及神经、内分泌、免疫、代谢等多种功能,对全身的生理功能起一种调节、整合的作用,特别是对人的生长、发育、壮盛、繁殖、衰老有重要调控作用。

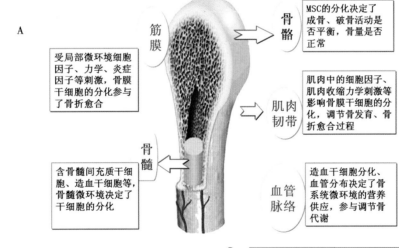

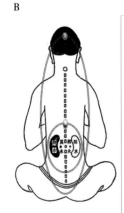

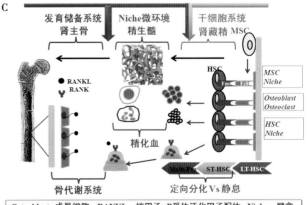

图 2-3　中医"肾-骨系统"现代理解及其微观内涵
A. 中医"骨系统"模式图　B. 中医"肾-骨系统"模式图　C. 中医"肾精-骨髓系统"与干细胞、微环境关系模式图

在"肾主骨"理论指导下,团队的研究证明肾中精气充足则骨髓得以充养、筋骨坚强壮盛,肾中精气不足则骨髓空虚失养、骨质脆弱易折;临床方药研究证实补肾益精方药能够强筋健骨。证明了肾藏精、精生髓、髓养骨的脉络,肾精影响骨的生长发育与修复的全过程。本研究团队在开展中医"肾主骨"理论的临床与基础研究过程中多角度阐明"肾主骨"的内在联系与协调机制,深化对"肾为先天之本""肾主骨、生髓"等功能的认识,揭示临床疗效产生的内在规律,提高"肾主骨"理论体系的整体认识水平,进一步发展和创新中医脏腑理论,对建立"肾-骨系统"具有重要的临床指导意义。(图2-3)

本研究团队在"肾-骨系统"理论的指导下,建立"肾病及骨""骨病及肾"病证临床诊疗规范,优化"肾主骨"理论为基础的中医辨证论治方案,提高该理论指导下相关疾病的总有效率。通过模式动物学、病证结合动物模型、特异性敲除及转基因动物模型、表观遗传学、系统生物学等学科技术系统研究"肾主骨"理论的现代科学内涵。开展"补肾法"作用机制研究及其治疗相关疾病。再次,临床试验研究揭示人体生命活动规律及其骨骼发育、退化、衰老过程的内在规律,系统研究"肾为先天之本"与"肾主骨"的内在规律,进一步提升"肾主骨"理论的整体认识水平,形成更加完善的"肾-骨系统理论体系",创新和发展了中医脏腑理论。

第三节　中医"肾通于脑"与"肾-脑系统"

中医学认为"肾藏精,生髓,通于脑""脑为髓海"。脑的结构和功能基础在于"脑髓","脑髓"的产生赖于肾中精气的不断充养;"脑为元神之府",脑主持思维、发生感情、产生智慧、控制行为、支配感觉、统帅周身的作用有赖于"肾藏精"功能的正常发挥。中医脑的生成、生理功能的发挥和病理状态的呈现都与中医肾脏功能状态息息相关。

肾在下为脑提供物质基础,脑在上为肾之调节枢机。肾-脑作为一个相对完整的功能系统,共同完成对人体脏腑功能、意志精神情志、认知功能、官窍感觉和肢体运动的支配调控作用,而在临床实践中从肾论治脑病的重要性日渐受到业界的重视,因此结合中医肾藏象和脑藏象理论认识,构建中医"肾-脑系统",对于阐述肾、脑的内在联系,进而深入探讨中医"肾脑相关"的学术内涵,不仅有利于更好地把握和运用"肾脑相关"理论,为治疗脑部疾病提供更加精确的辨治思路,也为推动中医藏象理论研究和创新提供了一个新的尝试。

一、中医"肾-脑系统"的理论概述

中医古代医家未提出过"肾-脑系统"的概念,但对于肾和脑之间的关系早有认识。中医藏象学说中有关"肾藏象"理论内涵的认识早在秦汉时期已基本成形,而对于"脑"的认识始于先秦时期,在秦汉以后不断充实和发展;中医"脑"的功能更多依存于"肾藏精"的功能。因此,可以说历代有关中医"脑"的认识正是中医"肾藏象"内涵的延续和扩展,而梳理历代医家有关"脑"内涵的认识是准确把握和发掘中医"肾-脑系统"的重要前提。

认识中医"肾-脑系统"有以下几点值得引起重视:

其一,中医"肾-脑系统"建立在历代医家对"肾脑相关"认识的基础上,只有充分理解和继承各家理论才能更好地把握"肾-脑系统"的学术内涵。

其二,中医藏象学说中有关肾藏象的认识在较早的秦汉时期已基本成形,而对脑的认识是在秦汉以后不断充实和发展的。构建中医"肾-脑系统"正是对"肾藏精"理论内涵中肾与脑相关的物质、功能、信息的整理和衔接。

其三,中医"肾-脑系统"是在整理中医藏象理论中"肾脑相关"基础上,为临床脑病辨证施治的实际需要而构建的理论模型,其理论内涵不是中医藏象理论内容中肾和脑结构与功能的叠加。

其四,中医"肾-脑系统"是在中医基础理论指导下建立的"肾脑相关"理论见解,在理解和运用其内涵时,务必与现代医学肾脏和脑解剖、生理和病理相关知识进行区分。

二、中医"肾-脑系统"的发生与发展

1. 先秦至秦汉时期　《灵枢·海论》载："脑为髓之海,其输上在于其盖,下在风府。"《灵枢·骨度》云:"头之大骨围二尺六寸……发所复者,颅至项尺二寸,发以下至颐长一尺。"这些说明虽然当时古人对脑的形态认识不太精细,但已经认识到脑的位置在颅内,上至头盖骨,下至风府,并有大致尺度的记录。

中医藏象学说中脑与髓、骨、脉、胆归属于奇恒之腑,同时也有把其归属于脏的记载。《素问·五脏别论》云:"黄帝问曰,余闻方士,或以脑髓为脏……不知其道,愿闻其说。"《素问·禁刺论》云:"脏有要害,不可不察……刺中心,一日死……刺头中脑户,入脑立死。"显然,《黄帝内经》已经把脑与五脏并列,并且认识到刺头中脑户会导致即刻死亡,比刺中脏更为凶险,由此可以看到古人已意识到脑对人体生命存在的重要性,当时能把脑列属为奇恒之腑和与五脏相类似的脏,充分说明了古人对脑的独特性和重要性均有一定的认识。

此时期,中医学中肾的概念起始于古代解剖方面的知识,认为肾是位于腰部、腹腔之内、脊柱两旁、左右各一的器官。如《素问·脉要精微论》记载:"腰者,肾之府。"

在肾的诸多功能中,藏精功能起着决定性作用。"肾藏精"的概念,出自《灵枢·本神》——"肾藏精,精舍志"。《素问·六节藏象论》进一步发挥:"肾者,主蛰,封藏之本,精之处也。"藏有隐藏、藏匿,或收藏、储藏之意,说明肾为藏精之处,封藏精气,平时潜隐不外露,在人体需要时发挥其生理功能。

此时期为中医肾、脑藏象理论的奠基阶段。此时期的医家已经对肾藏象、脑藏象的解剖、生理功能、经络关系和重要性有了一定认识,更为重要的是阐明了脑结构的形成和功能的正常发挥取决于肾中精气的作用,为中医"肾-脑系统"中肾与脑的关系奠定了基础。

此时期已认识到髓是构成脑的重要物质基础,脑的功能是在髓的基础上衍生出来的。如《素问·五脏生成》云:"诸髓者皆属于脑。"脑髓和脊髓由肾精化生而来,两者彼此沟通,相辅相成,共同维持着人体的生命活动。此时对人体的产生过程已经有了明确认识,即"人始生,先成精,精成而脑髓生"(《灵枢·经脉》),指出人的产生是由受精卵而逐渐生长发育而来,其后再形成脑髓。脑髓在胚胎时期已经形成,标志着新生命的开始,但它的生长发育及功能的正常发挥还需依赖后天水谷之精的濡养。如《灵枢·五癃津液别》云:"五谷之津液,和合而为膏者,内渗入于骨空,补益脑髓。"先天禀赋充足,后天脾胃运化有权,水谷精微物质上输于脑,髓海得充,则思维敏捷,智能健全。这些记载体现了古代朴素的脑髓生理观,强调了肾精是脑髓形成的先决条件,从中可以看出肾所藏之精是作为"脑"的物质基础。

此时期对脑的功能认识为"头者,精明之府,头倾视深,精神将夺矣"(《素问·脉要精微论》)。此时已能粗略指出脑作为精明之府,具有视觉、知觉功能以及认识、辨别事物的作用,即脑是精神智慧产生之渊薮。并首次提到泥丸宫,如《素问·本病论》曰:"神失守位,即神游上丹田,在……泥丸宫。"已经认识到脑与神关系密切,能总管人的各种精神活动,为最高统帅。同时也认识到肾与人体的行动能力有关。"肾者,作强之官,伎巧出焉。"(《素问·灵兰秘典论》)推其渊源,乃由肾中精气充盈,髓海得养,则精力充沛,反应快捷,故而伎巧多出。把认识、辨别事物的抽象思维和逻辑推理等作用归纳于脑和肾的功能之下。从体用一源的角度来看,肾之为体,脑之为用,体用之源在于肾所藏之精。肾之伎巧、起亟、主外等诸多与智能相关的功能的正常发挥依赖于肾藏精功能的正常,而脑是执行和展现伎巧、起亟、主外等功能的主体。

这一时期对肾与脑经络联系的认识是构成肾脑藏象相关理论的重要组成部分。《素问·骨空论》曰:"督脉者,起于少腹以下……贯脊属肾,与太阳起于目内眦,上额交巅上,入络脑,还出别下项。"《灵枢·经脉》曰:"膀胱足少阳之脉,出于目内眦,上额交巅;其支者,从巅至耳上角;其直者,从巅入络脑,还出别下项。"以上可见,在经络上肾与脑是通过督脉和足太阳膀胱经彼此相连,相互维系的。

2. 汉末至唐宋金元时期　此时期是中医对脑藏象认识的发展阶段。这一时期,中医学得到了迅猛发展,取得了显著的医学成就。这一时期时间跨度大,不仅产生了《伤寒杂病论》《诸病源候论》《备急千金要方》等医学名著,同时也涌现出"金元四大家"等医学名家。

(1) 汉末至唐宋时期:这一时期,中医脑藏象认识相关理论的发展体现在人们对中医脑的认识不断加深,脑主神明观点的提出和对脑的功能形成的新认识,丰富和发展了中医脑藏象相关理论内涵。

汉代张仲景在《金匮玉函经》中指出:"头者,身之元首,人神所注。"提出脑主神明的观点。

唐代孙思邈也强调了脑与神的紧密关系及在人体的重要地位。《备急千金要方》云:"头者,身之元首,人神之所法,气口精明,三百六十五络,皆上归于头。头者,诸阳之会也。"

这一时期的医学家和道家经典都尝试说明被称为"泥丸"的脑主神志的功能。如《颅囟经·原序》有:"太乙元真在头曰泥丸,总众神也,得诸百灵,以御邪气,陶甄万物,以静为源。"由此可知,古人已认识到脑主神志活动,通过其调节作用,既保持机体内外环境平衡,以抗外邪入侵而维护健康,又能对外界万事万物进行综合分析,并作出反应以适应外界环境的变化。

晋代道家经典《黄庭经》有"泥丸""九宫""百节"等相关描述,提出"泥丸百节皆有神""脑神精根字泥丸""一面之神宗泥丸,泥丸九真皆有房;方圆一寸处此中,内服紫衣飞罗裳;但思一部寿无穷,非各别住俱脑中"。

道家把脑分为九宫,其最为重要者称为泥丸。泥丸为元神所居之宫。道家的这种脑主元神说,丰富了中医脑的认识和内涵。

南宋陈无择《三因极一病证方论》曰:"头者,诸阳之会,上丹产于泥丸宫,百神所集。"明确论述了脑与神密切相关。

(2)金元时期:这一时期,中医脑藏象相关理论的发展一方面体现在明确提出脑主神明的功能,另一方面指出了人体官窍中视觉、听觉、嗅觉与脑的相关性,在此基础上进一步认识到人的视觉、听觉、精神、情志状态同样可以影响到脑的功能状态,且保持好肾所藏之精对于养脑护脑意义重大。

刘完素提出一些如何用脑和养脑的方法,并强调了保持情志稳定和固敛肾精以达到护脑目的的重要性。如《素问病机气宜保命集·原道论》记载有:"忍怒以全阴,抑喜以全阳,泥丸欲多栉,天鼓欲常鸣,形欲常鉴,津欲常咽,体欲常运,食欲常少。眼者身之鉴也,常居欲频修;耳者体之牖也,城廓欲频治;面者神之庭也,神不欲复;发者脑之华也,脑不欲减;体者精之元也,精不欲竭;明者身之宝也,明不欲耗。补泻六腑,淘炼五精,可以固形,可以全生,此皆修真之要也。"由此可知,肾脏的藏精功能不仅对脑的形成具有决定作用,同时对维持和保护脑的功能同样意义重大。

李东垣在《脾胃论》中谓:"视听明而清凉,香臭辨而温暖,此受天之气而外利九窍者也。"说明了视觉、听觉、嗅觉均与脑相关。又曰:"气乃神之祖,精乃气之子,气者精神之根蒂也。"指出了脑主导的精神与元气、精相关,脑的功能依赖于元气的充盛。《兰室秘藏·诸脉者皆属于目论》曰:"《阴阳应象论》云:诸脉者皆属于目,目得血而能视,五脏六腑精气,皆上注于目而为之精。精之窠为眼,骨之精为瞳子,筋之精为黑眼,血之精为络,其窠气之精为白眼,肌肉之精则为约束,理撷筋骨血气之精,而与脉并为系,上属于脑,后出于项中。故邪中于项,因逢其身之虚,其入深则即随眼系入于脑,则脑转,脑转则引目系急,目系急则目眩以转矣……"揭示了目与肾脑相关、肾所藏五脏六腑之精气上注于目,对于维持目的功能具有重要作用。

3. 明清时期　此时期为中医"脑藏象"认识的成熟阶段。明清时期在中医学发展史上占有重要地位,这一时期从理论到实践都有突破性进展,许多新知识、新经验不断提出,对脑的相关认识更加深入和具体,走向综合和全面。此时期认识到脑具有主导感知活动、记忆思维、主肢体运动等功能,为中医脑髓学说和"肾脑相关"理论的成熟作出了贡献。

这一时期,提出了"脑为元神之府"的学术观点。明代朱橚等编著的《普济方》云:"头者,诸阳之会;上丹产于泥丸宫,百神所集。"指出了脑总统众神,至高无上。李时珍在《本草纲目·辛夷》中指出:"脑为元神之府,而鼻为命门之窍。人之中气不足,清阳不升,则头为之倾,九窍为之不利。"这些脑与神志关系的鲜明论点,对科学认识脑作出了重要贡献。

医家对脑对人体之主宰作用作了进一步论述。喻嘉言《寓意草》云:"头为一身之元首,穹然居上……其所主之脏,则以头之外壳包藏脑髓。脑为髓之海,主统一身骨中之精髓。以故老人髓减,即头倾视深也。《内经》原有九脏之说,五脏加脑、髓、骨、脉、胆、女子胞,神脏五,形脏四,共和为九。岂非脑之自为一脏之主耶?……身中万神集会之所,泥丸一宫,所谓上八景也。"强调了大脑不仅属脏,而且与其他五脏之间乃是主与奉的关系。在《黄帝内经》之后,喻嘉言首次将脑的地位提升于五脏之上,较李时珍"脑为元神之府"的学术论断显然是一种进步。清代张璐《张氏医通》曰:"头者,天之象,阳之分也。六腑清阳之气,五脏精华之血,皆朝会于高巅。"脑居头颅之内,至高之巅,赖阳气通达,才能"若天与日",使脑转运疏泄,以敷布周身,故脑为纯阳之脏,主宰一切。

明代医家已经开始重视脑髓学说的研究,如王肯堂强调脑髓对人体有不可或缺的重要意义。《证治准绳·幼科》称:"人之无脑髓,如木无根。"清代王学权明确指出记忆认知功能的强弱与脑髓的充足与否密切相关。他在《重庆堂随笔》中曰:"盖脑为髓海,又名元神之府,水足髓充,则元神清湛而强记不忘矣。"清代吴谦在《医宗金鉴》中云:"头位诸阳之首,位居至高,内涵脑髓,脑为元神之府,以统全身者也。"此时可见对脑主导神明的作用已成定论。又如清代程杏轩《医述·医学溯源》认为:"脑为诸体之会,即海也,肾主之。"《医述·杂病汇参》称:"髓本精生,下通督脉,命火温养则髓益充……精不足者,补之以味,皆上行于脑,以为生化之源。"再次阐述了肾对脑的决定性作用,进一步强调了肾精、脑髓之间的关系,对中医"肾-脑系统"的内在相关性作了铺垫,在治法治则上则高屋建瓴地提出补精即是补脑。

明清医家在前人认识的基础上进一步论述脑与五官诸窍的关系。清代王宏翰《医学原始》称:"五官居身上,为知觉之具。耳、目、口、鼻之所导入,最近于脑,必以脑先受其象而觉之、而寄之、而存之也。""脑颅居百体之首,为五官四司所赖,以摄百肢,为运动知觉之德。"阐明了五官的知觉、四肢的运动取决于脑的观点。清代王清任对脑与听觉、视觉、嗅觉、记忆、意识思维等一系列神志活动的密切关系作了进一步阐述和论证,形成了著名的中医脑髓学说。在其医著《医林改错》中列有《脑髓说》专篇,明确指出:"灵机记性在脑者,因饮食生气血、长肌肉,精汁之清者,化而为髓,由脊骨上行入脑,名曰脑髓。盛脑髓者,名曰髓海。"说明脑为髓海,主导人的精神、意识、思维活动。并进一步阐明:"两耳通脑,所听之声归于脑……两目系如线,长于脑,所见之物归于脑……鼻通于脑,所闻之香臭归于脑。"以上可知,耳、目、鼻等感觉器官都有通道与脑直接相连,将外界刺激传入脑,由脑产生相应的感觉,故谓所听之声、所见之物、所闻之香臭均归之于脑。

脑既是传入接受之器,更是传出指挥之官。五官九窍的生理功能,是脑神生理功能的外在表现。王清任还描述了味觉的产生和语言的支配皆因于脑。为说明肾藏精生髓对于脑的发育生长以及五官功能产生和发展过程中的重要作用,王清任以婴儿脑髓生长与感受、语言发育为例,如"小儿出生时,脑未全,囟门软,目不灵动,耳不知听,鼻不知闻,舌不言。至周岁,脑渐生,囟门渐长,耳稍知听,目稍有灵动,鼻微知香臭,舌能言一二字。至三四岁,脑髓渐满,囟门长全,耳能听,目有灵动,鼻知香臭,言语成句",论证了人脑具有产生感觉、主管言语、主持思维的功能,而且还说明了脑的发育生长与人的智力发展的关系。"小儿无记性者,脑髓未满;高年无记性者,脑髓渐空。"不仅说明了脑具有主记忆的功能,而且说明脑髓充足与否决定着记忆力功能的强弱,髓海充足则记忆牢固,不足则反之。

纵观人的一生,肾中精气充足与否决定了人的生、长、壮、老、已的过程,揭示了肾精化生的脑髓与记忆能力关系的动态变化,表现出随年龄增长由无到有、自弱到强,而后又逐渐衰退的自然变化现象。

4. 晚清时期　这个时期是对中医脑藏象认识相对成熟的阶段。这一时期,人们不仅确定脑对人体的主宰作用,同时提出了脑髓学说。脑髓学说的兴起使肾、髓、脑之间的关系得到进一步阐明,明确了脑与听觉、视觉、嗅觉、记忆等意识思维一系列神志活动的密切关系,提出了通过补益肾精以补脑是维持和改善诸多功能的重要治疗原则。

晚清医家唐宗海在其《中西汇通医经精义》中指出:"肾藏精,精生髓,故骨者肾之合也,髓者精之所生也,精足则髓足,髓在骨内,髓足则骨强。"肾藏精能力的盛衰直接影响骨、髓、脑的化生,从而决定其功能的强健与否。又曰:"盖肾主骨,肾系贯脊,通于脊髓。肾精足则入脊化髓上循入脑而为脑髓,是髓者精气之所会也。髓足则精气能供五脏六腑之驱使,故知觉运动,无不爽健。非髓能使各脏,实各脏能使髓也。""髓之生由于肾,欲补髓者,即从肾治。"此论不仅强调了脑髓的重要作用以及肾、脑、髓之间的密切关系,还着重指出了肾精充足对于维持脑主宰的知觉运动的重要意义,并从肾生髓的角度强调了从肾治疗是补髓补脑的根本途径。

这一时期不仅对以往脑藏象相关理论进行了归纳和总结,同时从解剖结构、生理功能到辨因施治都有了较为完善的认识;实现了脑藏象相关理论认识与治疗实践的有力衔接,是"肾脑相关"理论与实践相结合且逐渐走向成熟的过程。

5. 新中国成立至今　中医"肾-脑系统"理论的初步构建。新中国成立以后,诸多医家继承了历代各家对中医"肾-脑系统"相关理论的认识,在临床实践中运用填精补脑、补肾健脑、培元益脑等治法治则治疗相关脑病取得了较好的疗效。这些方法的应用是对"肾脑相关"理论指导临床的有力证明,同时也从临床需求角度佐证了构建中医"肾-脑系统"理论的现实意义。

中医学中的"脑"作为奇恒之腑从属于五脏六腑,临床辨证论治脑部疾病沿袭以脏腑辨证为核心。在理论方面可知中医藏象学说中的"肾"在脑的结构形成和生理功能的发挥中起着非常关键的作用。本研究团队在多年临床实践中运用补肾法治疗中医脑病亦取得较好临床疗效。基于此,我们将肾藏象相关理论和历代医家对中医"脑"的认识相融合,在中医整体观念指导下初步构建中医"肾-脑系统",以此探讨肾与脑的内在联系,丰富和发展中医"肾"与"脑"的科学内涵及外延。这既有利于更好地把握和运用"肾脑相关"理论解决临证实际问题,同时为脑部疾病的临床治疗提供更加精确的辨治思路,从而为中医藏象理论研究深入和发展提供了一个新的视角。

三、中医"肾-脑系统"的生理规律

(一) 中医"肾-脑系统"的生理关系

中医"肾-脑系统"的结构主要包括肾、髓、脑3个组成部分以及相关的经络联属。三者从化生角度来看是肾藏精,精生髓,髓聚为脑,可见作为中医"肾-脑系统"的始发点在于肾所藏之精,中间环节在于精化生为髓,最后髓汇聚成脑。肾、髓、脑不仅通过人体经络系统彼此联接,相互维系,在功能上肾与脑相互影响,一方面肾藏精功能决定脑的化生,脑的功能状态保持依赖于肾所藏之精的不断供养和填充;另一方面脑的功能状态影响到肾的功能状态。它们通过肾精、脑髓正常功能的发挥在不同的层面主宰或管理着人的脏腑系统和诸多重要功能(图2-4)。

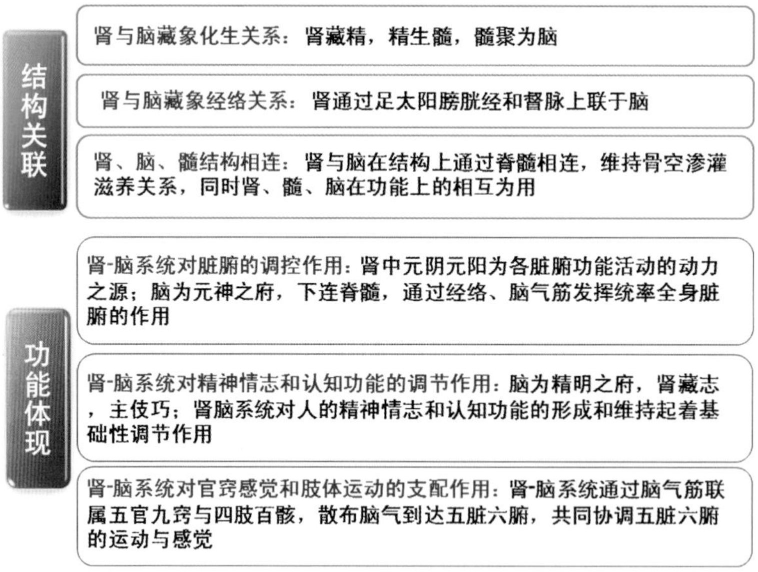

结构关联	肾与脑藏象化生关系:肾藏精,精生髓,髓聚为脑
	肾与脑藏象经络关系:肾通过足太阳膀胱经和督脉上联于脑
	肾、脑、髓结构相连:肾与脑在结构上通过脊髓相连,维持骨空渗灌滋养关系,同时肾、髓、脑在功能上的相互为用
功能体现	肾-脑系统对脏腑的调控作用:肾中元阴元阳为各脏腑功能活动的动力之源;脑为元神之府,下连脊髓,通过经络、脑气筋发挥统率全身脏腑的作用
	肾-脑系统对精神情志和认知功能的调节作用:脑为精明之府,肾藏志,主伎巧;肾脑系统对人的精神情志和认知功能的形成和维持起着基础性调节作用
	肾-脑系统对官窍感觉和肢体运动的支配作用:肾-脑系统通过脑气筋联属五官九窍与四肢百骸,散布脑气到达五脏六腑,共同协调五脏六腑的运动与感觉

图2-4 "肾-脑系统"生理联系示意图

1. 肾脑藏象化生联属关系　中医"肾-脑系统"应从化生角度来理解此系统中肾的含义,其更多的是指肾中精气(肾精)与脑相关的功能。肾精是化生髓的物质基础,髓是分布于人体骨腔内的一种膏样物质,据髓所藏位置不同而名称各异,有脑髓、脊髓、骨髓之分。在中医"肾-脑系统"中所言之髓主要指的是脑髓。脑髓的产生和发育过程,清代以前古人描述较少。至清代王清任在《医林改错·脑髓说》中才具体论述了脑髓从出生到长成的大体发展过程,这种认识基本上和现代医学对脑髓发育的描述相吻合。

肾精的组成包括先天之精和后天之精。先天之精是生命的本原物质,受之父母,先身而生,起着形成胚胎、繁衍后代的作用,即《灵枢·决气》所载"两神相搏,合而成形,常先身生,是谓精";后天之精是指出

生之后,从外界摄取经脏腑气化而生成的精微物质,包括水谷之精和脏腑之精。水谷之精来源于饮食,是具有维持生命活动的精微物质;脏腑之精是指五脏六腑之精,是指除肾精之外的五脏六腑不断积累和充养的脏腑精气,是各脏腑生理活动的物质基础。肾精来源于先天,充养于后天,是化生脑髓的物质条件;脑髓依赖精气而化生。

脑髓的具体来源可归结为 3 个组成部分。

一是源于肾中先天之精气,指禀受于父母的先天之精,是脑髓产生的原始物质,也是化生元神的物质基础,同时元神又依附于脑这个形体而存在,所以李时珍说"脑为元神之府"。先天之精的盛衰,直接影响着脑的发育和神明的功用。肾精充足,先天之精气充盈,则肾主骨生髓化生有源。清末民国时期著名医家张锡纯在《医学衷中参西录》中明确提出:"脑为髓海,乃聚髓之处,非生髓之处,究其本源,实由肾中真阴真阳之气,酝酿化合而成,缘督脉上升而贯注于脑。"

二是水谷之精充养脑髓。先天之精化生脑髓形成之后,脑髓还需不断得到水谷精微的营养才能逐步长成。其充养来自于后天脾胃将水谷精微转化为气血,并借助脾的升清与胃的降浊,将水谷精微之气上承脑髓。《灵枢·五癃津液别》说:"五谷之津液,和合而为膏者,内渗于骨空,补益脑髓。"《灵枢·决气》也说:"谷入气满,淖泽注于骨,骨属屈伸,泄泽补益脑髓。"《医林改错·脑髓说》认为:"灵机记性在脑者,因饮食生气血、长肌肉,精汁之清者,化而为髓,由脊骨上行入脑,名曰脑髓。"

三是脏腑之精化髓充脑。脑髓除受以上两部分精气充养之外,五脏六腑精气的上充对脑髓濡养也十分重要。肾主骨生髓、脾气散精濡养脑髓、肺吸入自然界之清气也是后天精气的组成部分,也可上充脑髓,心主血脉,运血入脑,肝主疏泄并藏血以养脑髓。脑髓之功能正常乃是五脏精气充养、协调作用的结果。自然界中五气五味化生濡养五脏六腑精气,五脏六腑精气津液相辅相成,化生脑髓,脑髓有成,神乃自生。

2. 肾、脑藏象经络联属关系　中医"肾-脑系统"的结构关系中,除化生联属关系外,还有经络联属关系。脑位于颅内,以颅骨为围、由髓汇聚而成。在结构上可知脑与髓是互相联系,不可分割的。

脑是髓的上行汇聚部分,而脊髓是脑髓结构的下行延伸。《素问·五脏生成》云:"诸髓者,皆属于脑。"从经络结构上看,脑属奇恒之腑,没有自己所属的经脉。但头为诸阳之会,手足六阳经和督脉等经脉均上达于头部。肾通过足太阳膀胱经和督脉上联于脑。《素问·骨空论》曰:"督脉者,起于少腹以下……贯脊属肾,与太阳起于目内眦,上额交巅上,入络脑,还出别下项。"可见督脉的循行路线与脑、肾密切联系,督脉在下焦反复与肾交接,在上焦入络脑。督脉之别络与足少阴肾经并行而贯脊属肾,继之上头络脑,下项后挟脊复络于肾。肾与膀胱相表里。《灵枢·经脉》曰:"膀胱足少阳之脉,出于目内眦,上额交巅;其支者,从巅至耳上角;其直者,从巅入络脑,还出别下项。"足太阳膀胱经循行将脑与肾经脉相连。可见,脑与肾在结构上是通过脊髓、经络紧密相连的。在这种关系中,主要是督脉在起作用。

3. "肾-脑系统"的生理相互关系　脑和肾在结构上通过脊髓相连,通过督脉等经络相互络属,通过骨空渗灌发生联系。

"肾-脑系统"中脑-肾-髓在功能上相互为用。肾与脑的关系相当于树根与树冠的关系,树冠的枝繁叶茂需要树根从土壤中汲取养分,同样脑的正常运转需要肾精的充足和濡养;肾在下为脑提供物质基础,脑在上为肾之调节枢机。

脑在上为肾之调节枢机。《石室秘录》曰:"脑为髓海,原通于肾……肾之化精,必得脑中之气相化""肾气上通于脑,而脑气下达于肾"。肾精之化生与排泄、肾藏精纳气与气化功能,皆由脑调节。脑能统髓,肾精的生化与排泄需要脑调节作用的参与。脑的功能对人体是整体性的,对于外界是统一的。脑是生命的枢机,可以主宰人体的生命活动,对各脏腑组织器官的功能都有一定的影响。在人生长壮老已的生命过程中,肾精接受脑的调控,不断进行着生化和排泄的交替,经历由未盛到逐渐充盛,由充盛又到逐渐衰少继而耗竭的演变过程,这一生理活动过程与脑在人体生命活动中的作用密不可分。

肾在下为脑提供物质基础。《灵枢·决气》云:"谷入气满,淖泽注于骨,骨属屈伸,泄泽补益脑髓,皮肤润泽,是谓液。"可见"液"直接参与形成髓。髓为五液之一,由肾精所化。肾藏精,精生髓,由脊髓上循入脑,而为脑髓。肾精是脑功能正常发挥的物质基础。肾精充盈,脑的发育健全,则精力充沛,身轻有力;髓海得养,则精神饱满,意识清楚,思维灵敏,动作灵巧,记忆力强,语言清晰,情志活动等正常。

"脑-肾-髓"之间的关系是由其各自的功能特点所决定的。脑位于人体至高点,为"髓海",是"诸阳之会";肾位于下焦,为先天之本,主骨生髓,这就使得肾、脑的升降互济关系有其独特之处。一方面,脑由髓海汇聚而成,主认知,为神明之府,髓的生成依靠肾中精气的滋养,肾中精气旺盛,则髓海充盈,生成活跃,神识清明;另一方面,肾中水液的气化与代谢也靠脑的升提和固摄作用,脑髓充足,神明意识轻灵,则升提作用强,水液代谢正常。

(二) 中医"肾-脑系统"的生理功能

中医"肾-脑系统"的生理功能主要体现在以下三方面:其一,中医"肾-脑系统"对人体五脏六腑的全面协调作用,体现了其对人体诸多系统的宏观调控功能;其二,中医"肾-脑系统"对人的意志精神情志和认知功能的整体调节作用;其三,中医"肾-脑系统"对人体官窍和肢体运动的中枢指挥、总体支配作用。

1. **"肾-脑系统"对脏腑的调控作用**　中医学认为,五脏之中,肾寓水火,为各脏腑功能活动的动力之源,五脏之阴非此不能滋,五脏之阳非此不能发。肾之所以能作为脏腑活动动力之源,在于其藏精作用。肾脏所藏精气决定着人的生、长、壮、老的过程在《素问·上古天真论》中有系统描述。肾中精气的作用属性可进一步划分为肾阴、肾阳两个方面:肾阴,又称元阴、真阴、命门之水,对各脏腑具有滋润、成形、抑制作用;肾阳,又称元阳、真阳、命门之火,对各脏腑具有推动、温煦、兴奋作用。肾阴、肾阳之平衡调控着人体的新陈代谢,为各脏腑功能的根本。

中医学认为脑为髓海,由精气所化生,为元神之府,下连脊髓,通过经络、脑气筋等与全身密切相联,具有统帅全身的作用,因而脑是人体生命活动的根本所在,是人体至为重要的脏器。如《备急千金要方·灸法门》载有:"头者,人神所注,气血精明三百六十五络上归头。头者,诸阳之会也。"脑为全身气血之所注,为全身阳气汇聚的地方,作为元神之府管理人体的五脏六腑。

五脏六腑的功能活动动力之源来自中医"肾-脑系统"中肾所藏精气的转化和运用,是肾控制了人体五脏六腑功能活动的物质基础。脑虽为肾精所化生,却能对五脏六腑的功能活动起着统帅作用。由此可见,由肾和脑组成的中医"肾-脑系统"对人体五脏六腑功能的正常发挥起着决定性的作用。

2. **"肾-脑系统"对精神情志和认知功能的调节作用**　中医学将人们的情感、意志等精神活动归为五脏精气之所使,正所谓"人有五脏化五气,以生喜怒悲忧恐"(《素问·阴阳应象大论》),情志活动的物质基础是五脏之精气血功能的正常运转。《素问·宣明五气》说:"精气并于心则喜,并于肺则悲,并于肝则忧,并于脾则畏,并于肾则恐""五脏所藏,心藏神,肺藏魄,肝藏魂,脾藏意,肾藏志"。认为人的情感变化和五脏的功能密切相关,并称之为"在志"和"五志"。人的精神意识情感活动虽然为五脏所主,但实际上都是脑的功能,因为脑作为元神之府具有协调五脏六腑的功能,脑主神明。唐代孙思邈《备急千金要方·灸法门》云:"头者,人神所注。"清代张锡纯在《医学衷中参西录》中提出:"神明之体藏于脑。"基于此,中医"肾-脑系统"对精神意识情感活动的调节作用体现在脑为元神之府和主神明的功能,而肾脏所藏之精正是这种作用的物质基础。

一般而言,认知由多个认知域组成,包括记忆、计算、时空间定向、结构能力、执行能力、语言理解和表达及应用等方面。中医"肾-脑系统"对人体认知功能的形成和维持起着基础性调节作用,这种作用体现在"脑为精明之府"和"肾为伎巧之官"这两方面。

脑为精明之府,人的认知功能活动依赖于脑的功能。人之所以能够思维、计算、具有记忆、识别和创造等高级智能活动,区别于其他生物,其典型特征是有一个发达的大脑。脑具有支配各种智能活动的功能。

明代方以智《物理小识》卷三谓:"人之智愚系脑之清浊。"清代汪昂在《本草备要》中说:"人之才也均出于脑,而脑髓实肾主之。肾生精,精生髓,髓生骨。"这里的"才"是指人的思维记忆和创造活动等相关的认知功能活动的综合表现,明确提出调控人的认知活动是"肾脑相关"系统的基本功能。

清末医家邵同珍的《医易一理·论人身脑气血脉根源藏象论》云:"脑精气,居脑顶之上,前齐眉,后齐颈,左右齐耳。中系六瓣,中二瓣名曰大脑,前曰前脑,后曰后脑。背行较多,分九对脑气筋,入五官脏腑,以司视听言动……人身之能知觉运动及能记忆古今,应对万事者,无非脑之权也。"描述了人的语言、记忆和应变能力是由脑所主。

"肾者,作强之官,伎巧出焉"(《素问·灵兰秘典论》)是古人采用取类比象的方法引入当时社会官职模式来阐释脏器在人体生理活动中的功能特点。其含义为肾中精气充盈,髓海得养,则精力充沛,反应快捷;反之,肾中精气亏虚,则反应迟钝,高级思维活动能力退化或障碍。从另一侧面证实肾中精气对于人类认知功能起到决定性作用。《素问·生气通天论》说:"阴者藏精而起亟也,阳者卫外而为固也。"汪机注曰:"起者,起而应也。"起亟即起而应付紧急情况的功能。肾藏精激发元气以应变,方能主外。《灵枢·五癃津液别》说:"肾为之主外。"肾藏精于里而主应变于外,以此调节机体适应外界的变化,是人在外界信息影响下利用抽象思维和逻辑推理能力不断解决问题的过程。倘若肾藏精功能下降和退化,肾中所藏精气日渐亏损,最后导致神机失用,整体认知功能和应变能力下降,出现肾无"伎巧"可出,应变无能的病理结果。

总之,人的认知功能的形成是脑为精明之府作用的结果,而脑的形成及功能的正常发挥依赖肾中精气的化生与不断充养。肾之所以能作为"伎巧之官"也是基于肾精的充足与否及脑功能的状态,因此中医"肾-脑系统"的提出使肾与脑在人的认知功能中不同层面所发挥的作用更加清晰。

3. "肾-脑系统"对官窍感觉和肢体运动的支配作用　"肾-脑系统"通过"脑气筋"联属五官九窍与四肢百骸,散布脑气到达五脏六腑,共同协调五脏六腑的运动与感觉。从脑髓发出的"脑气筋"共12对,连属于目、耳、鼻、口、舌等,或组成目系、舌本,或直接连接官窍,主司这些器官的运动与感觉。从髓发出的脑气筋共31对,分布到手足、躯干,并连属脏腑,是脑髓协调其他脏腑功能的分支,是背俞穴和募穴功能作用的物质基础(图2-5)。

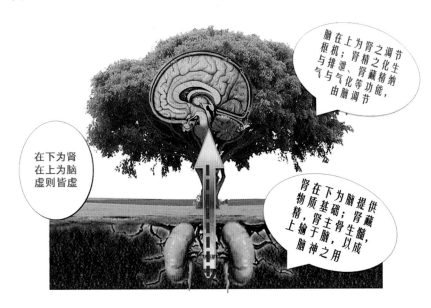

图2-5　中医"肾-脑系统"的生理关联与作用模式图

《存存斋医话稿》将这种结构描述为:"脑散动觉之气,厥用在筋,第脑距身远,不及引筋以达百肢,复行颈节脊髓,连脑为一,因偏及也……筋自脑出者,六偶,独一偶逾颈至脑下,垂胃口之前,余悉在顶内,导气于五官,或令之动,或令之觉。又从脊髓出筋三十藕,各有细脉傍分,无肤不及……以肤为始,缘以引气入肤,充满周身,无不达矣。"其中"从脊髓出筋三十藕"与脊神经的分布特点和功能相似。

《医易一理·论人身脑气血脉根源藏象论·脑脏论》中说:"脑精气……分九对脑气筋,人五官脏腑,以司视听言动……脊髓者,由脑直下,为脑之余,承脑驱使,分派众脑气筋之本也。脊柱二十四节,凑叠连贯,互相勘合而成,共成脑气筋三十一对,由筋分线,由线分丝,愈分愈细,有绕如网者,有结如球者,以布手足周身,皮肉筋骨,无微不到。"指出由脑发出的9对"脑气筋"入五官脏腑,司视听言动;由髓发出的31对"脑气筋"布满全身,无微不至,散布脑气。

人的官窍功能包括耳之听觉、目之视觉、鼻之嗅觉、舌之味觉。中医学早在秦汉时期即认识到肾和脑与上述官窍功能的密切联系。如《灵枢·海论》曰:"髓海有余,则轻劲多力,自过其度;髓海不足,则脑转耳鸣,胫酸眩冒,目无所见,懈怠安卧。"明确指出了由肾精化生的髓海有余和不足对耳窍之听觉、目窍之视觉的影响。脑为髓海,脑髓充足则清窍得养,从而眼、耳、鼻功能正常,反之则出现视物模糊、耳聋、不闻香臭等症状。由此可见,中医"肾-脑系统"中肾精所化生的脑对官窍的功能起着决定性作用。

人体的听觉、视觉、嗅觉、味觉等感知功能,是由大脑对外在环境的反应而产生的,是大脑对自然感知进行存储和记忆的结果。正如清代王宏翰《医学原始·记心辨》说:"耳、目、口、鼻之所导入,最近于脑,必以脑先受其象而觉之、而寄之、而存之。"说明人体官窍受大脑的支配,通过经络、官窍之间的联属关系指挥协调而实现。各种感觉是大脑功能的外在表现,是中医"肾-脑系统"功能作用的重要组成部分。

脑为元神之府,散动觉之气于筋而达百节,为周身连接之要领,而令之运动。脑统领肢体,与肢体运动紧密相关。头为诸阳之会,督脉总督诸阳,为阳脉之海,汇集诸阳经经气,贯脊入脑,形体得阳气之温煦,而腰脊能俯仰,四肢能屈伸。脑为真气之所聚,元阴元阳化合而成。《医学衷中参西录》曰:"究其本源,实由肾中真阴真阳之气化合而成。"肾中真阴真阳充足,筋、骨、肉关节得精血濡养,则肢体活动灵活。

四、中医"肾-脑系统"的病理表现

(一) 中医"肾-脑系统"的病理表现

肾藏精,精生髓,髓充于脑,脑为髓海。肾中之精构成脑的关键物质基础。髓由精化,"在下为肾,在上为脑,虚则皆虚"(《医碥》卷四),故肾精充盛则脑髓充盈,肾精亏虚则髓海不足。"脑为髓海,髓本精生,下通督脉,命门温养,则髓益之","精不足者,补之以味,皆上行至脑,以为生化之源"。所以补肾填精益髓是治疗脑病的重要方法。因此,肾中之精是"肾-脑系统"病理变化的关键所在。

"肾-脑系统"的主要病理是肾不藏精,肾精失于封藏,精气日渐亏损导致脑髓功能失常,由此大脑对脏腑功能、精神情感、认知思维及肢体官窍感觉运动的调控功能下降和丧失。概括地讲,其常见病理状态主要体现在以下3个方面:其一,"肾-脑系统"调控脏腑功能异常;其二,"肾-脑系统"对精神情志和认知功能调节的异常;其三,"肾-脑系统"对人体感觉和运动功能的支配异常。(表2-12)

表2-12 "肾-脑系统"的生理功能与病理表现

生理功能	病理表现
"肾-脑系统"调控脏腑功能异常的病理	肾藏精,精化气,肾中精气是脏腑精气的根源,脏腑之气皆源于此,因此肾中精气的变化势必会影响脏腑的功能;相反,脏腑功能的失常也会影响肾中精气。人体属于不可割裂的整体,生理功能发挥依赖于脏腑功能协调,病理上也是相互关联 "肾-脑系统"与脏腑关系密切。以五脏为例,精为脑髓的物质基础,气血津液发挥濡养脑髓的重要作用,气机的调畅离不开肺、肝关系协调;精血的化生转运与心、脾胃、肝联系紧密;津液的运化分布与肺、脾、三焦息息相关。因此,脏腑发生病变,会引起"肾-脑系统"表现出相应的临床症状。"肾-脑系统"作为主宰生命活动的主体,主神明功能失常后也一定会引起脏腑功能的异常
"肾-脑系统"对精神情志和认知功能调节异常的病理	《灵枢·本神》谓:"肾藏精,精舍志。""志"属于五神之一。《灵枢·本神》云:"故生之来谓之精,两精相搏谓之神,随神往来者谓之魂,并精而出入者谓之魄,所以任物者谓之心,心有所忆谓之意,意之所存谓之志。"对"志"的认识有广义和狭义之分,广义指各种精神心理活动,狭义指意志、志向等。由此可见,人的精神活动与肾藏精有密切联系。中医学认为,肾在志为恐,人在外界刺激下表现出惊恐的情绪与肾藏精功能状态相关,若肾精充足则恐惧有度,若肾精亏虚则易恐惧失度。生理情况下精气充沛,脏腑经络功能正常,精神内守,志和无恐;病理条件下,肾之藏精不足,精亏神少,志乱恐生。"恐则气下,惊则气乱"(《素问·举痛论》)说明肾中精气充足对保持人体的气机运行和情绪稳定十分重要。肾脏具有参与人体精神意识情感活动调节的重要作用

生理功能	病理表现
"肾-脑系统"对认知功能调节异常的病理	"肾-脑系统"对认知功能调节障碍主要体现在记忆力障碍的病理状态。记忆作为认知功能的重要部分,隶属于脑,与肾相关。王学权《重庆堂随笔》说:"人之记性含藏在脑……水髓充足,则元神精湛而强记不忘。"这些论述不仅说明了脑具有主司记忆之功能,而且说明了脑主记忆之功能是通过髓实现的,髓海充足与否决定着记忆功能的强弱。髓海充足则记忆牢固,不足则健忘。"肾不生,则髓不能满"(《素问·逆调论》)
"肾-脑系统"对语言调节异常的病理	记忆功能自无到有,自弱到强,随着年龄增长到一定范围后又逐渐减弱。《本草备要·辛夷》说:"人之记性,皆在于脑。小儿善忘,脑髓未满;老人健忘者,脑渐空也。"与肾气在人体的变化息息相关,"女子七岁,肾气盛……七七,任脉虚,太冲脉衰少,天癸竭(丈夫八岁,肾气实……八八,天癸竭,精少,肾脏衰,形体皆极)"。"肾盛怒不止则伤志,志伤则喜忘前言"说明了记忆功能与肾之功能密切相关,记忆功能差则责之为肾精不足,而用补肾益精的方法治疗,则肾精充,脑髓得养,从治疗角度佐证了肾精与记忆之间的关系
"肾-脑系统"对人体感觉功能支配异常的病理	五窍皆通于脑。王清任在《医林改错·脑髓说》中指出:"两耳通脑,所听之声归于脑。"两耳所听之音,直接传入脑,经脑的分析、综合、判断,作出反应,受脑的支配。脑髓满则耳聪,"髓海不足,则脑转耳鸣"。《医林改错·脑髓说》云:"两目即脑汁所生,两目系如线,长于脑,所见之物归于脑。"目所视之物必反映于脑际,目之能视、别黑白、审长短之功,则由脑所主。脑髓充满,脑之功能正常时,目之功能才可正常,若"髓海不足",则"目无所见"。《灵枢·大惑论》又云:"故邪中于项,因逢其身之虚,其入深,则随眼系以入于脑,入于脑则脑转,脑转则引目系急,目系急则目眩以转矣。邪其精,其精所中不相比也,则精散,精散则视歧,视歧见两物。"详细描述了肾精、脑髓、目的病理变化过程:人身正气虚弱,精亏于内,适逢外邪中项入脑可引起"脑转",同时邪散精加之本以肾精不充,则脑髓失养,就会出现"视歧"。此外,鼻窍、舌窍也均通于脑,脑髓不充时可导致辨别气味障碍、言语困难。如王清任认为:"小儿初生时,脑未全,囟门软……鼻不知闻……脑渐生,囟门渐长……鼻微知香臭……至三四岁,脑髓渐满,囟门长全……鼻知香臭……""脑渐生……舌能言一二字……"
"肾-脑系统"对人体运动功能支配异常的病理	赵彦晖在《存存斋医话稿》中说:"脑散动觉之气。"脑有主司运动的功能,运动功能的正常与否取决于脑髓。《灵枢·海论》曰:"髓海有余,则轻劲多力,自过其度;髓海不足,则脑转耳鸣,胫酸眩冒,目无所见,懈怠安卧。"肢体轻劲有力与懈怠安卧均是运动的一种形式,髓海有余则活动轻巧有力,髓海不足时倦怠嗜卧。张锡纯在《医学衷中参西录》中云:"人之脑髓空者……甚或猝然昏厥,知觉运动俱废,因脑髓之质,原为神经之本源也。"明确脑髓空虚是导致运动障碍的总根源。王清任指出脑病时"气亏得半身不遂"(《医林改错·半身不遂本源》)。此气乃指肾中之精气

(二) 中医"肾-脑系统"的现代研究

有关中医"肾-脑系统"相关病理的现代研究主要包括肾虚状态下造成脑内物质和功能的病理改变及补肾相关理、法、方、药在脑病治疗中的基础研究。

肾中所藏之精包含禀赋父母的先天之精与后天之精。先后天之精不足会引起肾精不足,进而引起脑髓不充,脑的物质和功能随之发生相应改变。目前,相关病理研究主要体现在脑垂体-靶腺轴、下丘脑、脑内雄激素、脑血流、脑诱发电位以及脑影像学变化等方面,相关研究简述如下。

1. 肾虚状态下垂体-靶腺轴的改变　肾阳虚证在下丘脑-垂体-靶腺轴(肾上腺皮质、甲状腺、性腺)有不同环节、不同程度的功能紊乱。沈自尹从脏腑辨证思路着手,对"证"的研究通过"形见于外"探求"藏居于内"的本质,设定统一的辨证标准,选择符合"形见于外"肾阳虚证而无其他证夹杂的典型患者,发现肾阳虚患者下丘脑-垂体-肾上腺皮质轴上有不同程度、不同环节的功能紊乱。

王建红等动态观察肾阳虚动物垂体-甲状腺轴功能,采用大剂量可的松使实验动物出现"耗竭"的现象造模。发现不同时期垂体-甲状腺轴功能下降程度不一致。在模型早期动物身上并没有完全出现垂体甲状腺轴功能的明显下降,而在模型中期动物身上则可以完全看到垂体-甲状腺功能明显下降,晚期出现加剧下降的趋势。

2. 肾虚状态下丘脑改变　王米渠等采用猫吓孕鼠"恐伤肾"造模,获得子一代肾虚初生鼠,研究其下丘脑、肾上腺病理改变。发现先天肾虚鼠下丘脑神经元数量减少,并出现空泡、水肿、裸核等病理改变,可以理解"肾"不能"充"盈于脑,"肾"不"通"达于脑,信息传递功能受到了影响,从而降低了下丘脑对垂体、肾上腺以及整体神经内分泌调节作用的影响。

金培志等以激怒法制造大鼠肝肾阴虚证模型,研究下丘脑单胺类神经递质的变化。发现大鼠下丘脑去甲肾上腺素(NA)、多巴胺(DA)及其代谢产物二油酰基卵磷脂(DOPC)、高香草酸(HVA)含量升高,5-羟色胺(5-HT)及其代谢产物5-羟吲哚乙酸(5-HIAA)含量下降,5-HT/NA、5-HT/DA比值明显降低,下丘脑NA、DA神经元功能偏高,5-HT神经元功能下降。

于佳音等研究发现肾虚骨质疏松大鼠下丘脑去甲肾上腺素(NE)、DA含量明显下降,使5-HT/NE、5-HT/DA的比值明显升高,造成了下丘脑5-HT神经元功能相对的偏高,这样必然影响下丘脑神经内分泌细胞的功能,提示肾虚证的病理机制与神经内分泌网络具有密切相关性。

郑里翔等对肾阳虚大鼠脑内某些递质进行了观察,发现大鼠下丘脑内单胺类递质及大脑皮质内兴奋性花生四烯酸(AA)均有不同程度的改变,除5-HT无明显的差异外,NE、DA及乙酰胆碱酯酶(AChE)均有显著性差异。导致大鼠无欲、少动的原因可能是5-HT的增高;导致大鼠嗜睡的原因可能是NE的降低。而5-HT、DA、NE的变化,打破了大鼠的体温调节平衡,导致大鼠出现形寒肢冷等症状。胆碱酯酶活性的升高使乙酰胆碱水解量增加,最终使记忆减弱。

3. 肾虚状态下脑内雄激素受体改变　杨秋美等采用运动疲劳和去势造成肾虚大鼠模型,研究肾虚与脑中雄激素受体(AR)的关系。发现去势组大脑皮质部位AR含量下降,虚劳组脑内AR有下降趋势,经服补肾药后AR有升高趋势。说明肾虚引起雄激素水平下降可导致脑内AR含量减少,补肾中药对此有改善作用。

钱汝红等将SD雄性大鼠分为对照组、去势组、虚劳组、补肾组,研究肾虚对脑内雄激素受体(AR)及其基因表达的影响,发现肾虚模型动物血浆凝血酶时间(TT)下降,同时脑内AR含量和AR mRNA水平下降,而某些部位脑组织5-HT含量升高,推断外周雄性激素的下降,引起脑内雄性激素含量下降,从而使脑内AR含量下调,影响到与之相关的基因的表达,还可能影响到一些细胞膜受体的功能,再进一步调节5-HT等神经递质的含量而影响到脑功能乃至整个机体的功能变化。

4. 肾虚状态下脑血流、脑诱发电位改变　张大宁等对随机抽样的150例老年肾虚患者(肾阴虚、肾阳虚和肾阴阳俱虚)进行了补肾治疗前后的脑血流描记,发现伴随衰老而肾虚者其脑血流有不同程度的改变,其中肾阳虚者脑血流波幅较低,多呈现三角波、转折波、正弦波;肾阴虚者波幅较同年龄组的肾阳虚者,高三角、转折、三峰波多明显。

在脑诱发电位研究方面,朱世明检测和观察了肾虚病人的体感诱发电位(SEP)和听觉诱发电位(AEP)。发现肾虚证病人体感诱发电位P_3波和N_3波峰潜伏期比非肾虚组明显延迟,说明肾虚证病人大脑皮质神经元及其神经传导通路存在不同程度的功能障碍。

5. 对下丘脑-垂体-肾上腺(HPA)轴的调节作用　衰老与肾虚在神经内分泌免疫网络紊乱方面极为相似。其中衰老与HPA轴的虚性亢进状态关系密切,糖皮质激素(GC)是联系海马等边缘系统和HPA轴的关键性调节剂,而补肾则可改善这种病理性变化。龚张斌等以中医衰老肾虚及阴阳平衡理论为指导,以自然衰老大鼠为肾虚证动物模型,从组织形态学上观察HPA轴所属组织的增龄性变化,以及补肾方药(左、右归丸)的延缓作用。实验结果发现,与青年大鼠比较,老年大鼠下丘脑甲细胞增多,乙细胞减少,进而垂体内嗜碱性细胞增多,嗜碱性细胞可分泌促肾上腺皮质激素(ACTH),以致老年大鼠垂体ACTH分泌功能异常旺盛。老年大鼠肾上腺皮质球状带多处变薄,束状带增厚,结构紊乱。同时,老年大鼠脑垂体、肾上腺皮质出现细胞核固缩,脂褐素沉积等衰老性形态学改变。补肾方药左归丸、右归丸能不同程度改善老年大鼠垂体、下丘脑、肾上腺皮质的组织结构,延缓老年大鼠HPA轴器官的退化,调整老年大鼠神经内分泌活动,改善边缘系统功能,进而调节HPA轴的作用,以改善老年大鼠HPA轴的异常亢进,延缓机体衰老。唐璐等研究地黄饮子加减方对大脑中动脉线栓(MCAO)模型大鼠血浆HPA轴含量及其脑组织热休克蛋白

(HSP)70表达的干预效应,表明MCAO模型大鼠经地黄饮子灌胃后,纠正了HPA轴的紊乱状态,降低了血浆内皮质醇(COR)的含量,提高了大鼠脑组织HSP70表达,通过多途径作用于机体发挥着缺血急性期的脑保护作用。

6. 对神经元的保护作用 痴呆发生时海马区神经元会出现大量的细胞凋亡。

陈江瑛等研究补肾化痰祛瘀方对血管性痴呆(VD)大鼠认知功能的改善作用,在缺糖缺氧培养条件下,观察补肾化痰祛瘀方血清对体外培养的海马神经元的保护作用,发现体外培养海马神经元出现大量的细胞凋亡,而预先加入补肾化痰祛瘀方的血清进行处理后,细胞凋亡率明显下降。补肾化痰祛瘀方灌胃治疗的VD大鼠,与未予治疗的VD大鼠组相比,治疗组大鼠找到平台的潜伏期缩短,穿越平台次数增多;与痴呆组相比,补肾化痰祛瘀方治疗组大鼠脑组织海马区凋亡细胞数明显减少,抗凋亡基因Bcl-2蛋白表达显著增加,凋亡基因Bax蛋白表达降低,差异有统计学意义。表明补肾化痰祛瘀方对大鼠体外培养和脑组织内海马神经元具有神经保护作用,补肾化痰祛瘀方治疗可以明显改善VD大鼠的认知功能。

张琳琳等观察齐墩果酸对快速老化小鼠(SAMP8)海马组织神经元及淀粉样前体蛋白(APP)基因、早老素(PS)1基因表达的影响,发现齐墩果酸对SAMP8海马DG区神经元有保护作用,而且齐墩果酸可下调SAMP8海马组织内APP及PS1基因的表达。因此,推测补肾中药女贞子可通过下调海马组织APP及PS1基因的表达,抑制β-淀粉样蛋白(Aβ)形成,保护神经元,进而起到防治阿尔茨海默病(AD)的作用。

7. 对氧化应激的影响 缺血性中风时脑组织自由基含量增加、清除力障碍。肾与脂质过氧化有密切关系,过氧化脂质(LEO)水平变化已作为肾精充足与否的主要物质基础。肾虚证的辨证指标之一是自由基含量升高,很多补肾方药具有较强的清除体内过剩自由基、抗脂质过氧化、提高超氧化物歧化酶(SOD)等酶活力的功能,它们具有的抗衰老、抗肿瘤、增强免疫等作用与其抗氧化作用有直接关系。

自由基的毒性作用已被认为是脑缺血损害导致VD的关键性病理环节之一。VD与氧自由基损伤和氧化应激、线粒体失能有密切的关系。过氧化氢(H_2O_2)能产生大量氧自由基引起氧化应激反应,常用于诱导细胞氧化应激。它可导致细胞膜的脂质过氧化,降低细胞膜的流动性,改变胞内蛋白质成分和活力,最终导致细胞的损伤。

8. 对神经营养因子的调节 神经营养因子(NTF)是由多种细胞分泌的一类对中枢和外周神经系统发挥营养作用的非常规营养物质,可调节神经系统的代谢和功能活动,对神经系统损伤后的再生修复发挥着重要作用。碱性成纤维细胞生长因子(bFGF)和脑源性神经营养因子(BDNF)为NTF家族重要成员,广泛分布于中枢神经系统内,具有保护神经元,促进神经生长、活化胶质细胞、修复血管内皮,促进新毛细血管形成等多种生物学活性。脑缺血发生后,BDNF不仅能够支持多种神经元的存活、发育、分化和损伤后修复,还可以通过调节组织突触可塑性,诱发和维持组织和皮质长时程增强效应而参与学习记忆过程,改善受损的学习记忆能力。

与非认知障碍脑梗死患者相比,血管性认知障碍患者血清BDNF水平明显增高,证明BDNF参与了从脑梗死进展为认知障碍的病理生理过程。

9. 对β-淀粉样蛋白的影响 阿尔茨海默病(AD)神经病理学的重要特征之一就是脑组织中出现大量老年斑(SP),而β-淀粉样蛋白是老年斑的主要成分。熊平等腹腔注射D-半乳糖合并脑内双侧Meynert基底核注射鹅膏蕈氨酸(ibotenic acid,IBO)建立AD大鼠模型,用放射免疫技术测定脑内β-淀粉样蛋白含量,研究结果显示补肾活血化痰中药大剂量组可通过降低海马β-淀粉样蛋白含量,改善AD大鼠记忆能力。

富宏等研究证明补肾益精方加味五子衍宗方可有效拮抗Aβ毒性,显著改善Aβ所致AD模型鼠的空间学习记忆能力,改善轻度认知障碍(MCI)患者血清β-淀粉样蛋白的代谢功能。β-淀粉样蛋白来自跨膜糖前体蛋白——β-淀粉样前体蛋白(β-APP)。β-APP的过度产生、积聚可能是β-淀粉样蛋白沉积形成及AD发病的主要致病机制之一,因此抑制和减少β-APP的过度产生是治疗AD的重要环节。

10. 对Tau蛋白的影响 Tau蛋白的异常过度磷酸化被认为是AD致病的关键因素。

陈玉静等研究证明,具有补肾益气、活血化痰作用的中药提取物金思维在一定程度上可以缓解AD大鼠的智能障碍,改善AD大鼠的空间学习记忆能力,而其作用机制之一就是金思维可维护AD大鼠脑中微管的正常结构,保持海马神经元Tau蛋白的正常磷酸化程度。在几种Tau蛋白激酶中,钙/钙调素依赖的蛋白激酶II(CaMK II)-α与AD关系密切,在Tau蛋白过度磷酸化中起着重要作用。

胡慧等观察补肾化痰法对AD模型大鼠CaMK II-α活性的影响并探讨其可能机制。发现模型组大鼠海马组织CaMK II-α表达较正常组明显增加,补肾化痰法干预后,CaMK II-α的表达均较模型组有所减少,其中尤以高量组的表达减少较为明显,中、低量组则依次次之,提示补肾化痰法在一定剂量范围内也可通过调节CaMK II-α的表达减少AD模型大鼠Tau蛋白异常磷酸化水平。

11. 对胆碱能系统的调控　学习记忆与中枢胆碱能神经系统关系极为密切。中枢胆碱能通路是构成学习记忆的重要通路,而乙酰胆碱(ACh)是其中重要的神经递质,乙酰胆碱酯酶(AChE)是ACh的水解酶,直接参与大脑思维、记忆等重要功能。研究表明,在AD的发病过程中,大脑组织中神经递质明显减少,AD患者脑组织中胆碱乙酰化酶活性明显降低,胆碱酯酶活性显著升高,造成ACh含量不足,导致中枢神经系统功能障碍,出现学习记忆及认知功能下降,甚至智力丧失。

12. 对腺苷A2A受体的影响　腺苷A2A受体拮抗剂作为非多巴胺靶点已发展成为治疗帕金森病的热点。纹状体中传出神经元至少受γ-氨基丁酸和乙酰胆碱两种神经递质控制,这些神经递质同时又受A2A受体的调节。A2A受体可以刺激纹状体神经元中乙酰胆碱的释放。阻断腺苷A2A受体,可使多巴胺D_2受体活性增加,调节纹状体内γ-氨基丁酸能神经元、抑制乙酰胆碱和兴奋性氨基酸。

郭云霞等研究补肾活血颗粒治疗帕金森病的作用机制。结果显示治疗组大鼠旋转行为较对照组改善,治疗组大鼠脑纹状体A2A受体表达较对照组明显减弱,模型组比正常组表达显著增强。3组大鼠黑质中A2A受体均无表达。表明补肾活血颗粒能改善帕金森大鼠旋转行为,抑制大鼠纹状体腺苷A2A受体表达,对帕金森病治疗起到较好疗效。

13. 对脂质代谢、炎症反应的抑制和脑神经递质的影响　一些研究证实脂质代谢障碍可能参与AD的发病机制,载脂蛋白E(ApoE)在脂质代谢过程中发挥了重要作用,其可参与维护胆固醇、磷脂的动态平衡,调节神经膜重塑时胆固醇与磷脂的动员与再分布,维护和修复神经元。近年来,ApoE基因成为AD的重要危险因素。

姜洋等研究补肾祛瘀化痰法对载脂蛋白E(ApoE)基因敲除小鼠认知功能的影响,发现老年ApoE基因敲除小鼠存在认知功能损害;补肾祛瘀化痰法干预老年ApoE基因敲除小鼠后可改善行为学表现,进而改善认知功能。

炎症反应是缺血性脑组织损伤的主要病理机制,脑缺血损伤炎症反应中早期出现的细胞因子是肿瘤坏死因子-α(TNF-α)和白细胞介素-1β(IL-1β)。抑制炎症是治疗脑血管疾病的主要策略。血管内皮生长因子(VEGF)具有促内皮细胞分裂的作用,促进血管的生长和侧支循环的建立。VEGF作为脑缺血性损伤血管修复因子在脑缺血性疾病中的脑保护作用已被证实。

五、展望

随着时代发展,中医对肾、脑藏象内涵及其相关性的认识和治疗不断进步,历代医家无论是从生理还是病理上,都已认识到肾与脑有着密切的关系。

现代实验和临床研究亦进一步证实了肾虚状态与脑的物质和功能密切关系,补肾相关疗法具有调整神经内分泌活动、保护神经元、修复损伤的神经系统、清除自由基、改善微循环、提高中枢胆碱能神经系统、纠正脂质代谢紊乱、抑制炎性反应等作用,从而改善脑病的病理状态。

中医"肾-脑系统"是在中医基础理论指导下,充分继承中医肾藏精理论内涵的基础上,针对临床上脑部常见病、多发病、疑难病和重大疾病建立的"肾脑相关"的系统化认识。中医"肾-脑系统"的功能和作用是对"肾脑相关"功能的总结和概括,是把握"肾脑相关"理论内涵和拓展临床脑病治疗的思维与方法。

中医"肾-脑系统"的提出强调脑的物质和功能基础与"肾藏精"理论的内在联系,为认识和把握中医肾与脑的藏象理论内涵提供了便利,从而为临床辨治与肾相关、从肾论治脑病提供直接理论指导。

中医"肾-脑系统"的构建是基于中医藏象理论中"肾脑相关"功能的总结和概括,其理论内涵的初步构建和阐释将有助于临床脑病治疗方面辨证论治思路的拓展。

在中医基础理论指导下,正确把握中医"肾脑相关"的系统理论,可为临床从肾论治脑病提供直接理论指导;实践证明,进一步认识和明确肾与脑之间的关系是非常必要、迫切的;利用现代生物学前沿技术和研究方法开展肾-脑系统相关研究,可以推动中医藏象学说理论内涵的研究不断深入和创新发展,不断提高临床疗效,把古老的中医藏象理论发扬光大。

第四节　中医"肾生髓、髓生血"与"肾-髓系统"

"肾-髓系统"作为肾藏象系统的子系统之一,本研究团队从提出"肾-髓系统"的理论概述、基于"肾藏精生髓、髓生血"理论表现出的生理规律及现代生物学内涵、"肾-髓系统"异常导致的病理变化及现代研究3个方面阐释其现代科学内涵。

一、中医"肾-髓系统"的理论概述

"肾藏精"理论是"肾是五脏六腑之根"功能的生理基础。血液是构成人体和维持机体生命活动的基本物质,"肾藏精生髓、髓生血"是"肾藏精"藏象理论的重要功能体现。

1. 肾精是血液生成之源泉　"肾生髓"(《素问·阴阳应象大论》),"肾不生,则髓不能满"(《素问·逆调论》),"肾藏精,精生髓,髓生骨……精足则髓足"(《中西汇通医经精义》),可见肾、精、骨、髓存在密切联系,肾藏精生髓。"肾为水脏,主藏精而化血"(《侣山堂类辩》),"(肾)精不泄,归精于肝而化清血"(《张氏医通》),论述了肾所藏之精是化生血液的重要物质基础。"气乃先天肾水之中一点生阳,静而复动,化生精血"(《血证论》),指出肾阳是推动精血生化的根本动力。从以上论述,可见肾精是血液生成之源泉。肾藏精,精聚为髓,髓化生为血,精、髓、血的生成取决于肾的功能。

2. "发为血之余"是"肾藏精,生髓化血"的佐证　"发为血之余,肾气主之"(《此事难知》),"肾藏精……发为精血之余,精髓充满,其发必荣,故其荣在发"(《类经》),论述了发为精血的延伸,其荣枯反映了精血的盈亏。"足少阴肾经也,肾主骨髓,其华在发。若血气盛则肾气强,肾气强则骨髓充满,故发润而黑;若血气虚则肾气弱,肾气弱则骨髓枯竭,故发变白也"(《诸病源候论》),论述了发的荣枯可以体现肾精的盛衰、骨髓的充盈与否。由此可见,血与精髓相互化生的关系表现在发的荣枯,发的营养来源于血,但生机根本在肾。肾气充盈,精髓充足,血化有源,血液充足则可营养头发,故其润泽光亮;肾气亏虚,精亏髓枯,则血化乏源,头发缺少血的濡养则晦暗枯槁。发的荣枯既可以反映精髓的盈亏,又反映了血液是否充盈,从侧面证明了"肾藏精,生髓生血"理论。

3. 精与血存在着相互资生和相互转化　血的化生不仅与肾相关,亦与其他脏器功能密切相关,尤其与肝、脾相关。"气不耗,归精于肾化为精;精不泄,归精于肝而化清血"(《张氏医通》),提出肾与肝同化;"中焦受气取汁,变化而赤,是谓血"(《灵枢·决气》),描述了中焦脾胃的运化腐熟功能在血液生化过程中的作用;"血者肾之津液,上于胃与五谷之汁并,上于肺以上入心,化为赤色,即成血矣"(《本草问答》),指出肾与脾胃、肺、心同化。可见血液的化生与肾、肝、脾等有关,但与肾最为密切。《诸病源候论》"肾藏精,精者,血之所成也"及《读医随笔》"精者,血之精微所成",均认为"血能生精"。流于肾中的血,与肾精化合而成为肾所藏之精。精是化生血液的物质之一,精足血化有源,而血又能生精,血旺则精充;精藏于肾,血藏于肝,肾中精气充盛,则肝有所养,血有所充;肝的藏血充盈,则肾有所藏,精有所资,故又有精血同源的理论。

二、中医"肾-髓系统"的生理病理规律

(一) 中医"肾-髓系统"的生理功能

1. 肾藏精,精生髓　中医精学说认为"精"的作用为繁衍生殖、生长发育、生髓化血、濡养脏腑。精的生成来源于先天之精和后天之精。人在先天之精的基础上,不断吸取生成的后天之精,共成人体之精,化

气、生血与生津,确保婴儿发育成长为成熟的个体。

2. 髓以养骨　骨髓对骨起滋养作用。"肾藏精,精能生髓,髓以养骨",阐释了先成骨再生髓,而出生后骨髓对骨具有充填、滋养与修复作用,即"髓以养骨",故"肾在体为骨,主骨生髓"。肾在体为骨,是指骨的生长发育与肾精关系密切,即骨的生长状况可以反映肾精的充盛与否。肾精盛,则骨髓充满,骨骼因而坚固有力,齿为骨之余,牙齿亦能坚固而有光泽。"肾藏精,精生髓,故骨者,肾之合也,髓者,精之所生也,精足则髓足,髓在骨内,髓足则骨强"(《中西汇通医经精义》),较为详细地描述了肾精盛衰直接影响骨的强弱,肾精充盛则骨髓生化有源,骨才能得到骨髓的滋养而强健有力。可见,肾之所以"主骨",是因为肾藏精,精能生髓,髓对骨的营养作用。

3. 髓可化血　精髓是化生血液的基本物质。血循行于脉内,为全身脏腑组织的功能活动提供营养。《难经·二十二难》概括为"血主濡之",濡养全身各部(内脏、五官、九窍、四肢、百骸),故"目得之而能视,耳得之而能听,手得之而能摄,掌得之而能握,足得之而能步,脏得之而能液,腑得之而能气,是以出入升降,濡润宣通者,由此使然也"(《金匮钩玄》)。《灵枢·营卫生会》曰:"血者,神气也。"无论何种原因形成的血虚或运行失常,均可出现不同程度的神志方面的症状。心血虚、肝血虚,常有惊悸、失眠、多梦等神志不安的表现,失血甚者还可出现恍惚、烦躁、昏迷等症状。可见,血液充足,神志活动才正常。

(二) 中医"肾-髓系统"的现代生物学内涵

经过学习中医古医籍中关于"肾藏精,生髓化血"的内容及运用现代生物分子学技术对相关疾病的研究,本研究团队阐释了肾-髓系统在"肾精化血"上的现代生物学内涵:"肾精"是生长发育、血液化生的重要物质基础,血细胞分化受到干细胞及其微环境的调控;基于上述理论,"补肾益精法"可通过调控干细胞及微环境,激活内源性造血干细胞,促进干/祖细胞增殖分化,调控功能基因表达,诱导红系分化等,进而发挥促进骨髓有效造血作用。

1. 肾藏精与干细胞的相关性　从现代医学角度分析,肾精是由先天之精与后天之精相结合而成的,精的功能大部分都是干细胞的功能体现,干细胞的内在基因调控及其特定的微环境则归属于先、后天之精内涵。"先天之精"来于全能干细胞,其内涵包括干细胞内的全部遗传物质及其蕴藏的种属特异的发育信息。父母精子与卵子结合成受精卵,此即全能干细胞,它含有分化成新个体的全部遗传物质,并且在其发育过程中,相关基因按一定的顺序启动和关闭,这种启动与关闭机制是整个发育过程的核心。"后天之精"主要是指吸收的各种营养物质及人体细胞在正常的营养状态下,保持整体正常的生理功能。后天之精充养人体的终末细胞及各器官系统里存在的成体干细胞,从而使人体各器官系统运作正常,保持正常的生理功能。

2. 生髓化血　肾藏精、生髓、化血,肾精直接参与血液的化生。髓贮存于骨内,可见生髓化血的功能与骨髓密切相关。《素问·四时刺逆从论》曰:"冬者盖藏,血气在中,内著骨髓,通于五脏。"《素问·生气通天论》曰:"骨髓坚固,气血皆从。如是则内外调和,邪不能害,耳目聪明,气立如固。"这些均说明骨内含髓,髓与血化生关系密切。现代医学认为骨髓是重要的造血器官,可见骨髓与"生髓化血"理论有着密切联系。肾-髓系统的现代生物学内涵体现在"肾藏精,生髓化血"与造血干细胞及微环境调控造血的密切相关性。

骨髓最为主要的细胞成分即是造血干细胞(HSCs)与间充质干细胞(MSCs)。造血干细胞能最终产生所有种类的血细胞,包括淋巴系细胞、髓系血细胞和血小板。造血干细胞的终末分化产物担负人体的营养与代谢产物运输、免疫与凝血止血等十分重要的生理功能。淋巴系细胞是人体免疫系统的重要活性细胞;髓系血细胞的红细胞能携带提供细胞生命活动所需的氧气与新陈代谢的产物二氧化碳,白细胞具有吞噬异物、消除体内病变衰老细胞、调节免疫应答的作用;血小板参与止血与凝血。这与"肾藏精、生髓化血"理论有异曲同工之妙,人体肾精充足则气血充盛,而完成运输、防御、统摄等生理功能。肾精足,则生髓化血有源,血液生成充足,则能正常发挥血液营养作用,与红细胞携带氧气能力相似;肾精足则化生肾气,肾气足使正气充足,才能"正气存内,邪不可干",即人的免疫功能保护人体抵抗致病因素;肾精足,化生肾气足,气盛则能摄血、止血,与血小板参与止血、凝血相关,也可体现在先天之精滋养后天脏腑,使肝能藏血,脾能统血,保证血液运行于脉管中,濡养全身,而无出血等异常表现。

"肾-髓系统"与造血微环境存在密切关系,造血干细胞受到造血微环境的调节。骨髓中大多数造血干细胞位于骨组织构成的骨龛中,受到骨龛微环境的调节。造血微环境是支持和调节造血细胞定居、增殖、分化、发育和成熟的内环境,由骨髓微循环、多种基质细胞成分及由其产生的细胞因子共同构成。造血干细胞功能的破坏与其所处的造血微环境功能异常密切相关。造血干/祖细胞表达的有关细胞黏附分子通过与基质细胞上相应的配体形成"配体-整合蛋白-细胞骨架跨膜系统",介导了造血微环境对造血的调节,也影响着造血干细胞的动员、归巢。

骨髓间充质干细胞(BMSC)作为造血骨髓微环境的主要成分,具有多向分化潜能,在一定诱导条件下具有向成骨细胞、成软骨细胞、肌细胞、脂肪细胞、神经细胞等多个胚层细胞转化,尤其是骨向分化的能力,能参与诱导、调节骨髓造血干细胞和基质的发育,并且可以分泌多种造血调控因子,改善造血微环境,调控机体造血。例如,成骨细胞是骨内膜表面的内衬细胞,生理条件下造血干细胞及移植后归巢至骨髓的造血干细胞与之密切接触,这种解剖定位提示成骨细胞可能调节造血干细胞的功能。因此,造血干细胞功能的破坏与其所处的造血微环境功能异常密切相关。并且,BMSC 的多向分化潜能功能与中医肾藏先天之精高度吻合,其分化的多种骨髓基质细胞及分泌的多种造血调控因子调控机体造血。故从西医角度看,造血微环境是骨髓的重要组成部分;从中医角度看,则归属"精""髓"范畴。

肾藏精,滋养肝脾,肝藏血,脾统血。肾精对肝脾的濡养而促进血液生化,以及肝主疏泄藏血、脾主统血的调节环境对肾藏精生血也有协同影响。不仅可以从血液化生涉及的相关脏腑生理功能及脏腑间相互联系理解,从西医角度分析造血过程亦可阐明。从造血干细胞起源和发育来看,造血干细胞有着独特的迁移特性。胚胎时期的造血分成两个连续的阶段:原始造血和定向造血,原始造血位于胚外卵黄囊血岛,定向造血位于主动脉-性腺-中肾区,是第 1 个定向造血干细胞发生的位点。随着胚体内外血循环的建立,造血干细胞被播散在肝脏和脾脏,最终主要定居在骨髓,维持机体终身造血。虽然造血干细胞最终定居于骨髓,但居于肝脾的造血干细胞可能与其他造血干细胞存在一定联系,相互协调。亦可理解为肾"受五脏六腑之精而藏之"。可见,肾、肝、脾对血的化生的协同影响为中西医结合探讨血液的生成开拓了研究思路。血液的生成受到造血干细胞增殖分化及其微环境调控的影响,因此造血干细胞及其微环境可属于"肾精、髓"范畴(图 2-6)。

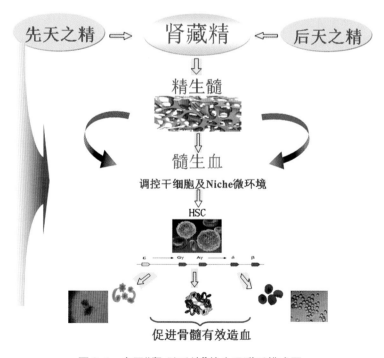

图 2-6 中医"肾-髓系统"的生理联系模式图

本研究团队进一步提出肾-髓系统的现代科学内涵理论："肾藏精,生髓化血"的现代实质在于依赖微环境的造血干细胞增殖分化受神经-内分泌-免疫(NEI)网络及相关功能基因调控,补肾益髓法可诱导红系分化,促进骨髓有效造血,为"肾精"是干细胞与微环境调和状态假说提供了新依据。

三、中医"肾-髓系统"的病理表现

(一) 中医"肾-髓系统"的病理表现

"肾-髓系统"的研究是肾藏精功能的一个重要分支。"肾藏精、主骨、生髓、化血",骨髓充填于骨骼中,禀先天精气而生,其中肾精最为关键。故若肾精亏虚,则骨髓生化乏源,导致骨髓减少,血源枯竭,血化不足,临床表现出肾精不足及血化不足之症状。涉及多种病症,如"虚劳""血虚""虚黄""髓劳""积聚""血证"等病证,表现出头晕乏力、面色苍白、腰膝酸软、心悸气短、唇甲色淡、眩晕耳鸣、形寒肢冷或五心烦热、低热、齿鼻出血、黄疸、面色萎黄、中积、生长发育迟缓、腹部膨隆、肝脾肿大、头颅方大、颧骨突起、鼻梁陷、眼距增宽等症状。

"血脱者色白,夭然不泽,其脉空虚,此其候也"(《灵枢·决气》),描述了血脱者面色苍白、脉象空虚的表现。

"四肢清,目眩,时时前后血……病名血枯,此得之年少时,有所大脱血"(《素问·腹中论》),客观而生动地描述了贫血的病因及症状。

"凡虚损起于脾胃,劳瘵多起于肾经"(清代林佩琴《类证治裁》),指出了这种虚损病是由于精气内夺引起,与脾肾有关;"虚劳之证,《金匮要略》叙于血痹之下,可见劳则必劳其精血也……乃至饮食不为肌肤,怠惰嗜卧,骨软足酸,荣行日迟,卫行日疾,荣血为卫气所迫,不能内收而脱出于外,或吐或衄,或出二阴之窍,血出既多,火热进入,逼迫煎熬,漫无休止,荣血有立尽而已,不死何待耶"(清代喻嘉言《医门法律·虚劳论》),较为具体地描述了贫血、出血、发热等症状,并指出其预后。

"今劳伤之人,血虚气逆,故衄""皆由伤损极虚所致也"(《诸病源候论》),认为虚损导致失血表现。

(二) 中医"肾-髓系统"的现代研究

在"肾藏精生髓、髓生血"理论的指导下,若肾虚髓损,精血化生无源可导致以贫血为主要表现的多种病症。正常造血分化成熟过程是个多步骤较复杂的过程,受到多种调控因子和相关蛋白的影响,特异性靶基因的表达决定了造血干细胞向不同的方向分化成熟。若造血干细胞本身或其调控机制异常,则导致造血过程异常,从而导致多种血液系统疾病。

基于"肾藏精"藏象基础理论研究,我们重点研究了珠蛋白障碍性贫血(地中海贫血)及再生障碍性贫血的病理机制。地中海贫血是一种常染色体遗传病,也叫珠蛋白合成障碍性贫血,由于先天基因缺陷或功能缺失,使血红蛋白珠蛋白链基因表达功能发生异常,非 α 肽链(包括 β、γ、δ)和 α 肽链合成率失衡,相对过剩的肽链聚合、沉积于红系细胞膜,出现免疫损伤、诱发氧自由基反应,引起继发性酶和代谢异常,导致红细胞变形能力和机械稳定性下降,最终导致溶血和无效造血。

地中海贫血患者同时伴有生长抑制、内分泌紊乱、骨质疏松、免疫功能低下等各种并发症。再生障碍性贫血是由于 T 淋巴细胞发生变化,导致产生过量的造血负调控因子,影响造血干/祖细胞的正常增殖分化,从而导致骨髓造血抑制。再生障碍性贫血的发病机制研究主要集中在造血干细胞损伤、免疫功能异常和造血微环境损伤 3 个方面,与前述血液的化生和肾、髓、造血干细胞、骨髓微环境的关系一脉相承。再生障碍性贫血是骨髓造血功能衰竭性疾病,病理改变表现为骨髓腔中红骨髓总容量减少,脂肪组织增多而导致骨髓增生减低,引起全血细胞减少。

1. 发病以肾精亏虚证为主　地中海贫血为发病率高、危害性大的单基因遗传病。地中海贫血属于中医"血证""血虚""虚劳""童子劳""虚黄""积聚"等范畴。患者生长发育迟缓,多伴有明显的地中海贫血面容等体征。发病人群多为婴幼儿和少年。通过对中医证候、基因型及遗传背景的家族调查,首次提出地中海贫血的中医核心病机和对应的治则。

在广西对112例中间型地中海贫血患者进行了中医证候调查,地中海贫血患者的基本临床表现为面色淡白或萎黄、爪甲色淡、倦怠乏力、心悸、自汗、易于感冒、潮热盗汗、口咽干燥、舌质淡红、舌苔薄或白、脉

象细或数。地中海贫血患者的基本中医证型为精血亏虚、肝肾阴虚证。临床调查资料证明地中海贫血属典型的肾虚髓损疾病,基本证型为肾精亏虚或精血不足,与"肾精亏虚"具有高度相关性。

"先天禀赋不足,肾虚髓损,精血化生无源"是地中海贫血的中医核心病机,明确中医"肾藏精生髓、髓生血"理论是指导从肾论治地中海贫血的理论核心,其基本治法为补肾益髓法:以滋肾养肝、益精生血、健脾补气、消痞退黄为治疗原则。

再生障碍性贫血属"虚劳""血虚""血枯"或"血证"范畴。肾作为先天本元,是精、髓、血化生之源,是再生障碍性贫血发病的本脏所在,其病位在"骨髓"。基于"再生障碍性贫血"的基本病机在于肾虚不能藏精,精不能生髓,髓不能化血,强调"以肾为本,从肾论治"治疗再生障碍性贫血。在治疗再生障碍性贫血过程中,做到以补肾、填精、益髓为主,辅以健脾、疏肝、化瘀等,使五脏协调,气血生化。

益髓生血颗粒宗《黄帝内经》"精血不足者,补之以味"的原则,根据中医肾藏精生髓、髓生血和精血同源的理论在临床实践基础上研制而成。益髓生血颗粒以滋肾养阴、益髓生血、健脾补益为组方原则,其中山茱萸、何首乌为君,配伍熟地黄、补骨脂、黄芪、鳖甲等共奏补肾填精益髓之功,意在填补肾中真阴,使真阴得养、髓源充盈、血有生源。

2. 肾-髓系统异常在整体调节的表现 临床研究表明,地中海贫血患者由于先天禀赋不足(基因突变或缺失),珠蛋白(globin)生成障碍,存在 NEI 网络功能紊乱,抗氧化能力低下导致溶血贫血。"补肾益精法"可调控 NEI 网络功能紊乱、维持红细胞正常结构与生理形态、提高抗氧化能力、改善造血微环境,减少溶血发生,改善贫血症状。以药测证,补肾益精法治疗地中海贫血的有效性表明了肾精不足导致髓枯则血少。

自 1989 年至 2005 年,吴志奎采用益髓生血颗粒治疗 156 例 β-地中海贫血,结果显示患者临床症状的明显改善与血液指标的提高相一致,有效 145 例,无效 11 例,总有效率 92.90%。对 145 例有效病例进行停药后 3~6 个月随访,平均疗效维持时间为 2~4 个月。高发区临床验证为揭示"肾生髓、髓生血"理论的客观性提供了科学依据。

对广西南宁周边地区及百色地区 60 例 β-地中海贫血患者进行随机、单盲、安慰剂平行对照的临床研究结果表明,经益髓生血颗粒治疗 3 个月后患者血红蛋白、红细胞、网织红细胞(Ret)、人胎儿血红蛋白(HbF)自服药第 1 个月起至 3 个月疗程结束时均明显提高,而安慰剂组患者在服安慰剂 3 个月中血液指标无明显改善;益髓生血颗粒治疗组有效率 93.33%,安慰剂组有效率 10.00%,两组比较差异有统计学意义;临床证候量化评分结果表明,益髓生血颗粒治疗组临床症状均明显改善,而安慰剂组则无明显改善。

活化的 T 细胞和淋巴因子介导的造血干/祖细胞异常是再生障碍性贫血的重要发病机制。补肾益髓生血法可显著提高化学损伤致再生障碍性贫血大鼠骨髓造血,改善血细胞异常形态和骨髓病理变化,其效应具有剂量依赖关系;可促进再生障碍性贫血大鼠骨髓造血提高免疫力,可能是通过调节再生障碍性贫血大鼠 T-bet/IFN-γ 通路发挥免疫药理作用。补肾益髓可显著促进^{60}Co-γ损伤再生障碍性贫血大鼠骨髓造血、改善血细胞异常和骨髓病理损伤,调节 T 细胞亚群的异常;可减低造血负调控因子 TGF-β$_1$水平,提高 sFas、FasL 水平。可见"肾生髓、髓生血"内涵在整体动物实验层面体现在补肾益髓生血法可显著促进环磷酰胺诱导再生障碍性贫血(AA)大鼠骨髓造血。

3. 肾-髓系统异常在干细胞及微环境的表现 肾精充足,造血干细胞功能正常,则能生血。对基于"肾藏精,生髓化血"的组方益髓生血颗粒治疗前、治疗 3 个月后的 5 例有效病例分别行腰椎骨穿,获得 CD34$^+$细胞,发现与治疗前比,不同培养时间的 5 例患者治疗后骨髓造血干细胞增殖均显著提高,证明补肾益精法治疗地中海贫血可激活患者内源性造血干细胞,促进其增殖,也反映了地中海贫血患者存在内源性干细胞的沉默。

补肾益髓生血法能够降低化学损伤致 AA 大鼠骨髓中造血负调控因子 γ-干扰素(IFN-γ)、肿瘤坏死因子 α(TNF-α)、白细胞介素-2(IL-2)的表达,提高正调控因子 IL-4、IL-5、IL-10 的表达,利用 3.5Gy 照射辐射损伤诱发肾虚髓损模型实验平台,完成了补肾益精药(益髓生血颗粒)及其有效组分大黄素、补骨脂素等对红系(BFU-E)、髓系(CFU-E)、粒系-巨噬细胞系(CFU-GM)、混合系(CFU-Meg)造血祖细胞增殖分化及对 CD34$^+$细胞增殖影响的研究(图 2-7),研究结果提示补肾益精可显著促进肾虚小鼠骨髓造血干/祖细胞

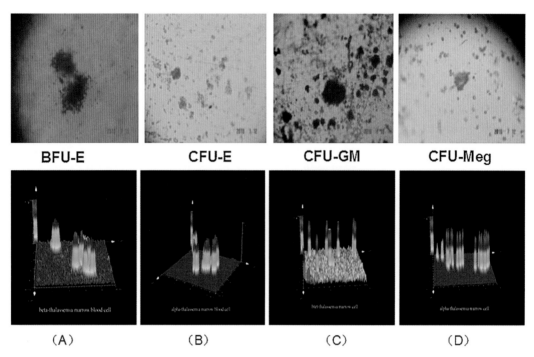

图2-7　补肾益髓生血法降低化学诱导地中海贫血大鼠损伤的机制

（A）治疗前β-地中海贫血骨髓幼稚红细胞 DNA 荧光强度三维图；（B）治疗前α-地中海贫血骨髓幼稚红细胞 DNA 荧光强度三维图；（C）治疗后β-地中海贫血骨髓幼稚红细胞 DNA 荧光强度三维图；（D）治疗后α-地中海贫血骨髓幼稚红细胞 DNA 荧光强度三维图

增殖分化。

补肾益髓法治疗地中海贫血,有使患者内源性"沉默"型干细胞变为"增殖活跃"型干细胞的作用。补肾药及其活性组分可显著促进人造血干细胞和促进辐射小鼠骨髓干/祖细胞增殖分化,为"肾精"是干细胞与微环境调和状态项目假说,提供了新依据。

"再生障碍性贫血"是一种骨髓衰竭综合征,其特点是骨髓增生低下和全血细胞减少。再生障碍性贫血造血干/祖细胞(HSPC)的体外集落培养,包括 BFU-E、CFU-E、CFU-GM 和 CFU-Meg 等均明显低于正常,骨髓单个核细胞(BMMNC)长期培养生存时间缩短。许多再生障碍性贫血患者用正常人造血干细胞成功地骨髓移植,显示出干细胞异常或缺陷是其发病的原因之一。骨髓移植是治疗干细胞缺陷引起的重型或极重型再生障碍性贫血最佳方法,也是唯一可以达到治愈目的的治疗手段。

实验研究证明,具有补肾阴、肾阳作用的中药皆有益于造血干细胞发挥作用,能促进小鼠造血祖细胞集落形成单位(CFU-F)增殖。

田晨等研究提示补肾益髓生血法能够增加造血祖细胞 CFU-GM 数目,提高粒系细胞 PU.1 mRNA 的表达;能够提高红系造血祖细胞增殖分化的能力及调控红系分化 JAK2/STAT5 信号转导通路,增加红系细胞 JAK2、STAT5、GATA-1 蛋白和 mRNA 的表达。可见补肾益髓生血法可促进再生障碍性贫血大鼠骨髓造血祖细胞 CFU-GM、CFU-E、BFU-E 增殖。AA 患者骨髓微环境有改变,病变缓解后微环境也发生相应的改变。

骨髓间充质干细胞作为骨髓基质细胞的起源细胞,具有多向分化潜能及免疫调节功能,间充质干细胞(MSC)可针对 AA 中 T 细胞免疫异常发挥调节作用。正常骨髓 MSC 对淋巴细胞的增殖具有非种属特异性抑制作用,而且这种抑制作用随 MSC 浓度的增加而增加。Groh 等报道 MSC 能抑制同种异体效应 T 细胞的增殖,同时伴有 T 淋巴细胞表面的活化分子 CD25、CD38、CD69 的表达下调。王海燕等研究发现,在培养初期,再生障碍性贫血组 MSC 与正常对照组 MSC 增殖能力相似,但在连续传 8 代后,其增殖能力降低,并且再生障碍性贫血组 MSC 体外诱导成脂滴早,诱导分化的脂肪细胞 leptin 基因表达早,而诱导的成骨细胞 osteocalcin 基因表达晚,推测再生障碍性贫血患者的 MSC 成脂分化能力增强而成骨分化能力降低可能在再生障碍性贫血的病程中起一定的作用。

王金环等观察补髓生血颗粒对慢性再生障碍性贫血患者 CD11b 表达水平的影响,补肾中药组骨髓单个核细胞 CD11b 水平明显高于对照组,提示补髓生血颗粒能通过提高黏附分子 CD11b 水平来改善骨髓造血功能。近年来,MSC 联合 HSC 移植治疗再生障碍性贫血成为热点。MSC 就治疗再生障碍性贫血而言至少可在两方面发挥作用,促进造血和抑制活化的 T 淋巴细胞增殖。基于 MSC 具有抑制淋巴细胞的增殖作用,且具有浓度依赖性,抑制作用随 MSC 浓度的增加而增加。

4. 肾-髓系统异常在细胞分子水平的表现　补肾益髓治疗地中海贫血,可促进患者 α-珠蛋白和 β-珠蛋白基因 mRNA 的表达,使 α-珠蛋白和 β-珠蛋白链的合成趋向平衡,促进正常血红蛋白生成,改善患者的贫血症状。补肾法治疗地中海贫血可显著提高 β-地中海贫血患者外周血和骨髓有核细胞的 α-血红蛋白稳定蛋白(AHSP)及其红系转录因子 GATA-1 mRNA 表达量,结合多余的 α-珠蛋白链,减少溶血的发生,促进有效红细胞的生成。

益髓生血颗粒治疗 β-地中海贫血,通过提高患者骨髓干细胞因子(SCF)、粒细胞巨噬细胞集落刺激因子(GM-CSF)mRNA 表达,来影响患者体内造血调节系统干细胞因子-粒细胞巨噬细胞集落刺激因子-红细胞生成素(SCF-GM-CSF-EPO)轴的生理功能,促进有效的红细胞分化成熟。

吴志奎等采用基因芯片技术对 5 例有效病例的 β 地中海贫血患者进行全基因组 DNA 甲基化分析,获得了补肾治疗前后差异表达的功能基因,获得了补肾治疗地中海贫血的可能作用靶点和作用通路。

补肾治疗地中海贫血可影响基因开关,调控珠蛋白表达,影响基因网络和甲基化修饰,在分子层面为进一步揭示"肾精化血"的分子机制提供了科学依据。

创建研究药物对珠蛋白基因表达和开关影响的实验体系,在人 K562 细胞系中研究了益髓生血颗粒及拆方和有效组分调节造血以及活化珠蛋白表达的功能,检测了"补肾益精"中药 6 种主要成分中,发现淫羊藿苷、大黄素、补骨脂素等对 K562 细胞中人 γ-珠蛋白、ε-珠蛋白、α-珠蛋白、β-珠蛋白和 δ-珠蛋白的表达变化均有不同程度调节作用,发现其中大黄素能够显著诱导 K562 细胞向红系分化、同时促进其中珠蛋白的表达;未见马钱苷、二苯乙烯苷、齐墩果酸具有诱导 K562 细胞向红系分化作用。

以 20% 浓度益髓生血颗粒大鼠含药血清处理 K562 细胞 48 小时后,检测联苯胺及珠蛋白表达情况,发现空白大鼠血清即可诱导 K562 细胞红系分化,但含药物的血清诱导能力更强,且随着药物浓度增高而增强,说明药物处理的大鼠血清具有诱导 K562 细胞向红系分化的能力,尤其是高药物浓度的血清非常显著地促进了 γ-珠蛋白及 α-珠蛋白的表达。以上研究深化了"肾精化血"的细胞分子机制,阐释了"补肾益精"治疗地中海贫血的机制,丰富了中医"肾藏精生髓,髓生血"理论内涵。

T 淋巴细胞亚群异常及其分泌的淋巴因子介导的造血干细胞异常是再生障碍性贫血的重要发病机制。再生障碍性贫血患者外周血 CD8$^+$T 细胞所占比例增高、CD4$^+$T 细胞所占比例降低,CD4$^+$(CD3$^+$CD4$^+$)/CD8$^+$(CD3$^+$CD8$^+$)比值明显倒置,Th1/Th2 的比例显著升高。负调控因子对再生障碍性贫血的发病起着重要的作用,异常激活的 T 淋巴细胞分泌的负调控因子主要有 IFN-γ、TNF-α、IL-2、TGF-β$_1$ 等。再生障碍性贫血患者 BMMNC 培养上清中 IFN-γ 和 TNF-α 水平升高,外周血 TGF-β$_1$ 水平明显降低。IFN-γ、TNF-α、TGF-β$_1$ 对骨髓增殖有较强的抑制作用,能减慢造血干细胞增殖速度,可通过 Fas/FasL 诱导造血细胞凋亡。

张新雪等观察补肾益髓生血中药对^{60}Co-γ联合环磷酰胺(CTX)诱导的再生障碍性贫血大鼠造血及免疫功能的影响,结果提示补肾益髓生血中药能明显改善外周血象、骨髓有核细胞数量及 T 淋巴细胞亚群 CD3$^+$、CD4$^+$、CD8$^+$、CD4$^+$/CD8$^+$ 的异常,进而促进骨髓造血。

张丰丰等研究发现补肾益髓生血中药降低脾组织 IFN-γ、T-bet 蛋白表达,增加 GATA-3 蛋白表达,降低骨髓 IFN-γ、T-bet 蛋白和 mRNA 的表达,增加 GATA-3 蛋白和 mRNA 的表达。补肾益髓含药血清可显著促进 AA 大鼠骨髓造血干祖细胞增殖、调控红系分化转录因子及相关信号通路 JAK2/STAT5 表达,进而促进红系造血。

通过益髓生血法、温肾生血法和滋肾生血法的对比研究,发现其对 AA 大鼠骨髓造血及免疫功能,造血十/祖细胞定向粒单系、红系分化的分子机制等方面的存在影响,阐明了补肾益髓生血法治疗 AA 的作用机制与特点。

补肾益髓生血法对 AA 大鼠造血功能的促进作用表现不同,滋肾生血法明显优于益髓生血法和温肾生血法。"益髓生血方"重用滋补肾阴、益髓生血之品,偏重于补肾中真阴,并不忘加味生发阳气之品,使"阴得阳升而泉源不竭",滋肾"益髓生血方"在此基础上又加入滋补肝肾之阴的女贞子,加强了滋阴、壮髓、生血的作用,能有效缓解阴虚发热出血的症状,从而在治疗肾阴虚型 AA 时表现出更好的疗效。滋肾生血方作用优于益髓生血组和温肾生血组,可能是实验的动物模型更接近于临床上肾阴虚型 AA,与女贞子加强了补肾滋阴作用有关,验证了肾-髓系统在 AA 中的作用,为中医"肾藏精、生髓化血"提供了有力的实验依据。

"肾生髓"是"肾藏精"藏象理论的重要功能体现,研究团队研究了补肾治疗障碍性贫血的中医理论基础、临床治疗机制等。从地中海贫血证候分布规律及遗传背景调查,证明了地中海贫血是先天禀赋不足、肾虚髓损、精血化生无源,属典型肾精异常疾病之一,与"肾精亏虚"具有高度相关性。

补肾益髓治疗地中海贫血可调控 NEI 网络功能紊乱、维持红细胞正常结构与生理形态、提高抗氧化能力、改善造血微环境、减少溶血发生,可激活患者内源性"沉默"干细胞,有效病例患者治疗后骨髓造血干细胞增殖活力显著提高;补肾中药活性组分二苯乙烯苷可显著促进人骨髓造血干细胞增殖,"补肾"药及其活性组分可显著促进辐射小鼠骨髓造血干/祖细胞增殖;可影响基因开关,调控珠蛋白表达,影响基因网络和 DNA 甲基化修饰,补肾益髓中药及有效组分可促进 γ-珠蛋白表达等,在分子层面发挥疗效作用;整体研究使中药治疗地中海贫血水平达到新的高度,揭示了从肾论治地中海贫血疗效产生的内在规律。体外细胞研究发现,补肾药活性组分大黄素可诱导 K562 细胞向红系分化,其可能机制是促进红系分化正向调控因子高表达,促进红系分化负向调控因子低表达。

研究证明了补肾益髓生血法(益髓生血法、温肾生血、滋肾生血)均可促进 AA 骨髓造血。可促进大鼠造血干/祖细胞定向粒单系、红系分化,调控相关信号通路 JAK2/STAT5 表达,丰富了"肾生髓、髓生血"理论内涵。并提出了"肾髓"理论在"肾精化血"上的现代生物学基础阐释:"补肾益精法"可通过调控干细胞及微环境,激活内源性造血干细胞,促进干/祖细胞增殖分化,调控功能基因表达,诱导红系分化等,进而发挥促进骨髓造血作用。

四、展望

综上所述,本团队既从临床试验研究了地中海贫血证候分型、遗传学规律、补肾药物干预后相关症状、细胞、分子、基因的改变,又在动物及细胞实验中分别从造血干细胞增殖分化及定向红系分化机制、免疫功能的调节、骨髓微环境的改善等方面证明了补肾药对再生障碍性贫血大鼠造血功能的改善。尤其是大鼠造血干/祖细胞及 K562 细胞两种细胞定向红系分化机制的研究,深化了"肾精化血"的细胞分子机制,为阐释"补肾益精"治疗贫血,促进骨髓有效造血提供了科学依据,丰富了"肾藏精生髓,髓生血"理论。

系列研究探讨了"补肾益髓"治疗地中海贫血疗效生物学机制,证明了"肾精"是生长发育、血液化生的重要物质基础,血细胞分化受到干细胞及其微环境的调控,进一步阐述了"肾藏精,生髓化血"的现代生物学基础,证明了肾-髓系统异常可表现为整体调节的异常、造血干细胞增殖分化及骨髓微环境异常、转录因子及相关蛋白基因的异常。

第五节 中医"肾主生殖"与"肾-生殖系统"

肾是人体内重要脏腑之一,素有"先天之本""五脏阴阳之本""封藏之本"之称。由于肾藏先天之精,主生殖,为人体生命之本,故称肾为"先天之本";肾精化肾气,肾气分阴阳,肾阴与肾阳能资助促进协调全身脏腑之阴阳,故肾又称"五脏阴阳之本";"肾藏精,主蛰",又称"封藏之本"。

肾的主要生理功能为肾主藏精、主水、主纳气。"肾主生殖"是中医藏象学说对人体生殖生理的认识:肾精充足、肾气旺盛,生殖功能正常;反之,肾精不足、肾气亏虚,生殖功能异常。

生殖系统及与生殖系统有关的组织器官的功能,均同属于肾所主。"肾主生殖"理论是《黄帝内经》对女性生殖生理的高度概括,是以肾主导生殖器官及生殖功能两个方面作为主要基础的。近年来,肾主生殖理论被广泛应用于妇科临床实践中,并取得了理想效果。关于肾主生殖机理的研究也成为热点。

一、中医"肾-生殖系统"的理论概述

(一)"肾主生殖"理论体系的提出和发展

"生殖"一词,在古汉语中已存在。《左传·昭公二十五年》载:"为温慈惠和,以效天之生殖长育。"殖者,生也,蕃也。《左传·昭公元年》曰:"内宫不及同姓,其生不殖。"《晋语》指出:"同姓不婚,恶不殖也。"可见,生殖的概念,在春秋战国时代已经形成,并已提出近亲结婚可能妨碍生育或影响生殖健康的问题。《黄帝内经》首先论及人体生长、发育以及生殖功能与肾的盛衰有直接关系。

《素问·上古天真论》说:女子"二七而天癸至,任脉通,太冲脉盛,月事以时下,故有子",男子"二八而肾气盛,天癸至,精气溢泻,阴阳和,故能有子"。对于男性和女性而言,都是在肾气充盛的前提下,身体开始发育,出现"齿更发长"的现象,而后有"天癸"至,在女子则通过任脉和冲脉把血气输送到女子胞,于是月经开始定期来潮,并具备孕育能力;在男子则开始有"精气溢泻",也开始具有生殖功能。该篇明确提出肾气对男女生殖能力的主导作用。在该篇中还指出:"有其年已老而有子者,何也?岐伯曰:此其天寿过度,气脉常通,而肾气有余也。此虽有子,男不过尽八八,女不过尽七七,而天地之精气皆竭矣。"进一步提出男女生殖功能的衰竭也是以肾气的衰竭为前提。肾对于生殖的重要作用是基于肾藏精的功能,肾所藏之精成于先天,享受于父母。

《灵枢·本神》说:"生之来,谓之精。"《灵枢·经脉》曰:"人始生,先成精。"《灵枢·决气》云:"两神相搏,合而成形,常先身生,是谓精。"因此,肾精又被称为元阴、元精,是生命的根本。

《素问·金匮真言论》云:"夫精者,生之本也。"一个生命的起源,就是父母生殖之精的结合。《易经·系辞》指出:"男女媾精,万物化生。"《灵枢·本神》曰:"两精相搏谓之神。"可见,精是生命的原始物质。在生命发生之际,精即形成;在生命诞生后,精藏于肾,并继续成为生殖活动的基本物质,从而代代相传,生生不息。肾所藏的生殖之精与现代所认识的遗传物质颇为相似。

(二)"肾与生殖"经脉连属

关于肾与生殖器官之间经脉循行的关系早在《黄帝内经》中就有明确的记载,《灵枢·经筋》说:"足少阴之筋,起于小指之下,并足太阴之筋,邪走内踝之下,结于踵,与太阳之筋合而上结于内辅之下,并太阴之筋而上循阴股,结于阴器,循脊内挟膂,上至项,结于枕骨,与足太阳之筋合。"说明男女阴器通过足少阴经筋而隶属于肾。从经脉循行角度来讲,足少阴肾经主要通过足太阴脾经以及足太阳膀胱经,从而与生殖器官发生联系;同时肾居下焦,奇经八脉皆起于下焦,与肾密切相关。

《黄帝内经》中有许多关于足太阴脾经影响男性生殖器官的记述。如《灵枢·经筋》记载:"足太阴之筋……其直者,上结于膝内辅骨…聚于阴器。"可见,脾所运化的水谷精微物质,经足太阴经输送至阴器,所以一旦足太阴脾经出现异常,就会导致男子生殖器官的异常,进而引发男性生殖系统疾病。如临床常见的精浊、淋证等病,多由脾胃运化失常,导致水湿内停,循经下注引起阴器的病变;或脾虚失摄,运化乏力,精源不充,不能供养,出现阳痿、早泄等疾病。同时,足太阳膀胱经络肾属膀胱,一旦足太阳膀胱经功能失调,可导致排尿功能异常。由此可见,男性生殖器官通过经脉循行而隶属于肾。

奇经八脉与肾同居下焦,所以奇经八脉与肾有着十分密切的关系。奇经八脉对生殖器官有着十分重要的作用。冲脉为诸经气血之要冲,起于男子精室。

冲脉与人体生殖功能有密切关系,男子生殖之精的产生、天癸的输送和性生殖器官所需的充足气血供应均依赖于冲脉功能。生殖器官得冲脉输送充足之阳明经气血充养,才能发挥正常的生理功能,否则会导致性生殖功能减退。

任脉同样起于男性精室、循行于胸腹部正中,为"阴脉之海",与生殖功能关系十分密切。任脉充盛则气血旺盛,精化有源,生殖之精才能不断充盈,从而保证男性的生殖功能。

督脉与冲脉、任脉皆起于男子精室,故有"一源三歧"的说法。督脉为"阳脉之海",男子生殖之精不仅需要有冲任的充养,还需要得到督脉阳气的温煦,才能源源不断地产生并正常滋泻。《奇经八脉考》云:

"冲任督三脉同起而异行,一源而三歧,皆络带脉。"男子通过带脉约束冲、任、督三经,协调三经对性生殖器官的作用,束养宗筋和固约精关,使阴器张弛有度,精关开阖有节。带脉病则阴器失去束养,精关失去固约,则会出现阳痿、遗精、早泄和阴器松坠等病症。

（三）肾与生殖功能

肾与奇经八脉有着密切的联系。赵献可在《医贯》中云:"八脉俱属肾经。"而其中冲、任、督三脉均起于男子精室,同出会阴;而张介宾认为"男精女血,皆聚于此"。《素问·厥论》云:"前阴者,宗筋之所聚,太阴、阳明之所合也。"正因为有少阴经的循行及其他经脉的辅助作用,对男女的生殖功能具有重要的作用,尤其是男性,对阴茎的勃起及精液的分泌与排泄关系密切。

对男性而言,肾气至而阴茎坚是阴茎勃起的重要阶段。这一阶段意味着在房事进行前的机体和心理活动准备的基本完成,而且也意味着"溢精"过程正处于"蓄势待发"的等待过程中。依照《黄帝内经》对肾脏功能的全部总结和认识,就生殖而言,指出其有"藏精起亟、作强出伎巧,主骨和二阴、而为胃之关"等多种调控能力。这些调控能力是在以"脑-肾-阴茎"为轴系的上下传导中综合实现。

作为肾主要物质的精气(先天之精)则必然是使得阴茎"怒大而坚"的基础。因此,肾气坚的本质实际是"先天之精气"坚。也正是由于先天精气的参与,才有可能刺激"泄精"系统,在实现整个生殖的过程中发挥作用。离开了先天之精的作用,显然就会使得阴茎勃起的目的缺乏导向和意义,这也说明阴茎勃起只能是为实现生殖目的而启动。

女性生殖器官包括胞宫、子门、阴户、阴道等。在五脏之中,肾与生殖器官的关系最为密切,一方面通过经脉经筋而统属生殖器官,另一方面又通过开窍前阴而主导生殖器官。王冰《黄帝内经注解》曰:"然任脉、冲脉、督脉者,一源而三歧…起于胞宫中也。"明代李时珍《奇经八脉考》说:"督乃阳脉之海,其脉起于肾下胞中。"说明胞宫通过督脉而隶属于肾。《灵枢·五音五味》曰:"冲脉、任脉皆起于胞中。"《奇经八脉考》曰:"任为阴脉之海……会足少阴、冲脉于阴交。"表明胞宫通过任脉而隶属于肾。《灵枢·五音五味》曰:"冲脉……起于胞中。"《灵枢·动输》曰:"冲脉者……循胫骨内廉,并少阴之经。"胞宫通过冲脉而隶属于肾。《素问·金匮真言论》曰:"北方黑色,入通于肾,开窍于二阴,藏精于肾。"《素问·骨空论》曰:"督脉者,起于少腹以下骨中央,女子入系廷孔(唐代王冰注:"前阴穴也。")……其络循阴器……贯脊属肾。"《诸病源候论》曰:"肾荣于阴器。"可见,女子阴器不仅统属于肾,而且赖肾所主。

二、中医"肾-生殖系统"的生理规律

（一）女性生殖功能与规律

女性的生殖功能包括经孕产乳,以气血为基础。《病机沙篆》曰:"血之源头在肾。"《冯氏锦囊秘录》曰:"气之根,肾中之真阳也;血之根,肾中之真阴也。"阐明了肾中有阴阳二气,为气血之根。

1. 月经生理规律　月经是指有规律的周期性子宫出血,月月如期,经常不变,故有"月信""月事""月水"之称,以示月经有"月节律"的周期性。《医宗金鉴·妇科心法要诀》称:"月经三旬时一下。"月经以这种周期节律,古人多以"天人相应"观来认识。如《灵枢·岁露论》云:"人与天地相参也,与日月相应也。"《景岳全书·妇人规》又进一步指出:"女体属阴,其气应月,月以三旬而一盈,经以三旬而一至,月月如期,经常不变。"

月经的产生是以脏腑功能正常、气血调和、经络通畅(主要是冲任督带)为生理基础的;肾气盛,天癸成熟必至,任通冲盛,为重要机理;胞宫阴血蓄而满,满而溢,应时而下为表征。因此,了解月经产生的机理必须从肾气、天癸、冲任、胞宫以及气血的关系这几方面来看。

肾为先天之本,既藏有先天之精,又有后天水谷之精来充实,而精可化气,即为肾气,因主要由先天之精所化,故肾气也为先天之气,为脏腑之气中最重要者。而肾气又可分为肾阴、肾阳。肾阴能濡润脏腑形体官窍,使气凝聚有形成为精血津液,即所谓"无形化有形",从而使月经生化有源。而肾阳为一身阳气之根本,可以推动精血津液的运行,其余脏腑功能受到温煦才能正常运行,才能保证月经月月如期而至。同时,肾精肾气的充足则保证了天癸的正常出现。

月经正常来潮的另一必要条件即为冲任,冲盛任通则"月事以时下"。从二脉的循行部位来看,在下

腹的循行路线正是女性生殖器官所在部位。当"任脉通"使天癸达于任脉,则任脉在天癸的作用下,所司精、血、津、液的旺盛、充沛,才能促使胞宫行经的生理功能。而冲脉为十二经之"血海",广聚所有脏腑之血,二者在肾气、天癸的作用下,各司其职,调节着月经的正常运行。

"胞宫"一词首载于宋代朱肱《类证活人书》:"黄龙汤,治妊娠瘟疾,寒热头痛,嘿嘿不欲饮食,胁下痛,呕逆痰气,及产后伤风,热入胞宫,寒热如疟。"胞宫是女性特有的内生殖器官的概称,其功能涵盖内生殖器官的功能,除与脏腑、十二经脉互相联系外,与冲任督带的关系更为密切。胞宫受肾、天癸主宰,汇通冲任督带,以"出纳精气"通脑髓、联五脏、主司子宫,使子宫具有行经和种子育胎的正常功能。此外,胞脉、胞络是附于胞宫并联属心肾的脉络。在肾气、天癸的调节下,冲任二脉集聚了各脏腑精血,汇于子宫中,子宫由盛而满,由满而溢,月经来潮。

月经来潮是有规律性周期性的,以28天为一个周期来看,通常是分为行经期(1～4天)、经后期(5～13天)、经间期(14～15天)、经前期(15～28天),周而复始,随着肾阴阳的此消彼长,不断变化。其中经间期为也称为"氤氲期",是一个月经周期中适合孕育的时期。经间期因经过经后期的蓄养,阴精充沛,冲任气血充盛,重阴必阳,在肾中阳气的鼓动下,阴阳转化,阴精化生阳气,出现氤氲之候,此为乐育之时,又有"的候"之称,可以排出卵子,即西医所说的排卵期。

在现代研究中,"的候期"是可以通过激素水平及超声检测发现确定的。Dev等报道在卵泡直径达10～12mm时,就可观察到卵泡内壁上有点状血流,并且随着卵泡的增大出现血流参数指标的变化。程遵华等在此基础上利用阴道彩色多普勒超声对生育期妇女进行血流动力学动态检测,比较前后相关指标变化,能有助于区别卵泡处于未成熟还是过度成熟状态,更能精确地判断"的候"孕育之期。

此时若男女皆肾气充盛,天癸成熟,合和受孕,则能成胎孕,即到妊娠期。妊娠期会出现月经停闭、妊娠滑脉、早孕反应等,全程约40周。当成熟的胎儿和胎衣从母体全部娩出,即为分娩,此过程结束后,产妇逐渐恢复到孕前状态,约6～8周,称为"产褥期"。"产褥期"具有"多虚多瘀"的生理特点,在临床上常使用生化汤加减的中药复方,可明显改善"虚瘀"状态,提高产褥期生理的复旧功能。

而关于月经呈现的这种周期节律性的论述,学术观点较多,目前看来已从古之单纯的"天人相应"观,向"内因"方向研究发展。有学者从阴阳消长、气血盈亏变化而引起月经期、经后期、经间期、经前期的生理转化而出现周期节律思考,但更多的研究是从肾-天癸-冲任-子宫生殖轴的调节作用出发。

2. 带下生理　女性生理的另一个方面即带下生理。带下是健康女性从阴道排出的一种阴液,无色透明如蛋清样,或黏而不稠如糊状,其量适中,无腥臭气,称生理性带下,俗称白带。如《沈氏女科辑要》引王孟英说:"带下,女子生而即有,津津常润,本非病也。"其性黏稠净洁乃属为液,与液的生化同源。在妇女一生中,生理性带下呈现出青春期前量少,青春期增多,至绝经前后带下量再次减少的一个变化趋势,当然在比较特殊的生理状态下,如经间期、妊娠等,带下量均会增多。但整个变化趋势是和肾气的衰减及天癸的至竭相一致的。由此可见,带下的产生与肾、天癸相关,且因带下属阴液,与主运化、行津液的脾脏的关系也是密不可分,同时要受到任督带脉及胞宫的影响。带下的作用以润泽为主,主要滋润胞宫、阴道、外阴,并可提示的候期,主要反映了整个阴液的充盛情况。

3. 命火学说与生殖　命火即命门之火。长期以来,命门学说是中医学理论中争论最多的问题之一,自《难经·三十六难》提出"肾两者,非皆肾也,其左者为肾,右者为命门。命门者,诸精神之所舍,原气之所系也;故男子以藏精,女子以系胞",后世医家对此逐渐重视,对命门提出了不同观点,从形态上有有形与无形之分,从部位上言有右肾、两肾及两肾之间的区别。

以上不同见解均是对命门形态及部位的不同见解,但对命门的生理功能与肾息息相通的认识上是基本一致的。至明代命门学说的兴起更是对命门、命火等有了更具体的描述。如医家赵献可《医贯》说:"人身别有一主,非心也。命门为真君真主,乃一身之太极,无形可见,两肾之中,是其安宅也。"并提出命门火是"先天无形之火",与后天有形之火不同,它是阳火,能生物,内含生机,不畏水。所谓先天之火是"水中火","不焚草木,得雨益炽","水养火",命门火是生命的根本。张介宾也认为:"命门有火候,即元阳之谓也,即生物之火也。"均指此意。这些学说为"重肾"理论奠定了基础。因此,可以认为肾阳即命门之火。

有关肾与生殖生理相关的中医文献研究,代表性论述有:"肾藏精"(《灵枢·本神》);"肾者主蛰,封藏为本,精之处也"(《素问·六节藏象论》);"女子七岁,肾气盛,齿更发长;二七而天癸至,任脉通,太冲脉盛,月事以时下,故有子……七七,任脉虚,太冲脉衰少,天癸竭,地道不通,故形坏而无子也"(《素问·上古天真论》);"故经言太冲脉盛,则月事以时下,此可见冲脉为月经之本也"(《景岳全书·妇人规》);"命门者,谓精神之所舍,男子以藏精,女子以系胞"(《难经·三十九难》);"胞络者,系于肾"(《素问·奇病论》);"两精相搏,合而成形,常先身生,是谓精"(《灵枢·决气》);"子宫者,肾脏藏精之府也"(《类经附翼·求正录·三焦包络命门辨》);"女子之胞,子宫是也,亦以出纳精气而成胎孕者为奇"(《类经·藏象论》);"任冲二脉气血俱少,精气尽,子门闭,子宫坏,故无子"(《黄帝内经太素·摄生》)。

(二) 男性生殖功能规律

对男性而言,以肾为先天。肾的主要功能之一是藏精、主生长发育与生殖。肾所藏的精主要为先天之精,同时也是生殖、发育的根本。

肾主命门是促进生殖及发育的能源,而肾司前阴主要与外生殖器的勃起与排精息息相关。因此,肾中精气的盛衰,决定着生命的生、长、壮、老、已等过程。中医肾系统对生殖的理论支持主要与生殖器官和生殖功能关系密切,主要应从以下方面进行理解:

1. 少阴经筋　《灵枢·经筋》说:"足少阴之筋……并太阴之筋而上循阴股,结于阴器。"说明男女阴器通过足少阴经筋而隶属于肾。奇经八脉:肾居下焦,奇经八脉皆起于下焦,与肾密切相关。故赵献可在其《医贯》中云:"八脉俱属肾经。"而其中冲、任、督三脉均起于胞宫(在男子则为精室),同出会阴,而张介宾认为"男精女血,皆聚于此"。《素问·厥论》云:"前阴者,宗筋之所聚,太阴、阳明之所合也。"正因为有少阴经的循行及辅助作用,对男女的生殖功能具有重要作用,尤其是男性,对阴茎勃起及精液的分泌与排泄关系密切。

2. 肾司外阴　肾开窍于前阴,其气通于外肾(睾丸)。外肾赖内肾之养而成体,内肾赖外肾之体而为用。巢元方《诸病源候论》说肾"荣于阴器",说明男女阴器均赖肾所主。而外阴对男女生殖具有直接的作用,决定着男性外阴的能不能勃起,能不能进行正常的性生活,能不能正常的泌精及布施。肾主作强,是男女性器正常兴奋的基础,故肾有主性事活动之功。性事功能正常,而后阴阳和,精气溢泻,才能有子。可见,正常的性事活动是男女生殖的重要条件。

3. 肾主命门　人体元气及元精有肾所主,且都藏于肾。《难经》云:"肾两者,非皆肾也。其左者为肾,右者为命门。命门者,诸神精之所舍,原气之所系也;男子以藏精,女子以系胞,其气与肾通。"因为肾有肾阴、肾阳,在人体具有与其他脏腑不同的特殊生理作用,即主要对人体各脏腑组织器官具有滋润、濡养的作用,另一方面对各脏腑器官具有推动、温煦的作用,而两者的阴阳平衡维持着正常男女的生殖能力。

4. 肾主生殖之精　肾藏精,是指肾对精具有贮存、封藏、闭藏的功能,调控精在人体中的作用,主持先天胚胎形成和后天生长、发育、生殖,并防止精的无故妄泻和消耗。其来源于先天,充养于后天,受五脏六腑之精而藏之。《灵枢·经脉》说:"人始生,先成精。"《素问·金匮真言论》也云:"夫精者,身之本也。"说明精是构成人体和维持生命活动的基本物质。肾藏生殖之精,胚胎是由先天父母之精(生殖之精)结合孕育而成。《素问》云:"肾者,主蛰,封藏之本,精之处也。"充分说明了肾精对人体生殖功能的重要性。而由于男性的生理特点,在《灵枢》中也阐述了男性精液排泄的生理功能及途径,即"茎垂者,身中之机,阴精之候,津液之道也"。从上可见,肾是人体生长发育之根本,也是人类生殖繁衍的命脉之所在。

三、中医"肾-生殖系统"的病理表现

(一)"肾-天癸-冲任-胞宫"生殖轴异常

"肾-天癸-冲任-胞宫"生殖轴是中医妇科有关女性生殖生理的核心理论。它以肾气为主导,在月经、妊娠、带下、分娩生理的全过程中均发挥着重要作用。在妇科疾病中,尤其是涉及与月经、妊娠有关的重症如崩漏、闭经、早发绝经、不孕等,常通过调控肾-天癸-冲任-胞宫轴,取得较好的治疗效果。

人工周期疗法是调控"肾-天癸-冲任-胞宫"生殖轴功能在临床的具体运用。多遵循"滋肾养血—活血

化瘀—补肾—活血化瘀"的序贯立法原则。用药思路在于月经后(卵泡期)血海空虚,为在肾气作用下逐渐蓄积精血之期,治法上采用益肾养阴,以增长雌激素为主,促进卵泡发育;经间期(排卵期)为重阴转化期,阴精盛,重阴转阳,冲任气血活动显著,以调理气血、益肾活血为主,促进排卵功能;经前期(黄体期)阴充阳长,以维持肾阴阳相对平衡状态,用药宜阴中求阳,促进孕激素分泌,增强黄体功能,从而达到改善卵巢的储备力,减轻卵巢功能衰退。

中医注重于全身功能的调节,通过补肝肾、益精血、调冲任而达到促排卵效应,其整个过程属自然周期,排卵与子宫内膜的发育同步,着床日子宫内膜容受性达最高水平。虽然不能显著提高周期排卵率,但在提高妊娠率上明显优于西药,与体外受精-胚胎移植(IVF-ET)协同,能明显提高 IVF-ET 的着床率及临床妊娠率。

张明敏等对 23 位经过多次 IVF-ET 治疗未成功的患者,用中药补肾益气活血汤治疗 2 个月经周期后,顺利地接受了 IVF-ET 治疗,发现补肾益气活血汤可以明显改善子宫供血情况(子宫动脉搏动指数和子宫动脉阻力指数均有明显改善),并促使子宫内膜明显增厚。认为对子宫内膜微环境的改善直接增强了子宫内膜的受容性,达到改良"土壤"、提高着床率及临床妊娠率的目的。

(二) 女性生殖功能障碍

1. 不孕症　近年来研究证明,输卵管炎性不孕与全身的免疫状态密切相关。中西医对该病病因病机的认识均提示其发生与免疫低下或紊乱有一定联系,在各项关于输卵管炎性不孕患者的临床和实验研究中,对患者免疫指标检测的结果分析与这一认识相符合。

张燕等通过对 46 例不孕妇女的免疫功能及凋亡淋巴细胞检测发现,该组患者的整体免疫功能明显降低或存在不平衡状态,主要表现为 $CD4^+$、$CD4^+/CD8^+$、IgG、降低,$CD8^+$、淋巴细胞凋亡率(PCD)明显升高。

程玲通过观测 34 例输卵管炎性不孕患者的血清中免疫指标发现,输卵管炎性不孕患者在体液免疫及细胞免疫均存在异常表现,这类患者血清中表现为 IgG、IgM 升高,C3、C4 降低,$CD3^+$、$CD4^+$、$CD4^+/CD8^+$ 显著低于正常健康人,$CD8^+$ 显著高于正常健康人。

在对该病的治疗上众多医家学者多以补肾为主,调肝、祛痰、活血、养血等辨证论治。

谭新开等将卵泡发育不良性不孕患者分为治疗组 86 例及对照组 39 例。治疗组采用自拟促卵泡方(太子参 20g,菟丝子 15g,巴戟天 15g,炙黄芪 20g,补骨脂 15g,鹿角霜 15g,淫羊藿 15g,肉苁蓉 15g,覆盆子 15g,河车粉 8g,怀山药 15g,杜仲 15g,枸杞 20g,枣皮 12g),每天 1 剂,分 2 次水煎。早晚空腹各服 1 次,在月经干净后第 2~3 天开始服药,连服 15 天为 1 个疗程,连药治疗 3 个疗程。对照组于月经来潮第 5 天口服氯米芬(克罗米芬)50~100mg,每日 1 次,连服 5 天;月经周期第 10 天肌内注射绒毛膜促性腺素,每次 1000~5000U,每天 1 次,5 天为 1 个疗程,连续服药、注射 3 个疗程。结果显示,治疗组总有效率(96.5%)高于对照组(89.7%)(P<0.05)。

刘涓将 90 例中医辨证为肾虚型的排卵障碍性不孕症患者,随机分为 2 组,治疗组 50 例服用中药补肾活血助孕汤(菟丝子 15g,赤白芍各 12g,女贞子 12g,枸杞子 12g,桃仁 10g,泽兰 10g,鸡血藤 10g,刘寄奴 10g,覆盆子 15g,茺蔚子 15g,怀牛膝 10g,柴胡 9g),对照组 40 例服用克罗米芬。分别治疗 3 个周期,结果显示,治疗组痊愈率 24.0%,显效率 56.0%,有效率 16.0%,总有效率 96.0%;克罗米芬对照组痊愈率 15.0%,显效率 42.5%,有效率 25.0%,总有效率 82.5%。两组比较,有显著差异(P<0.01)。两组治疗前后卵泡直径比较均有极显著差异(P<0.01),两组间治疗后无显著差异(P>0.05)。治疗组治疗后子宫内膜厚度显著高于治疗前(P<0.01),与对照组比较有显著差异(P<0.05)。研究认为补肾活血助孕汤促卵泡发育效果显著,通过促进卵泡生长发育及增强子宫内膜的生长和增厚,以及良好的调经作用,达到助孕目的。

林金妹总结吴熙老师运用祛痰补肾法治疗无排卵性不孕症患者 132 例,补肾组 65 例(补肾方组成:紫石英、淫羊藿、川椒、巴戟天、枸杞子、续断、熟地黄、肉苁蓉、紫河车粉),分为补肾祛痰组 67 例(补肾祛痰方:上方加陈皮、半夏、茯苓、竹茹、白芥子)。从第 5 天开始服,每日 1 剂,连服 6~10 剂,月经紊乱者每服 3 剂停 3 天,结果前者治愈 16 例、无效 49 例,后者治愈 28 例、无效 39 例,证实补肾与祛痰相结合可以起到较好的卵泡生成及排出的效果。

2. 复发性流产　对于不明原因型复发性流产（URSA），陆华等采集正常早孕组及URSA组患者外周静脉血清，实验室采用ELISA法对两组血清可溶性人类白细胞抗原（sHLA-G）进行测定，比较两组患者血清sHLA-G水平差异。选择合格受试URSA患者，分成中西医组（补肾健脾中药加黄体酮）16例，西医组（单纯使用黄体酮）15例。2周1个疗程。动态监测两组患者血清sHLA-G、孕酮（P）、绒毛膜促性腺激素（β-HCG）值。观察两组患者治疗前后的一般情况、主要的临床症状、体征、舌象、脉象等，B超监测患者孕囊大小、形态及胎心搏动情况，观察胚胎发育情况。将治疗前后各项数据进行统计学分析。得出结论从肾论治，运用补肾中药加黄体酮治疗URSA，在患者提高sHLA-G水平、改善中医症状、促进胎芽生长以及提高继续妊娠率方面优于单纯运用黄体酮治疗，为治疗不明原因型复发性流产提供了思路。

3. 体外受精-胚胎移植　体外受精-胚胎移植（IVF-ET）是指在自然周期或刺激周期，于卵泡成熟时将卵子从卵巢中取出，在体外与精子共培养形成胚胎并移植入子宫的一项技术，适用于输卵管性不育、免疫性不育、不明原因性不育等。IVF-ET包括促排卵、胚胎培养和胚胎移植3个过程。促排卵又称控制性超排卵，即通过使用药物来增强和改善卵巢功能，以达到一次性获得多个健康卵子、提供多个胚胎移植的目的。但在人为干预下，使一次性发生多个卵子成熟的非自然生理现象会扰乱系统完整性而发生不良反应。因此，尽管这些年IVF-ET技术已有了长足进步，但总的孕育成功率却依然徘徊在30%左右。影响孕育成功的主要因素是卵巢反应功能低下而取消促排卵周期、子宫内膜接受能力差而着床障碍等。在药物诱导排卵时还有发生卵巢过度刺激综合征的危险。

朱文杰等对行IVF-ET患者在黄体期口服滋肾育胎丸，于取卵当日起两组均用绒毛膜促性腺激素健黄体，A组同时加服滋肾育胎丸（党参、续断、熟地黄、白术、巴戟天、首乌、杜仲、菟丝子、枸杞子），A组平均血清黄体酮水平、胚胎种植率和临床妊娠率显著高于B组，显示滋肾育胎丸能有效地提高IVF-ET胚胎种植率。

马景兰等将促孕丸（覆盆子、菟丝子、紫河车、山茱萸、制首乌、鸡血藤、当归）应用于试管婴儿治疗周期，在子宫内膜厚度、卵细胞成熟度、移植前胚胎评分及妊娠率方面明显优于对照组，提示在助孕治疗中加用促孕丸可明显提高临床疗效，增加受孕率。

（三）男性生殖功能障碍

1. 不育症　针对不育症方面，张树成等对肾阴虚型男性少弱精子症不育者进行以五子衍宗方（枸杞子、菟丝子、覆盆子、五味子、车前子）加墨旱莲、川牛膝、龟甲、生地黄、何首乌、白芍、甘草等为滋肾生精方剂进行干预，发现五子衍宗方有促进精子运动能力增强的作用，服药1个疗程即可显效，精子活动能力在服药后即可明显增强，并可直接提高精子数目。韩亮、李海松等用五子衍宗丸成药对肾精亏虚型精液异常男性不育患者进行对照治疗，也显示了其在提高精液量、精子密度、精子活动度等方面都有明显作用。李海松等进行了右归胶囊对肾阳亏虚型精液异常男性不育症的治疗，发现应用右归胶囊治疗肾阳亏虚型男性不育症可以有效地改善精液质量及生殖内分泌水平，具有较好的临床疗效。

韩亮、李海松等对肾阴不足、肾精亏虚型精液异常的不育患者进行了左归丸的治疗干预，发现在中医辨证的基础上应用左归丸治疗肾阴不足或肾精亏虚不育症患者，在提高患者精液量、精子密度，改善精子活力、活率等方面显示了很好的疗效，同时对提高患者体内睾酮、促黄体生成激素水平也有一定的作用。

2. 阳痿　阳痿在医学上又被称为阴茎勃起功能障碍，在中医学的理论当中，被划分在阴痿等部分内。刘澄波等选取了患有肾虚型阳痿的322位患者，将其分为治疗组及对照组，治疗组采用补肾壮阳汤进行临床治疗，对照组采用健阳胶囊治疗，发现治疗组的各项生理指标均较对照组有较大程度的改善，提示补肾壮阳对于肾虚型患者有明显治疗作用。

李曰庆认为阳痿的发病为本虚标实，肾虚为本，肝郁为标，临床治疗时应肝肾同治。其收录门诊肾虚肝郁型病人50例，全部服用自制兴阳冲剂（柴狗肾、淫羊藿、巴戟天、山萸肉、柴胡、当归、白芍、鹿角胶、枸杞子），结果显示痊愈21例，显效15例，有效7例，无效7例。

3. 不射精症 不射精症在临床上属于男科的疑难病之一,因其没有特效的治疗药物和方案,临床疗效有限。主要病机以肾虚为主,尤其以肾气虚及肾气亏虚为主。

李海松等提出治疗上以温肾活血为治疗的基本思路,在临床中用药以温和类,以求"温中求阳",用药如巴戟天、菟丝子、山萸肉等,温而不燥,作用明确,多入肾经和肝经,也体现了"精血同源"的特殊关系。佐以活血化瘀药如丹参、王不留行等,同时在方药中也比较重用麻黄、桂枝等药。在温肾活血基础上佐以疏肝,在临床中常用疏肝解郁药(柴胡、牛膝、白芍、青皮、郁金等)。

徐福松认为不射精症其病在肾,早期以性欲旺盛、阳强不倒、射精不能、遗精频繁为多,治疗当以通精窍为主,只要同房时能够射精,其余诸症均可随之改善。本病后期则性欲减退、阳痿难起、射精不能、遗精减少,治疗当以增强性功能为主,然后始能言及治疗不射精。治疗上以多用"疏""导""调"三法为主,治疗初期,常用大补阴丸加山栀、龙胆草等以滋阴降火。但黄柏、山栀、龙胆草等苦寒泻火之品宜暂不宜久,宜轻不宜重,以免苦寒过度,相火泻之太过。

四、展望

(一)"肾阳虚"证与生殖的相关研究

对"肾阳虚"证的动物实验研究,多采用小鼠和大鼠。常见的造模方法有根据实验动物体重来注射相应剂量的药物,雌性注射氢化可的松或丙酸睾酮,或者切除双侧卵巢+肌内注射地塞米松,雄性注射苯甲酸雌二醇、注射氢化可的松,用腺嘌呤灌胃或使用羟基脲造模。

1. 雌性实验动物的相关研究 对肾阳虚的雌性实验动物,多给予温补肾阳(如右归丸、二至天癸颗粒、毓宫胶囊等)、补肾养血(如育麟方等)中药后,观察相关指标。

研究发现,发现补肾养血中药能显著升高大鼠子宫、卵巢指数,改善大鼠子宫、卵巢组织形态;改善子宫的血液灌注量,使肾阳虚型子宫发育不良大鼠子宫肌层厚度增加,促进子宫生长发育。可协同西药提高卵细胞形态学评分及受精率、卵裂率。证实补肾温阳中药能够改善雌性动物的生殖功能。

机制研究发现,补肾温阳类中药可通过调节神经内分泌网络来改善雌性动物的生殖功能,可能与提高颗粒细胞 IGF-1R mRNA 的表达量有关;可防止由肾阳虚导致的卵细胞印迹基因 Snrpn 和 Peg1/Mest 发生异常去甲基化,改善肾虚小鼠的卵裂率、囊胚形成率;温阳补肾、填精补血的机理可能与调节卵泡细胞凋亡途径上的 Bcl-2、caspase-3、Bax 表达有关;显示肾阳虚型子宫发育不良大鼠的非特异性免疫力下降;温补肾阳复方在促进肾阳虚型子宫发育不良大鼠子宫发育的同时,提高 IL-2、IFN、自然杀伤细胞(NKC)活性,正向调节其免疫功能,有调节神经内分泌免疫网的作用。

在体外,右归丸水提液高剂量组(0.18g/ml)可明显增加颗粒细胞雌激素、孕酮分泌量,显著增加颗粒细胞内 cAMP 的浓度;冻融后的小鼠卵巢中,右归丸血清组的卵母细胞成熟率、卵巢组织中的 MPF、FSH-R 和 LH-R 的表达水平高于尿促卵泡素阳性组和空白组。右归丸血清组体外培养基中 E_2 浓度较空白血清组高,并显著高于空白组。因此,右归丸有可能在临床上成为一种辅助冻存卵巢组织功能恢复有效的补肾中药复方,而补肾温阳类中药在体内体外均有可靠的作用。

2. 雄性实验动物的相关研究 对于造模成功的肾阳虚的雄性实验动物,给予温补肾阳类中药(补肾中药单体水提取物、金匮肾气丸、五子衍宗丸等)干预,观察相关指标,发现上述中药对雄性实验动物肾阳虚的症状有明显治疗作用,不仅能直接作用于生殖腺,还能影响血液中相关因子。

肾阳虚的大鼠灌胃给予杜仲、菟丝子水提取物后,睾丸系数、精囊腺系数有增加,精浆果糖含量有提高,促性腺激素释放激素(GnRH)、睾酮(T)水平升高,雌二醇(E_2)、促卵泡激素(FSH)、促黄体生成激素(LH)水平降低。杜仲、海马、菟丝子 3 味中药均可提高肾阳虚大鼠抓力,杜仲、海马、菟丝子 3 味中药可升高肾阳虚大鼠的肛温,杜仲、何首乌可升高雄性肾阳虚大鼠的睾丸指数,海马可提高雄性肾阳虚大鼠精囊腺指数,菟丝子可恢复雄性肾阳虚大鼠前列腺指数。海马 4 个提取物(水、正丁醇、醋酸乙酯、石油醚提取物)均能改善肾阳虚小鼠体征,升高精囊腺指数和血液红细胞(RBC)计数、血红蛋白(Hb)含量、血小板(PLT)计数,降低血清尿素(UR)水平;海马水提取物、石油醚提取物均能提高肾阳虚小鼠肛温、抓力、游泳时间、自主活动次数、睾丸指数、白细胞(WBC)、淋巴细胞(LY)、单核细胞(MO)、嗜中性粒细胞(NE);正丁醇提取物能提高小鼠自主活动次数、NE;醋酸乙酯提取物能提高小鼠抓力、游泳时间。

温补肾阳复方治疗后的阳虚大鼠血清中的超氧化物歧化酶(SOD)、谷胱甘肽过氧化物酶(GSH-Px)、睾酮含量较未治疗组明显升高,丙二醛(MDA)含量显著降低,且前者体重明显高于后者,肾脏系数明显降低,高剂量组睾丸系数明显升高;增加大鼠生殖器官的重量,减轻腺嘌呤对睾丸曲细精管及各级生精细胞的损伤作用,对肾阳虚不育模型大鼠生殖功能具有保护作用;还能显著提高肾阳虚大鼠的睾酮含量,治疗后睾丸的精曲小管存在着不同程度的萎缩变性,但精曲小管的退化程度轻,在退化的精曲小管之间还存在部分发育良好的精曲小管,间质细胞数量也较多。还可以提高大鼠精子的密度、A级精子的活力,降低精子畸形率。此外,还发现加味五子衍宗丸有性激素样作用,可促进睾酮分泌;还能降低雄鼠捕捉潜伏期、射精潜伏期、提高捕捉次数及射精次数。

实验研究还发现,温阳补肾中药(温阳生精汤)可通过提高肾阳虚不育大鼠血清中睾酮(T)水平,降低FSH和LH水平,增加大鼠的精子数量;而且可以通过调控大鼠睾丸中TGF-2β超家族的细胞内信号转导分子Smads基因的表达水平,直接或间接地影响T、FSH和LH水平,促进精子生成,达到治疗不育的目标。

(二)"肾阴虚"证与生殖的相关研究

1. 动物实验研究　常采用甲状腺片灌胃进行造模,多进行雄性动物的实验研究。造模成功后,给予滋养肾阴的复方进行干预。干预后,大鼠的精子数量、T、FSH、LH、一氧化氮(NO)、一氧化氮合酶(NOS)水平明显升高,精子质量显著提高。可显著促进肾阴虚型生精障碍大鼠睾丸精子的发生,同时显著提高精子的质量,对损伤的睾丸曲细精管有很好的修复作用,可提高大鼠血清的T、FSH、LH、NO和NOS水平。

2. 临床研究　给予滋养肾阴的复方进行干预后,颗粒细胞上生长分化因子-9(GDF-9)mRNA的表达水平明显提高,颗粒细胞的分泌功能明显改善,并且提高了卵细胞质量与胚胎质量及IVF-ET成功率;患者服药后腰酸、乏力等症状得到有效改善。促性腺激素(Gn)用药量少、用药天数短,内膜分型及血流得到明显改善,且妊娠率明显高于未干预的患者,内膜印迹基因H19的单等位基因表达明显高于未干预患者;能提高优质卵率、优质胚胎率,进而改善临床妊娠率,提高着床期子宫内膜DNMT1表达量,从而改善子宫内膜容受性,利于胚胎着床。

中药补肾养阴法治疗先兆流产临床疗效确切,与其可降低血清TNF-α水平和提高VEGF水平有关;先兆流产患者母体血清TNF-α水平较正常早孕妇女升高,VEGF水平显著降低,则两者含量的异常表达与先兆流产的发病及最终结局有关。TNF-α和VEGF可能作为自然流产早期诊断的一个指标。

运用滋养肾阴复方治疗后,患者肾阴虚证候改善明显,胚胎着床期血清E_2、孕酮(P)值均高于未干预患者,B超下子宫内膜厚度、B型数目、子宫内膜下血流也有明显改善,黄体期子宫内膜肝素结合性表皮生长因子(HB-EGF)的阳性表达升高,胞饮突细胞表面光滑,形成发育完全的胞饮突。

临床研究对比了二至天癸颗粒和六味地黄颗粒,发现在调节卵泡液代谢组学和Ca^{2+}浓度,提高卵细胞、胚胎质量,提高IVF-ET妊娠率方面,二至天癸颗粒优于六味地黄颗粒。

通过收集肾阴虚证、肾阳虚证、正常组(因男方因素不孕)行体外受精胚胎移植/卵胞浆内单精子显微注射(IVF-ET/ICSI-ET)的不孕女性患者取卵且直径1.8~2.0cm卵泡的卵泡液,提取颗粒细胞进行基因表达的分析,显示与细胞凋亡相关的p53、Bax、Bcl-2基因,与生殖功能相关的p53、p63、p73基因,与女性妊娠胚胎着床相关的IGFBP7、RP129基因,与葡萄糖脂质代谢相关的HSL基因,有望成为不孕症中医肾虚辨证分型的目标基因。

通过原代培养原因不明月经过少病人的子宫内膜,采用免疫细胞化学进行相关因子的测定,发现逍遥丸合六味地黄丸能增强子宫内膜细胞的雌激素受体(ER)、血管内皮生长因子(VEGF)及其KDR表达。逍遥丸合六味地黄丸可能通过提高子宫内膜组织中ER、VEGF及其KDR治疗原因不明的月经过少。

(三)"肾精亏虚"证与生殖的相关研究

1. 雷公藤多苷导致雄鼠少弱精模型研究　"肾精亏虚"的相关研究多集中在雄性动物。造模成功后,给予补肾益精复方进行干预,常用药物为五子衍宗丸。

雷公藤造模后,精子外膜松散、变性、线粒体肿胀、大小不一、线粒体膜不完整,轴丝结构不清或出现断裂。给予五子衍宗丸干预后,精子外膜及线粒体膜结构完整,减少线粒体肿胀,轴丝及微管结构基本正常。

提示五子衍宗丸能明显提高少弱精子症模型大鼠精子线粒体膜电位(MMP)水平,减轻精子线粒体结构损伤;明显增加模型动物精子密度,显著改善精子活力,对睾丸组织的病理损伤有一定的保护作用。肾精亏虚大鼠血清抑制素 B(INHB)含量和 Johnson 积分均显著降低,生精细胞凋亡率(AR)显著升高。而五子衍宗丸高、中剂量组干预后 INHB 含量、Johnson 积分显著增高,生精细胞 AR 显著降低,高剂量组环氧化酶(COX)活性显著提高。提示五子衍宗丸改善生精细胞功能与其改善支持细胞功能有关。

通过各类动物模型的建立并运用补肾法治疗,可使动物模型的内分泌器官的形态及功能恢复正常。运用补肾法治疗多囊卵巢综合征(PCOS)、下丘脑-垂体功能低下性继发闭经取得较好效果,并已经从血、尿内激素水平变化说明补肾药对人体的下丘脑-垂体-卵巢轴有多元性作用。

俞瑾等还通过建立 PCOS 小鼠模型,并运用补肾法治疗,结果表明补肾中药对 PCOS 小鼠有明显的类雌激素样作用,对下丘脑-垂体未受睾酮抑制的小鼠卵巢重量及功能也有促进作用,从实验研究上更进一步说明了"肾主生殖"的理论。

以上实验结果均表明"肾"与现代医学中的"下丘脑-垂体-卵巢"这一生殖轴有极为密切的关系。通过补肾法可明显改善该生殖轴形态及功能的异常,证实了"肾主生殖"的观点,从而为临床治疗提供理论依据。

近 50 年来,当代中医学家在前人的基础上继续深入研究肾在生殖调节中的作用,在理论上和临床上有所发展与创新。研究显示,中医学肾与现代医学所论述的内分泌功能、免疫功能、生殖功能、遗传功能密切相关。

2. 中医肾与肾上腺皮质功能的关系　归绥琪等对补肾法治疗雄激素所致不孕大鼠的垂体、卵巢及肾上腺的研究结果表明,补肾中药能使卵巢重量增加,黄体数目增多,卵泡顺粒层增加。促进卵细胞成熟并排卵,使黄体孕酮受体转为阳性;同时促进垂体、卵巢、肾上腺的异常形态逆转至正常,并使激素分泌功能恢复正常。这表明了补肾法除能调节性腺轴外,同时也能调节肾上腺皮质功能,说明二者共同参与对生殖功能的调节作用,进一步体现了中医的整体观念。

孙斐等运用补肾法对上述动物模型进行治疗并比较其治疗前后血清瘦素及垂体促性腺激素的变化。补肾中药能促进大鼠血清瘦素降低,促使性腺激素升高,具有减肥及促排卵作用。马立正亦从形态学角度证实了补肾中药能使老年大鼠促性腺激素细胞 LH、FSH 数量增加并能使其结构和功能恢复正常,使生殖器官的形态结构得以恢复和改善,同时提高了下丘脑对激素反馈作用的反应性。

张晓文将"肾主生殖"的作用与基因的功能进行分析,认为先天之精和后天之精是促使肾脏发挥促进机体生长、发育和逐步具备生殖能力的物质基础;基因与生殖密切相关,人的生殖细胞中包含着数万种基因,基因控制着人的胚胎发育、器官系统组织结构的变化过程和人的每一发育阶段,而且这种控制是非常严密而协调的。可见,肾与基因对于遗传和生殖作用具有同等重要性,两者有许多共同之处和内在联系。

田进文等认为肾脏的"先天之精"是遗传信息的内容和遗传信息的读取过程,而遗传信息的化学存在方式和遗传信息读取过程的化学存在方式是肾藏的"后天之精"。"先天之精"与"后天之精"的关系是过程和实体、信息和物质的关系。发生在线粒体内的肾藏过程是"肾阳",肾阳过程化生的三磷酸腺苷(ATP)分子为机体的生命活动提供了主要的能量来源,起到了温煦、推动生理活动的作用。以核基因表达为主的肾藏过程是"肾阴"。肾阴过程化生的各种结构蛋白和酶,为细胞结构与功能的构建和维持提供了化学物质上的保障。进一步研究证实,肾气的生理作用与基因对生殖作用具有相似性,两者有共同之处和内在联系。

第六节　中医"肾开窍于耳"与"肾-耳系统"

一、中医"肾-耳系统"的理论概述

1. 春秋战国时期,初步建立肾、耳相关理论　中医肾与耳关系理论萌芽于春秋时代。《管子》卷十四载："肾生脑……肾发为耳。"是现存文献中对肾与耳关系的最早记载。《文子》卷三中亦有相关论述："肝主目，肾主耳，脾主舌，肺主鼻，胆主口。"到了战国时期，由于哲学、思想领域阴阳、五行、精气神学说的兴起，加速了中医学的形成。对于人体发生学、脏腑经络学的探讨，产生了"官窍脏腑相关学说"的萌芽。肾、耳相关最早以五行学说、藏象学说的形成为基础。藏象学说借助以"象"测"藏"的司外揣内等方法，研究人体正常功能活动的机制、特点及其与相关脏器的关系。五行学说的介入，使得藏象学说进一步具体化、明确化、条理化。春秋战国时期诸子蜂起，百家争鸣，对五脏与人体的组织器官关系的认识处于多说并存的阶段。这种认识虽不尽完善，却是《黄帝内经》关于官窍脏腑相关理论的主要基础。

2.《黄帝内经》奠定了"肾主耳"理论的基础 《黄帝内经》对于"肾主耳"的认识，基于五行学说中取象比类的归类方法及中医藏象学说中对于脏腑官窍相关理论的认识。有关"肾主耳"的理论在《素问·生气通天论》《素问·阴阳应象大论》《素问·通评虚实论》《灵枢·脉度》《灵枢·口问》《灵枢·师传》《灵枢·决气》《灵枢·海论》《灵枢·五阅五使》《灵枢·本脏》中均有论及。

"肾主耳……在窍为耳"（《素问·阴阳应象大论》），"耳者，肾之官也"（《灵枢·五阅五使》），明确了肾与耳有直接联系。从生理关系看，"肾气通于耳，肾和则能闻五音矣"（《灵枢·脉度》），"肾者主为外，使之远听，视其好恶，以知其性"（《灵枢·师传》）。从病理关系看，"精脱者，耳聋"（《灵枢·决气》），"髓海不足，则脑转耳鸣"（《灵枢·本脏》）。

3. 历代医家对"肾主耳"理论的发展 历代医家对《黄帝内经》的肾、耳关系理论除了加以肯定外，还不断地作了新的阐发。《丹溪心法》载："肾家之寄窍于耳也。肾通乎耳，所主者，精。精气调和，肾气充足，则耳闻而聪。若劳伤气血，风邪袭虚，使精脱肾惫，则耳转而聋。"不仅论述了肾与耳的生理和病理关系，还提出"精"是肾与耳关系的根本。明代李中梓在《内经知要》中也提出"精脱者，耳聋（耳为肾窍，精脱则耳失其用矣）"，强调了肾精的重要性。《证治汇补》则进一步分析了肾与耳关系的机理："肾气充足耳闻耳聪，若疲劳过度，精气先虚，四气得以外入，七情得以内伤，遂致聋聩耳鸣。"清代医家对于肾主耳的机理进行了探讨。王清任在《医林改错·通窍活血汤所治之症目》中从解剖学的角度作出解释："耳孔内小管通脑。"唐宗海《中西汇通医经精义》论述："肾主脑髓，耳通于脑，路甚直捷，所以肾开窍于耳也。"从而认为，肾藏精，精生髓，髓通于脑，且耳与脑相通，故肾精通过脑而滋养耳窍。

二、中医"肾-耳系统"的生理规律

（一）中医"肾-耳系统"的经络联系

耳为经络聚会之处。《灵枢·口问》曰："耳者，宗脉之所聚也。"耳与全身经脉有着密切的联系。十二经脉及奇经八脉，循行于耳者有手足少阳经、手足太阳经、手足阳明经、手厥阴经等7条经脉；其络脉入耳者，有手足太阴、手足少阴、足阳明等5条经脉；经筋循行于耳者，有足少阳、足太阳及足阳明经等3条经筋。

《灵枢·邪气脏腑病形》曰："十二经脉，三百六十五络，其血气皆上于面而走空窍，其精阳气上走于目而为睛，其别气走于耳而为听。"

《张氏医通》卷八言："在十二经脉中，除足太阳、手厥阴外，其余十经脉，皆入于耳中。"《素问·缪刺论》说："邪客于手足少阴太阴足阳明之络，此五络皆会于耳中，上络左耳角。"

《丹溪心法》载："耳，属足少阴之经。"足少阴肾经"起于小指之下"，经足心，循内踝及下肢内后侧，"贯脊属肾络膀胱"，行于腹部，"上贯肝膈，入肺中，循喉咙，挟舌本；其支者，从肺出络心，入胸中"。其主要循行于下肢的内侧和躯干的前面，而足少阴肾经之络会于耳中。

1. 七条经脉循行于耳的路线

足少阳胆经："胆足少阳之脉……其支者，从耳后入耳中，出走耳前至目锐眦后。"（《灵枢·经脉》）

手少阳三焦经："三焦手少阳之脉……其支者……侠耳后直上，出耳上角；其支者，从耳后入耳中，出走耳前。"（《灵枢·经脉》）

手阳明大肠经："大肠手阳明之脉……其支者，从缺盆上颈贯颊。"（《灵枢·经脉》）

足阳明胃经："胃足阳明之脉……上耳前。"（《灵枢·经脉》）

手太阳小肠经:"小肠手太阳之脉……其支者,从缺盆循颈上颊,至目锐眦,却入耳中。"(《灵枢·经脉》)

足太阳膀胱经:"膀胱足太阳之脉……其支者,从巅至耳上角。"(《灵枢·经脉》)

手厥阴心包经:"手心主之正……出耳后,合少阳完骨之下。"(《灵枢·经别》)

2. 三条经筋循行于耳的路线

足太阳经筋:"足太阳之筋……其支者……上结于完骨。"(《灵枢·经筋》)

足少阳经筋:"足少阳之筋……直者……循耳后,上额角。"(《灵枢·经筋》)

足阳明经筋:"足阳明之筋……其支者,从颊结于耳前。"(《灵枢·经筋》)

(二) 中医"肾-耳系统"的生理功能

肾为先天之本,藏精、主骨生髓、主水、纳气。耳的生理功能为司听觉、主平衡。耳的功能靠精、髓、气、血的充养,尤赖肾的调和。耳的生理功能由肾所主持。

1. 肾主导耳的听觉功能 《黄帝内经》中对耳主听觉的生理功能有明确记载,如"耳为之听"(《灵枢·五癃津液别》),认为耳能闻知声音、听辨语言。《三因极一病证方论》卷十六曰:"耳为听会,主纳五音。"耳通过耳廓收集声源、汇聚声音。《灵枢·脉度》曰:"肾气通于耳,肾和则耳能闻五音矣。"这不仅明确指出了耳司听觉的功能,还进一步说明了耳的听觉功能的形成与肾有着密切联系。肾藏精,为阴阳之根,主耳,肾中精气通于耳,乃为听觉形成的根本。又如《济生方·耳门》所言:"肾者,精之所藏,肾气实则精气上通,闻五音而聪矣。"

明清医家认为,肾为听觉之本,即发生听觉异常的根源在于肾的功能失常。如张介宾曰:"耳鸣如风雨,如蝉鸣,如潮声者,是皆阴衰肾亏而然。"即认为耳鸣如蝉是由肾阴亏引起的。

清代沈金鳌《杂病源流犀烛》卷二十三称:"肾为耳聋之原也。"肾上通于耳,耳得肾精、肾气之助才会听觉灵敏。肾之病变也多反映在听觉的异常上。如明代医家方隅《医林绳墨》卷七曰:"肾气充实则耳聪,肾气虚败则耳聋,肾气不足则耳鸣。"

唐宗海《血证论》卷六曰:"(听宫)为司听之神所居。"说明耳藏听神,从而耳能够感知声音、听辨语言。《素问·本病论》曰:"神失守位,即神游上丹田,在帝太乙君泥丸宫下。"张介宾注云:"人之脑为髓海,是谓上丹田,太乙帝君所居,亦曰泥丸宫君,总众神者也。"张锡纯结合现代医学知识在《医学衷中参西录》中提出"神明之体藏于脑,神明之用发于心",说明脑为诸神之统帅,为神明之所藏。

肾生髓,脑为髓海。肾受五脏六腑之精而藏之,肾中精气充盈,脑髓则得其所养,听神的生理活动则能正常进行,故听力聪敏。如果肾精不足,则可见耳鸣、听力减退等症。

2. 肾主导耳的平衡功能 《黄帝内经》虽然没有明确说明耳司平衡的功能,但已经把平衡与耳联系起来。如《灵枢·口问》指出:"上气不足,脑为之不满,耳为之苦鸣,头为之苦倾,目为之眩。"上述描写与耳源性眩晕的临床表现符合。现代医学认为,眩晕是一种人体空间定位平衡障碍,耳的平衡功能发生障碍,就会出现眩晕。可见《黄帝内经》对耳的生理功能的认识与现代医学比较统一。

《血证论》卷二曰:"(听宫)为司听之神所居,其形如珠,皮膜包裹真水。"文中所指"皮膜",现代医学称之为迷路,"真水"则相当于在膜迷路与骨迷路之间的外淋巴和膜迷路内的内淋巴液。"肾者水脏,主津液"(《素问·逆调论》),在耳内运行之真水亦属肾所主,化生于肾精,受肾阳的温煦与调节。真水与平衡相关,髓海空虚则真水不足,故不能自持水平,使其感应体位失常,而导致眩晕。故"髓海不足,则脑转耳鸣"(《灵枢·海论》),"厥阴之胜,耳鸣头眩,愦愦欲吐"(《素问·至真要大论》)。

3. 耳为肾之外候 "耳者,肾之外候。"(《医学心悟》卷四)肾中精气盛衰还可从耳的外表反映出来。如《灵枢·师传》所言:"肾者主为外……视耳好恶,以知其性。"在《灵枢·本脏》中,便根据耳的位置坚薄来判断肾的位置、坚脆——"高耳者,肾高;耳后陷者,肾下。耳坚者,肾坚;耳薄不坚者,肾脆。耳好前居牙车者,肾端正;耳偏高者,肾偏倾也"。耳的色泽形态反映肾的生理或病理状态。如《医学心悟》卷一阐述:"察耳之枯润,知肾之强弱。故耳轮红润者生,枯槁者难治,薄而白、薄而黑、薄而青,或焦如炭色者,皆为肾败。"

三、中医"肾-耳系统"的病理表现

（一）中医"肾-耳系统"的异常表现

肾主持着耳的生理功能，耳窍反映着肾的病理变化，肾功能失调必将影响耳窍的生理功能。耳与肾在生理功能上密切相关，在病理上亦有关联。肾精亏损，耳不能得到肾中精气的滋养，故而引起听力功能异常、平衡功能失常、耳的色泽形态变化。若肾精不足，髓海空虚，耳失濡养，功用失常；肾阴不足，虚火上炎，扰乱清窍；肾阳衰惫，失于温化，寒水上泛，积滞耳内，均可导致耳窍疾病的发生，如耳聋、耳鸣、眩晕等。

《灵枢·决气》曰："精脱者，耳聋……液脱者……脑髓消，胫酸，耳数鸣。"《灵枢·海论》谓："髓海不足，则脑转耳鸣。"《中藏经》亦载："肾病面色黑，其气虚弱，翕翕少气，两耳若聋。"

《济生方·耳门》提出"肾气不平"导致耳病的观点。"夫耳者肾之候。肾者精之所藏，肾气实则精气上通，闻五音而聪矣。若疲劳过度，精气先虚，于是乎风寒暑湿，得以外入，喜怒忧思，得以内伤，遂致聋聩耳鸣。""肾气不平，则耳为之受病也。"明代进一步将"肾气不平"解释为肾虚，认为肾虚是耳鸣、耳聋的主要病机。

《寿世保元》载："耳者，属肾，而开窍于少阳之部，通会于手三阳之间，坎离交则聚气以司聪以善听也，关于肾而贯于脑。《内经》曰：五脏不和则九窍不通。其耳鸣、耳痒、耳聋者，皆属肾虚，水不上流，清气不升所致也。从补益门治之。"《万病回春》也提到："肾虚则耳聋而鸣也。"清代《医学传心录》载："耳聋者，肾虚之故。"

肾虚在临床上可表现为肾阳（气）虚、肾阴虚、肾精虚等证型，主要有补肾阳（气）、滋肾阴（降火）、滋肾精等治则。

1. 肾阳（气）虚　肾阳不足，蒸化失职，肾阳不能温煦耳络，肾气亏虚，精不上承，浊阴上泛耳窍，可见耳聋、耳鸣、耳胀满、眩晕之症。耳鸣声小，夜晚明显，或反复发作眩晕，视物旋转，恶心呕吐，持续时间长，伴有精神萎靡，反应迟钝，形寒肢冷，小便清长，舌淡，苔白或润，脉沉弱等症状。《古今医统大全》载："肉苁蓉丸，治劳聋，肾脏虚损，腰脚无力，面黑体瘦，小便涩数。"

2. 肾阴虚　阴液不足，髓海空虚，耳失滋养，则听力不聪而为虚鸣。耳鸣如蝉叫，音高而细，昼夜不息，入夜尤甚，听力逐渐下降，房劳加重，并伴头晕眼花，腰膝酸软，虚烦失眠，发脱齿摇，夜尿频等。肾阴亏虚，虚火上浮，故可见耳鸣伴有颧赤口干，舌红，脉数。《景岳全书》卷二十七曰："故人于中年之后，每多耳鸣，如风雨，如蝉鸣，如潮声者，是皆阴衰肾亏而然。"《医贯》载："六味丸治肾虚作渴，小便淋秘，气壅痰涎，头目眩晕，眼花耳聋。"

3. 肾精亏虚　病后精血衰少，或恣情纵欲，或先天不足，以致肾精亏虚，髓海空虚，不能上濡清窍。耳为肾之外窍，失于濡养，故出现耳鸣、耳聋、眩晕之症。《灵枢·决气》曰："精脱者，耳聋……液脱者……耳数鸣。"《灵枢·海论》曰："髓海不足，则脑转耳鸣，胫酸眩冒，目无所见，懈怠安卧。"《医贯·耳论》载："又有乍聋者。经曰：不知调和七损八益之道，早衰之节也。其年未五十，体重，耳目不聪明矣。其症耳聋面颊黑者，为精脱神惫，用安肾丸、八味丸、苁蓉丸、薯蓣丸，选而用之。"

（二）中医"肾-耳系统"的现代研究

"肾主耳"理论发展至今，不但在耳鸣、耳聋的预防和治疗中起着重要的指导作用，而且对于中医临床各科疾病的辨证论治也有重要价值。耳鸣、耳聋症状已被列入中医肾虚证辨证标准中。利用现代研究手段探讨肾与耳之间的关系，对于中医基础理论的深入研究具有十分重要的意义。

1. "肾主耳"理论的物质基础

（1）醛固酮：肾上腺皮质是肾功能中的重要组成部分。曾兆麟等利用短声引起内耳微音电位与听神经电位作为听觉功能的指标，通过观察醛固酮拮抗利尿酸抑制生物电作用的动物实验，发现醛固酮可显著减弱利尿酸对内耳生物电的抑制；醛固酮受体竞争性拮抗剂螺内酯（安体舒通），明显增强利尿酸对内耳生物电的抑制作用。有研究还发现，耳蜗血管纹细胞和肾小管细胞在形态上极为相似，均为醛固酮作用的靶细胞，醛固酮通过调节离子代谢对内耳功能有促进作用。

（2）糖皮质激素：肾上腺糖皮质激素与听觉功能及其病理变化也存在着重要关系，主要体现在糖皮质激素对于感音神经性聋较好的治疗作用，糖皮质激素受体在内耳中的表达和功能。糖皮质激素受体广泛分布于内耳组织中，有研究观察到豚鼠螺旋韧带的Ⅲ型纤维细胞中表达最多，耳蜗毛细胞和前庭的感觉

细胞则表达较少。

Ahera 等发现,声创伤后的豚鼠内源性糖皮质激素增加、螺旋神经节糖皮质激素受体转录减少以及 NF-κB 活性增加,而螺旋韧带处糖皮质激素受体 mRNA 的减少很可能是由于升高的糖皮质激素介导了糖皮质激素受体的负调节。糖皮质激素受体表达水平的改变可影响内耳代谢系统,糖皮质激素与其受体结合后能够影响前庭膜、半规管上皮 Na^+、K^+ 通道,进而影响内耳淋巴液的 Na^+、K^+ 浓度、细胞的渗透压以及内淋巴的水平衡。这提示本研究团队,肾上腺糖皮质激素及其受体在中医肾与耳的关系中可能有重要作用。

(3) 甲状腺素:甲状腺激素的生理效应与中医肾气有关。曾兆麟等观察增加外源性甲状腺素时内耳对一些致聋性耳毒性药物抵抗能力的改变,发现甲状腺激素能明显提高给予利尿酸后豚鼠的琥珀酸脱氢酶(succinate dehydrogenase,SDH)活性,部分减轻卡那霉素对内耳的毒性作用,减轻庆大霉素对耳蜗听觉功能的损害作用,明显减轻利尿酸对豚鼠耳蜗内电位(endocochlear potential,EP)的抑制作用。Wangemann 等的研究表明,SLC26A4 编码的 pendrin 蛋白是存在于耳蜗、肾脏和甲状腺中的一种离子转运体,SLC26A4 缺失小鼠表现为耳蜗发育迟缓,可能与局部甲状腺功能减退有关。甲状腺素可抑制卡那霉素在外淋巴的聚集,降低卡那霉素对内耳的毒性作用。

(4) 性激素:肾上腺皮质-垂体-性腺轴是中医肾本质的重要组成部分。已有研究发现,性激素对于感音神经性聋存在一定影响。在新生和成年小鼠、大鼠以及人的耳蜗中均发现了雌激素受体(estrogen receptor,ER)。CBA/J 小鼠内耳中雌激素受体 ER-α 和 ER-β 的表达随年龄增加而降低,ER-α 可能改变耳蜗和前庭的感觉传导,而 ER-β 对内耳可能有神经保护作用。Turner 综合征是一种先天性卵巢发育不全疾病,青年期或中年期即会发生迅速的听力渐进性损伤,是一种反应雌激素与听功能关系的较好模型。患有 Turner 综合征的小鼠雌激素的缺乏导致了老年性聋的早发,可观察到肿胀的内毛细胞-传入神经纤维突触以及外毛细胞的缺失。而 ER-β 受体敲除小鼠呈现正常的耳蜗形态,但在体觉皮层显示严重的皮层缺损,提示 ER-β 主要影响神经存活,ER-α 则主要影响耳蜗发育。

(5) 微量元素:比如铁、钙和磷也可能是肾主耳的物质基础。孙爱华等对感音神经性耳聋患者血清铁含量进行测定,发现感音神经性耳聋患者的血清含铁量明显低于正常听力健康人,其中肾虚耳聋者明显低于无肾虚见证者,突发性耳聋及原因不明耳聋测定值接近肾虚耳聋者的平均水平。肾虚耳聋者的血清铁含量与其耳聋程度有关。应用原子吸收光谱法、听觉电生理以及耳蜗组织病理学方法观察缺铁大鼠肾虚证的形成和发展,研究结果表明,缺铁肾虚大鼠血清铁含量显著降低,血清锌、铜、镁、钙含量在正常范围内,有肾虚见证的缺铁大鼠全部出现感音神经性聋,耳蜗显微结构不同于无肾虚见证的大鼠。因此认为,肾可能通过对铁代谢的调控影响耳蜗显微结构与生理功能。刘鲁明从钙磷代谢角度对肾虚证患者的血清钙、磷值及 24 小时尿钙值进行测定,并比较了肾虚有耳鸣耳聋与无耳鸣耳聋患者所测值,发现肾虚有耳鸣耳聋的患者血清钙、磷值和 24 小时尿钙值较正常低。

2. 肾脏疾病与听功能损伤　肾脏与内耳在超微结构、离子交换功能等方面存在许多相似。人们很早就发现肾脏疾病患者常出现听力损失。近年来多家研究中心通过对 2564 位参加者进行基于人口学的横断面研究,探讨慢性肾脏疾病与耳聋之间的关系,结果表明慢性肾脏疾病与听力损失存在相关性。

李松杨等对 59 例尿毒症患者进行听力学检查,发现共有 34 例出现听力损害,且皆为感音神经性聋。肾衰竭患者耳聋程度与尿素氮、肌酐代谢产物滞留程度呈正相关,当体内尿素氮、肌酐下降,听力障碍有所改善,其导致耳聋的原因很可能是由于体内代谢产物肌酐、尿素氮水平升高对内耳的毒性作用,抑制听神经传导影响 Na^+-K^+-ATP 的活性所致。另外,肾衰竭引起耳蜗一氧化氮合酶活性增高,体内大量生成一氧化氮,对血管纹、螺旋神经节细胞、内外毛细胞产生毒性损害,可能也是慢性肾衰竭引起耳聋的重要机制之一。

3. 与氨基糖苷类抗生素的肾毒性和耳毒性关系　对内耳有毒性的氨基糖苷类抗生素(如新霉素、卡那霉素、庆大霉素、硫酸链霉素等)同样具有肾毒性,而抑制肾功能的利尿剂(如利尿酸等)同样可以引起人和动物听觉障碍,并对内耳生物电产生明显的抑制作用。

朝月臣等研究发现阿霉素可以诱发大鼠线粒体 DNA4834bp 缺失突变,并且在大鼠内耳和骨骼肌组织中线粒体 DNA4834bp 缺失突变发生率显著不同,而内耳组织和肾脏组织间突变发生率相同。还有研究表明,肾脏组织和内耳组织中均有上皮钠通道和 Na^+-K^+-ATP 酶表达,提示内耳与肾脏在离子和液体的转运机制上可能具有相似之处。这些现象可能并非偶然,而是提示了肾与耳可能存在某种联系。

采用庆大霉素制作慢性耳损伤大鼠模型,观察补肾治聋中药复方耳聋左慈丸对听功能和肾脏功能的作用,结果表明,耳聋可以抑制庆大霉素造成的听功能和肾功能的损伤。

王东方等也观察到补肾中药金匮肾气丸不仅可以保护听功能和减轻耳蜗听毛细胞损害作用,而且还可以保护肾功能和减轻肾脏肾小管细胞损害作用,认为金匮肾气丸可能是通过减轻庆大霉素肾毒作用,达到降低耳毒作用的。

4. 补肾中药在防治耳鸣、耳聋中的应用 "肾主耳"理论对于指导耳鸣、耳聋的临床治疗有重要价值,主要体现在补肾中药在治疗耳鸣、耳聋中的重要地位。

朱梅菊等研究了从唐至清的历代方书,收集整理出治耳聋处方150首,用药162味,平均每方用药16.3味。按药物功效分类,则每类药物使用频率的百分比分别为补肾30%,补气养血19.6%,芳香通窍10%,解表9.3%,利水渗湿6.9%等。本研究团队通过建立庆大霉素对体外培养内耳螺旋器毛细胞的损伤模型,观察耳聋左慈丸直接加入法对庆大霉素耳毒性模型的作用及量效关系。结果表明,耳聋左慈丸可以直接作用于毛细胞,拮抗庆大霉素造成的耳蜗毛细胞损伤,其机制可能与调控线粒体凋亡通路有关。同时发现,耳聋左慈丸含药血清对庆大霉素导致的小鼠耳蜗毛细胞损失也有一定抑制作用。此外,研究还发现,慢性水杨酸致耳鸣模型大鼠听觉中枢下丘外侧核和次听皮质神经元自发放电活动增加,短间隔放电脉冲数比例较正常对照组增加,而耳聋左慈丸能减弱这种变化,提示耳聋左慈丸可减弱水杨酸致耳鸣模型大鼠听觉中枢下丘脑外侧核和次听皮质神经元的自发放电活动。近期的研究发现,耳聋左慈丸水煎剂可以延缓 C57BL/6J 小鼠老年性聋的发生,其机制与调节耳蜗螺旋神经节细胞 p53/Bak 介导的线粒体凋亡途径有关。对于补肾中药防治耳鸣、耳聋的作用和机制的研究,从"以药测证"的角度探讨补肾治疗耳鸣、耳聋治则的分子机制,为探讨"从肾论治"耳鸣、耳聋和进一步阐明肾主耳理论的科学内涵提供了依据。

5. 耳与肾系统其他疾病

(1) 耳聋与认知功能障碍:唐宗海《中西汇通医经精义》中论述:"肾主脑髓,耳通于脑,路甚直捷,所以肾开窍于耳也。"肾主骨生髓,脑为髓之海。从而认为,"肾藏精,精生髓,髓气充于脑",且耳与脑相通,故肾精通过脑而滋养耳窍。

从藏象理论推演,"肾-脑-耳"是相互关联的。《灵枢·海论》曰:"髓海不足,则脑转耳鸣。"脑为髓之海,髓海不足,则为肾精衰竭之候。精与液具有濡养空窍的作用。故精竭则髓海不足、脑转耳鸣。张志聪注曰:"髓海不足,则精液竭。精液者,所以濡空窍者也。是以耳为之鸣。"

《灵枢·决气》曰:"精脱者,耳聋……液脱者,骨属屈伸不利,色夭,脑髓消,胫酸,耳数鸣。"《灵枢·决气》曰:"两神相搏,合而成形,常先身生,是谓精。"精,即为先天之精。张志聪注曰:"肾主藏精,开窍于耳。""液脱者,耳数鸣",说明耳鸣为脑髓消、液脱之征候。

《灵枢·五癃津液别》曰:"津液各走其道……其流而不行者,为液。"张志聪注文:"肾主骨,而骨髓上通于脑,故脑髓消而胫酸耳鸣。"脑与耳窍相通,液具有濡养滋润官窍的作用,故液脱则脑髓消、耳数鸣。

已有大量临床观察表明,听力损失的患者更容易发展成为阿尔茨海默病(Alzheimer disease, AD)或者其他类型的老年痴呆。

Dubno 等通过临床纵向研究发现,言语辨别能力下降与听力下降有关,尤其是初始的纯音听阈,而与年龄无关,推断外周或(和)中枢系统出现明显病变。

有研究报道,痴呆者比非痴呆者的听力障碍更多见,强调二者不仅相关,听力下降程度与认知障碍程度之间还存在着明显的正相关关系,即听力障碍越重,认知障碍越重,听力障碍可以作为预测随访期间认知功能是否下降的指标,使用助听器能够使认知功能障碍改善。

Gates 等在进行了大规模的临床前瞻队列研究后指出,中枢听觉言语处理障碍中47%发展为阿尔茨海默病失智型,而对照组中只有4.6%,因此认为听力障碍可能是阿尔茨海默病的早期症状。

有学者在老年性聋模型 C57BL/6J 小鼠观察到年龄相关的听力损失伴随空间学习记忆能力的下降以及海马 CA3 区突触的退化,而无老年性聋的小鼠模型 CBA/CaJ 则无此改变。

(2) 耳聋与骨相关疾病:肾藏精,精生髓,髓居骨中,骨赖以充养。肾精充足,则骨髓生化有源,骨骼得其滋养而强健有力,能顺利完成各种动作。否则,若肾精亏乏、骨骼空虚,则会出现小儿囟门迟闭、骨软无力,以及老年人的骨质脆弱,易于骨折等病理变化。

借助微密度测定法测量骨萎缩程度,计算机定量评价 7 个参数后得微密度测定指数(分正常、早期和Ⅰ期、Ⅱ期、Ⅲ期)。结果显示 26 例(46.4%)正常,30 例(53.6%)呈现早期或进一步骨萎缩,提示相当多比例的老年性聋患者疑有骨异常代谢。进行血清钙、磷、碱性磷酸酶、血液尿素氮、谷草转氨酶及谷丙转氨酶测定,17 例健康受检者作对照,结果老年性聋患者血清钙浓度显著低于正常,尿素氮浓度明显高于健康者;听敏度和血清碱性磷酸酶浓度间存在显著正相关。

骨质疏松症与感音神经性聋可能有关,有观察显示骨质疏松症患者有较高的感音神经性聋发病率。台南市奇美医学中心 Kai-Jen Tien 博士领导的团队考察了在 1999 年至 2008 年间被诊断为骨质疏松的 1万多名台湾居民,并与 32 000 名无此疾病的参与者相比较。截至 2011 年的数据显示,骨质疏松症患者出现突发性耳聋的风险要高 76%。

强直性脊柱炎与听力损失也存在相关性,但是耳损伤不是这种类型听力损失的主要原因,神经退化可能是主要机制。骨保护素作为骨代谢的调节因子不仅在骨质疏松等疾病中有重要作用,还可以影响听力。骨保护素基因缺失可导致小鼠耳蜗神经退化,体外可激活胞外信号调节激酶(ERK),促进耳蜗螺旋神经节细胞的凋亡,还可抑制耳蜗干细胞的增殖。

四、展望

"肾主耳"理论是中医藏象学说的重要内容之一,在中医耳科疾病的临床治疗及理论发展中占有重要地位。因此,"肾主耳"理论的现代生物学机制研究有着重要意义。国内学者对于中医肾与耳关系的物质基础已经做了很多有意义的探索,提出了甲状腺素、醛固酮、钙、铁等物质可能是中医肾主耳的物质基础,但对于阐释肾主耳理论的机制仍相差很远(图 2-8)。

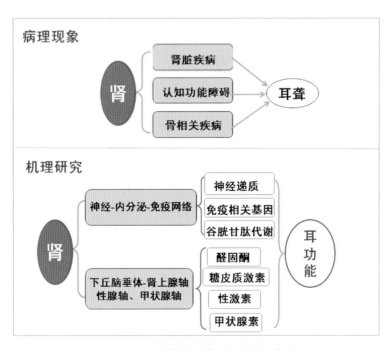

图 2-8　中医"肾主耳"理论总结示意图

近年来,基因组学、代谢组学以及蛋白质组学等系统生物学技术的发展以及中医肾本质的研究成果为肾主耳的研究提供了良好的契机。因此,寻找新的切入点,从整体水平和多个层面研究中医"肾主耳"理论的现代生物学机制是一项十分有意义的工作,其研究成果将为中医藏象学说的理论发展以及耳科疾病的中西医结合治疗提供良好的实验资料和依据。除此之外,肾主耳的现代生物学基础研究也不应只局限于孤立的物质寻找,应该从整体出发,充分利用系统生物学技术,构建中医肾与耳相关的网络模型,比如基因调控网络或物质代谢网络,系统阐释中医"肾主耳"理论的物质基础。

"肾主耳"作为肾藏象理论的组成部分,与"肾藏精""肾主生殖""肾主骨生髓""肾主脑"等均有密切联系。肾藏精,精生髓,髓充于骨,脑为髓海,耳通于脑。现代医学也发现,耳聋与骨质疏松症,老年性聋与老年痴呆存在一定关联。因此,本研究团队认为,"脑-肾-精-髓-骨-耳"是肾藏象系统一个紧密关联的功能体系。基于"肾主耳"与肾系统其他内容之间关系的机理研究,对于完善和发展肾藏象理论有重要意义,是值得进一步深入研究和探讨的新领域。

第七节　中医"肾主水"与"肾-水系统"

一、中医"肾-水系统"的理论概述

中医藏象学中的脏腑有关内容是研究人体脏腑生理功能、病理表现以及相互关系的最主要部分。其中肾、三焦、膀胱是其主要组成部分。中医学说中的肾、膀胱等脏器虽与西医脏器的名称相同,但内涵更广,现代医学中并没有三焦这一概念。同时在中医学中这三者之间生理、病理的含义上却不完全相同。这三个脏腑之间不单纯是一个解剖学概念,更重要的是一个生理或病理方面的概念。

肾和其他四脏、六腑等联系较为密切,在人体中占有极为重要的地位。三焦是六腑之一,和其他五脏六腑不太一样,它非常特殊,没有实质性脏器。从《黄帝内经》提出三焦这个名称之后,后世医家对三焦的具体部位有着几种不同的论述和概念,但对其生理功能争议不大。膀胱乃六腑之一,与肾的关系比较密切,为表里关系。

肾属脏、属里、属阴,膀胱属腑、为肾之腑、属表、属阳,有自己独特的生理功能。肾、膀胱、三焦看似是独立的发挥行使其功能,但实则其中存在着密切关系。解剖位置上来说,是上中下三部总括,肾、膀胱均处于三焦中的下焦;功能上来说,肾主水、主气化,膀胱主气化,三焦通调水道。这三者又通过身体内的水液代谢联系在了一起,而当肾的功能受损,膀胱则气化不能,三焦通条失司,病理上又是互相影响。这种脏腑、阴阳、表里、相生相克关系使这三者对立统一起来,形成"肾-水系统",并且用于指导临床。那这三者的相互联系与影响,是本文所要叙述的重点内容。

二、中医"肾-水系统"的生理规律

(一) 肾、三焦、膀胱的生理特点

1. 肾的特点　肾藏先天之精和后天水谷之精华以及生育之精,故称肾藏精。

古人按照肾的特点,在两千多年以前从天人合一和整体观念的特性出发,对肾的生理功能已经作了多方位论述。如在天(六气)为寒,在地(五行)为水,开窍于耳,五志为恐,变动为栗,五色为黑,五臭为腐,五味为咸,五体为骨,五声为呻,五音为羽,五星为晨星,其数为六等等。

膀胱为其腑,与肾互为表里。肾属阴,膀胱属阳。肾分左右,有左肾、右命门之说。古人已经从肾的解剖位置、生理功能、病因病理、临床表现以及疾病的治疗等诸多方面作了论述,下面分别从相关方面作一简要介绍。

2. 三焦的特点　三焦指的是上焦、中焦与下焦,是六腑之一。《素问·灵兰秘典论》云:"三焦者,决渎之官,水道出焉。"最早提出三焦这一名称,而且描述了三焦的功能,但没有指出它的实质和具体位置。在《难经·二十五难》和《难经·三十八难》中提出三焦有名无实之说。

3. 膀胱的特点　膀胱与肾系表里关系,膀胱为表属阳,肾为里属阴,其功能特点主要是储尿和排尿。

(二) 肾、三焦、膀胱的位置

1. 肾在人体内的位置　《素问·脉要精微论》曰:"腰者,肾之府,转摇不能,肾将惫矣"。第一次提出肾在人体内的位置。《医贯》云:"肾有二,精之居也,生于脊齐十四椎下,两旁各一寸五分,形如豇豆,相并而曲附于脊外,有黄脂包裹,里白外黑。"

2. 三焦在人体内的位置

(1)《灵枢·营卫生会》云:"上焦出于胃上口,并咽以上贯膈而布胸中,走腋,循太阴之分而行……中焦亦并胃中,出上焦之后……下焦者,别回肠,注于膀胱而渗入焉。"此段文字是以经络走向来论述和区别上、中、下焦部位的。

(2) 上焦如雾,中焦如沤,下焦如渎。《灵枢·营卫生会》云:"黄帝曰:善。余闻上焦如雾,中焦如沤,

下焦如渎,此之谓也。"《难经·三十八难》云:"脏唯有五,腑独有六者,何也? 然:所以腑有六者,谓三焦也,有原气之别焉,主持诸气,有名而无形。"《难经·二十五难》云:"心主与三焦为表里俱有名而无形。"这是从功能角度区别三焦的特点。

(3)以人体躯干为标准:上焦膈之上;中焦膈之下,脐之上;下焦脐之下之少腹。《灵枢·本输》云:"三焦者,中渎之腑也,水道出焉,属膀胱,是孤之腑也。是六腑之所与合者。"本条经文只说是孤腑,没有明确说明三焦具体是什么、位置在哪里。虞抟《医学正传·医学或问》说:"三焦者,指腔子而言,包函乎肠胃之总司也。胸中肓膜之上,曰上焦;肓膜之下,肺之上,曰中焦;脐之下,曰下焦。总名曰三焦。"

(4)上焦心肺,中焦脾胃,下焦肝肾。这是以脏腑分三焦之说,是近代在临床上多见的一种辨证说辞。这里附带提出一个问题:脉学中寸口六部,脉五脏六腑均有安排,唯独没有三焦的位置,是古医学家疏忽、疏漏,还是其他什么原因,无从考证。

3. 膀胱在人体内的位置　膀胱又名脬,位于小腹中央。

三、中医"肾-水系统"的病理表现

(一)肾病的相关病因和疾病

从临床症状可以判断肾是否有病。肾是五脏之一,受五行的影响。《素问·宣明五气》曰:"五气所病……肾为欠为嚏……五脏所恶……肾恶燥。五脏化液……肾为唾……五味所禁……苦走骨,骨病无多食苦……五脏所藏……肾藏志……五脏所主……肾主骨……五劳所伤……久立伤骨。"

人体内水液的调节主要靠肾的功能,津液的输送也同样靠肾的功能。脾的运化、肺的宣发、三焦的通利、膀胱的储水和排水等均离不开肾的蒸腾气化。《素问·逆调论》云:"肾者主水。"又:"肾者水脏,主津液。"说明人体内水液调节与肾密切相关。

病邪在肾会出现胕肿、腹胀、腰痛、大便难、肩背颈项痛、时眩等临床症状。《素问·水热穴论》曰:"帝曰:肾何以能聚水而生病? 岐伯曰:肾者,胃之关也,关门不利,故聚水而从其类也。上下溢于皮肤,故而胕肿。"《灵枢·五邪》云:"邪在肾,则病骨痛阴痹。阴痹者,按之而不得,腹胀腰痛,大便难,肩背颈项痛,时眩。"

病先发生在肾,或者先发生在膀胱,有不同传变和发展,甚或危及生命。《灵枢·病传》云:"病先发于肾,三日而之膂膀胱,三日而上之心,三日而之小肠,三日不已,死。""病先发于膀胱,五日而之肾,一日而之小肠,一日而之心,二日不已,死。"

肾胀、膀胱胀、三焦胀的不同症状与鉴别。《灵枢·胀论》云:"肾胀者,腹满引背央央然,腰髀痛……膀胱胀者,少腹满而气癃。三焦胀者,气满于皮肤中,轻轻然而不坚"。

(二)三焦的相关病因和疾病

三焦有通达原气于周身以及通行上、中、下水液运行的功能,是人身原气和水液的大通道。《素问·灵兰秘典论》云:"三焦者,决渎之官,水道出焉。"《难经·六十六难》云:"三焦者,原气之别使也,主通行三气,经历(于)五脏六腑。"

三焦不通则诸气不通,水道不利,上而肺气不宣,中而脾胃升降受阻,下则水气不利,影响肝、肾与膀胱。

(三)膀胱的相关病因和疾病

膀胱的功能就是储藏尿液和排出尿液。《素问·灵兰秘典论》云:"膀胱者,州都之官,津液藏焉,气化则能出矣。"

膀胱功能一旦失调,便会出现排尿不畅或不能排尿而癃闭,或者膀胱失约而多尿、遗尿以及尿失禁等病症。《素问·宣明五气》云:"膀胱不利为癃,不约为遗溺。"

四、展望

中医学所认识的肾、膀胱、三焦这三个脏腑不论在解剖位置还是生理功能、病理特点方面都有极其密切的联系。

通过对肾、膀胱、三焦的藏象理论总结不难发现,肾、膀胱、三焦是围绕肾主水、气化、膀胱气化、三焦通

调水道联系在一起的,因此肾、膀胱、三焦的现代研究多围绕着水液代谢功能。

本部分内容也是围绕着水液代谢讨论藏象肾、膀胱、三焦的现代研究及认识。

(一) 肾、膀胱、三焦解剖学认识

1. **"肾"的现代解剖学认识** 西方现代医学的发生发展均依赖于系统的解剖学知识,在"西学东渐"之时,国内中医西医界曾发生剧烈的交争,学者引用中医学中的"肾"代表西医的"renal""kidney",此后解剖学"肾"(后简称"解剖肾")与中医藏象理论的"肾"(简称"藏象肾")两个概念的混乱成了非常普遍的现象。

"肾"是包含了骨髓、神经、内分泌、体液、生殖、泌尿等多种系统及其相互联系和复杂功能的网络体系。中医学认为,肾主水液、主藏精、主生殖生长发育、主骨生髓。

西方医学对解剖肾的认识在近几十年来发生剧烈的变化。解剖肾不仅是排泄器官,并且具有强大的内分泌功能,对红细胞的合成及骨骼代谢也有重要作用。西医对解剖肾与中医对藏象肾认识之间的联系存在众多相似之处。

水液代谢方面,藏象肾有主水的功能特性,因此一般将藏象肾与西医解剖学中的泌尿系统相当。然而肾主水,不仅指肾脏在水液排泄时的作用,藏象肾的主水是贯穿了水液代谢的全过程,基本涵盖了水液的生成、水液在体内的分布、水液之间的转换循环及水液的排泄等水液在进入机体以后直到排出的全过程。仅是简单地与泌尿系统对应是非常片面和不完整的。

2. **"膀胱"的现代解剖学认识** 现代医学定义膀胱是一个储尿器官。在哺乳类,它是由平滑肌组成的一个囊形结构,位于骨盆内,其后端开口与尿道相通。膀胱与尿道的交界处有括约肌,可以控制尿液的排出。这与中医藏象中所述膀胱有一定联系。中医膀胱属六腑之一,是水液汇聚之所,有"津液之府""州都之官"之称;与肾相表里,有化气行水等功能。

但"藏象膀胱"的功能更加广泛。那么"藏象膀胱"的解剖结构自然不能简单地只对应西医学膀胱这一器官。其不仅仅是一个被动的贮存尿液的器官,按中医脏腑理论对其阐述,有研究者就认为藏象中的膀胱在解剖结构上囊括了整个西医泌尿系统的脏器。"藏象膀胱"对津液的气化作用,可以对应到西医肾脏形成尿液的两个阶段,即原尿在肾小球滤过生成的阶段和原尿在肾小管和集合管重吸收并形成终尿的阶段。并且还有动物实验表明,五苓散对膀胱的行水气化功能是通过对肾脏的利尿作用实现的,证明藏象膀胱在解剖功能上包含了西医肾脏的一部分。

综上所述,中医"藏象膀胱"不仅有贮尿和排尿功能,还对津液的气化存在调控作用,此功能相当于西医肾脏形成尿液的两个阶段。因此,"藏象膀胱"在解剖学上基本与整个泌尿系统相当。

3. **"三焦"的现代解剖学认识** 三焦属中医藏象六腑之一,完全有别于西医脏器。《难经》提出三焦"有名无形"。三焦所对应的解剖结构及功能,历代医家各有所执,争讼不已。

有学者认为,三焦是一个微观概念,是机体内存在的各种空隙、腠理、膜原等结构,大致相当于组织间隙、脏腑间隙、细胞间质乃至分子间隙所构成的空间和通道;它大到人体的各种膜腔,小到人体周身的腠理,是指一切具有输布原气以及进行水液及营养物质新陈代谢作用的结构单元。

《黄帝内经》中关于"三焦"概念的内涵实质为"三焦"为腑属阳,泻而不藏,职司人体津液水分的输布、疏通和排泄,其生理特征是奋然鼓动阳热之气,蒸腾阴津而达到疏通、输布和排泄津液水分的目的。其形质特征是内涉肺、脾胃、肾、膀胱,外连皮肤、腠理、汗腺、毛孔等,是人体巨大的水液输布、疏通和排泄系统,外应皮肤、腠理、毫毛。

三焦分上焦、中焦、下焦的不同,而这上、中、下三部分不仅将三焦的解剖定位区分开来,同时也将其作用于水液代谢不同方面的功能作了定义。"营出于中焦,卫出于下焦……上焦出于胃上口,并咽以上贯膈而在胸中……中焦亦并胃中,出上焦之后……泌糟粕,蒸津液,化其精微……而为血,以奉生身……故独得行于经隧,命曰营气……下焦者,别回肠,注于膀胱而渗入焉"及"上焦如雾,中焦如沤,下焦如渎"(《灵枢·营卫生会》),明确阐述了"三焦"分而为三,合而为一,共主人体津液水分的输布、疏通和排泄。

(二) 肾、膀胱、三焦功能相关性研究

1. **肾主水、主气化的现代研究** 《医宗金鉴·删补名医方论》指出"静而不走"之阴水,是肾所藏之"精","乃肾之体";"动而不居"之阳水,是肾下输膀胱之"溺","乃肾之用"。肾主水的功能具体表现在肾脏的温煦化水、司开合和肾在液为唾。随着现代医学的发展,人类对于水液在体内的代谢由单纯扩散通过细胞膜脂质双层,到发现在细胞质膜上存在通透性极高的专门蛋白质孔道——水通道,这些蛋白质称为水通道蛋白。水通道蛋白(AQP)是一种水的分子通道,普遍存在于各种生物体内,包括微生物、植物和动物。在啮齿类动物体内陆续发现了13种水通道蛋白。

AQP在人体组织器官内大多数分布在与体液吸收和分泌有关的上皮细胞及可能协同跨细胞转运的内皮细胞中,维持细胞内外的体液平衡。AQP不仅在肾小管和腺上皮等液体转运活跃的组织中表达,同时也表达在液体代谢相对缓慢的组织器官,如表皮、脂肪组织以及星形神经胶质等。

AQP每个成员都有其独特的组织和细胞分布,这些水通道具有快速和选择性促进水的穿膜运动,达到渗透梯度的作用。主要分布为:

AQPO分布于眼睛的晶状体;AQPI分布于红细胞、肾近曲小管、胰腺、眼睛和耳朵等;AQPZ主要分布于肾脏;AQP3广泛分布于肾脏、呼吸、消化器官等;AQP4分布于脑星形胶质细胞、眼、耳、骨骼肌、胃和肾集合小管等;AQPS主要分布于分泌性腺体,如唾液腺、泪腺、汗腺、胰腺等;AQP6主要分布于肾;AQP7分布于睾丸、心脏、肾脏和脂肪组织等;AQPS分布于肾脏、睾丸和肝脏等;AQPg分布于肝脏和白细胞等;AQP10分布于肠腔内。主要生理功能是能显著增加细胞膜水通透性,介导自由水被动跨生物膜转运,参与水的分泌、吸收,对保持细胞内外环境的稳定平衡起重要作用,同时也参与完成机体一些重要的生理功能。

从水通道蛋白的分布和功能就能看出藏象肾主水功能与水通道蛋白存在大量的相同及相似点,单看水通道蛋白的分布情况,基本上分布于全身重要的与体液代谢有关的脏器,而肾主水这一概念也是非常广泛地涉及了现代解剖学的多脏器,两者不谋而合了。有研究证实,肾脏是体内水通道蛋白含量最高、亚型分布最多的组织,并且藏象肾的解剖结构包含了西医肾脏。有学者实验证明,肾气虚模型大鼠肾脏水通道蛋白2的表达减少,从而引起尿量增多,为"肾主水"理论的现代研究提供了实验依据。

张昕贤等实验通过腺嘌呤肾虚模型动物尿17-羟皮质醇、尿肌酐、尿液渗透压的改变及肾脏、肺脏、脾脏等组织AQP1蛋白及基因的表达变化来了解肺、脾、肾调节水液的功能及肾的主宰作用。腺嘌呤肾虚模型大鼠尿量明显增加,喜好扎堆,活动减少,毛色枯乱,尿17-羟皮质醇含量较正常大鼠明显下降,符合中医肾阳虚表现。模型组大鼠尿液渗透压显著低于正常组,结合实体动物的观察,模型大鼠肾脏组织大量积水,提示模型大鼠水代谢异常。模型大鼠尿肌酐排泄与正常组相比明显下降,说明模型大鼠水液代谢异常与肾功能异常的相关性。

通过补益肾阳药肉苁蓉干预模型大鼠,尿液浓缩功能明显改善,尿肌酐与模型组相比无明显改善,提示肉苁蓉调节尿液渗透压的作用不依赖于改善肾功能。AQP1基因在腺嘌呤模型组肾、脾的表达下调,与正常组相比小50%,有显著意义;AQP1基因在肉苁蓉干预组肾、肺的表达上调,与模型组相比接近和大于2倍,有显著意义;免疫组化显示模型组AQP1蛋白在肺、脾、肾组织表达均有不同程度增加,与正常组大鼠有显著差异,肉苁蓉组AQP1蛋白在肺、肾组织表达较模型组减少,有统计学意义,肉苁蓉组AQP1蛋白在脾组织表达进一步增加可能受到血细胞的影响,提示肾、肺、脾均参与水液调节,AQP1是其分子基础之一。但另一方面肾主水又与水通道蛋白的功能存在一些差异,目前还不能完全将肾主水的功能直接对应到水通道蛋白的功能。

藏象肾除了主水外,还通过肾主气化与膀胱和三焦相联系。

"气化"含义有两方面:一是指体内物质形态的相互转变过程。如《素问·灵兰秘典论》说:"膀胱者,州都之官,津液藏焉,气化则能出矣。"二是指运气变化过程中出现的气化太过、不及,以及同天、先天和后天等。有关这方面的论述散见于《素问·气交变大论》《素问·六元正纪大论》《素问·至真要大论》等篇。从中医学的角度来看,气是产生生命机体的基本物质。气化过程是维持机体生命现象的基本保证,而团队研究认为气化同时还是一种功能的概括总称。

气的物质基础包括两个方面:一是人体内完成慢速调节和快速调节的物质基础;前者主要是DNA,后者主要是激素和神经介质等物质。二是进行生命活动的能源,主要包括ATP等高能物质。气的功能可以理解为人体以及各脏腑的慢速调节和快速调节的能力,主要是DNA通过RNA合成蛋白质的能力和对合成出蛋白质空间构型的调节能力。肾的气化作用的过程,实际上也是体内物质的代谢过程,是物质转化和能量转化的过程,主要表现为肾阳的作用。

肾上腺的作用类似于肾阳的作用。肾上腺皮质激素对蛋白质、糖、脂肪的代谢,钾、钠的排泄及水的平衡,对血液细胞的增减和神经肌肉的应激性,以及对消化液的分泌,抗炎和抗变态反应,对皮肤色素沉着的控制等,都具有重要的调节作用;肾上腺髓质激素对循环、消化、呼吸、生殖、泌尿等器官以及汗腺竖毛肌、眼球、平滑肌、横纹肌、糖代谢等方面亦有一定的支配作用。但它也不是孤立的,必须通过神经-体液系统而发生生化作用,具体而言,是与内分泌系统发生相互调节作用的,如下丘脑-垂体-肾上腺皮质系统、垂体-甲状腺、垂体-性腺系统等。这主要是肾主气化的物质基础及作用机制。

综上所述,肾的气化功能对应的是能量代谢以及功能调节的功能,是藏象肾发挥其他功能的一个前提和保障,肾主气化是一个比肾主水更加宽泛的概念。

2. **肾合膀胱的现代研究** 脏腑相合理论,早在《黄帝内经》就有了详细记载。《灵枢·本输》云:"肺合大肠……心合小肠……肝合胆……脾合胃……肾合膀胱……"这一对应式,经受了两千多年的临床检验,迄今仍具有重要的实践意义。《素问·灵兰秘典论》云:"膀胱者,州都之官,津液藏焉,气化则能出矣。"

肾合膀胱,膀胱的贮尿和排尿功能,全赖肾的气化功能,即膀胱贮藏津液而不渗漏是靠肾气的固摄,膀胱排泄尿液而有节律亦靠肾气的推动。有学者认为肾合膀胱理论的构建过程是一个多因素、多方法共同参与的过程;这一过程始于解剖,终于经络学说的建立。

通过从尿流动力学角度观察两种补肾中药方对正常家兔膀胱与甲磺酸苄胺唑啉作用下的模拟"肾气虚证"膀胱的不同效应结果表明,温补肾气方有增强逼尿肌收缩力、缩短膀胱充盈时间的作用,与肾"阳主开"的经典理论符合;滋补肾阴方有减低膀胱排尿压、延长充盈时间的作用,与肾"阴主合"的经典理论符合。提示补肾中药具有一定的调节逼尿肌功能和膀胱括约肌开合作用。从药物对膀胱尿流动力学的影响反证"肾合膀胱"经典理论,揭示了肾虚膀胱气化失常、开合失度的部分实质。

从神经系统研究肾虚本质,认为肾阴虚者副交感神经亢进,支配膀胱的交感神经与副交感神经将发生相应变化,即副交感神经不足而使膀胱松弛,收缩无力;与此相反,肾阴虚者,表现为交感神经兴奋,同样推理,支配膀胱的交感神经兴奋而使逼尿肌反射亢进,张力过高。这是通过神经调节来解释肾合膀胱这一概念。

3. **肾与三焦相通的现代研究** 古人有"肾与三焦相通"的观点。《素问·阴阳离合论》与《灵枢·根结》中均有"太阳为开,阳明为阖,少阳为枢"与"太阴为开,厥阴为阖,少阴为枢"的理论。这一开阖枢的理论配合脏腑别通的道理,在临床上得到十分卓越的疗效。

以枢来说:心与胆相通,肾则与三焦相通。《灵枢·本脏》也云:"肾合三焦、膀胱,三焦、膀胱者,腠理毫毛其应……肾应骨,密理厚皮者,三焦、膀胱厚;粗理薄皮者,三焦、膀胱薄。疏腠理者,三焦、膀胱缓;皮急而无毫毛者,三焦、膀胱急。毫毛美而粗者,三焦、膀胱直;稀毫毛者,三焦、膀胱结也。"

肾与三焦相通,以膀胱为腑,三焦、膀胱之通调水道俱以肾为主宰。《难经·六十六难》云:"脐下肾间动气者,人之生命也,十二经之根本,故名曰原。三焦者,原气之别使也,主通行三气,经历(于)五脏六腑。"明代李梴所著《医学入门·脏腑》转引《五脏穿凿论》曰:"心与胆相通,肝与大肠相通,脾与小肠相通,肺与膀胱相通,肾与三焦相通,肾与命门相通。此合一之妙也。"李梴注解"肾与三焦相通"曰:"肾病宜调和三焦,三焦病宜补肾为主。"

现代部分专家学者针对肾通三焦阐述了其观点。黄文政提出"三焦网络学说",其调节功能包含了"肾之蒸腾气化,影响着三焦水液代谢和血液运行",是肾气化功能的一部分。肾与三焦在病理上也存在着必然联系,相互影响,相互制约。韩景献创三焦气化失司-衰老说,认为人之衰老不仅仅与肾中精气有关,还与三焦气化有关。三焦气化失司,气血津液精升降出入的通道不畅,肾精得不到滋养和濡润而逐渐衰退,并内生风、火、湿、热诸邪及痰、瘀、浊毒等病理产物。在局灶节段硬化性肾病的辨治过程中,曹式丽认为肾是三焦整体结构及功能的重要组成部分,局灶节段硬化性肾病少阳三焦不畅,肾络瘀阻,交互为病。早期肾络瘀阻,肾气亏虚累及中、上二焦,导致三焦决渎失司;晚期络伤肾败,命门火衰,三焦不得温养,水肿、难治蛋白尿,甚至导致尿毒蕴积。

在病理联系方面,还有学者将肾通三焦与内分泌疾病联系在一起,包括席汉综合征、尿崩症、甲状腺功能减退症、亚急性甲状腺炎、肾上腺皮质功能减退症、糖尿病等。虽然人体每个脏器都有其独特功能,但是都受到肾与三焦系统的影响,它们之间是互相依存的,而肾与三焦系统是调节人体内分泌和代谢的根本和原动力。

参 考 文 献

1. Ozkaynak E, Schnegelsberg PN, Oppermann H. Murine osteogenic protein(OP-1): high levels of mRNA in kidney[J]. Biochem Biophys Res Commun, 1991, 179(1): 116-123

2. Jena N, Martín-Seisdedos C, McCue P, et al. BMP-7 null mutation in mice: developmental defects in skeleton, kidney, and eye[J]. Exp Cell Res, 1997, 230(1): 28-37

3. Hosther J, Hultmatk P, Karrholm J. Impaction technique and graft treatment in revisions of the femoral component: laboratory studies and clinical validation[J]. J Arthroplasty, 2001, 16(1): 76-82

4. Astrand J, Aspenberg P. Reduction of instability-induced bone resorption using Bisp Hosphonates: high doses are needed in rats[J]. Acta Orthop Scand, 2002, 73(1): 24-30

5. Jeppsson C, Astrand J, Tagil M, et al. A combination of bisphoshponate and BMP additives in impacted bone allografts[J]. Acta Orthop Scand, 2003, 74(4): 783-489

6. Chubinskaya S, Kuettner KE. Regulation of osteogenic proteins by chondrocytes[J]. Int J Biochem Cell Biol, 2003, 35(9): 1323-1340

7. Merrihew C, Kumar B, Heretis K, et al. Alterations in endogenous osteogenic protein -1 with degeneration of human articular cartilage[J]. J Orthop Res, 2003, 21(5): 899-907

8. LoeserR F, Pacione CA, Chubinskaya S. The combination of insulin-like growth factor 1 and osteogenic protein 1 promotes increased survival of and matrix synthesis by normal and osteoarthritic human articular chondrocytes[J]. Arthritis Rheum, 2003, 48(8): 2188-2196

9. Haaijman A, Souza R, Bronckers A, et al. OP-1(BMP-7) affects mRNA expression of type Ⅰ, Ⅱ, Ⅹ collagen, and matrix Gla protein in ossifying long bones in vitro[J]. J Bone Miner Res, 1997, 12(11): 1815-1823

10. Forslund C, Rueger D, Aspenberg P. A comparative dose-response study of cartilage derived morphogenetic protein(CDMP)-1,-2 and-3 for tendon healing in rats[J]. J Orthop Res, 2003, 21(4): 617-621

11. HAyashi K, Ishidou Y, Yonemori K, et al. Expression and localization of bone morpho-genetic proteins(BMPs) and BMP receptors in ossification of the ligamentum flavum[J]. Bone, 1997, 21(1): 23-301

12. Yonemori K, Imamura T, Ishidou Y, et al. Bone morphogenetic protein receptors and activinreceptors are highly expressed in ossified ligament tissues of patients with ossification of the posterior longitudinal ligament[J]. Am J Pathol, 1997, 150(4): 1335-1347

13. Urist MR, Nillsson OS, Hudak R, et al. Immunologic evidence of a bone morphogenetic protein in the milieu intérieur[J]. Ann Biol Clin (Paris), 1985, 4(5): 755-766

14. Gonzalez EA, Lund RJ, Martin KJ, et al. Treatment of a murine model of high-turnover renal osteodystrophy by exogenous BMP-7[J]. Kindey Int, 2002, 61(4): 1322-1331

15. Lyons JP, Miller RK, Zhou X, et al. Requirement of Wnt/beta-catenin signaling in pronephric kidney development[J]. Mech Dev, 2009, 126(3-4): 142-159

16. Lyons JP, Mueller UW, Ji H, et al. Wnt-4 activates the canonical beta-catenin-mediated Wnt pathway and binds Frizzled-6 CRD: functional implications of Wnt/beta-catenin activity in kidney epithelial cells[J]. Exp Cell Res, 2004, 298(2): 369-387

17. Carroll, TJ, Park JS, Hayashi S, et al. Wnt9b plays a central role in the regulation of mesenchymal to epithelial transitions underlying organogenesis of the mammalian urogenital system[J]. Dev Cell, 2005, 9(9): 283-292

18. Iglesias DM, Hueber PA, Chu L, et al. Canonical Wct signaling during kidney development[J]. Am J Physiol Renal Physiol, 2007, 293(2): 494-500

19. Park JS, Valerius MT, McMahon AP. Wnt/beta-catenin signaling regulates nephron induction during mouse kidney development[J]. Development, 2007, 134(13): 2533-2539

20. Bridgewater D, Cox B, Cain J, et al. Canonical WNT/beta-catenin signaling is required for ureteric branching[J]. Dev Biol, 2008, 317(1): 83-94

21. Zhu M, Tang DZ, Wu QQ, et al. Activation of β-Catenin Signaling in Articular Chondrocytes Leads to Osteoarthritis-Like Phenotype in Adult β-Catenin Conditional Activation Mice[J]. J Bone Miner Res, 2009, 24(1): 12-21

22. Yan Y, Tang D, Chen M, et al. Axin2 controls bone remodeling through the β-catenin-BMP signaling pathway in adult mice[J]. J Cell Sci, 2009, 122(Pt 19): 3566-3578

23. Kazama I, Mahoney Z, Miner JH, et al. Podocyte-derived BMP-7 is critical for nephron development[J]. J Am Soc Nephrol, 2008, 19(11): 2181-2191

24. Fang SP, Wu ZK, Zhang XH, et al. Clinical observation on Yi Sui Sheng Xue Granule on treating 156 patients with Thalassemia major and the molecular mechanism study[J]. Biol Phram Bull, 2007, 30(11): 2084-2087

25. Yao X, Rarey KE. Localization of the mineralocorticoid receptor in rat cochlear tissue[J]. Acta Otolaryngol, 1996, 116(3): 493-496

26. Plaza G, Harraiz C. Intratympanic steroids for treatment of sudden hearing loss after failure of intravenous therapy[J]. Otolaryngol Head Neck Surg, 2007, 137(1): 74-78

27. Zhou Y, Zheng H, Shen X, et al. Intratympanic administration of methylprednisolone reduces impact of experimental intensive impulse noise trauma on hearing[J]. Acta Otolaryngol, 2009, 129(6): 602-607

28. Shimazaki T, Ichimiya I, Suzuki M, et al. Localization of glucocorticoid receptors in the murine inner ear[J]. Ann Otol Rhinol Laryngol, 2002, 111(12 Pt 1): 1133-1138

29. Tahera Y, Meltser I, Johansson P, et al. NF-kappa B mediated glucocorticoid response in the inner ear after acoustic trauma[J]. J Neurosci Res, 2006, 83(6): 1066-1076

30. 王小琴, 袁军, 马晓红, 等. 左归丸对5/6肾大部切除模型并肾性骨病大鼠骨代谢指标的影响[J]. 中国中西医结合肾病杂志, 2012, 13(7): 584-586

31. 李晓锋, 叶秀兰, 王拥军. 施杞教授运用膏方治疗慢性筋骨病的学术思想[J]. 中医杂志, 2012, 53(18): 1543-1545

32. 李晓锋, 王拥军, 叶秀兰, 等. 施杞教授运用膏方治疗慢性筋骨病的经验[J]. 中西医结合学报, 2012, 10(6): 701-706

33. 卞琴, 赵东峰, 施杞, 等. 调和气血法在骨退行性病变中的应用[J]. 上海中医药杂志, 2010, 44(2): 5-7

34. 王拥军, 施杞, 周重建, 等. 中医学对颈椎病的认识[J]. 中国临床康复, 2004, 8(20): 4077-4078

35. 卞琴, 刘书芬, 黄建华, 等. 3种补肾中药有效成分对去卵巢骨质疏松大鼠骨髓间充质干细胞的调控作用[J]. 中华中医药杂志, 2011, 26(5): 889-893

36. 胡聪, 曾祥国, 王米渠. 试论"肾充于脑"的物质基础[J]. 长春中医学院学报, 1997, 12(3): 1

37. 金培志, 岳广欣. 肝肾阴虚证大鼠下丘脑单胺类神经递质的变化及中药对其调节作用[J]. 中国中医药信息杂志, 2004, 11(9): 768-769

38. 郑里翔, 刘晓庄, 王莉, 等. 肾阳虚对大脑神经递质、胆碱酯酶的影响[J]. 新中医, 2000, 32(5): 31-32

39. 杨秋美, 钱汝红, 庄剑青. 肾虚与脑内雄激素受体关系的探讨[J]. 中国中医药科技, 2006, 13(2): 68-69

40. 钱汝红, 庄剑青, 杨秋美, 等. 肾虚大鼠脑内雄激素受体的基因表达及补肾中药的调节作用[J]. 中国老年学杂志, 2005, 25(8): 1086-1089

41. 张大宁, 张大千. 补肾法对老年肾虚患者脑电及脑血流影响的观察[J]. 辽宁中医杂志, 1982, 35(1): 33-40

42. 陈江瑛, 闫振文, 邓婉青, 等. 补肾化痰祛瘀疗法对血管性痴呆大鼠认知功能的保护作用[J]. 中国现代医生, 2013, 51(31): 1-3

43. 张琳琳, 张素玲, 张玉莲, 等. 齐墩果酸对快速老化小鼠海马神经元及APP/PS1基因表达的影响[J]. 中国老年学杂志, 2014, 34(21): 6089-6091

44. 富宏, 王学美, 刘庚信, 等. 加味五子衍宗颗粒对轻度认知障碍患者记忆功能及血清β-淀粉样蛋白的影响[J]. 中国老年学杂志, 2007, 27(8): 715

45. 富宏, 王学美, 刘庚信. 加味五子衍宗方有效部位对β-淀粉样肽致大鼠行为学改变的影响[J]. 中国实验方剂学杂志, 2009, 15(6): 44

46. 陈玉静, 王蓉, 盛树力, 等. 复方金思维对老年性痴呆模型大鼠海马神经元微管和Tau蛋白磷酸化相关酶类表达的影响[J]. 天津中医药, 2008, 25(1): 59-62

47. 胡慧, 王平, 孔明望, 等. 补肾化痰方药对阿尔茨海默病模型大鼠脑组织钙/钙调素依赖的蛋白激酶Ⅱ-α活性的影响[J]. 中华中医药杂志, 2010, 25(5): 786-788

48. 郭云霞, 李绍旦, 刘毅, 等. 补肾活血颗粒对帕金森大鼠脑腺苷A2A受体影响的研究[J]. 环球中医药, 2014, 7(3): 168-171

49. 姜洋, 杨惠民, 占程燕, 等. 补肾祛瘀化痰法对载脂蛋白E基因敲除小鼠认知功能的影响[J]. 河北中医, 2014, 36(3): 428-431

50. 王文娟, 刘文君, 吴志奎. 中间型地中海贫血中医证候分布规律研究[J]. 中医杂志, 2007, 48(8): 726-729

51. 吴志奎. 肾生髓、髓生血理论与治疗地中海贫血的临床实践[J]. 中医杂志, 2008, 49(2): 170-172

52. 赵宗江, 张新雪. 慢性再生障碍性贫血的中医药研究[J]. 中华中医药杂志, 2011, 26(11): 2635-2637

53. 吴志奎, 张新华, 方素萍, 等. 基于"肾藏精生髓"理论治疗地中海贫血[J]. 中医杂志, 2011, 52(1): 20-23

54. 韩惠杰, 王运律. 王运律治疗慢性再生障碍性贫血经验[J]. 辽宁中医杂志, 2009, 36(8): 1272

55. 周韶虹, 甘晓芳, 许毅, 等. 从"泻肝清火, 寓泻于补"论治再生障碍性贫血[J]. 上海中医药杂志, 2007, 41(6): 10-11

56. 程艳玲,张新华,方素萍,等.益髓生血颗粒夏季治疗地中海贫血患者 57 例临床观察[J].医学研究杂志,2014,43(5): 44-48

57. 吴志奎,张新华,李敏,等.益髓生血颗粒治疗 β-地中海贫血 156 例临床观察[J].中国中西医结合杂志,2006,26(4): 352-354

58. 张丰丰,赵宗江,张新雪,等.补肾益髓生血法对苯与 CTX 诱导 AA 大鼠骨髓造血及免疫功能的影响[J].中华中医药杂志,2014,29(8):2031-2038

59. 田晨,张新雪,张丰丰,等.补肾益髓生血法再障大鼠含药血清对大鼠造血祖细胞增殖分化及其机制的影响[J].世界科学技术——中医药现代化,2014,16(5):1076-1080

60. 张燕,黄素勤,蒋玉红.46 例不孕妇女的免疫功能及淋巴细胞凋亡变化中国优生与遗传杂志,2005,13(1):112-113

61. 程玲.盆腹腔炎性粘连与免疫相关的研究进展[D].成都:成都中医药大学,2005

62. 谭新开,马金娟.促卵汤治疗卵泡发育不良性不孕症 86 例[J].湖南中医杂志,2002,18(3):56

63. 董玢,张弛,刘涓,等.补肾生血解毒方对再生障碍性贫血小鼠白细胞生成的影响[J].江苏中医药,2014,46(1):77-78

64. 林金妹.吴熙老师运用补肾祛痰法治疗无排卵型不孕症疗效观察[J].中医妇科杂志,2007(2):28

65. 李启佳,陆华,邓延莉.右归丸鼠血清恢复冻融小鼠卵巢的功能[J].中成药,2015,37(1):15-22

66. 陆华,刘敏如,李春梅.养精汤促卵泡发育的临床观察[J].中国中西医结合杂志,1998,18(4):217-220

67. 朱文杰,李雪梅,陈秀敏,等.滋肾育胎丸对体外受精-胚胎移植患者胚胎种植率的影响[J].中国中西医结合杂志,2012,22(10):729-730

68. 马景兰,马建新,王旭初,等.促孕丸在"试管婴儿"中的应用[J].中国中西医结合杂志,2005,25(6):547-548

69. 于雪松,王宁,张树成,等.五子衍宗加味方药对肾阴虚型男性少弱精子症不育者精液质量的影响[J].河北中医药学报,2013,28(2):8

70. 韩亮,李海松,王彬,等.五子衍宗丸治疗精液异常男性不育 60 例临床观察[J].世界中西医结合杂志,2013,8(1):41

71. 李海松,莫旭威,王彬,等.右归胶囊治疗精液异常男性不育症 60 例临床观察[J].世界中西医结合杂志,2013,8(8):815

72. 韩亮,李海松,王彬,等.左归丸治疗精液异常男性不育症 200 例临床报道[J].北京中医药,2012,31(3):192-194

73. 刘澄波.补肾壮阳汤治疗阳痿早泄 332 例疗效观察[J].中国医药指南,2013,11(35):12

74. 李曰庆.兴阳冲剂治疗肾虚肝郁型阳痿 50 例[J].北京中医药大学学报,1994,17(4):32-33

75. 齐锦河.滋肾解郁汤治疗肝郁型阳痿 41 例[J].中国中医药现代远程教育,2014,12(16):35-36

76. 王旭昀,李海松,张宏,等.右归胶囊对肾阳虚不育模型大鼠生殖功能影响的实验研究[J].环球中医药,2014,7(9):669-672

77. 徐福松.内肾外肾论[J].南京中医药大学学报,2005,21(6):341

78. 曾兆麟,吴大正,陆元元.醛固酮对耳蜗功能的影响[J].中华医学杂志,1981,61(2):89-92

79. 曾兆麟,张美莉,胡寿铭,等.从甲状腺激素对耳功能的影响看中医"肾"与耳的关系[J].上海中医药杂志,1988(9):2

80. 傅文洋.中医肾主耳理论的源流[J].甘肃中医,1995,8(6):3

81. 何裕民.中医藏象学[M].北京:中国协和医科大学出版社,2004:6

82. 李如辉.藏象学说的演进轨迹[J].山东中医药大学学报,1998,22(1):49

83. 王永钦.肾与耳关系探析[J].中国中医基础医学杂志 2001,7(1):4-6

84. 李经纬.中医大辞典[M].北京:人民卫生出版社,2005:569

85. 王德鑑.中医耳鼻喉科学[M].上海:上海科学技术出版社,1985:6

86. 孙爱华.缺铁性聋的诊断与治疗[J].耳鼻咽喉头颈外科,1996,3(5):259-263

87. 孙爱华,萧轼之,李兆基,等.从缺铁肾虚大鼠耳蜗显微结构与生理功能变化探讨肾与耳联系的物质基础[J].中医研究,1993,6(3):14-17

88. 李松杨,林顺涨,赵德美.尿毒症患者听力状况的临床研究[J].中国血液净化,2003,4(2):180-182

89. 朝月臣,孔维佳,王海波,等.大鼠线粒体 DNA 4834 bp 缺失突变在内耳和肾及骨骼肌组织中的差异[J].临床耳鼻咽喉头颈外科杂志,2008,22(19):899-903

90. 王东方,干祖望,苏长青,等.金匮肾气丸对庆大霉素肾和耳损害保护作用组织病理学研究[J].南京中医药大学学报,1998,14(5):278-280

91. 沈自尹,陈瑜,黄建华,等.以药测证绘制肾虚证两大基因网络调控路线图谱[J].中国中西医结合杂志,2006,26(6):521-525

92. 张昕贤,吴锋,林日阳,等.从肺脾肾不同组织水通道蛋白变化研究中医"水液代谢理论"的实验基础[J].南方医科大学学报,2012,32(10):1507-1510

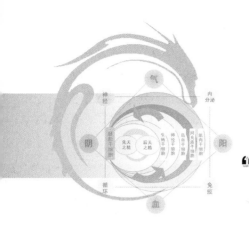

第三章
"肾藏精"与衰老性疾病的理论与实践

第一节 "肾藏精"与衰老的关系

一、肾与衰老的相关理论

(一) 衰老的定义与分类

衰老指人体生长发育到成熟期后,随着年龄的增长而产生的一系列生理学和形态学的退行性变化。衰老可分为生理性衰老及病理性衰老两种类型。生理性衰老是指生物体自成熟期开始,随增龄发生的、受遗传因素影响的、渐进的、全身性的、不可逆的形态结构与生理功能退行性变化。

在生理性衰老基础上,由于各种因素侵袭机体而加速衰老,或因各种疾病导致的退行性变化称为病理性衰老。

生理性衰老往往为许多疾病的发生提供了条件,成为病理性衰老的基础;病理性衰老又大大加快了生理性衰老的发展速度,成为生理性衰老的催化剂,两者之间互为因果,造成恶性循环,给人体的健康带来严重危害。在临床上很难将生理性衰老与病理性衰老严格区分。人类早衰的威胁主要来源于疾病,所以病理性衰老在衰老发展中具有很重要的地位。

(二) 中医文献对衰老的认识

《灵枢·卫气失常》将人类的生命周期划分为"人年五十已上为老,三十已上为壮,十八已上为少,六岁已上为小"。而关于人的自然寿命,《素问·上古天真论》将其称为"天年",即人的天赋寿命,"度百岁乃去",方谓之"尽终其天年"。对于人类生命周期的划分和各阶段的表现,在《黄帝内经》其他篇章中另有不同的观点和理论阐述,反映了中医对人类自身"生长壮老已"发展规律的朴素认识。

《素问·上古天真论》以女性7年和男性8年划分生命周期,指出男女在35～40岁时,就开始出现衰老的迹象,并在随后衰老表现愈发明显。具体表现在,女子"五七,阳明脉衰,面始焦,发始堕。六七,三阳脉衰于上,面皆焦,发始白。七七,任脉虚,太冲脉衰少,天癸竭,地道不通,故形坏而无子也";男子"五八,肾气衰,发堕齿槁。六八,阳气衰竭于上,面焦,发鬓颁白。七八,肝气衰,筋不能动。八八,天癸竭,精少,肾脏衰,形体皆极,则齿发去"。其中既有关于面容、头发、牙齿、生育等形态、功能衰老变化的直观描述,也有对其衰老机理的阐释说明,认为肾及相关经脉(任脉、太冲脉)、产物(天癸)的虚衰与形体、功能(特别是生殖能力)退行性变化的关系最为密切,并与阳明经、三阳经、冲任脉、肝脏等经脉和脏腑有关(表3-1)。

《灵枢·天年》则以10年为单位划分生命周期,认为机体从40岁开始出现衰老相关表现,50岁后按肝、心、脾、肺、肾的五行相生顺序,五脏依次衰退,主要表现为面容、皮肤、运动、情绪等方面的变化(表3-2)。

具体来看,"四十岁,五脏六腑十二经脉,皆大盛以平定,腠理始疏,荣华颓落,发颇斑白,平盛不摇,故好坐;五十岁,肝气始衰,肝叶始薄,胆汁始减,目始不明;六十岁,心气始衰,苦忧悲,血气懈惰,故好卧;七十岁,脾气虚,皮肤枯;八十岁,肺气衰,魄离,故言善误;九十岁,肾气焦,四脏经脉空虚;百岁,五脏皆虚,神气皆去,形骸独居而终矣。"以上所论对脏器退行性变化的先后顺序似不可机械看待,然而,可提示衰老过程是伴随着多脏器结构和功能的逐步衰退,并存在一定的非同步性,而"肾气焦"(肾精枯竭)位居五脏衰退周期的终末阶段。同时结合《素问·上古天真论》所载女子七七"天癸竭"、男子五八"肾气衰",可知肾之精气从衰至竭,贯穿衰老前期至衰老末期的始终。

表3-1 《素问·上古天真论》论人类生命周期

生长时期	年龄	肾气变化	人体生理变化
生长发育前期	女子二七前	肾中精气渐盛	齿更发长
	男子二八前	肾气实	发长齿更
生长发育期	女子二七到三七	天癸至,任脉通,太冲脉盛	月事以时下,故有子
	男子二八到三八	肾气盛,天癸至	精气溢泻,阴阳和,故能有子
壮盛期	女子三七到四七	肾气平均	真牙生而长极,筋骨坚,发长极,身体盛壮
	男子三八到四八	肾气平均	筋骨劲强,故真牙生而长极,筋骨隆盛,肌肉壮满
衰退前期	女子五七到六七	阳明脉衰,三阳脉衰于上	面始焦,发始堕,面皆焦,发始白
	男子五八到七八	肾气衰,阳气衰竭于上,肝气衰	发堕齿槁,面焦,发鬓颁白,筋不能动
衰退期	女子七七后	任脉虚,太冲脉衰少,天癸竭	地道不通,故形坏而无子也
	男子八八后	天癸竭,精少,肾脏衰	形体皆极,则齿发去。故发鬓白,身体重,行步不正,而无子耳

表3-2 《灵枢·天年》论人类生命周期

阶段	年龄(岁)	生理变化	特征
生长发育期	10	五脏始定,血气已通,其气在下	好走(跑)
	20	血气始盛,肌肉方长	动作灵活(好趋)
壮盛期	30	五脏大定,肌肉坚固,血脉盛满	动作从容(好步)
	40	五脏六腑,十二经脉气血鼎盛	平盛不摇,荣华始衰(好坐)
衰老期	50	肝气始衰,肝叶始薄,胆汁始减	目始不明
	60	心气始衰,血气懈惰	苦忧悲,好卧
	70	脾气虚	皮肤枯
	80	肺气衰,魂魄离散	言善误
	90	肾气焦,四脏经脉空虚	/
衰老尽期	100	五脏皆虚,神气皆去	形骸独居而终

以上为《黄帝内经》中关于人体衰老的系统性认识,体现了生理性衰老渐进性发展的特点,并突出强调了"肾"在衰老过程中的关键作用。

二、衰老机制研究

(一)先后天说

1. 先天说 "先天"为人出生之前所具有的性质与能力。《黄帝内经》有"生之来,谓之精"(《灵枢·本神》)和"人始生,先成精"(《灵枢·经脉》)之说,肾精是形成人体生命的原始物质,通过父母生殖之精结合,并在母体中孕育,方可产生后代。

育龄期男女的年龄和体质可影响到后代的健康,"父少母老,产女必羸;母壮父衰,生男必弱"(《褚氏遗书·受形》)。父母双方精、气、神的盛衰盈亏为其中的影响因素。如《延寿第一绅言》引三谷子《金丹百问》指出:"男女神和、气顺、精强,即生端正福寿之人;若神伤、气怠、精亏者,即生怪状夭薄之人。"

父母双方各自对后代的寿夭亦会产生不同的影响。如《灵枢·天年》载:"人之始生……以母为基,以父为楯。""基"为根基,"以母为基"即言母亲为基础;"楯"为栏杆、扶手,"以父为楯"言父亲为辅助。此论认为母亲对后代寿命有基础性的影响。而明代陈继儒《养生肤语》引汪弄丸语则指出,人之"肥瘦在母,寿夭在父"。陈继儒解析道:"天之赋命,生由父之精,而死亦由父之精也。"其认为人之形体肥瘦由母亲所决定,而寿命长短则由父亲决定。此与《灵枢》言人寿"以母为基,以父为楯"的观点存在一定的差异,但总的看法是认为人的寿命与先天遗传有关,父母双方在其中的遗传强度可能有一定的差异。

从优生角度来看,女性胎次多者,对后生子女寿命影响较大,而第一、二胎则具长寿优势。东汉王充《论衡·气寿》早有明言:"人之禀气……充实坚强,其年寿;虚劣软弱,失弃其身。妇人疏字者子活,数乳者子死。何则?疏而气渥,子坚强;数而气薄,子软弱也。"

2. 后天说 "后天"为人出生之后所获得的性质与能力。该学说强调衰老进程与寿命长短主要取决于后天摄养。虽然先天因素对衰老有一定的作用,但中医传统对衰老的"后天说"更为重视。而正是由于后天因素对衰老和寿命具有重大影响,从而为开展老年医学研究,拓展延缓衰老路径提供了基本前提。

早在魏晋南北朝时期,养生典籍即强调人类把握自身生命进程的可能性。东晋葛洪《抱朴子·内篇·黄白》、南朝梁代陶弘景《养性延命录·教诫》等均引用前代道教典籍,多次明确强调"我命在我不在于天",将个体寿命的主导权,牢牢把握在自身手中,决定权不在先天,也不在外力。《养性延命录·教诫》引《道机》进一步指出:"人生而命有长短者,非自然也,皆由将身不谨,饮食过差,淫逸无度,忤逆阴阳,魂神不守,精竭命衰,百病萌生,故不终其寿。"因此,"精竭命衰,百病萌生",可谓是对衰老早夭本质的深刻认识和精辟概括。

金代刘完素《素问病机气宜保命集·原道论》明确指出:"主性命者在乎人,去性命者亦在乎人,养性命者亦在乎人……修短寿夭,皆自人为。"即强调健康长寿之道,源于自身努力,而不由先天所主宰。《素问玄机原病式·六气为病·火类》认为:"形体之充固,则众邪难伤,衰则诸疾易染。"而后天形体之统御则在于精气神之协调,具体来讲,"精中生气,气中生神,神能御其形也,由是精为神气之本"。文中虽主论"太乙天真元气"(肾气),而由精气神关系来看,则又以肾精为肾气之根本。

3. 先后天共主说 医家对衰老之先后天关系亦有专论。明代张介宾《景岳全书·传忠录·先天后天论》指出:"以人之禀赋言,则先天强厚者多寿,先天薄弱者多夭。后天培养者,寿者更寿;后天斫削者,夭者更夭……两天俱得其全者,耆艾无疑也;先后俱失其守者,夭促弗卜也。"在此篇中,张介宾指明先天与后天对衰老和寿命具有相辅相成的关系,同时特别提醒:"若以人之作用言,则先天之强者不可恃,恃则并失其强矣;后天之弱者当知慎,慎则人能胜天矣。"此提示抗老防衰须发挥人的主观能动性,亦为后天保养应有之义。

虚损作为病理性衰老重要内容,张介宾将其主因归为后天精气的虚衰,禀赋本薄则更增其虚。如《景岳全书·杂证谟·虚损》言:"盖人自有生以后,惟赖后天精气以为立命之本。故精强神亦强,神强必多寿;精虚气亦虚,气虚必多夭。其有先天所禀原不甚厚者,但知自珍而培以后天则无不获寿;设禀赋本薄,而且恣情纵欲,再伐后天,则必成虚损,此而伤生,咎将谁委?"张介宾之发问,显然系为强调后天精气为"立命之本"的重要性。

清代徐灵胎通过对元气、真精关系的论述,阐明了二者在生理性衰老和病理性衰老的作用。其在《医学源流论·元气存亡论》明确指出人"受生之时,已有定分焉。所谓定分者,元气也……终无病者,待元气之自尽而死,此所谓终其天年者也"。其认为人的寿命由先天元气之定数所决定,元气尽则无病而终天年。而五脏之真精,乃为"元气之分体";元气之根本所在,正位于《难经》所谓之"命门"。关于元气损伤与脏腑损伤之间的联系,虽以误药、外邪为先导,仍以精伤为中介。"疾病之人,若元气不伤,虽病甚不死;元气或伤,虽病轻亦死……盖元气虽自有所在,然实与脏腑相连属者也。寒热攻补,不得其道,则实其实而虚其虚,必有一脏大受其害。邪入于中,而精不能续,则元气无所附而伤矣。"故而,通过顾护后天元精、元气以延缓生理性衰老的进程,是预防病理性衰老的重要环节。

然对于先后天相互作用之于衰老的影响,内丹学派著作又有不同的认识。明代陆西星《玄肤论·先天后天论》认为:"后天之用既行,则精气与神又皆随用显发而落于后天……而先天之真,沉潜沦匿,孱弱微细,日就萧索,而不足以为一身之主。至于老病死苦者,后天之用竭而先天不存也。然则欲吾形之永固者,舍先天奚以哉!"精气神有先后天之分,其间存在互补关系,内丹学派对此颇为重视。陆西星认为在衰老过程中,后天精气损耗的同时,先天精气亦耗失殆尽,故抗衰延年不可独重后天而舍先天。

(二)脏腑虚衰说

脏腑虚衰说是中医衰老理论中影响最大的学说之一,按其重点不同,可分为五脏虚衰说、肾虚说和脾胃虚衰说等。

1. 五脏虚衰说 衰老的"五脏虚衰"学说,能够较全面地反映衰老过程中的基本变化。增龄性疾病等老年常见病多属虚证或虚中夹实之证,这其中的基础性因素正是由于组织结构的退变和脏器功能的衰退。

《素问·上古天真论》和《灵枢·天年》分别从不同角度论述人体生长壮老已周期性的变化和机制,前一篇涉及肾、肝、胃等脏腑及其相关经脉的盛衰变化,后一篇更揭示人体存在肝、心、脾、肺、肾五脏依次衰退的规律,至百岁之时,"五脏皆虚,神气皆去,形骸独居而终矣"。需要强调的是,两篇文献中对某一年龄阶段衰老症状的描述,应理解为此阶段的新发症状及相应脏器生理衰退的典型表现,而非相关变化可表现为阶段性产生和消退。

针对人类寿夭之因,《灵枢·天年》亦有概括性分析,即"五脏坚固,血脉和调,肌肉解利,皮肤致密,营卫之行,不失其常,呼吸微徐,气以度行,六腑化谷,津液布扬,各如其常,故能长久"和"五脏皆不坚,使道不长,空外以张,喘息暴疾,又卑基墙,薄脉少血,其肉不石,数中风寒,血气虚,脉不通,真邪相攻,乱而相引,故中寿而尽也"。这两种情况的发生,分别以"五脏坚固"和"五脏皆不坚"为统领,继之以息道、六腑、肌腠、血脉等器官组织的常与变。此中兼顾到先天与后天的两个环节,涵盖先天精气、后天水谷精微及自然界清气等人体之气的三大来源,而"数中风寒……真邪相攻,乱而相引"则涉及了正、邪两方面的发病因素。若联系到肾"受五脏六腑之精而藏之"(《素问·上古天真论》),则五脏与衰老的关系当以肾为主导。

2. 肾虚说 "肾虚说"是衰老"五脏虚衰说"中最为突出的学说,在目前研究中亦处于主流地位。这一学说认为,五脏虚衰之中肾虚是影响衰老最重要的因素。

除《素问·上古天真论》关于男女生命周期论述中强调肾气与衰老的关系之外,《难经·八难》亦指出肾间动气为"五脏六腑之本,十二经脉之根,呼吸之门,三焦之原。一名守邪之神"。此"守邪之神",与"藏于精者,春不病温"(《素问·金匮真言论》),均是对肾中精气抗邪能力的肯定,此无疑在对抗病理性衰老过程中发挥重要作用。

东汉华佗《中藏经·论肾藏虚实寒热生死逆顺脉证之法》言:"肾者,精神之舍,性命之根……肾气绝,则不尽其天命而死也。"明确指出肾气之虚实与人之寿夭密切相关。清代江涵暾更进一步指出,精气俱旺者长寿多子,且可耐劳作。江涵暾《笔花医镜·脏腑证治·肾部》强调:"肾水充足,自多诞育,享大寿。凡夙夜宣劳,毫而不倦者,皆肾气之固也。好色之流,先竭肾水,丧其本矣。"

元代王珪指出,肾间动气乃为衰老本原。《泰定养生主论·论衰老》曰:"夫二五之精,妙合而凝。两肾之间,白膜之内,一点动气,大如箸头,鼓舞变化,开合周身,熏蒸三焦,消化水谷,外御六淫,内当万虑,昼夜无停,八面受攻。由是神随物化,气逐神消,营卫告衰,七窍反常。啼号无泪,笑如雨流,鼻不嚏而涕,耳无声蝉鸣,吃食口干,寐则涎溢,溲不利而自遗,便不通而或泄。由是真阴妄行,脉络疏涩,昼则对人瞌睡,夜则独卧惺惺。"

而针对虚劳诸般见症,张介宾亦深刻认识到其中存在"肾亏本伤"的机制。《景岳全书·杂证谟·虚损》曰:"盖肾为精血之海,而人之生气,即同天地之阳气,无非自下而上,所以肾为五脏之本。故肾水亏,则肝失所滋而血燥生;肾水亏,则水不归源而脾痰起;肾水亏,则心肾不交而神色败;肾水亏,则盗伤肺气而喘嗽频;肾水亏,则孤阳无主而虚火炽。凡劳伤等证,使非伤入根本,何以危笃至此?故凡病甚于上者,必其竭甚于下也。"明代李梴《医学入门·保养》认为:"人至中年,肾气自衰,加之俟欲,便成虚损。"故而,虚损之发生,肾亏当为首因。

以上论述说明肾虚与衰老、寿命之间存在确切的高度相关性。同时,肾为脏腑之本、守邪之神,如此则脏腑之间成为统一的整体,实现对外界不良环境的适应和抗御。

3. 脾胃虚衰说　《素问·上古天真论》记载女子"五七,阳明脉衰,面始焦,发始堕",男子"六八,阳气衰竭于上,面焦,发鬓颁白",提出阳明脉衰是女子最早出现的衰老变化,在男子也较早出现。而阳明脉的盛衰,正取决于脾胃之气的强弱。故可知,脾胃虚衰亦为衰老的早期变化,而在此前后,肾气亦开始发生亏耗。肾与脾胃,一为先天之本,一为后天之本,两者贮藏和化生的先天之精与水谷精微,在正常情况下可互为补充;双方先后步入衰退期后,精微物质互济乏力,故不免相互影响,逐渐衰竭。

金代李东垣在《脾胃论·脾胃虚则九窍不通论》言:"胃之一腑病,则十二经元气皆不足也。气少则津液不行,津液不行则血亏,故筋骨皮肉血脉皆弱,是气血俱羸弱矣……凡有此病者,虽不变易他疾,已损其天年,更加之针灸用药差误,欲不夭枉得乎?"也就是说,胃腑有伤,则诸经经气不足,气血津液亦亏,更易染病损年。

东垣之后,元代朱震亨提出脾为四脏气血阴阳升降之枢纽。正如《格致余论·鼓胀论》所言:"脾具坤静之德而有乾健之运,故能使心肺之阳降,肾肝之阴升,而成天地交之泰,是为无病之人。"此后,明代李中梓《删补颐生微论·后天根本论》亦指出:"土强而脏腑俱安,后天之根本不损,营卫冲和,有天命矣。"进一步发挥了东垣的脾胃学说。

到了清代,沈金鳌从五脏整体角度出发,创立了"脾统四脏"的学说。沈金鳌在《杂病源流犀烛·脾·脾病源流》中认为:"脾统四脏,脾有病,必波及之;四脏有病,亦必待养于脾。故脾气充,四脏皆赖煦育;脾气绝,四脏不能自生。"而这其中,脾肾之间关系最为密切。正如《类经·疾病类·厥逆》所言:"精气之原,本于水谷;水谷之化,出于脾胃……然水谷在胃,命门在肾。以精气言,则肾精之化因于胃;以火土言,则土中阳气根于命门。"

(三) 精气神虚衰说

精、气、神被誉为人身之"三宝",是人体维持生命的重要物质基础。正如《灵枢·本脏》所言:"人之血气精神者,所以奉生而周于性命者也。"精气神虚衰说认为人体衰老的机制在于精气神随着增龄而不断虚衰。《素问·上古天真论》深刻指出,人之所以半百而衰的机理在于"竭其精""耗散其真"和"不时御神"。

道家典籍较早指出了精气神转化与寿命之间的关系。东汉《太平经·圣君秘旨》曰:"夫人本生混沌之气,气生精,精生神,神生明。本于阴阳之气,气转为精,精转为神,神转为明。欲寿者,当守气而合神、精,不去其形……修其内,反应于外,内以致寿,外以致理,非用筋力,自然而致太平矣。"后世养生家亦更加强调精气神之充盈耗竭关乎长寿与早夭。如清代徐文弼《寿世传真·修养宜宝精宝气宝神》曰:"人身精实则气充,气充则神旺,此相因而永其生者也;精虚则气竭,气竭则神逝,此相因而速其死者也。"

精气神三者互生互化,密切相关,而又属性各异,体用有别。然"精者,身之本也"(《素问·金匮真言论》),故三者之中以精为先。当然三者在衰老中的重要作用也存在着不同的认识,因此又有精虚说、气虚说、气血虚衰说及神虚说等不同观点。

1. 精虚说　"精也者,气之精者也。"先秦典籍《管子·内业》将精定义为气中之精华、精微物质。同篇论述人体之精的作用:"精存自生,其外安荣,内藏以为泉原,浩然和平,以为气渊。渊之不涸,四体乃固,泉之不竭,九窍遂通,乃能穷天地,被四海。"故而,广义的人体之精乃为生长发育的本源。而狭义的人体之精为生殖之精,如《周易·系辞下》所言"男女媾精,万物化生"。而《灵枢·决气》更从人之生成角度具体阐发道:"两神相搏,合而成形,常先身生,是谓精。"

人体之精对寿命和衰老有重要影响,如刘完素所论"体者,精之元也,精不欲竭……补泻六腑,淘炼五精,可以固形,可以全生,此皆修真之要也"(《素问病机气宜保命集·原道论》)。而精之极度虚衰者谓之"精极",《外台秘要·精极论并方》引《删繁方》指出:"凡精极者,通主五脏六腑之病候也。若五脏六腑衰,则形体皆极,目视无明,齿焦而发落,身体重则肾水生,耳聋,行步不正。"而《诸病源候论·虚劳病诸候上·虚劳候》所载之"精极"则为"令人少气,嗡嗡然内虚,五脏气不足,发毛落,悲伤喜忘"。综合二者可知,精极乃因五脏六腑皆衰所致,主要表现为与目、齿、发、耳、呼吸、行步、情绪、记忆等方面的病变,虽因

"五脏六腑衰",然与肾虚最为密切。

生殖之精亦为"精"之重要组成部分,房事之损益亦可影响寿夭。"能知七损八益,则二者(指阴阳)可调;不知用此,则早衰之节也。年四十,而阴气自半也,起居衰矣;年五十,体重,耳目不聪明矣;年六十,阴痿,气大衰,九窍不利,下虚上实,涕泣俱出矣。"(《素问·阴阳应象大论》)早衰诸症与前述"精极"所见有颇多类似之处。

正如《类经·摄生类》所言:"盖精能生气,气能生神,营卫一身,莫大乎此。故善养生者,必宝其精,精盈则气盛,气盛则神全,神全则身健,身健则病少。神气坚强,老而益壮,皆本乎精也。"

2. 气虚说 衰老的"气虚说"是中医衰老机制中的重要学说之一。此处之气,乃是之人体之真气,又名正气,具体而言包括元气、营气、卫气、脏腑之气等。

《灵枢·刺节真邪》提出了真气的概念:"真气者,所受于天,与谷气并而充身者也。"即真气来源于先天元气与后天水谷精气,两者相合而成并充盈全身。

具体到元气,其发于肾命,藏于丹田,循三焦以通达全身,推动诸脏腑器官、组织的功能活动,并为其生化提供泉源。元气的衰旺与人体的强弱寿夭密切相关。张介宾解释:"《内经》诸篇皆惓惓以神气为言。夫神气者,元气也。元气完固,则精神昌盛,无待言也。若元气微虚,则神气微去;元气大虚,则神气全去,神去则机息矣,可不畏哉?"(《景岳全书·传忠录·虚实》)对此,《寿亲养老新书·保养》亦指出:"人由气生,气由神住,养气全神,可得真道。凡在万形之中,所保者莫先于元气。"

元气的盈虚还与元气能否固藏有关。正如金代刘完素《素问病机气宜保命集·素问元气五行稽考》所言:"盖论五行以元气为根,富贵寿夭系之。由有尩羸而无害,亦有壮盛而暴亡。及其散漫,则壮盛而愈危。是以元气为根本,五行为枝叶。"

而关于气与形之间的关系,古人亦有相当的论述。《灵枢·寿夭刚柔》认为:"形与气相任则寿,不相任则夭。"即形体当与正气相称,方为长寿之象,反之则有早衰之虞。宋代《圣济总录·治法·导引》具体指出:"一气盈虚,与时消息;万物壮老,由气盛衰。人之有是形体也,因气而荣,因气而病。喜怒乱气,情性交争,则壅遏而为患;炼阳消阴,以正遣邪,则气行而患平。"内在之气的盛衰壅遏,无疑会影响到外在形体的荣华。

明代龚廷贤还指出了呼吸之气与心肾二脏之间的关系。《寿世保元·补益·呼吸静功妙诀》说:"人生以气为本,以息为元,以心为根,以肾为蒂……人呼吸常在心肾之间,则血气自顺,元气自固,七情不炽,百骸之病自消矣。"

3. 气血虚衰说 气与血虽在属性和功能方面存在阴阳、动静之别,然气为血之帅,血为气之母,二者皆为生身之本。"人生之初,具此阴阳,则亦具此血气。所以得全性命者,气与血也。血气者,乃人身之根本乎!"(明代龚廷贤《寿世保元·血气论》)晋代程本《子华子·北宫意问》指出:"营卫之行,无失厥常,六腑化谷,津液布扬,故能长久而不敝。"强调了营卫气血之正常循行对于长寿的重要意义。

早在先秦时期,《论语·季氏》已提及"少之时,血气未定,戒之在色;及其壮也,血气方刚,戒之在斗;及其老也,血气既衰,戒之在得",对人在少、壮、老三阶段气血的盛衰变化特征予以大致判断,并就此提出修养方面的建议。

历代文献对人体衰老过程中存在的气血虚衰现象亦十分重视。宋代陈直将高龄高人之体弱多病皆归之于血气与精神之衰耗。《寿亲养老新书·医药扶持》言:"上寿之人,血气已衰,精神减耗,危若风烛,百疾易攻。至于视听不至聪明,手足举动不随,其身体劳倦,头目昏眩,风气不顺,宿疾时发,或秘或泄,或冷或热,此皆老之常态也。"

刘完素进一步发展了《论语》关于人体气血盛衰的观点。《素问病机气宜保命集·素问元气五行稽考》指出:"人之生也,自幼而至壮,自壮而老,血气盛衰,其各不同,不可一概治之。"

刘完素分论人在6~16岁、20~50岁、50~70岁、70~100岁这4个阶段的气血盛衰变化,并对和气(中和之气)与精神心理特征、和气违伤之因、治行之道法等进行了系统阐述(表3-3)。刘完素认为,在各年龄段若能做到"调御中节,治疗得宜",方可"以全其真",实现"阴阳协和,荣卫流畅,凡厥有生,同跻寿域"。

表3-3 《素问病机气宜保命集·素问元气五行稽考》论人体生命周期

年龄阶段	和气	精神心理	血气	和之违	和之伤	治之之道	行之之法	治之之药
6~16岁	如春	日渐滋长,内无思想之患,外无爱慕之劳	血气未成,不胜寒暑	肤腠疏薄,易受感冒	父母爱之,食饮过伤	节饮食,适寒暑,防微杜渐	行巡尉之法	用养性之药
20~50岁	如夏	精神鼎盛,内有思想之患,外有爱慕之劳	血气方刚,不畏寒暑	劳伤筋骨,冒犯八邪	以酒为浆,醉以入房	辨八邪,分劳佚	行守令之法	宜治病之药,当减其毒
50~70岁	如秋	精耗血衰,思虑无穷	血气凝泣,形体伤惫	百骸疏漏,风邪易乘	风雨晦明,饮食迟进	顺神养精,调腑和脏	行宪漕之权,施赈济之法,守令内恤,巡尉外护	宜保命之药
70~100岁	如冬	精神浮荡	五脏空洞,犹蜕之蝉,筋骨沮弛	触物易伤,衣饮厚薄	大寒振栗,大暑煎燔	餐精华,处奥庭,燮理阴阳,周流和气	行相传之道	宜延年之药

4. 神虚说　衰老"神虚说"主要是指"神明"功能衰退对衰老和寿命有重要影响。《彭祖摄生养性论》指出:"神强者长生。"思欲、忧悲、喜怒、憎爱等诸般情志过极,皆可伤神。具体而言:"凡人才所不至而极思之,则志伤也……积忧不已,则魂神伤矣;积悲不已,则魄神散矣。喜怒过多,神不归室;憎爱无定,神不守形。汲汲而欲,神则烦;切切所思,神则败。"故《灵枢·天年》明言"失神者死,得神者生"。

《灵枢·本脏》曰:"志意者,所以御精神,收魂魄,适寒温,和喜怒者也……志意和则精神专直,魂魄不散,悔怒不起,五脏不受邪矣。"反之,《素问·汤液醪醴论》认为"形弊血尽而功不立"是由于"神不使",其表现正是"精神不进,志意不治",其具体机制为"精气弛坏,荣泣卫除"。就此清代张隐庵《黄帝内经素问集注·汤液醪醴论》进一步解释道:"神由荣卫精气之所生也。生于精气者,先天所生之神也。神生于荣卫者,后天谷液之所生也。"可知神明虚衰之由,尚在于精气、营卫之患。

（四）阴阳失调说

在衰老诸学说中,"阴阳学说"也是颇为重要的观点。《素问·生气通天论》即指出:"阴平阳秘,精神乃治;阴阳离决,精气乃绝。"元代朱震亨在《格致余论·色欲箴》中强调:"气阳血阴,人身之神,阴平阳秘,我体长春。""长春"者,青春常驻也。因此,把握阴阳协调之道乃为健康长寿的重要保证。

阴阳之间相互依存、相互配合,共同实现机体的功能活动。正如明代盛寅《医经秘旨·寒之而热者取之阴热之而寒者取之阳各求其属》所言:"阴阳不可偏胜,亦不可偏负,其相得无间便是真气,真气即生气也。人生动作不衰,皆赖此阳气。然养此阳气,又全赖此阴气,如鱼之有水。"

就一身阴阳之本而言,当属肾中之真阴真阳。清代冯兆张分析指出:"维持一身,长养百骸者,脏腑之精气主之;充足脏腑,固注元气者,两肾主之。其为两肾之用,生生不尽,上奉无穷者,惟此真阴、真阳二气而已。二气充足,其人多寿;二气衰弱,其人多夭;二气和平,其人无病;二气偏胜,其人多病;二气绝灭,其人则死。可见真阴、真阳者,所以为先天之本、后天之命、两肾之根,疾病安危,皆在乎此。"(《冯氏锦囊秘录·杂症大小合参·诸病求源论》)

阴阳两者之盛衰对人体衰老影响,何者为主、何者为次,在古医籍文献中多有不同看法,大致有阳气虚衰说、阴精虚衰说等。

1. 阳气虚衰说　阳气虚衰与衰老密切相关。《素问·生气通天论》指出:"阳气者,若天与日,失其所则折寿而不彰。"将寿命与阳气的亏耗散逸联系起来。

《千金翼方·养性·养老大例》曰:"人年五十以上,阳气日衰,损与日至,心力渐退,忘前失后,兴居怠惰,计授皆不称心,视听不稳,多退少进,日月不等,万事零落,心无聊赖,健忘嗔怒,情性变异,食无味,寝处不安。"此将老年人精力衰退、性情变异的常见表现归于阳气之日渐衰退。

宋代窦材推崇道家扶阳之说,在其《扁鹊心书·须识扶阳》中讲到:"道家以消尽阴翳,炼就纯阳,方得转凡成圣,霞举飞升。故云:'阳精若壮千年寿,阴气如强必毙伤。'又云:'阴气未消终是死,阳精若在必长生。'故为医者,要知保扶阳气为本。人至晚年阳气衰,故手足不暖,下元虚惫,动作艰难。盖人有一息气在则不死,气者阳所生也,故阳气尽必死。"此论援道入医,虽有"移植"不当之嫌,略显偏颇,但仍言之成理,故亦为一说。

明代喻嘉言《寓意草·辨鼎翁公祖颐养天和宜用之药》借一则老年医案论曰:"高年惟恐无火,无火则运化艰而易衰,有火则精神健而难老。是火者,老人性命之根,未可以水轻折也。"亦主张阳气之衰是造成早衰的主要原因。

然则阳气源自命门真阳,故《医贯·玄元肤论·〈内经〉十二官论》强调:"的以命门为君主,而加意于'火'之一字。夫既曰立命之门,火乃人身之至宝。何世之养身者,不知保养节欲,而日夜戕贼此火。既病矣,治病者不知温养此火,而日用寒凉,以直灭此火,焉望其有生气耶?"谆谆告诫养生者、治病者当重视命门阳气的重要性,否则不免伤身致病,难有生机。

2. 阴精虚衰说 阴精虚损亦为衰老之因。"年四十,而阴气自半也,起居衰矣。"(《素问·阴阳应象大论》)即谓中年之时,作为基本物质的阴气衰耗过半,故而其后衰老见症愈加明显。

而对于阴气在生命周期中的盛衰变化,朱震亨作出了细致分析。《格致余论·阳有余阴不足论》首言阴气形成之迟:"故人之生也,男子十六岁而精通,女子十四岁而经行,是有形之后,犹有待于乳哺水谷以养,阴气始成而可与阳气为配,以能成人,而为人之父母。"再言阴气衰退之早:"男子六十四岁而精绝,女子四十九岁而经断。夫以阴气之成,止供得三十年之视听言动,已先亏矣。"

针对某些人群"当壮年,便有老态,仰事俯育,一切隳坏"的情况,朱震亨言此多为所欲乱心之故,即"心君火也,为物所感则易动,心动则相火亦动,动则精自走,相火翕然而起,虽不交会,亦暗流而疏泄矣"。对相火伤阴的发生,《格致余论·相火论》认为:"相火易起,五性厥阳之火相扇,则妄动矣。火起于妄,变化莫测,无时不有,煎熬真阴,阴虚则病,阴绝则死。"朱震亨由此发问:"人之情欲无涯,此难成易亏之阴气,若之何而可以供给也?"

刘完素同样认为:"诸所动乱劳伤,乃为阳火之化。神狂气乱,而为病热者多矣。"进一步,刘完素指出:"老人之(元)气衰,多病头目昏眩,耳鸣或聋,上气喘咳,涎唾稠黏,口苦舌干,咽嗌不利,肢体焦痿,筋脉拘倦,中外燥涩,便溺闭结,此皆阴虚阳实之热证也。"其将常见诸般老态归因于元气之"水少火多",而发为"阴虚阳实之热证"(《素问玄机原病式·六气为病·火类》)。

《格致余论·养老论》同样对老年阶段的多种衰退表现作出分析:"人生至六十、七十以后,精血俱耗,平居无事,已有热证。何者?头昏目眵,肌痒溺数,鼻涕牙落,涎多寐少,足弱耳聩,健忘眩运,肠燥面垢,发脱眼花,久坐兀睡,未风先寒,食则易饥,笑则有泪,但是老境,无不有此。"老年人诸多衰老表现,与阴精亏损、虚阳浮越不无关系。

综合刘完素、朱震亨以上所论,可知衰老之"阴精虚衰说"对于各阶段人群的摄生保养,亦多有指导价值和现实意义。

(五)邪实侵袭说

衰老"邪实侵袭说"认为各种原因导致体内病理产物的累积,或外来有害物质的侵袭,是导致或加速衰老的主要因素。正如《吕氏春秋·季春纪·尽数》所言:"圣人察阴阳之宜,辨万物之利以便生,故精神安乎形,而年寿得长焉。长也者,非短而续之也,毕其数也。毕数之务,在乎去害。"

此处之害,乃为体内外诸多有害于人体之事物与行为。《吕氏春秋·季春纪·尽数》列举道:"大甘、大酸、大苦、大辛、大咸,五者充形则生害矣;大喜、大怒、大忧、大恐、大哀,五者接神则生害矣;大寒、大热、大燥、大湿、大风、大霖、大雾,七者动精则生害矣。故凡养生,莫若知本,知本则疾无由至矣。"此论认为对饮食、情志、外邪等三方面因素过度作用于人体,可导致人体之形、之神、之精的损害,故对养生不利,反致害生。

而人体之精气若郁滞于体内,亦可产生多种病症。《吕氏春秋·季春纪·尽数》以流水和门轴为类比,强调人体之形与气运动和流动的重要意义,若精气郁滞各处,则发为病变。"流水不腐,户枢不蝼,动也。形气亦然,形不动则精不流,精不流则气郁。郁处头则为肿为风,处耳则为挵为聋,处目则为矒为盲,处鼻则为鼽为窒,处腹则为胀为疛,处足则为痿为蹶。"

后世医家对导致早衰损寿的危险因素亦多有探讨。这些因素多可诱发体内病邪积聚,损伤人体之脏腑精气,促进或加速衰老。在这方面尤以张介宾论述最为全面,在《景岳全书·传忠录·天年论》中指出有6种行为乃"孽由自作而致不可活者":

(1)"有困于酒者,但知米汁之味甘,安思曲蘖之性烈,能潜移祸福而人难避也,能大损寿元而人不知也。"其致臌胀、泻痢、中风、痰饮等病变,乃因"血败为水""湿邪侵土""血不养筋""水泛为涎"所致,若"耽而不节,则精髓胡堪久醉,阴血日以散亡,未及中年,多见病变百出,而危于此者不知其几何人矣"。

(2)"有困于色者……则或成劳损,或染秽恶,或相思之失心,或郁结之尽命。"其或致劳损、失心,或染生秽恶郁结,"未有贪之恋之而不招狭致败"。

(3)"有困于财者……奔波不已者,多竭其力;贪得无厌者,常忘其身。"此"受利中之害"乃为竭力、伤身之因。

(4)"有困于气者……事无大小,怨恨醉心。"张介宾指出:"忿怒最损肝脾,而隔食气蛊,疼痛泄泻,厥逆暴脱等疾,犯者即危。"情志过极多致肝脾气机运行失常而发危疾。

(5)"有困于功名者……焦思切心,奔趋竭力,荣华杳然,泉壤遽及者有之。慨古伤今,凡受斯枉而湮没无闻,浩气受抑者,又不知其几何人矣。"困于功名,难免切心、竭力,浩气受抑,早衰速死。

(6)"有困于医者……庸医多,则杀人亦多,每见其寒热倒施,虚实谬认,一匕之讹,吉凶随应。困者莫知其然,虽死不觉。"上医本少,病家若难识医,则不免招致药误。

除张介宾所论之外,烟草之毒亦不可小觑。清代王燕昌《王氏医存·洋烟伤元气与诸病不同》云:"洋烟入口,一身气血皆受抑遏,不能顺利,津液受燥而涸,上无济火之物,炎蒸而头晕,下无生水之力,火郁而便热。凡口渴、胸烦、尿赤、粪结,皆燥与火所为也。而人习而好之者,因周身卫气被其牵引,倦者不倦,乏者不乏,陡然爽快,疑为精神长也。久则津液皆涸,肌肉不润,筋骨不泽,皮毛不华,总由胃燥、脾湿变生诸病。人但知在上作痰,在下作结,不知为病殊多,并不同于无瘾者之病也。"烟草伤身,因于其燥与火,又牵引卫气,变生痰结,发为瘾疾,终致元气亏乏。

(六)气运失常说

体内元气的运行失常,可导致人体内环境的严重紊乱,升降出入等各种生理功能失调,从而对生命构成严重威胁,从导致疾病、衰老和夭折。

人体气机升降出入是生命的基本活动形式,正如《素问·阴阳应象大论》所言:"清阳出上窍,浊阴出下窍;清阳发腠理,浊阴走五脏;清阳实四支,浊阴归六腑。"《素问·宝命全形论》明言:"人以天地之气生,四时之法成。"《素问·六节藏象论》亦认为:"天食人以五气,地食人以五味。"《黄帝内经》由此提出了"神机"和"气立"的概念。"神机"是指"神"对体内气化活动的调控与主宰,而"气立"则指体内外环境之间的物质、能量、信息的交换活动,是生命体赖以生存的条件。

《素问·五常政大论》指出了"神机"和"气立"两者的区别在于作用途径的不同。"根于中者,命曰神机,神去则机息;根于外者,命曰气立,气止则化绝。"张介宾对此解释道:"物之根于中者,以神为主,而其知觉运动,即神机之所发也,故神去则机亦随而息矣;物之根于外者,必假外气以成立,而其生长收藏,即气化之所立也,故气止则化亦随而绝矣。"(《类经·运气类·岁有胎孕不育根有神机气立》)

《素问·六微旨大论》进一步得出了"神机"和"气立"对人体气机升降出入的决定性作用。即"出入废则神机化灭,升降息则气立孤危。故非出入,则无以生长壮老已;非升降,则无以生长化收藏。是以升降出入,无器不有。故器者,生化之宇,器散则分之,生化息矣。故无不出入,无不升降。"生命与升降出入息息相关,"气立"与"神机"关乎人体各种生命活动的进行。

中医通过对衰老机制的探索,形成了中医特色的衰老理论,为建立延缓衰老的原则和方法,指导延缓衰老的实践,奠定了深厚的理论基础。梳理以上衰老学说,可知"肾"在其中占据主导地位,当予以充分重视(图3-1)。

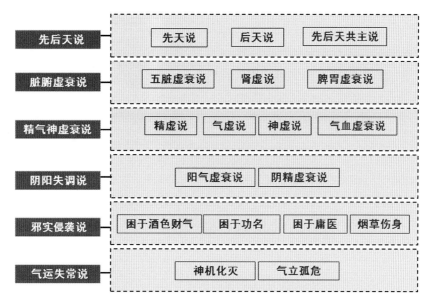

图 3-1 中医"肾"与衰老相关理论示意图

第二节 五脏虚损与衰老的关系

"五脏坚固"是长寿的首要条件。《灵枢·本脏》曰:"五脏皆坚者,无病;五脏皆脆者,不离于病。"《灵枢·天年》曰:"五脏坚固,血脉和调,肌肉解利,皮肤致密,营卫之行,不失其常,呼吸微徐,气以度行,六腑化谷,津液布扬,各如其常,故能长久。"《金匮要略·脏腑经络先后病脉证》云:"五脏元真通畅,人即安和。"相反,若"五脏虚弱"则难及上寿。《灵枢·天年》亦曰:"其五脏皆不坚,使道不长,空外以张,喘息暴疾,又卑基墙,薄脉少血,其肉不石,数中风寒,血气虚,脉不通,真邪相攻,乱而相引,故中寿而尽也。"(图 3-2)

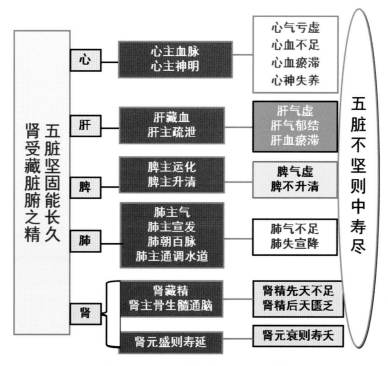

图 3-2 "五脏虚"与衰老理论示意图

一、心虚致衰老

《黄帝内经》中提出五脏是人体生命活动的核心,而心又是五脏之首,为君主之官、"生之本",主宰着整个机体脏腑组织的生理活动,是人体生命活动的中枢。心功能的盛衰,对人体生命的寿夭有着直接的影响,与健康长寿关系密切。

《灵枢·邪客》曰:"心者,五脏六腑之大主也,精神之所舍也,其脏坚固,邪弗能容也。容之则心伤,心伤则神去,神去则死矣。"

《素问·灵兰秘典论》曰:"主明则下安,以此养生则寿,殁世不殆……主不明则十二官危,使道闭塞而不通,形乃大伤,以此养生则殃。"

清代尤乘《寿世青编》谓:"夫心者……一身之主,生死之本。"清代唐宗海《中西汇通医经精义·脏腑之官》指出:"人身知觉运动,无一不本于心,故百体皆为之臣,而心为君主也。"

以上论述均明确指出了心在健康长寿中的重要作用,可见,心之明昧,影响脏腑,关乎寿夭。从具体而言,心主要通过其"主血脉"与"主神志"的功能来体现。心主血脉,向全身各组织器官输送营养物质以维持机体正常生理功能;心又主神明,是人体精神思维活动之中枢,其他脏腑器官都需在心的统一领导下才能既分工又合作,以保持机体的协调统一。

(一)心的生理功能与衰老的关系

1. 心主血脉与衰老　血液虽有营养周身的作用,但必须要依赖心气的推动才能有规律地循环不息,把营养物质输送到全身各组织器官,以保证机体新陈代谢的正常进行,以维持人的生命活动。

《素问·五脏生成》曰:"诸血者皆属于心。"《素问·六节藏象论》曰:"心者,生之本,神之变也,其华在面,其充在血脉。"《太平圣惠方》云:"心主于血,血之行身,通遍经络,循环脏腑。"《难经本义》云:"心主血脉……荣卫者,血脉之所资也。"《黄帝内经素问吴注》亦曰:"心为生血之源,故血皆属心。"

《灵枢·九针》曰:"人之所以成生者,血脉也。"《素问·生气通天论》亦称:"气血以流,腠理以密……长有天命。"《景岳全书》更是清楚地指出:"凡形质所在,无非血之用也,是以人有此形,唯赖此血。"《证治准绳·杂病证治类方》曰:"夫心生血,血生气,气生精,精盛则须发不白,容貌不衰。"可见心气充沛,血液运行正常,使血液营养输布及时,人体脏腑组织器官才能发挥正常的生理功能;如果心气推动无力,血液虚少,脉道不充,或血行不畅,脉道不利,则不能为其他的脏腑组织提供充分的营养,从而影响其发挥正常的生理功能,并逐渐老化,由此说明心主血脉的功能与人的健康长寿关系非常密切。

2. 心主神明与衰老　人的聪明智慧,视听言动等功能活动以及人的生、死、寿、夭均与心主神明密切相关。《素问·本病论》曰:"得神者昌,失神者亡。"《灵枢·邪客》云:"心者,五脏六腑之大主也,精神之所舍也,其脏坚固,邪弗能客也。客之则心伤,心伤则神去,神去则死矣。"《管子·内业》指出:"平正擅胸,论治在心,以此长寿。"《太平圣惠方》曰:"心为神,统领诸脏,不可受邪。"明代万全《养生四要·情动》强调:"人身之中只有此心,便是一身之主,所谓视听言动者,即是此心也。故心常清静则神安。以此养生则寿,殁世不殆。"可见,心主神明的功能与人体生命活动及健康长寿密切相关,如果具有宁静端正的胸怀,保持心境安定,有益于康健遐龄。

心主神明的功能与心主血脉的功能又关系密切,心之气血充盛,则精力充沛,血脉柔和;反之,若心之气血耗伤,则神无所主血脉艰涩,则出现精神、神志、血脉异常,导致机体病变和早衰。

(二)心对衰老的病理影响

1. 心气亏虚与衰老　心之所以能主血脉,需要靠心气的推动作用来实现。心气旺盛,则能使血液在脉管中沿着一定方向运行不息,以满足周身组织器官的营养需要。人体随着增龄,心气逐渐衰弱。《灵枢·天年》曰:"六十岁,心气始衰,苦忧悲,血气懈堕,故善卧。"《医方类聚》云:"至六十,心气衰弱。"唐代孙思邈曰:"年五十以上,阳气日衰,损与日至,心力渐退,忘前失后,兴居怠惰,计授皆不称心,视听不稳,多退少进,日月不等,万事零落,心无聊赖,健忘嗔怒,情性变异,食饮无味,寝处不安。"可见半百以后,心气渐衰,无以奉心化血,无以行血,血脉空虚或瘀阻脉络,营养物质不能到达周身各脏腑组织发挥其濡润滋养的作用,导致脏腑组织失养;心气不足,则对其他脏腑功能活动的调节作用减弱,导致脏腑组织功能减退,日久衰老逐渐发生。

2. 心血不足与衰老 人至老年,心气亏虚,无以奉心化赤为血,血脉亏虚,血虚则形体枯萎,人渐衰老。正如张介宾所言:"血衰则形萎,血败则形坏。而百骸表里之属,凡血亏之处,则必随所在,而各生其偏废之病。"清代名医沈金鳌在《杂病源流犀烛·心病源流》中曰:"心为一身之主,统领血海,故心血少则神不定,寝不安,百病集作。"清代姚止庵在《素问经注节解·内篇·脏气法时论》中曰:"盖心生血而为一身之主宰,善动多虑,其血易亏,病则缓弱,是其常也。"

3. 心血瘀滞与衰老 人到老年,心气亏虚,气虚则不能行血,血行无力则瘀血内生;气虚不能摄血,血溢脉外亦成瘀血;气虚温煦作用减退,血不得温则凝,而成瘀血。清代陈修园《医学实在易·心说》曰:"正以'心'者'新'也,神明之官,变化而日新也。"心主血脉,血脉日新,新新不停,则为平人,否则病矣。临床上亦可发现老年人多瘀,五脏功能衰退,血气多虚,血行不畅,是老年多瘀的病理基础。

4. 心神失养与衰老 人至老年,心气亏虚,心血不足,心神失养。《素问·本病论》云:"得神者昌,失神者亡。"心为君主之官,五脏六腑之大主,心主神志与人体寿夭关系密切。如清代郑寿全《医理真传·内伤说》曰:"凡属内伤者,皆心气先夺,神无所主,不能镇定百官,诸症于是蜂起矣。"清代唐宗海《中西汇通医经精义·脏腑之官》亦曰:"人身知觉运动,无一不本于心,故百体皆为之臣,而心为君主也。"《医学心悟》云:"心藏神,神明不充,则遇事遗忘也。"

(三)心虚与肾虚

心为阳脏,位居上焦,其性属火;肾为阴脏,位居下焦,其性属水。心肾之间的关系主要体现在水火阴阳的升降调济上,心火必须下降于肾,以资肾阳,使肾水不寒;肾水必须上济于心,以滋心阴,使心阳不亢,这样才能"心肾相交""水火既济",心肾之间的生理功能才能协调平衡。《济生方·虚损》曰:"水欲升而沃心,火欲降而温肾,如是则坎离既济,阴阳协和,火不炎而神自清,水不渗而精自固。"《格致余论·房中补益论》云:"人之有生,心为火居上,肾为水居下,水能升而火能降,一升一降,无有穷已,故生意存焉。"《证治准绳·杂病》亦云:"心肾是水火之脏,法天地施化生成之道,故藏精神为五脏之宗主。"若心火不能下降于肾而独亢,肾水不能上济于心而独凝,心肾之间的平衡遭到破坏,则"心肾不交""水火失济",可出现心烦失眠、头昏心悸、怔忡、腰膝酸软,或男子梦遗、女子梦交等症状。

肾为先天之本,内寄元阴元阳。肾阳是人体生命活动的原动力,对五脏六腑均有温煦的作用。在生理情况下,心阳有赖于肾阳的温煦作用,命门火充则心阳旺盛,血流畅利,而血流畅利又可反过来充养肾阳。若命门火衰,则心阳不足,血流不畅,而血液流行不畅又可影响命门之火,使命火式微。

心藏神,肾藏精,精是神的物质基础,神是精的外在表现,只有肾精充足,才能使心主神志正常,表现神机聪灵,若年老肾精不足,则多见虚烦、少寐、健忘等心神异常之症。

可见,心与肾之间存在着密切的关系,主要表现在心血与肾水、心神与肾精、君火与相火、心血与肾气、心阳与肾水等方面,只有这些方面都达到协调平衡才能心肾交通,水火既济,如果任何一方面的平衡协调关系被破坏,均可导致心肾不交的病理改变。随着增龄,脏腑功能随之减退,心肾之间相互影响,则会加速衰老,若水火既济,则无病而长寿。如《慎柔五书》云:"在上益下谓之济,以下犯上谓之亢。水火济制,则无病而多寿。"

二、肝虚致衰老

《素问·灵兰秘典论》曰:"肝者将军之官,谋虑出焉。"肝的五行属性为木。《素问·五运行大论》曰:"东方生风,风生木,木生酸,酸生肝。"

《素问·五常政大论》曰:"木曰敷和。"

《难经·四十一难》曰:"肝者,东方木也,木者,春也。"肝喜升喜动。

《素问·脏气法时论》曰:"肝合春生之气,主升发。"

《素问·诊要经终论》曰:"正月二月,天气始方,地气始发,人气在肝。"

《类经》曰:"木气升,故主生,风性动,故主摇。"肝喜条达,恶抑郁。

清代唐宗海《血证论》曰:"……肝属木,木气冲和条达。"

周学海《读医随笔》曰："肝之性喜升而恶降,喜散而恶敛。"

清代罗美《内经博议》曰："以木为德,故其体柔和而升,以象应春,以条达为性……其性疏达而不能屈抑。"肝体阴而用阳,"常多血而少气"(《素问·血气形志》),其功能主要表现为主疏泄和藏血。

(一) 肝的生理功能与衰老的关系

1. 肝主疏泄与衰老的关系　"疏泄"即疏通畅达之意。疏泄一语,最早见于《黄帝内经》。《素问·五常政大论》曰："发生之纪,是谓启陈,土疏泄,苍气达,阳和布化,阴气乃随,生气淳化,万物以荣。"元代朱震亨在《格致余论》中曰："主闭藏者肾也,司疏泄者肝也。"肝主疏泄,是指肝具有疏通,舒畅,条达的生理功能,影响着人体全身气机的调畅与否,进而通过对气机的疏泄与调节以影响情志的变化、脾胃的运化、津血的运行等诸多方面。人体的气、血、津液和精神都必须在肝脏疏泄功能的正常条件下,才能发挥各自应有的作用。

古人曾经描述"啼号无泪,笑如雨流,鼻不嚏而涕,耳无声蝉鸣,吃食口干,寐则涎溢,溲不利而自遗,便不通而或泄,昼则对人瞌睡,夜则独卧惺惺"等,这些老态的出现均有气机失调、升降出入失常的原因,说明发生衰老的时候,肝调畅气机维持其正常升降出入功能的失调。肝若疏泄太过则为怒。《素问·生气通天论》曰："大怒则形气绝,而血菀于上,使人薄厥。"若疏泄不及则为郁。《素问·五常政大论》曰："木曰敷和,敷和之纪,木德周行,阳舒阴布,五化宣平,其气端,其性随,其用曲直,其化生荣,其政发散。"郁则失却敷和,阳不舒、阴不布,曲直条达失司。

2. 肝藏血与衰老的关系　肝具有贮藏血液和调节血量的生理功能。《素问·调经论》曰："肝藏血。"唐代王冰注《黄帝内经素问》亦云："肝藏血,心行之,人动则血运于诸经,人静则血归于肝脏。何者?肝主血海故也。"

肝为血海,各脏腑组织器官只有得到肝血的滋养才能发挥正常的生理功能,如两目得到肝血的滋养才能发挥视觉功能,筋脉得到肝血的滋养,才能强健有力、活动自如。如《素问·五脏生成》曰："肝受血而能视,足受血而能步,掌受血而能握,指受血而能摄。"

老年人随着增龄,肝之藏血功能逐渐退化,肝血不足,血不养目,则目视昏花,两目干涩;血不荣筋,则易筋肉挛急,屈伸不利,站立不稳,易于跌倒;肝血不足,魂失所养,则卧寐不安,多梦易惊,如《灵枢·营卫生会》中所载的"老者之气血衰,其肌肉枯,气道涩,五脏之气相搏,其营气衰少而卫气内伐,故昼不精,夜不瞑"的老年征象,也以气血衰少为主要原因。肝之藏血不足,不滋养五脏,则全身功能活动皆可受其影响。这都说明肝藏血的功能正常与否,与衰老过程也有密切关系。

(二) 肝对衰老的病理影响

1. 肝气郁结与衰老　肝气,在生理上是指肝脏的特征和功能,在病变时"肝气乃病理之一大门"(张山雷),应属肝病病机之基础,即今人所谓病变的原发因素。

肝气郁结是肝气升动不利,气行不畅的病理状态。气机调畅是脏腑生理功能活动和代谢的根本保证。肝主疏泄,调畅气机,从而就能调节全身脏腑的功能和机体代谢。反之,肝气郁结则可导致脏腑生理功能以及机体代谢率的下降。《素问·六微旨大论》云："出入废则神机化灭,升降息则气立孤危。"《张氏医通》曰："肝脏升发之气,生气旺则五脏环周,生气阻则五脏留著。"可见肝气郁可直接影响全身机体的功能。元代朱震亨在《格致余论·相火论》中云："天非此火,不能生物;人非此火,不能有生。肝肾之阴,悉具相火;人而同乎天也。"可见肝肾同源,同俱相火,源于命门,肝肾两者之间的功能密切相关,肾精功能的正常发挥有赖于肝之正常功能。当机体发生肝气郁结之时必会影响肾之藏精功能,影响先天之本,导致衰老。脾胃的升清降浊功能同样有赖于肝气的舒畅条达,若肝气郁结,则脾胃功能随之受到影响,气血的化生与输布会出现障碍,从而影响后天之本,导致衰老。

2. 肝血瘀滞与衰老　由于"血者,皆肝之所主,恶血必归于肝",又"肝者,凝血之本",所以瘀血内阻,蕴结于肝,必然损其肝体,阻其肝用。若肝失疏泄,气机郁结,血行不畅,则气滞血瘀,而气血是脏腑各种功能活动的物质基础,是维持人体生命活动的基本物质,气血流畅,五脏安和是人体健康长寿的重要前提。

随着增龄,肝之疏泄及藏血功能逐渐减弱,导致气血流通不畅,因此在老年人中常常会表现出瘀血的征象,如老年斑、舌质紫黯有瘀斑、皮肤粗糙、色素沉着等。另外,有一些老年退行性疾病如胸痹、中风、脉痹等也与瘀血密切相关。瘀血是脏腑虚损、血液运行失常所形成的病理产物，也是导致新的疾病发生的重要病因。瘀血内滞，则脏腑组织得不到血的濡养，加速了各脏腑功能的退化，加快了人体衰老的速度。

3. 肝气虚与衰老 五脏之病当有虚实之别，肝脏亦不例外，这是毋庸置疑的客观事实。在中医发展的历史长河中，由于受到某些后世医家的"肝为刚脏，内寄相火，阳常有余，易升易动，善郁善滞，其病易实，治疗上有泻无补"等观点的影响和误导，往往忽视肝之虚证，或仅言血虚和阴虚，不注重气血与阳虚。但从肝脏生理来说，以血为体，以气为用，血属阴，气属阳，体阴而用阳，以维持肝脏的功能活动及整个生命活动的正常运转；从病理而言，无论"体阴"方面，还是"用阳"方面，如若不足皆成肝虚之证，所以应包括阴血亏虚而"体"不充、阳气虚衰而"用"不强的四大虚证。

《灵枢·天年》曰："五十岁，肝气始衰，肝叶始薄，胆汁始灭，目始不明。六十岁，心气始衰，苦忧悲，血气懈堕，故好卧。七十岁，脾气虚，皮肤枯。八十岁，肺气衰，魄离，故言善误。九十岁，肾气焦，四脏经脉空虚。百岁，五脏皆虚，神气皆去，形骸独居而终矣。"可见肝气虚是人体衰老的启动因子，在人体衰老期中肝是五脏中最先出现衰老征象的。

一旦出现了肝气衰的症状就标志着人体衰老的开始。临床上往往可以见到人进入老年期之前常常出现两目干涩、视物模糊、烦躁易怒、爪甲无光泽、听力下降、活动不灵活、抗病能力下降等症状，其中视物模糊、双目干涩、体力下降、活动不灵活可以说是人体衰老的标志。正如《素问·上古天真论》曰："丈夫……七八肝气虚，筋不能动。"《王冰素问注》云："肝养筋，肝气不足，故筋解堕。"《圣济总录》曰："肝藏血，与筋合。肝气和，则气血强盛，以行于筋膜，故骨正筋柔，气血皆从。若肝藏气虚，不能荣养……令人筋脉抽掣疼痛，以致眩闷口眼偏斜，皆其证也。"《太平圣惠方·治肝气不足诸方》曰："眼目昏暗，手足常清，胸中不利，不能太息者，是肝气不足之候也。"肝开窍于目，在体合筋，筋与目的功能异常则与肝密切相关，随着年龄的增长，肝气渐衰，导致肝对筋与目的滋养作用衰退。

（三）肝虚与肾虚

在生理上，肝主疏泄，主藏血，肾主藏精，主水，两者之间的关系主要表现在精血同源（即肝肾同源），以及肝之疏泄与肾之封藏的协调作用两方面。肝肾同居下焦，肝主藏血，肾主藏精，精血相互资生，即肾精滋养于肝，使肝之阴血充足，以制约肝阳；肾精又赖肝血的不断补充而化生，使肾精充足，以维持肾的阴阳动脉平衡。此外，肾水滋养肝木，以使肝气疏泄条达，肝气正常疏泄亦能促进肾阴精的再生与贮藏。

病理上，二者亦相互影响，同盛同衰。老年人随着增龄，肾精渐衰，肾精不足可导致肝阴血亏虚；而肝血不足又可导致肾阴精亏损，最终皆表现为肝肾阴亏，故在老年前期或老年期可症见腰膝酸软，男子遗精滑泄，女子经少闭经，头眩耳鸣健忘，五心烦热，颧红盗汗。所以宋代《圣济总录》云："肾藏精，肝藏血，人之精血充和，则肾肝充实，上荣耳目，故耳目听视不衰；若精血亏耗，二脏虚损，则神水不清，瞻视乏力，故令目暗。"

三、脾虚致衰老

脾居中焦，属土，后天之本，受水谷之精气，化气血之荣华，周养身形，灌溉脏腑。如《医宗必读》曰："脾何以为后天之本？盖婴儿既生，一日不再食则饥，七日不食则肠胃涸绝而死。经云：安谷则昌，绝谷则亡。犹兵家之饷道也，饷道一绝，万众立散，胃气一败，百药难施。一有此身，必资谷气，谷入于胃，洒陈于六腑而气至，和调于五脏而血生，而人资之以为生者也。故曰后天之本在脾。"

调理后天对避免早衰、延缓衰老进程、防治疾病具有十分重要的作用。人体所有的脏腑组织器官皆需要脾胃供给的各种精微物质以充养。脾胃是生命的源泉。如《圣济总录》曰："土有长养万物之能，脾有安和脏腑之德，取脾味甘配土，理适相合。是以古人治脾，每借土为比喻。盖谓脾气安和，则百病不生；脾土缺陷，则诸病丛起。"又如《脾胃论》说："脾胃之气既伤，而元气亦不能充，而诸病之所由生也。"《删补颐生微论》曰："土强而脏腑俱安，后天之根本不损，营卫冲和，有天命矣。"《景岳全书》曰："土气为万物之源，胃气为养生之主……是以养生家必当以脾胃为先……善养脾胃之道，所以便能致寿。"可见，脾胃为气血生化之源，脾胃一伤，元气失充，诸病丛生，令人早衰。

（一）脾的生理功能与衰老的关系

1. 脾主生血（生化之源）与衰老的关系　血是人体内重要的生命物质，是人体摄入的食物通过脾胃的生化作用而生成的。《灵枢·本神》曰："脾藏营。"《慎斋遗书·望色切脉》曰："脾为血之源。"《灵枢·决气》曰："中焦受气取汁，变化而赤，是谓血。"说明中焦脾胃是血液化生的基础。中焦脾胃接受水谷，经腐熟消化后，摄取其中的精微，成为血液最根本的物质，再通过在心肺中会合的作用，血液的化生才得以完成。故《灵枢·营卫生会》曰："中焦亦并胃中，出上焦之后，此所受气者，泌糟粕，蒸津液，化其精微，上注于肺脉，乃化而为血。"《景岳全书》亦云："夫血者，水谷之精气也……补脾和胃，血自生矣。"

《医宗必读·医论图说》曰："气血者，人之所赖以生者也。气血充盈则有邪外御，病安从来？气血虚损，则诸邪辐辏，百病丛集。"气血对人体防病延衰的重要作用可见其一斑。早在《论语》中就已提出"及其老也，血气既衰"。《灵枢·营卫生会》也说："老者之气血衰。"气血生化于脾，滋灌充养一身，形体赖之以强盛。若脾气健运，化源充足，气血旺盛则血液充足；脾失健运，生血物质乏源，则血液亏虚。人至老年，脾胃功能衰退，气血化生减少，同时气虚血少脉涩，又可形成血瘀，导致和加快机体的衰老。《养老奉亲书》曰："其高年之人，真气耗竭，五脏衰弱，全仰饮食以资气血。"故脾胃功能健旺，则水谷进，气血的化生泉源不竭。气血充盛则机体强健，自能抗衰延寿。如《灵枢·天年》所言："六府化谷，津液布扬，各如其常，故能长久。"

2. 脾主升清（气机之枢）与衰老的关系　气机的升降出入是人体进行生命活动的根本。"出入废则神机化灭，升降息则气立孤危。故非出入，则无以生长壮老已；非升降，则无以生长化收藏。"气的升降出入一旦停止，生命也就不复存在了。

脾胃之气又称中气，通连上下，脾胃交合，升降有节，是人体气机升降的枢纽。《四圣心源》曰："脾胃己土，以太阴而主升；胃为戊土，以阳明而主降。升降之权则在阴阳之交，是谓中气。胃主受盛，脾主消化，中气旺则胃降而善纳，脾升而善磨，水谷腐熟，精气滋生，所以无病。"脾胃正常，中气健运则阴升阳降，水火既济，枢转脏腑，如此则一身气机升降正常有序，维持人体正常的生命活动。脾虚不健则气机逆乱，导致脏腑功能活动失调、减退，久之病生衰现。若脾气健运，气机有序，脏腑阴阳升降正常则可益寿延年。故《丹溪心法》云："脾具坤静之德而有乾健之运，故能使心肺之阳降，肾肝之阴升，而成天地交之泰，是为无病之人。"

（二）脾对衰老的病理影响

1. 脾气亏虚与衰老　人至老年，脾气亏虚，脾之健运功能减退，故老年人多见饮食减少，或食谷不消而脘腹胀满、腹泻；脾气虚则气之化源不足，四肢肌肉缺少气血充养而见倦怠无力、面色萎黄无华，嗜卧甚则筋骨弛缓，宗筋失润，四肢痿废不用；脾气虚传送无力而致便秘，老年人常表现为"虚秘"，见腹无所苦，兼见少气懒言，脉虚无力。如《医述·脾胃》曰："脾气伤者，脉浮大而无力……更有脉大、饱闷，有似食滞，此乃脾虚而见假象。"《笔花医镜·脾部》曰："脾虚者，其关脉必细软，其症为呕吐、为泄泻、为久痢、为腹痛、为肢软、为面黄、为肢肿、为肌瘦、为臌胀、为恶寒、为自汗、为积滞不消、为饮食不化、为脱肛、为肠血。"

2. 脾之清阳不升与衰老　脾主升清，若年老脾气亏虚，不能固摄，无力升举，清阳不升，则脾脏无力散精布津，清窍失于濡养，故老年人多见头晕、目眩、耳鸣等症。如李东垣在《脾胃论》中曰："脾气一虚，令人九窍不通也。"脾虚下陷，升举无力，则致胃腑下垂，食入气陷更甚，脘腹愈觉不舒，老年人常有肛门重坠，时有便意。中气下陷，阳气不能循于皮肤分肉之间以温毛腠而成卫外之用，故老年人常有形寒怯冷，体常自汗，易感外邪等。

（三）脾虚与肾虚

从生理功能而言，脾为后天之本、气血生化之源，肾为先天之本、主藏精，故常有医家用"先天生后天，后天济先天"的理论来说明脾肾两脏相互资生的关系。

《景岳全书》曰："盖人之始生，本乎精血之源；人之既生，由乎水谷之养。非精血无以立形体之基，非水谷无以成形体之壮。精血之司在命门，水谷之司在脾胃。故命门得先天之气，脾胃得后天之气也。是以水谷之海，本赖先天为之主，而精血之海，又必赖后天为之资。故人之自生至老，凡先天之有不足者，但得后天培养之力，则补天之功亦可居其强半，此脾胃之气所关于人生者不小。"肾藏精，必赖脾胃的滋养，方能生生不息;而脾之运化功能,又必须依赖肾阳之蒸化温煦。清代《张聿青医案》曰:"脾胃之腐化,尤赖肾中一点真阳蒸变,炉薪不熄,釜爨方成。"唐宗海《血证论》曰:"(脾)不得命门之火以生土,则土寒不化,食少虚羸。"

肾水还能强土。冯兆张在《冯氏锦囊秘录》中曰:"水不得土借,何处以发生,土不得水,燥结何能生物,故土以承水柔润之法,木以承土化育之成。补火者,生土也;滋水者,滋土也。"可见先天(肾)和后天(脾)相互资生,脾肾两者,荣则共荣,衰则共衰。

在病理上,脾与肾两者相互影响,互为因果。若年老肾阳虚衰,肾的温煦、蒸腾作用不足,从而影响脾的运化,可出现脾肾两虚,而见食少、腹胀、久泻不止或五更泄泻等证候。如《普济本事方》曰:"肾气怯弱,真元衰劣,自是不能消化饮食,譬如鼎釜之中,置诸米谷,下无火力,虽终日米不熟,其何能化?"反之,若老年人脾失健运,化生气血不足,则肾亦不能正常地"受五脏六腑之精而藏之",以致肾中精气匮乏,而见腰膝酸软、骨痿无力等症。故善养后天可扶助先天之不足。正如《景岳全书》曰:"凡先天之有不足者,但得后天培养之力,则补天之功亦可居其强半。"

事实上临床常见的老化现象和一些常见的老年病多由脾胃虚弱、纳运失调、升降失度所致。"正气存内,邪不可干",脾胃健旺、元气充足,免疫力强,寿命自可延长。

四、肺虚致衰老

《黄帝内经》认为肺为"脏之长",主气司呼吸,宣发气机以行清浊之气交换,对维持生命起着十分重要的作用。虽然历代医家大都认为脾肾虚衰是衰老的关键所在,但是现今较多研究发现肺脏的虚衰也是导致衰老的重要原因之一。肺与气血关系密切,气血充足运行流畅是人体健康长寿的必要条件。如《素问·生气通天论》曰:"气血以流,腠理以密……长有天命。"清代名医江涵暾曰:"肺气之衰旺,关乎寿命之短长。"肺在人体生理和病理变化中占据重要的地位,在延缓衰老的过程中,亦起到不可忽视的作用。

(一) 肺的生理功能与衰老的关系

1. 肺主气与衰老的关系 肺主一身之气。《素问·五脏生成》曰:"诸气者,皆属于肺。"凡元气、宗气、营气、谷气等,皆需通过肺的呼吸得以敷布;而中气的升降,营卫、脏腑之气的功能活动,皆要通过肺的调节而实现其各自的升降出入,发挥其应有的功能。《素问·六微旨大论》说:"出入废则神机化灭,升降息则气立孤危。"若体内之气运行失常,可导致内环境紊乱而致衰老。

人体中各种精微物质的生成均与肺有关。孙思邈《备急千金要方》说:"肺为诸气之门户。"肺在气的生气方面,主要是对宗气的生成有更为直接的关系。《灵枢·邪客》曰:"宗气积于胸中,出于喉咙,以贯心脉而行呼吸焉。"宗气由肺吸入的清气与脾胃运化的水谷精气相结合积于胸中而成,宗气上出喉咙以司呼吸,且通过心肺布散全身,以温煦四肢百骸,故肺起到了主持一身之气的作用。肺之呼吸功能盛衰与否,直接影响着宗气的生成,影响全身之气的生成。

在气的调节方面,人体各脏腑功能活动之气及经络、营卫之气皆赖肺的呼吸调节而实现其升降出入,发挥各自的作用。人体各脏腑组织皆有赖于脾胃所化生的水谷精微的不断供养,水谷精微之所以能敷布周身及五脏六腑,又有赖于肺的宣发布散功能,而各种功能活动之所以有序进行,亦全赖肺主呼吸的调节。如宋代《太平圣惠方》曰:"夫肺为四脏之上盖,通行诸脏之精气,气则为阳,流行脏腑,宣发腠理,而气者皆肺之所主。"元气又称肾间动气,虽为先天之气,发源于命门,然其之所以能通过三焦以敷布全身发挥其原始动力的作用,亦赖肺之统摄作用。

若年老肺脏虚衰,不能主持一身之气,全身气机升降出入功能失常,则体内产生一系列病理产物,如气滞痰阻,气郁食滞、气虚血瘀等,最终加速衰老的速度,若想"尽终其天年,度百岁乃去",亦必须保护肺的功能正常进行,故肺气对衰老的发生具有重要的作用。

2. 肺主宣发与衰老的关系 肺主宣发,从生理功能而言,通过肺的气化功能,排出体内的浊气,驱除肺和呼吸道内的痰浊;肺可将脾所转输的津液和水谷精微,布散到全身,外达于皮毛,以温润、濡养五脏六腑,四肢百骸,肌腠皮毛;肺亦可宣发卫气,调节腠理之开合,将代谢后的津液化为汗液排出体外。《灵枢·决气》谓:"上焦开发,宣五谷味,熏肤、充身、泽毛,若雾露之溉,是谓气。"

肺位上焦,肺的宣发,是卫气得以布散的基本动力,可见卫气能否正常发挥其卫外,顾护机体的功能,与肺脏的宣发功能正常与否有着密切的关系。肺脏的宣降正常,则卫气能布散到全身,发挥其防御作用,增强机体的抗病机制,从而延缓机体的衰老。故肺主宣发卫气与延缓衰老有着密切的关系。

3. 肺朝百脉与衰老的关系　百脉朝会于肺,全身的血液都通过经脉而首先聚会于肺,通过肺的呼吸,进行体内外清浊之气的交换,然后再将富含清气的血液输送至全身。《素问·经脉别论》曰:"食气入胃,浊气归心,淫精于脉。脉气流经,经气归于肺,肺朝百脉,输精于皮毛。"可见血液的运行有赖于肺气的输布与调节。

若年老肺气虚弱,宣降无力,气机郁滞,肺气胀满,不能治理调节血的运行,以致气滞血瘀之征,如唇甲紫黯、面色晦暗、舌质黯红等。血液瘀滞则不能供给脏腑组织器官营养,而且会导致机体发生新的病理变化,同样成为老年人极易发生的基本病理之一。所以肺朝百脉与衰老有着重要的关系。

4. 肺主通调水道与衰老的关系　肺具有通调水道的功能,清代医家汪昂《医方集解》称"肺为水之上源"。肺通过宣发和肃降对体内水液的输布、运行和排泄起着疏通和调节的作用。肺通过宣发的功能将津液和水谷精微宣发至全身,而且主司腠理的开合,调节汗液的排泄;肺又通过肃降的作用将吸入的清气下纳于肾,且将体内的水液不断地向下输送,经肾和膀胱的气化作用,生成尿液而排出体外。

随着年龄增长,体内的津液不断减少,老年期津液不足是导致衰老的病理基础之一。肺的宣发、肃降和通调水道的功能可推动津液向外、向上、向下输布,治理调节着津液在全身各处的分布,有利于机体生命活动的正常进行。老年人肺气输布津液的能力日渐衰弱,易致津液停聚形成痰浊,并影响津液对脏腑九窍的濡润和滋养,引起并加速了机体的衰老,故维持肺通调水道的功能正常能延缓衰老。

(二) 肺对衰老的病理影响

1. 肺失宣降与衰老　肺脏之性,喜清虚而恶壅塞,其气贵在流通宣畅,老年人随着年龄增长,肺之宣降功能随之减弱,一旦外邪侵袭,首犯肺卫,邪正相争,变清虚为浊壅,肺气怫郁,失于宣发,呼吸不畅则咳嗽气喘等,肺气不宣日久病重,以致治节失职,水津不布,营卫不行,经络壅闭,可发展成肺胀、肺痿诸病。

2. 肺气不足与衰老　《素问·经脉别论》曰:"肺朝百脉,输精于皮毛,毛脉合精,行气于府,府精神明,留于四脏。"清代吴仪洛谓:"肺气旺则四脏气旺。"肺气虚不仅仅表现为其本身功能低下,而可见全身性气虚证,正所谓"气虚者,肺虚也"。肺主治节,肺虚气衰,治节又何以行之?老年人肺气不足,人身失气之推动则神失其养、津不能布、身不得温、脉动无力、卫虚于外、汗不得固、溺无所禁,而出现各种衰老之征。

3. 肺主气失调与衰老　人至老年,肺主气之功能随之减弱,若化源不足,耗气过多,肺气不足,则宗气的生成必然减少,故老年人多见呼吸不利,气短难续而急促,语言低微;若肺气虚,津液失于输布,则可聚而为痰,多见痰多色白清稀,咳声无力,气促而喘,甚则无力助心行血,出现面色㿠白、体倦、唇甲色黯、心悸等;若肺失去主呼吸的功能,则清气不能入,浊气不能出,宗气不能生成,随着呼吸停止,生命也就结束了。

(三) 肺虚与肾虚

肺主肃降,通调水道,为水之上源,肾为主水之脏;肺主气司呼吸,肾主纳气;肺为肾之母,肺阴可以滋养肾阴,肾阴为各脏之阴的根本。肺与肾的关系,主要表现为水液代谢、呼吸运动及肺肾之阴相互滋养等三个方面。

人体正常的水液代谢,依赖于脾、肺、肾、膀胱等脏腑的联合作用。肺具有主肃降、通调水道的作用,马莳、张志聪《素问灵枢合注·经脉别论》曰:"肺应天而主气,故能通调水道而下输膀胱,所谓地气升而为云,天气降而为雨也。"肾为水脏,有主水功能,通过肾气的气化作用,对体内津液的输布和排泄,维持体内水液代谢的平衡,起着极为重要的作用。如《素问·逆调论》曰:"肾者,水脏,主津液。"《素问·上古天真论》亦有"肾者主水,受五脏六腑之精而藏之"之论。在人体正常水液代谢过程中,肺的宣发肃降、通调水道功能的发挥有赖于肾阳的温煦和气化作用;相反,肾的主水功能,亦有赖于肺的宣发肃降和通调水道作用。老年人肺脏衰弱,肺失宣肃,通调水道实质,必累及于肾,而肾的气化失司,开合不利,则会水泛为肿,甚则上为喘呼,咳逆倚息而不能平卧。如《素问·水热穴论》言水湿为病,"故本在肾,其末在肺,皆积水也"。

肺主气司呼吸,为呼吸之脏,是体内外气体交换的场所。正常的呼吸运动虽为肺所主,但需要肾的纳气功能协助,才能使肺吸入之清气下归于肾而为人体所以。《难经·四难》曰:"呼出心与肺,吸入肾与肝。"宋代《仁斋直指方》亦云:"肺出气也,肾纳气也;肺为气之主,肾为气之本。"指出人体正常呼吸的进行与多个脏腑有关,而肺与肾的一呼一纳尤为重要。清代何梦瑶在《医碥》中说:"气根于肾,故曰肾纳气,其息深深。肺司呼吸,气之出入于是乎主之,且气上升至肺而极,升极而降,由肺而降,故曰肺为气主。肾主纳气,故丹田为下气海,肺为气主,故胸中为上气海。"故人至老年,肾精不足,摄纳无权,气浮于上,或是肺气亏虚,久病及肾,均可导致肾不纳气,而出现呼多吸少,气不得续,动则气喘益甚等症。

五、肾虚致衰老

《素问·上古天真论》中早有关于肾气盛衰直接影响人体生长发育的论述,形成了肾气虚致衰老的理论。从此古今医家大都认为肾虚是衰老的主要原因,而且肾虚衰老说在中医衰老理论中占主导地位。

东汉华佗在《中藏经·论肾藏虚实寒热生死逆顺脉证之法》中曰:"肾者,精神之舍,性命之根,外通于耳,男以闭精,女以包血,与膀胱为表里,足少阴、太阳是其经也。肾气绝,则不尽其天命而死也。"明代虞抟在《医学正传·医学或问》中亦云:"夫人有生之初,先生二肾,号曰命门,元气之所司,性命之所系焉。是故肾元盛则寿延,肾元衰则寿夭,此一定之理也。"清代江涵暾在《笔花医镜·脏腑证治·肾部》中曰:"肾水充足,自多诞育,享大寿。凡夙夜宣劳,毫而不倦者,皆肾气之固也。好色之流,先竭肾水,丧其本矣。"清代沈源《奇症汇·头》曰:"若人至暮年而亦能耐寒者,肾气旺也,旺者寿。"以上论述皆可说明肾之虚实与人之寿夭密切相关,肾气盛则寿延,肾气衰则寿夭。

(一) 肾的生理功能与衰老的关系

1. 肾藏精与衰老的关系　肾藏精指肾对精气具有闭藏的作用,不使精气无故流失,从而维持肾精的醇精人体生长、发育和生殖功能,故《素问·六节藏象论》曰:"肾者主蛰,封藏之本,精之处也。"

精是构成人体的基本物质,也是人体生长发育以及各种功能活动的物质基础。故《素问·金匮真言论》言:"夫精者,生之本也。"肾所藏之精包括"先天之精"及"后天之精"。

"先天之精"禀受于父母的生殖之精,是构成胚胎发育的原始物质,如《灵枢·本神》所言"生之来,谓之精",故谓"肾为先天之本"。

"后天之精"是人体在出生后,来源于摄入的饮食物,通过脾胃的运化而生成的水谷精微,以及各脏在生理活动中化生的精气被利用后剩余部分,藏之于肾。故《素问·上古天真论》曰:"肾者主水,受五脏六腑之精而藏之。""先天之精"与"后天之精"虽然来源不同,但均归藏于肾,两者相互依存、相互为用。先天之精必须得到后天之精的不断培育和充养才能发挥其生理功能,后天之精的化生又有赖于先天之精,两者相辅相成,在肾中密切结合而组成肾中之精。

肾精具有促进机体生长、发育和生殖。《素问·上古天真论》论述指出,人体生、长、壮、老的自然规律,与肾中精气的盛衰密切相关。肾精又包含了肾阴、肾阳两个方面。肾阴、肾阳相互制约,相互依存,相互为用,是人体脏腑阴阳之根本,在维持整体阴阳平衡方面有重要作用。《素问·阴阳应象大论》曰:"年四十而阴气自半也,起居衰也……年六十,阴痿,气大衰。"叶天士亦曰:"六旬又六真阴衰。"朱震亨亦强调肾阴虚相火妄动,最易导致衰老甚至死亡,认为"相火易起,五性厥阳之火相扇,则妄动矣……阴虚则病,阴绝则死"。张介宾将肾之根本称作命门,内寄元阴元阳,肾之精藏于此,是阴中之水,肾中气化于此,是为阴中之火。因此,肾虚是影响衰老的生理基础。

2. 肾主骨、生髓、通脑与衰老的关系　肾主藏精,而精能生髓,髓居于骨中,骨赖髓充养。《素问·宣明五气》曰:"肾主骨。"《素问·阴阳应象大论》曰:"肾生骨髓。"若肾精充足,骨髓生化有源,骨骼得髓滋养而坚固有力,即"髓者,骨之充也"。

老年人肾精虚少,骨髓化源不足,不能营养骨髓,多见骨骼脆弱、骨质疏松等症。同样,"齿为骨之余"。宋代杨士瀛《仁斋直指方》曰:"齿者骨之所终,髓之所养,肾实主之。故肾衰则齿豁,精盛则齿坚,虚热则齿动。"故人至老年,肾精渐亏,牙齿也无法得到肾精的充养,故见齿松、齿落、齿槁。

肾藏精生髓,髓有骨髓和脊髓之分,脊髓上通于脑,脑为髓汇而成。《灵枢·海论》曰:"脑为髓之海。"《素问·五脏生成》云:"诸髓者,皆属于脑。"肾精充足,髓海有余,则轻劲多力;反之,肾精不足,髓海空虚,则脑失所养。如《灵枢·海论》曰："髓海不足,则脑转耳鸣,胫酸眩冒,目无所见,懈怠安卧。"故老年人肾精不足,髓海不充,而见眩晕、耳鸣、健忘等症,临床上常采用补肾益精法治疗。

(二) 肾对衰老的病理影响

肾虚的形成受多种因素的影响和制约。《类经》曰："长短不齐者,有出于禀受,有因于人为。"故肾虚首先是因先天禀赋的异常,即肾中精气"质"的不足。

出于禀受,即指先天禀赋有盛衰之分、先天之精有优劣之别。它是由父母的生殖之精共同决定的,也是决定衰老出现的迟早、衰老速度的快慢的主要因素。《类经》亦曰："夫禀受者,先天也……先天责在父母。"《论衡·气寿》曰："强寿弱夭,谓禀气渥薄也……夫禀气渥则体强,体强则命长;气薄则体弱,体弱则命短。"

这种肾虚衰老由先天注定的思想,还体现在其他许多论述中。如《养生自述》中曰："夫人寿之短长,元气所禀也。"《医学源流论·论元气存亡论》言："盖人之生也……当其受生之时,已而定分焉。所谓定分者,元气也。"这些先天禀赋与衰老的关系的认识,类似于现代医学关于衰老的遗传学说,类似于遗传物质及其变化决定衰老、遗传物质受损促进衰老等基本观点。先天禀赋强者,肾气必沛然;禀赋弱者,肾气多虚弱,常致使机体未老先衰。

肾虚除了先天禀赋不足外,亦可因后天之精生成匮乏或消耗过多,如饮食不节、劳逸失调、房劳太过等等,都是引起肾虚的原因,加快衰老的速度和进程。《素问·上古天真论》曰："以酒为浆,以妄为常,醉以入房,以欲竭其精,以耗散其真……故半百而衰也。"《兰室秘藏·脾胃虚损论》曰："天元之寿,精气不耗者得之。"

(三) 肾虚衰老说与其他衰老说的关系

肾受五脏六腑之精而藏之,肾中精气是机体生命活动之本,肾阴肾阳系各脏阴阳之根本。《医原·五行生克论》曰："肾中真阳之气,氤氲煦育,上通各脏腑之阳;而肾中真阴之气,即因肾阳蒸运,上通各脏腑之阳。"《类经图翼·求证录》曰："五脏之阴气,非此不能滋;五脏之阳气,非此不能发。"由此可见,肾阴肾阳虚衰亦可导致其他脏腑虚衰。

肾为先天之本,脾为后天之本,脾之健运,化生精微,有赖于肾阳的推动,故"脾阳根于肾阳"。因此,肾阳不足则会导致脾阳亏虚,运化失常,水谷精微生成乏源,后天之精生成匮乏,进而损及肾阳,而致衰老。

肾与肺,金水相生之脏,是人体呼吸之根,肾中真阴真阳之气上升交化于肺,肺才能行肃降和治节之功,若肾虚无法与肺正常交化时,则肺气虚衰,人体内津液敷布异常,导致衰老的发生。

随着年龄增长,衰老的发生,肾气渐衰,他脏必受影响。因病而虚时,有"久病及肾""久虚及肾"。初始之时表现为他脏虚损为主,虚弱日久,肾中精气亏耗日盛,则最终肾之虚弱之象显现。如肝气始衰,目始不明。肝肾同源,精血同源,肝血之旺有赖肾精的化生,肝血不足,不能养目,《黄帝内经》又有"五脏六腑之精气皆上注于目"之说,肾受五脏六腑之精而藏之,肾藏精不足,不能上注于目,则目始不明;心气始衰,血气懈堕,心气赖肾元以化,肾元不足,心气虚衰,血运无力,经脉涩至。此等现象虽以他脏虚弱征于外,实则为肾阴肾阳虚衰,不资五脏之理隐其中。

六、补肾益精法与抗衰老的研究与应用

衰老是随年龄增加而缓慢出现、普遍发生的生物学过程,是绝大多数生物正常生理功能出现不可逆的衰退过程。

就人类来说,衰老可表现为皮肤皱褶、头发花白、行动迟缓、相关激素分泌减少、记忆功能减退以及多种脏器退行性变化等多种现象。衰老虽是生命过程的必然规律,但是延缓衰老却是可能的。古今中外,人类一直在寻找各种延年益寿的方法和抗衰老药物以期能延迟衰老或提高生命质量。

中医对人体衰老或早衰的认识源远流长,内容极其丰富。两千多年前,《黄帝内经》就已经有了对人类衰老过程的记载。中医在抗衰老研究方面有其独到之处,发扬了中医辨证施治和整体治疗的优势。在中医养生研究中,补肾一直为其中的重中之重。现代医学研究证实,与衰老有关的自体免疫学说、遗传钟学说、大脑衰退学说、内分泌学说、自由基学说、营养学说等均与中医学的肾虚学说密切相关。

（一）补肾养生的原则

肾为先天之本,主藏精,内寓元阴元阳,肾中精气是生命机体的原始物质,是脏腑功能活动的原始动力。《医学正传》有曰:"肾气盛则寿延,肾气衰则寿夭。"肾虚是衰老的重要诱因,与人体衰老的速度、寿命的长短密切相关。

1. 固护肾精 肾藏先天之精,主生殖,为人体生命的本原,故称肾为"先天之本"。《医学正传·命门主寿夭》载:"肾气盛则延寿,肾气衰则寿夭",进一步说明肾是先天之本,元气之根。人体的生、长、壮、老、已的生命过程,皆取决于肾精的盛衰。

肾精虚损,其濡养、充养功能不足,会表现出各种不同的病理表现,影响人体的衰老程度。肾精充盛则机体阴阳平衡,五脏调和,邪不胜正,抗病、抗衰老能力强,达到延年益寿。

当机体肾虚时,T细胞衰老表面分子CD28表达的缺失,亚群变化为童贞T细胞(还没有接触过任何抗原的T淋巴细胞)的减少,记忆性T细胞数量的增加;同时自由基对生物大分子造成损伤,主要是蛋白质和DNA的损伤。另一方面,实验显示选用左归饮为基础配合其他补肾药物作为补肾益精方药,观察其分别对老年大鼠不同组织、染色体端粒DNA重复序列长度、不同脏器DNA聚合酶的影响,发现补肾益精方药提高了TO-POⅡ活性,促进DNA复制,恢复细胞的正常增殖;通过减缓老年大鼠细胞染色体端粒DNA重复序列的缩短,从而加强了老年大鼠染色体DNA结构的稳定性;提高了DNA聚合酶的活性,这些可能是延缓衰老的重要途径或者机制,当然补肾益精方药肯定还存在其他更多使机体延缓衰老的机制。

2. 充养肾气 肾气为肾中先天之精所化生,是元气的重要组成,而元气具有激发、推动脏腑组织器官功能活动的作用,是维系生命活动的原动力。古代医家提出"肾气盛则寿延,肾气衰则寿夭",强调延年益寿当以补肾保精为第一要旨。《中藏经》曰:"肾气绝,则不尽其天命而死也。"人体的衰老以及寿命长短,在很大程度上取决于肾气的强弱。因此,历代医家都十分重视补肾法在延缓衰老中的作用。近年来,据流行病学调查表明,依据脏腑辨证所见,肾虚在老年人中所占比率最大(43.2%～77.4%),明显高于其他各脏的虚证,而且肾虚的患病率与年龄增长呈显著正相关的关系。肾气对五脏盛衰起着关键作用,而五脏的虚衰只是导致肾虚衰老的诱因或者是肾虚衰老过程中导致的结果。现代药理研究补肾气的方法可以通过抗脂质过氧化,清除自由基,调节神经-内分泌-免疫功能等,发挥其抗衰老作用。

徐划萍等对衰老大鼠运动能力、骨骼肌形态及抗氧化能力等的实验发现,补肾益气方药可显著降低衰老模型大鼠血清AGEs水平和MDA含量,提高胸腺指数和脾指数,改善骨骼肌形态结构,提高大鼠运动能力。

龚张斌等通过补肾益气方药对衰老大鼠胸腺依赖性免疫功能的调节作用,发现补肾益气方能通过活化衰老CD4$^+$T细胞NF-κB的核转位,增强NF-κB与IL-2启动子的结合,提高IL-2 mRNA的表达,延缓衰老细胞免疫功能衰退。

3. 平衡肾阳肾阴 肾中阴阳平衡则脏腑功能健旺,身体健康;反之,脏腑则虚衰,导致功能减弱,例如肾阳虚时不能推动脾阳,以致脾失健运,水谷精微生成减少,累及后天之精的生成,进而损伤肾阳,易致衰老。因此,肾中阴阳不平衡直接影响血液运行、水谷精微的吸收、清浊之气的交换、体液代谢、机体废物的排泄以及生长生殖,从而导致机体衰老。现代药理研究表明,补肾阴方药可能通过改变神经递质的合成释放与活性、相关受体的数量与功能状态、神经细胞膜上的酶类活性、通道的数量和活动状态,从而影响神经元之间的通讯、突触传递,乃至整个神经系统的功能,对大鼠神经系统的抗衰老作用。

滋补肾阳方中药在抗衰老方面有重要价值。孟宪丽等应用淫羊藿的有效组分多糖(EPS)后,老年大鼠下丘脑和皮质β-End含量和IL-2、NK细胞活性明显提高,提示淫羊藿可明显增强机体免疫功能和神经肽含量,从而延缓衰老。应用茸参补肾胶囊能明显改善神疲乏力、夜尿增多、遗精等衰老症状。右归丸能调节下丘脑-垂体-肾上腺轴功能,减轻神经内分泌调控紊乱对机体的危害而延缓衰老。

（二）补肾抗衰老的方法

《素问·上古天真论》云:"法于阴阳,和于术数,食饮有节,起居有常,不妄作劳,故能形与神俱,而尽终其天年,度百岁乃去。"对于延缓衰老,中医自古即有的养生追求,特别是通过补肾的方式,中医学具有得天独厚的优势。

1. 药食调补　通过方药饮食来补益肾之精气阴阳，是中医养生延缓衰老的重要方法之一。特别是一些抗衰老的药物，除了具有治疗疾病作用外，还有针对老年人气血亏损、肝肾不足和阴阳容易失调的特点，分别用补气益血、调补肝肾、滋阴壮阳药物以达到强身保健、益肾固精的功效。另一方面，延缓衰老不能单纯依赖药物，主要应在平时饮食中做到合理进食，适当食用有延缓衰老作用的食品。如《千金食治》曰："安生之本，必资于食，不知食宜者，不足以存生也。"饮食对机体的构成及功能活动能量来说是必不可少的。

注意饮食的宜忌，一是提倡饮食的定时定量，不可过饥过饱；二是注意饮食卫生，不吃不洁、腐败变质的食物；三是克服饮食偏嗜。如《素问·生气通天论》云："……味过于咸，大骨气劳，短肌，心气抑……"咸入肾，过食咸则肾气受损，不能生髓充骨而生骨病；肾气不足，水湿内生，水气凌心则心气抑郁。故五味要搭配适当，不可偏嗜某味，以防某脏之气偏盛。食物和药物一样，也有寒温之分，故食性最好是寒温适宜，或根据体质调配。正如《素问·脏气法时论》说："五谷为养，五果为助，五畜为益，五菜为充。气味合而服之，以补益精气。"

现代医学对于补肾方药饮食同样研究颇多，如巴戟天可明显提高 D-半乳糖致衰老小鼠血清超氧化物歧化酶、谷胱甘肽过氧化物酶活性，并降低血清丙二醛含量，并可通过补充外源性抗氧化物质或促进机体产生内源性抗氧化物质，清除自由基，抑制脂质过氧化损伤，延缓衰老。枸杞子中的枸杞多糖能减少 D-半乳糖致衰老小鼠局灶节段性肾小球硬化，能显著改善衰老小鼠肾微循环和肾组织形态，延缓肾脏衰老。熟地黄、怀牛膝以及六味地黄丸、肾气丸、七宝美髯丹等药物方剂均可以在不同程度上延缓衰老。

2. 针灸疗法　春秋战国至秦汉时期，就有了通过针灸刺激穴位，来达到补肾延年增进健康的目的。《灵枢·经脉》曰："经脉者，所以决生死，处百病，调虚实，不可不通。"经络是人体的通路，内连脏腑，外连四肢百骸，是健康的重要保障。针灸通过刺激经络、腧穴，从而调节肾脏功能，是目前养生的重要手段之一。

通过针灸可以达到调节脏腑功能，提高免疫力等诸多作用。具体如针刺肾经的原穴太溪、肾脏的背俞穴肾俞以及腧穴志室，都可调理肾脏，补益肾气。其中，特别是针刺肾俞穴，经现代医学证实，其能够调节机体的自由基、免疫、内分泌等系统功能，达到延缓衰老的作用。

3. 艾灸保健　艾灸对人体各系统的生理功能都有一定程度的双向良性调节作用，在临床抗衰老和治疗各种疾患及保健各方面均有较好的疗效。《外台秘要》曰："三里养先后天之气，灸三里可使元气不衰，故称长寿之灸。"

古代医家采用艾灸抗衰老多采用任督穴位，可知补肾是古人抗衰老的主要治则，如灸命门穴属督脉，为人体长寿穴之一，是人体先天元阳之气汇聚之处，有强肾固本、温阳固精、延年益寿的作用。常灸命门穴，可壮命门之火，使元气充足，调节机体各脏腑功能，激活机体活力，促进新陈代谢，从而达到"阴平阳秘"的效果。

艾灸能够清除自由基，提高免疫功能，调整脂质代谢，改善血液流变性质，调节内分泌，调节微量元素，调节神经递质，并通过细胞凋亡、细胞周期及学习记忆等相关的调控通路发挥延缓衰老的功效。

4. 推拿按摩　推拿按摩作为外界施给感受器的刺激，能使感受器兴奋，通过神经反射最终对机体产生良性的调节作用，是养生保健的重要手段之一。传统自我按摩养生方法中，按摩涌泉、肾俞是流传很广的养生方法。涌泉位于足心，是肾经的井穴，擦涌泉能够通调肾经。

肾俞穴位于腰部，腰为肾之府，擦肾俞可以温通肾脏。"腰者，肾之府"（《素问·脉要精微论》），是指腰部是肾所在的部位。按摩养生可直接按摩肾脏的体衰部位、或是搓腰眼、揉肾俞、"吸外肾"等与肾经相关的部位或穴位补肾保精，或是采用"以后天补先天"的按摩方法，即着重加强脾胃的功能，促进水谷精微的吸收，以不断补充肾精。这种按摩对改善上述肾虚的症状都是有效的。坚持按摩肾区者，不仅精力充沛、步履轻捷、动作灵敏，到老亦腰直不弯、记忆不急，而且还能预防腰痛等腰脊椎病变的发生。

5. 不妄作劳　不要违背常规地过度劳作，是中医养生亘古不变的法则之一。《素问·生气通天论》云："因而强力，肾气乃伤，高骨乃坏。"《素问·经脉别论》提到："持重远行，汗出于肾。"

过度劳作易伤筋损骨，耗伤肾气，进而影响精气、血液及其他脏腑功能而生诸疾。《素问·上古天真论》曰"以欲竭其精,以耗散其真"者,乃是指纵欲过度,耗竭肾中精血和真元导致不能终其天年。相反,人们的生活应该规律,做到起居有常。清代名医张隐庵就曾说:"起居有常,养其神也,不妄作劳,养其精也。"人要随着自然界阴阳的消长节律而动,如此而行则有助于身体健康,减少疾病的发生,自然能够延年益寿。

6. 适度运动 在延缓衰老时,既要保持一定的"动",也要注意"静",二者不可偏废,只强调一方面而忽视另一方面都是不利于延缓衰老的。古人养生,注重"形神合一""行动神静",即加强外在形体的锻炼,内在情绪要平和。

《吕氏春秋·达郁》以"流水不腐,户枢不蠹,动也",形象阐释了"形气亦然,形不动则精不流,精不流则气郁"的道理。太极拳、易筋经、八段锦以及偏于健身的武术导引等可以促进气血流畅,使人体肌肉筋骨强健,脏腑功能旺盛,并可借形动以济神精,从而使身体健康,益寿延年。但锻炼要注意,一是要适度,因人而宜,做到"形劳而不倦";二是循序渐进,运动量逐渐增加;三是要持之以恒。

适宜的运动对机体是一种良性的刺激,可引起机体产生适应性变化,从而保持健康,提升免疫能力,减轻自由基、线粒体 DNA 等对机体细胞的损伤。同时研究也表明 24 周的易筋经锻炼,能显著降低衰老症状积分,抗衰老的总有效率达到 90.14%,其可能的机制是易筋经锻炼能显著降低衰老状态下 Rb 和 P16 的表达水平。

7. 调摄情志 调摄情志一直是中国传统养生保健的核心和关键。情志与衰老关系极为密切,良好的情志状态是人类健康长寿的根本保障。

人的情志状态与脏腑关系极为密切。《素问·阴阳应象大论》曰:"在脏为肾……在志为恐。"《素问·五运行大论》又言:"恐伤肾。"肾在志为恐,大恐则损伤于肾,耗及肾中精气,可出现耳聋耳鸣、头目昏花、腰脊酸痛等肾虚证。

情志太过与不及,都可导致气血运行失常,脏腑功能失于平衡。正如《灵枢·本脏》云:"志意者,所以御精神,收魂魄,适寒温,和喜怒者也……志意和则精神专直,魂魄不散,悔怒不起,五脏不受邪矣。"只有心态平和,才不会伤及五脏,这是养生长寿的必然途径。

在老年阶段,人的调节功能和免疫力下降,更容易发生严重的疾病,因此老年人平时特别要注意对精神、情志的调摄,保持思想上的安定、清净,使人体的真气和顺。《黄帝内经》曰:"恬惔虚无,真气从之,精神内守,病安从来。"因此,恬惔是最重要的修心方法,是防病健康长寿的第一要旨。

8. 顺应四时 《灵枢·邪客》说:"人与天地相应。"从抗衰老的角度而言,人体自身虽具有适应能力,但人们要了解和掌握自然变化规律,选择正确的措施,预防衰老的发生和发展。正如《素问·四气调神大论》所说:"春夏养阳,秋冬养阴。"养生要顺应春夏生发之气,秋冬要顺应秋冬收藏之势。《素问·五常政大论》云:"肾,其应冬。"肾主封藏精气,与冬季十分相似。所以,在冬季可以通过药膳的防治作用,对人体进行调补,并且顺应自然,做到饮食调配,起居有常,动静合宜等。

(三) 补肾益精法抗衰老的临床研究

中国古籍中对延缓衰老功效的描述,主要有"不老""耐老""少老""返老还童"等提法。

肾为先天之本,人体生长、发育、衰老以至死亡的过程就是肾精逐渐充实、旺盛、衰退乃至枯竭的过程。因此,中医学抗衰老常以补肾益精为主。《素问·生气通天论》说:"阴平阳秘,精神乃治;阴阳离决,精气乃绝。"阴阳之间的平衡丧失可引起衰老。补肾益精法通过纠正肾中精气的盛衰,以保持肾阴肾阳的协调与平衡,衰老就可以延缓出现。

张永莲认为补肾益精法是健康长寿、抗御衰老和防治多种老年性疾病的重要法则。白云静认为延缓衰老,均以保精护肾为要务,是强健体质之关键。许妙如通过实验验证,肾中精气是导致机体衰老的主要原因,而补肾益精又是延缓衰老的主要途径。王自立认为人到老年,无论有无明显伪衰老症状,保持肾之精气的充盛是首要任务,故应强调补益肾之精气。从老当益肾,达到老当益壮的目的。

黄新吾认为肾所藏之精不足,则五脏六腑生化功能减退,出现精神疲惫、腰膝酸软、生殖器官逐渐萎缩、性功能逐渐消失等衰老现象,这是肾衰老的重要标志。

周训蓉在肾精化生脑髓这一理论指导下,通过补肾益精,使脑髓充足,延缓老年大脑的衰退,从而进一步延缓衰老的进程。

王淑玲等依据《黄帝内经》所论,认为老年人之所以会出现衰老是由于肾中精气亏虚的结果。李建生等认为肾中精气与生长壮老的生命过程密切相关。肾中精气决定着人的体质和寿命。

补肾益精就是病变已伤及诸脏,出现肾虚症状常为病变后期,须动员先天的肾精储备以应之,在此情况下,当通过补肾的方法,以填充、补续先天之精。肾精得充,则可反充各脏之精。故补肾益精是抗衰老中最根本的方法与手段。

中医学认为肾精不足、肾虚是衰老的根本原因,传统的滋阴方六味地黄丸、益阳方金匮肾气丸为补益肾中精气的良药,广泛应用于改善衰老症状。实验研究证实,不同的补肾益精中药,都能提高老年人清除自由基能力,增强细胞免疫功能;提高下丘脑视上核和旁室核的分泌,调整下丘脑神经内分泌紊乱,并延缓胸腺组织依赖性免疫功能的随龄减退。老年机体和肾虚患者均有不同程度的免疫功能低下或紊乱,而补肾益精具有提高机体免疫的作用。

肾精不足与下丘脑-垂体-肾上腺皮质轴、下丘脑-垂体-性腺轴、下丘脑-垂体-胸腺轴等老化密切相关,而补肾益精法可能作用于以上轴的各个环节,从而调整机体的神经内分泌和免疫系统的功能,达到延缓衰老的目的。

肾精亏虚以及在此基础上产生的阴阳失调,是导致衰老的重要原因,因此,通过补肾方法以补益精血是抗衰老主要方法。肾虚是衰老的物质基础,衰老是肾虚的外在表现。由于肾的生理功能为藏精,肾之精气,为人体肾阴肾阳,二者在人体内相互制约、相互依存,形成一种对立的动态平衡。

肾精亏虚,肾阴肾阳一旦失去这种平衡,就会导致机体免疫力低下和衰老。因此,运用药物补肾益精,通过纠正肾中精气的虚衰,以保持肾阴肾阳的协调与平衡,衰老就可以延缓出现。《景岳全书·新方八略》云:"精虚者宜补其下,熟地、枸杞之属是也……其有气因精而虚者,自当补精以化气。"所以益肾补精也能化气。叶天士云:"下元精血暗亏……温养宜柔。"

"存正气、理正气"是中医学的核心思想和重要特色。具体到临床上直接针对"肾虚"的治疗来看,强调"补肾益精"之法。从脏腑角度治疗,则肾虚者应当补肾,用补肾益精法,此法通过直接补肾而实现;脾胃气虚者当健脾益气以化精,即为益气化精法,适用于脾胃不足,水火失济的情况,通过健脾益气而实现;心火过旺、心气不足者当调心强神以壮精,即为调神强精法,适用于神气虚弱者,通过滋养心神、敛降心火而实现。扶正之法虽多种多样,而以"补肾益精法"最为完善、最易取效、最具价值,何以言之呢?因为人年四十之后则阴气自半,肾精日渐衰少是衰老进程中最突出的表现,故"补肾精法"是最有实际意义的治疗方法。

有学者采用补肾方药(熟地、首乌、肉苁蓉等)、健脾方药(白术、山药、扁豆等)、益气方药(党参、黄芪、炙甘草等)、和血方药(当归、川芎、赤芍等)组成具有延缓衰老作用的4个小复方,通过对自然衰老大鼠进行干预后发现,在改善平均寿命、神经内分泌、免疫功能、抗自由基、血小板聚集等近30项衰老相关指标方面,补肾方药对其中的20余项指标均有改善作用,其次为益气方药,再次为和血方药和健脾方药。提示补肾方药的延缓衰老作用最明显,作用环节最全面,其他方药虽亦具有延缓衰老作用,然不及补肾方药之全面。

自20世纪50年代以来,沈自尹等从"异病同治"入手,得到肾阳虚证具有下丘脑-垂体-肾上腺皮质轴功能紊乱的结论,并报道补肾方药"补肾益寿胶囊"能调节具有"死亡杀手"之称的FasL基因表达,从而使可致衰老加速的细胞凋亡得以明显延缓,并认为"肾虚"是人类老化的根本,补肾就是通过调节神经内分泌免疫网络而延缓衰老。大量临床和实验资料则表明补肾方药对衰老机体的神经、内分泌及免疫等方面的病理改变均有良好的调节作用,中药并可经由多因素、多途径的反馈调节,从整体上改变反映衰老遗传特征的基因表达,这是国际上首次有学者对衰老细胞凋亡提出"调控手段"。

延缓衰老方剂中运用补肾益精法为主者占70%以上。通过对抗衰老方剂药物组成的属性进行归纳、分析,也可以发现,至少70%～80%的药物组成为补肾精药,即补肾精药构成抗衰老方剂的主体。在《太平圣惠方》《太平惠民和剂局方》《圣济总录》等大型方书、医书中,所载抗老延年方药也以补益药为主,并体现出以补肾为主的抗老方法。

研究从唐代至清代40部具代表性方书中随机选择出来150首抗衰老方剂,按照各方调补脏器作用不同分类统计,分析后发现其中具补益肝肾作用的有142方、占被统计方的94.6%,具补脾益气作用的有111方、占74%,具脾肾两补作用的有104方、占69.3%;结合各药在方中的权重系数进行了使用频次分析,发现使用频次在50次以上的中药有熟地、牛膝、肉苁蓉、茯苓、菟丝子、巴戟天、当归、人参、枸杞、五味子、山药、杜仲、山茱萸等。《清太医院配方》中全部补益门共有72方,经统计发现这些方中被使用了30次以上的中药有熟地、山萸肉、山药和茯苓。江克明主编的《抗衰老方剂辞典》中收入历代抗衰老成方1018首,其中925首具有补肾作用,占全部方剂的91%。

补肾药又分为补精血药和补精气药。补精血药可直接起到填精作用,补精气药通过精气化生精血途径实现。朱震亨强调老年见症为精血虚衰所致,强调补益精血的重要性,其阐释为"诸补命门药,须入血药则能补精,阳生阴长故也,阳药若多则散火"。朱震亨创制的代表性方剂为《丹溪心法·补损》之锁阳丸。补益精血药可选血肉有情之品,如紫河车、鹿茸等药。补精气药可选菟丝子、巴戟天等药。从元精来看,精血、精气相互化生,而又各司其职,构成万物的物质基础。《景岳全书·传忠录》论述颇详,其中名句"形以阴言,实惟精血两字足以尽之"。以六味地黄丸的"三补""三泻"为例,其配伍用"三泻"的目的,正是为了更好实现"三补"的功效。

肾中精气是机体生命活动之本,对各脏腑的生理活动均起着极其重要的作用。假使病变已经影响到形质或功用,并造成其亏损或不足,则应首先判断是否通过后天途径补充即可纠正之;若仅补后天尚力所不及,还应判断是否存在因后天耗竭累及先天的情况。

肝和肾正是补充后天亏耗的关键脏器,因为肝为"罢极之本"(《素问·六节藏象论》)、肾为"作强之官"(《素问·灵兰秘典论》),病变深重必将先后影响到肝肾之精。"罢极"乃耐受疲劳之义,"作强"为运作耐力之义,不耐疲劳、缺乏储备,以补充、恢复体力的出现正是肝肾先后出现损伤的表现。而"久病入肾"之理是由于病变脏器已难以通过动用自身之精以修复自身形质和功能,必然要动用先天储备以补充,而肾"受五脏六腑之精而藏之"(《素问·上古天真论》),故而肾终必亦亏。五脏皆衰,在《备急千金要方》中即谓之"精极",此在何种情况方可出现呢?

老年性疾病都以"肾虚精极"为基础,皆以五脏虚损为本。老年鼠为"精虚"模型的原理即基于此,正是中医"精极"理论的传统观点。五脏皆有虚,而补肾益精则有自身法度,而异于常法。由肾之特性决定,补肾益精法,其一必当以阴阳双补。原因在于,先天元精必蕴阴阳两面,一化为精气、一化为精血。其二用药宜质地重着、黏腻,乃因肾为先天,位处下焦。首选为血肉有情之品,易于趋奔下焦,正应叶天士"益肾以温柔,刚燥不宜"之语。

补益肾之精气的方药,或首选宋代钱乙六味地黄丸。"三补"是该方中补益药熟地黄、山药和山茱萸,按照8:4:4的比例配伍而成的药物组分。其中熟地滋阴填精补肾,山茱萸滋肾益肝固精,山药健脾补气肾,三药共用肾肝脾三阴并补而重在滋阴补肾。何以言六味地黄丸补益肾之精气?细审方内诸药,无一味为典型补气药,而山药或可归为健脾益气药,其他则均非。以补气内涵而论,并非仅人参、黄芪等药,四君子汤、补中益气汤诸方,方可谓之补气。不同脏器的补气原则和手段是有差异的,就肾脏来讲,六味地黄丸、麦味地黄丸、金匮肾气丸都有类似效果。仅就金匮肾气丸之肾气相关药物组成来看,熟地、山萸肉、山药、丹皮、茯苓、泽泻、附子、肉桂,无一乃常规补气药,即使其中"三补"也只是阴阳并补的补肾药。若遵叶天士所言"益肾以温柔"之旨,以具"温而润"之性的药物入方即可,故附子、肉桂可适当弃之。故补益肾气当选补肾益精药为主,即六味地黄丸之"三补"。六味地黄丸,金匮肾气丸,左、右归丸,左、右归饮等,上述6个经典补肾抗衰老方剂中"三补"均是主要构成部分。有现代研究发现,"三补"对老化鼠的神经内分泌免疫调节网络功能的提高作用可以与六味地黄丸全方相似,甚至部分作用优于全方;单用"三补"亦能通过改善抗氧化能力和降低丙二醛的产生起到抗自由基损伤延缓衰老的药理作用。

补肾阴功效佳者,当为明代张介宾之左归丸、朱震亨之大补阴丸为代表性方剂。左归丸出自《景岳全书》卷五十一,是六味地黄丸的加减变化方。张介宾认为"补阴不利水,利水不补阴,而补阴之法不宜渗"(《景岳全书·新方八阵》),故于六味地黄丸中减去"三泻"之泽泻、茯苓、丹皮,加入枸杞子、川牛膝、菟丝子、龟甲胶和鹿角胶而制成。方中配伍合理,君臣佐使搭配合理,共收滋阴补肾、填精益髓、强筋健骨之功。

张介宾认为真阴本无有余,其病多为不足,在治疗真阴病证时应以培补为主。《景岳全书》载左归丸可用于治疗"真阴肾水不足""精髓内亏"所致的虚损表现。方中重用熟地为君,滋肾阴,益精髓,以补真阴之不足。《神农本草经疏》云:"地黄为至阴之药,正补肾水真阴……能除内热而益精髓。"而大补阴丸应用不足者,乃因方中知母须酒浸,并以血肉有情之品猪骨髓入药而临床应用受限。左归丸中亦有血肉有情之品,而肾宜填补,正为合拍;且该药功效为诸多临床和实验研究所证实。

总之,人体的衰老与肾精亏虚密切相关,延缓衰老首当补肾益精。补肾益精法是延缓衰老的治本之法。

(四)"肾虚型衰老"针灸治疗的基本法则

治法为调理气血,补益脏腑。取强壮保健穴为主。穴位选择足三里,三阴交,关元,百会,神阙,肾俞。足三里健补脾胃,促进气血生化,提高机体免疫力,是防病保健、益寿延年的要穴。关元培本固肾。三阴交健脾益胃,补益肝肾,益精填髓。百合健脑益智,以延缓衰老。灸神阙可鼓舞元气。肾俞穴位置与肾相应,是肾气转输、输注之处。通过刺激肾俞穴能益精补肾,是延缓衰老的重要穴位。

第三节　肾藏精与衰老学说的现代研究

现代医学对于衰老的研究同样较为深入,出现了自由基、免疫功能、脂质代谢、神经内分泌、基因调节、干细胞等各种致衰老学说,本节内容将立足现代研究,研讨肾藏精与现代各衰老学说之间的内在联系,从而论证肾虚致衰老的科学性。

一、肾藏精-自由基-衰老关系的研究

(一)自由基与衰老

1. 自由基损伤致衰老理论的提出　自由基损伤致衰老理论是由 Dr Harman 于 1955 年在美国原子能委员会首先提出的,并在《老年》杂志上发表了题为"衰老:根据自由基和放射化学提出的理论"的文章,其中心思想主要有:衰老是由自由基对细胞成分的有害进攻造成的;维持体内适当水平的抗氧化剂和自由基清除剂水平可以延长寿命和推迟衰老。该理论一经提出,医学界立即予以重视,有关自由基抗衰老理论的研究取得了较为快速的发展。

2. 线粒体氧自由基的产生及其与衰老　线粒体是细胞呼吸和氧化的中心,也是活性氧簇(ROS)产生的主要场所。ROS 包括超氧阴离子自由基、过氧化氢、单线态氧、羟自由基、烷过氧化自由基和脂过氧化自由基等,许多研究表明线粒体电子传递链上产生的 ROS 与衰老密切相关。

线粒体 DNA(mtDNA)裸露于基质,缺乏结合蛋白的保护,最易受自由基伤害,而催化 mtDNA 复制的 DNA 聚合酶 γ 不具有校正功能,复制错误频率高,同时缺乏有效的修复酶,故 mtDNA 最容易发生突变。但 mtDNA 虽小,其包含的信息量很大,可以编码呼吸链复合体的 13 个亚单位,因此要维持呼吸链的功能,几乎需要整个 mtDNA 的表达,因此绝大多数 mtDNA 的突变都会严重影响呼吸链的功能,进一步加重呼吸链复合物活性的降低,导致 ROS 水平的增高及 ATP 合成的减少。

氧化应激是细胞衰老的重要原因之一,而 ROS 参与各种氧化反应如脂质过氧化和蛋白质羰基化等,造成生物大分子的结构改变和功能丧失,甚至引起基因突变、DNA 复制停止等,从而导致细胞的老化以及衰老疾病的发生与发展,不少研究已证实在人类衰老进程及一些年龄相关性疾病中出现高水平的 ROS。

3. 人体内的主要抗氧化酶及其作用机制　人体能产生自由基,也具有清除自由基的能力,生物体内具有能清除活性氧的酶及有关的酶体系,其中超氧化物歧化酶(SOD)和过氧化氢酶是最重要的抗氧化酶。SOD 是一类金属酶,广泛存在于生物体中,具有明显的抗氧化作用,能有效地清除衰老的启动因子——超氧阴离子自由基,使其发生歧化反应而易于从体内排出,从而使机体免遭自由基致衰老的侵害。

（二）肾藏精与自由基

1. **肾虚与自由基代谢** 肾虚衰老学说一直在中医学衰老理论中占据着核心地位。"肾为先天之本，主藏精"，肾精化肾气，肾气是肾精的功能体现，肾精能促进机体的生长发育。随着年龄的增长，肾精日衰，逐渐出现发脱、齿槁、耳鸣、耳聋、皮肤枯槁、性功能低下、生殖能力丧失、消化功能减弱以及体力下降等征象，此为衰老之征象。人体随着肾气的逐渐旺盛而生长发育，继而又随着肾气的逐渐衰退而转为衰老，最终死亡。

肾虚导致衰老与自由基对组织器官的损害有关，随着人体年龄的增长，体内 SOD 活性降低，清除自由基能力减弱。而自由基对正常组织和细胞有损伤作用，使人体出现综合性衰老现象，如记忆减退、行动迟缓、齿脱发白等，这些与中医肾虚证极相似。

为验证肾虚与 SOD 之间的关系，邓红等随机选取了 32 例年龄在 60～78 岁之间的中医老年肾虚证患者作为观察组（肾阳虚证表现：腰背酸软，听力减退，四肢不温，小便清长，甚则不禁，头昏耳鸣，阳痿，舌淡苔薄，脉细弱；肾阴虚证见：腰膝酸软，少寐健忘，五心烦热，潮热盗汗，舌红脉细数。肾精不足证表现：耳聋、反应呆钝，发脱齿摇，动作迟缓，足痿无力等症状，寒热之征不显），50 例 60 岁以上的健康老人作为对照组进行 SOD 活性测定，显示肾虚组患者的红细胞 SOD 活性明显低于对照组，差异具有统计学意义。而体内 SOD 活性越低，清除自由基的能力就越弱，因此认为肾虚致衰老机制与自由基有着内在一致性。

2. **滋补肾阴方药对自由基代谢的影响** 左归丸是中医滋补肾阴的代表名方，出自《景岳全书》，由熟地黄、山萸肉、山药、枸杞子、牛膝、菟丝子、龟甲胶和鹿角胶组成，具有滋阴补肾、填精益髓的功用，用于治疗"真阴肾水不足""精髓内亏"所致的虚损表现。

孙琳林等以六味地黄丸为对照组，观察了左归丸对 D-半乳糖致亚急性衰老大鼠的抗氧化酶的影响，为左归丸的抗衰老作用提供了实验依据。实验选取 40 只 Wistar 大鼠随机分为正常对照组、模型对照组、六味地黄丸组和左归丸组，分别灌胃给予相应治疗药物和生理盐水，造模 8 周后测定肝、脑组织中的 SOD 含量以及其他指标。测定结果显示，模型对照组大鼠肝、脑组织的 SOD 活力明显低于正常对照组，各治疗组大鼠肝组织的 SOD 的含量明显升高；左归丸组与六味地黄丸组相比，对肝组织 SOD 升高作用差异不显著（$P>0.05$），对脑组织 SOD 升高作用差异具有显著性（$P<0.05$），结果显示本次实验造模成功造成大鼠 SOD 活力降低，而左归丸对此具有逆转作用，其抗衰老作用机制可能与此有关。

3. **温补肾阳方药对自由基代谢的影响** 金匮肾气丸是中国传统的温补肾阳抗衰老的代表方剂，临床广泛应用于伴衰老症状的改善。

为了研究其抗衰老机制，王新玲等设计相关实验，旨在研究探讨自由基、自由基清除剂及细胞凋亡在金匮肾气丸抗衰老作用中是否起到某种作用。实验选择 15 月龄雌性老年前期 SD 大鼠 50 只，随机分成 2 组，各组 25 只，实验组灌服金匮肾气丸浓缩汤剂，对照组用同样方法灌服生理盐水，自喂药开始每 8 天经大鼠尾部剪尾采血 1 次，共采血 6 次，取红细胞和上清液做红细胞 SOD 和血清丙二醛（MDA）检测。检测结果表明，大鼠用药 24 天时，实验组大鼠红细胞 SOD 活性水平就开始高于对照组（$P<0.05$），这种变化随用药时间的延长呈加剧趋势，当用药 40 天和 48 天时，与对照组数据差别更显著（$P<0.01$）；而当用药 32 天时，实验组大鼠血清 MDA 含量开始低于对照组（$P<0.05$），当用药至 40 天和 48 天时，与对照组数据呈现更显著性差别（$P<0.01$）。由此可认为金匮肾气丸能够提高血中 SOD 活性水平，降低 MDA 含量，并且提高自由基清除能力，降低脂质过氧化物反应，从而起到补肾抗衰老的作用。

4. **温肾益精方药对自由基代谢的影响** 肾藏精生髓，可以充养脑窍，补肾益精能够有效延缓脑衰老。因此，补肾益精方药在中医抗衰老中也起着重要作用（图 3-3）。

王亚利等选取经典方剂右归丸加鹿茸、何首乌，作用于 D-半乳糖大鼠衰老模型，探讨温肾填精法对自由基代谢的影响。实验选取 SD 雄性大鼠 36 只，适应性喂养 1 周后随机分为 3 组，即对照组、模型组、模型给药组，每组 12 只，模型给药组每日按 11.52g/kg 灌服中药 1 次，对照组及模型组依同法每日灌服同等量的纯水 1 次，于末次给药后 2 小时，断头处死动物，取胸腺、脾、脑、肝等组织进行测定。实验结果显示，模型组与对照组相比超氧化物歧化酶活力显著降低，而模型给药组超氧化物歧化酶活力明显升高，与模型组相比有显著性差异；模型组与对照组相比丙二醛含量异常升高，模型给药组明显低于模型组，说明自由基

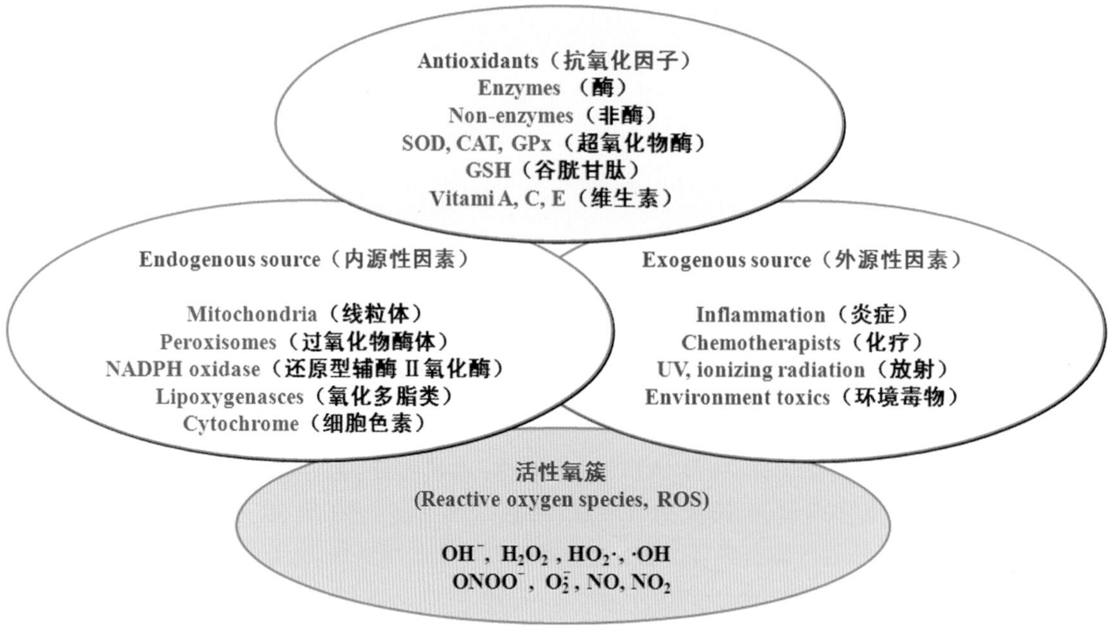

图 3-3　自由基、抗氧化剂及衰老的关系模式图

代谢产物及其产物对机体损伤随年龄增长而增加,自由基清除酶活性随年龄增长而降低。表明本次实验药物能够有效地提高自由基清除酶 SOD 的活性并减少过氧化产物 MDA 的形成。

肾虚导致衰老与自由基对组织器官的损害有关,自由基对正常组织和细胞有损伤作用,使人体出现综合性衰老现象,这些与中医肾虚证极为相似。大量实验研究证明肾虚致衰老机制与自由基有着内在一致性。而补肾方药又可显著提高自由基清除能力,降低脂质过氧化物反应,从而起到补肾抗衰老的作用。为延缓衰老,治疗与肾相关的老年病开辟了新途径,也为抗衰新药的研发明确了方向。

二、肾藏精-免疫功能-衰老关系的研究

(一) 免疫功能与衰老

1. "免疫衰老"学说的提出　随着衰老研究的不断深入,免疫与衰老的关系逐渐受到关注,1962 年美国加利福尼亚大学病理学家 Walford 教授提出"免疫衰老"一词,正式提出了免疫衰老假说。

免疫衰老(immunosenesence)是免疫系统全方位多系统的并由基因严格控制的循序渐进的自然过程,其普遍性、内因性、进行性及有害性被普遍接受。免疫衰老始因在于年龄增长导致的胸腺萎缩,胸腺萎缩可导致机体免疫系统发生一系列的生理变化。

2. 胸腺在免疫衰老中的作用

(1) 胸腺概述及其生理功能:20 世纪 60 年代初期,相关研究确定了胸腺是免疫器官的中枢,也是免疫衰老的中心。因此近年来对胸腺的研究有了重要发现和发展。胸腺是一级淋巴上皮组织,T 细胞是胸腺依赖性免疫细胞,完善的胸腺功能为 T 淋巴细胞发育、分化、成熟提供了必要的胸腺微环境,成为 T 细胞分化、成熟的场所。胸腺上皮细胞合成和分泌多种具有激素样活性多肽类物质,对 T 淋巴细胞发育、分化、成熟及免疫活性调节均有着重要作用。

(2) 胸腺在免疫系统中的作用:1975 年 Hooper 等报告从小牛胸腺中提出一种部分纯化的胸腺成分,称为胸腺素组分 5(TF5),根据等电位点的不同,又分为 α、β、γ 3 类。这三类不同的胸腺素可分别作用于 T 淋巴细胞成熟的不同阶段,诱导 T 细胞表面标志的出现,促使胸腺细胞成熟为 T 细胞并分化成亚群而获得免疫活性。

(3) 胸腺在免疫衰老中的作用:正因为胸腺在哺乳动物免疫调节中起到中心作用,所以胸腺也被称为是"衰老中心"或称为免疫系统的"衰老钟"。胸腺从胚胎(3 ~ 4)周开始发育,婴儿出生时胸腺重量为 10 ~ 15g 左右,至青春期发育达到顶峰 30 ~ 40g。青春期后随着年龄增长出现生理性退化萎缩,至 60 岁时

胸腺组织下降至 10～15g,被脂肪结缔组织所替代,仅残留 10%～15% 的胸腺细胞,胸腺所分泌的多肽类胸腺素也随之降低,对胸腺依赖的免疫器官的功能自然也就降低了。

3. T 淋巴细胞改变与免疫衰老 免疫衰老始因在于年龄增长导致的胸腺萎缩,胸腺萎缩可导致机体免疫系统发生一系列的生理变化,其中 T 细胞系统变化最大,包括初始型 T 细胞胸腺生成速度减低、外周淋巴组织体积萎缩,血液中初始型 T 细胞的相对值和绝对数量均减低,T 细胞端粒缩短等。

（1）T 细胞数量的改变:T 细胞是正常机体免疫功能的物质基础,老年人 T 细胞的绝对数量均随年龄而降低,其中 CD8⁺初始型 T 细胞在应对外来抗原感染及肿瘤监视中起重要作用,其数量的减少可用作判断机体对 MHCI 类新型抗原免疫保护作用的丧失,机体对感染性疾病,尤其是病毒感染以及恶性细胞的免疫保护作用降低,并最终导致寿命的缩短,同时这也是老年人易于感染的物质基础。

（2）衰老相关 T 细胞种类的变化与分化:胸腺上皮产生的胸腺素（TM）、胸腺体液因子（TMF）、血清胸腺因子（FTS）、胸腺生成素（TP）可诱导 T 淋巴细胞的分化成熟,增强细胞免疫反应,调节机体免疫平衡。而随着年龄的增加,至青春期后,胸腺便开始退化,而到中年至晚年时胸腺会加速退化,胸腺细胞大量减少,也会导致 T 细胞的发育、分化、成熟出现障碍。

胸腺通过各种分化抗原和受体的表达,进行阳性和阴性选择,最终形成 T 细胞库,并向外周淋巴器官输出初始（naive）T 细胞,机体衰老时胸腺萎缩,T 细胞发育、分化、成熟出现障碍,表现为胸腺向外周输出初始细胞数目减少,同时初始细胞体内的自我平衡调节机制出现紊乱,主要表现为胸腺输出 CD8⁺初始细胞减少（图 3-4）。相关动物实验还发现,小鼠 CD4⁺CD25⁺调节性 T 细胞随年龄增加在外周淋巴器官中的比例增加,且记忆 Treg 细胞的增加使树突状细胞共刺激分子（CD44）表达受损,同时 Treg 的累积还会破坏 CD8⁺细胞毒 T 细胞和 NK 细胞的活性,也使 IL-2 产生减少。

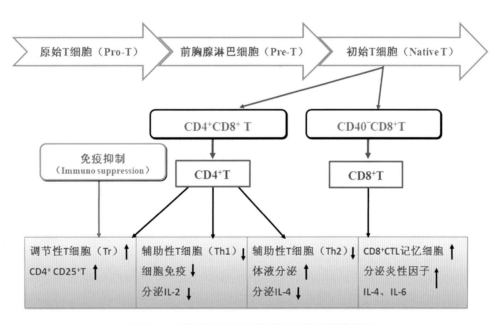

图 3-4 机体衰老后 T 细胞发育分化改变模式图

（二）肾藏精与免疫功能

1. 中医肾衰与免疫失衡 肾虚致衰老理论历来是中医学中占据主导地位的思想,肾在五脏之中的作用被医家所推崇,被喻为"先天之本"。明代出现了"命门学说"。肾被喻为生命的根本,全身各脏的阴阳均由肾阴肾阳来"养"与"温",五脏病久必及肾,肾被当做人体各脏器的调控中心。

中医肾主骨,骨生髓。骨髓是重要的中枢免疫器官,是机体重要免疫细胞 B 细胞发生、分化、发育和成熟的场所,其也能被看做免疫系统的先天之本;而肾又主化生元气,是人一身之正气的主要来源,若肾气虚则元气虚衰,机体正气不足,抵御外邪的能力下降,则虚邪贼风便容易趁机而入,导致人体容易生病,可理解为机体免疫功能降低,这也从侧面证明了肾虚与免疫功能失衡之间存在着千丝万缕的联系。

2. 增龄性肾虚与自然性免疫衰老的统一性　肾在五脏之中的作用历来为医家所推崇,被喻为"先天之本"。明代出现了"命门学说"。肾被喻为生命的根本,全身各脏的阴阳均由肾阴肾阳来"养"与"温",五脏病久必及肾,肾被当作人体各脏器的调控中心。

中医学认为机体衰老是生命过程中肾中精气不断损耗,阴阳亏虚,是脏腑功能渐渐衰退的生理和病理变化的过程与结局,称为"增龄性肾虚衰老"。《医学正传》指出:"肾气盛则寿延,肾气衰则寿夭"。肾气是生命的原动力,是健康长寿与否的遗传决定因素,机体衰老与否,衰老的快慢,寿命的长短都取决于肾气的强弱。增龄性肾虚衰老学说是中医衰老学说的核心,而脏腑衰老学说、气血衰老学说等所涉及的致衰因子,皆不仅始于而且终于增龄性肾虚衰老学说。

我们统计历代 13 部有代表性的方书中,关于延年益寿的方剂有 124 首,经分析其中补肾为主的有 87首,占 70.2%。老年人以肾虚为多见,中老年脏腑辨证属肾虚者达 80.4%,可见衰老包含有肾虚的内涵,二者关系密切。中医衰老理论和西医衰老理论在增龄性肾虚衰老学说方面得到高度的统一和交融,增龄性肾虚衰老学说是中医衰老理论的核心,也是中西医衰老理论的融会点和结合部,增龄性肾虚与自然性免疫衰老是一个统一体,具有一致性,密不可分。

3. 左归饮及组方对免疫功能的影响　左归饮是滋补肾阴的名方,经过长期的临床实践,证明其具有补肾抗衰老的作用。

为探讨左归饮延缓衰老的免疫学机制,王燕等以老年小鼠体内胸腺指数、脾指数,T 淋巴细胞增殖活性及血清中 IL-2 水平变化为观察指标设计实验,选取 ICR 健康雄性老年小鼠(13 月龄)40 只,随机分为老年对照组(OC)、左归饮组(ZGY)、单味熟地组(PROR)和去熟地组(NPROR)进行实验,以期为抗衰老和保健药物的选择及应用提供实验依据。实验结果从器官、细胞和分子水平证明了左归饮及其组方确实能够延缓免疫衰老。

(1) 左归饮能明显使老年小鼠免疫器官有关指标(胸腺指数、脾指数)上升,增加免疫器官胸腺和脾脏的重量,表明其能促进胸腺细胞和脾细胞中蛋白质和核酸合成,增强细胞活性,明显拮抗老年小鼠胸腺和脾脏的萎缩,显示出有效的延缓衰老作用。

(2) 左归饮及其拆方对老年小鼠 T 淋巴细胞活性的影响,实验结果显示左归饮组和单味熟地组对ConA 诱导的老年小鼠 T 淋巴细胞转化反应具有明显的促进作用,T 淋巴细胞活性显著升高,提示左归饮和单味熟地均可促进 T 细胞增殖,增强老年小鼠细胞免疫功能,使其对外源性抗原免疫应答水平显著提高。

(3) 分子生物学水平,与老年对照组相比左归饮组小鼠血清中白细胞介素 2(IL-2)的含量明显升高,表明左归饮能显著增加老年小鼠体内 IL-2 含量,通过提高衰老机体 IL-2 血清水平来发挥 IL-2 广泛而又重要的免疫活性,加强对胸腺细胞活性的反馈调节,使 T 细胞转化能力提高,从而增强细胞免疫应答,使机体免疫状态趋向年轻化。

4. 右归丸对免疫功能的影响　右归丸是温补肾阳的代表方剂,用于治疗肾阳不足、命门火衰的症状具有良好的效果。

为验证温补肾阳法对肾虚免疫功能低下症状的治疗效果,赵敏等选取 SPF 级健康成年雄性 SD 大鼠60 只复制肾阳虚模型,使用右归胶囊为治疗药物,观察其对肾阳虚型模型大鼠血中辅助性 T 细胞($CD4^+T$)、Treg 细胞($CD4^+CD25^+Tr$)细胞等免疫细胞含量的影响,从而探讨右归胶囊治疗肾阳虚的药理作用机制,并为肾阳虚证免疫功能低下的理论提供实验依据。

(1) 血液免疫细胞检测结果显示治疗组大鼠辅助性 T 细胞 $CD4^+T$ 数量显著增加,而具有免疫抑制功能的 Treg 细胞和 $CD8^+T$ 数量显著减少,NK 细胞活性明显上升,提示温补肾阳法可以提高模型大鼠的特异性免疫功能以改善肾阳虚的状态。

(2) 在肾脏病理学改变方面,正常组大鼠肾小球结构清晰、肾小管管腔规则,细胞形态正常;模型大鼠肾组织出现明显的病理改变,肾小球数量明显减少,肾小管上皮细胞明显萎缩,管腔扩大;经过右归胶囊干预后,模型大鼠肾组织的病理改变得到较好的修复,可见肾小球数量稍减少,肾小管上皮细胞萎缩,管腔稍有扩大,这也证明了右归胶囊在治疗肾阳虚病证方面具有良好作用。

（3）增龄性肾虚与自然性免疫衰老是一个统一体,具有一致性,密不可分。无论从动物实验还是人体实验证明补肾抗衰可以延缓免疫衰老,显著提高内源性和外源性抗原免疫应答水平,补肾方药还具有调节细胞免疫和体液免疫的作用,通过调节机体免疫达到抗衰老作用,提高人体生活质量和延长人体寿命,从调节免疫功能角度深入研究肾虚与衰老的关系具有广阔的开发前景。

三、肾藏精-脂质代谢-衰老关系的研究

（一）脂质代谢与衰老

1. 脂质代谢紊乱的概念　脂质代谢紊乱是先天性或获得性因素造成的血液及其他组织器官中脂质（脂类）及其代谢产物和量的异常。其临床上主要表现为血中甘油三酯（TG）、胆固醇（TC）水平异常增高及高密度脂蛋白胆固醇（HDL-C）水平低下等。研究表明,脂质代谢紊乱是冠心病、糖尿病、肥胖、脂肪肝等疾病发生的主要原因之一。

2. 脂质代谢组学印证脂质代谢与衰老　20 世纪 90 年代末期,代谢组学继基因组学、转录组学和蛋白质组学之后逐渐兴起。2003 年 7 月,华盛顿大学医学部的 Han 等正式提出了脂质代谢组学的概念——从系统水平上研究生物体内的脂质,揭示其相互作用及与其他生物分子的作用,从而兴起了一门研究脂质代谢调控在各生命现象中作用机制的新学科。

生物体内重要的生命活动都离不开脂质,如物质运输、能量代谢、信息传递及代谢调控等。脂质具有多种重要的生物学功能,脂质代谢异常可引发诸多人类疾病包括糖尿病、肥胖症、动脉粥样硬化等,还有一个重要疾病——阿尔茨海默病,提示了脂质代谢紊乱与衰老具有密切的关联,并且脂质代谢紊乱所引起的一系列疾病本就是老年人群的高发病、常见慢性病,罹患这些慢性病将加剧机体的虚损和衰老程度。

3. 衰老过程中脂质代谢紊乱的机制探讨　衰老过程中常出现脂类代谢紊乱,表现为高甘油三酯血症,高甘油三酯血症是动脉粥样硬化和冠状动脉疾病发病的独立危险因素,而酰基辅酶 A 氧化酶可促进脂肪酸在过氧化小体中的氧化,具有降低血清甘油三酯的作用。

为观察衰老对大鼠肝脏组织酰基辅酶 A 氧化酶水平的影响,从而探讨衰老过程中出现脂质代谢异常的可能机制,王兆君等选取雄性 SD 年轻大鼠 16 只和老年大鼠 16 只,分别随机分为对照组和非诺贝特组,测定血清中甘油三酯和总胆固醇水平,采用半定量反转录聚合酶链反应检测大鼠肝脏组织酰基辅酶 A 氧化酶水平。与年轻对照组比较,老年对照组甘油三酯和总胆固醇水平升高,大鼠肝脏组织酰基辅酶 A 氧化酶水平表达随年龄增长而减少,而采用药物非诺贝特进行治疗后,老年组甘油三酯水平下降。

（二）肾藏精与脂质代谢

1. 脂质代谢紊乱对肾脏的威胁　脂质代谢紊乱是肾脏病的并发症之一,它作为一独立的危险因素,日益受到重视,过多的脂质沉积于肾脏会产生一系列毒性作用,使细胞外基质增多,增加黏度,改变血流动力学状况,加速肾小球硬化,并且在损害肾脏的同时,还会影响到心、脑等其他器官,对机体产生较为恶劣的影响。

2. 肾脏病高脂血症的病理实质　肾脏病高脂血症是脂质代谢紊乱对肾脏产生的较为严重的影响。中医无"血脂"这一概念,但对人体"脂""膏"却早有认识,常两者并称。张介宾《类经》云："中焦之气,蒸津液化,其精微溢于外则皮内膏肥,余于内则津液和而为膏,以填补骨空之中,则为脑髓,为精为血。"文献中的膏脂与现代医学所谓的血脂相类似。膏脂在体内的传输、排泄发生异常,则成为病理性痰湿。津停为饮,津聚为痰,脂浊注入血脉,积蓄停留,则可引发高脂血症。所以高脂血症可理解为血中无形之痰浊,乃"津液"异化而成。

3. 肾虚是肾脏病脂代谢紊乱的基础　无形之痰浊为津液失其正常运行与输布,停留于体内进而异化而来。肾主津液,对津液的存储、分布、利用及精血、津液之间的转化起主导作用。而肾脏开阖不利,水湿停积,聚而为痰饮,久则酿为痰浊,这都与肾脏的阴阳虚损有着较为密切的关系。

首先,肾藏元阳,主一身之水液,若肾阳衰微,不能温养脾土,即"火不生土",则津液温运无力,积聚水湿,流遍肢体,酿为痰饮,浊凝成为膏脂,最终变为高脂血症。其次,肝肾阴亏对痰浊的生成有一定影响。正如明代赵献可《医贯》所云："盖痰者,病名也,原非人之所有,非水泛为痰,则水沸为痰,但当分有火无火

之异耳……阴虚火动,则水沸腾,动于肾者,犹龙火之出于海,龙兴而水附;动于肝者,犹雷火之出于地,水随波涌而为痰,是有火者也……"病久不愈,肾阴亏损或肾阴虚则水不涵木,致肝肾阴虚,则阴不制阳,虚火内燔,蒸熬津液,清从浊化,生痰生饮,变为高脂血症。

4. 脂质代谢紊乱与衰老的临床调查情况 吴松鹰等分析了老年脂质代谢紊乱的中医易患因素,选取199名老年前期(45~59岁)以及475名老年期机关干部应用回顾性病例对照研究方法进行中医证候学调查,以求从病因学角度评估老年脂质代谢紊乱的形成与中医证候的相关性,探讨老年脂质代谢紊乱的中医易患因素,为中医药防治老年脂质代谢紊乱提供依据。结果显示:老年前期受检人数199名,检出脂质代谢紊乱患者82例,患病率为41.2%。其中高TG血症44例,高TC血症9例,高TG及TC血症6例,单纯低HDL-C血症23例,表明肾虚是老年前期脂质代谢紊乱的中医易患因素,其中肾虚与高TG血症、低HDL-C血症的发病关系密切。

5. 中药相关制剂对脂质代谢及衰老的调节作用 脂质代谢失常与冠心病(CHD)、动脉粥样硬化(AS)等中老年人常见疾病的发生发展密切相关,低密度脂蛋白(LDL)是公认的CHD危险因子,高密度脂蛋白(HDL-C)则与CHD的发生呈负相关。而载脂蛋白A_1(APOA$_1$)和载脂蛋白B_{100}(APOB$_{100}$)分别是HDL和LDL的主要载脂蛋白,血浆中APOA$_1$和APOB$_{100}$的量分别可代表HDL及LDL的浓度,故血浆APOB$_{100}$/APOA$_1$比值越大则发生CHD的可能性越大。

邱晓军等选取中老年体检者及本院中老年职工中常觉平时神倦乏力、但体检未发现有器质性病变、年龄在48~74岁者作为受试者,采用院内制剂首乌健身茶(首乌、菊花、桑椹等、茶叶)改善其乏力、倦怠、食欲差、睡眠差等症状。用药4周后,检查结果显示首乌健身茶能提高血中HDL-C、降低APOB$_{100}$,从而可降低APOB$_{100}$/APOA-$_1$比值,起到调整机体脂质代谢,防止AS和CHD的发生发展的作用。而首乌健身茶具有补益阴血、滋养肝肾、明目乌发之功效,补中有泻,无呆补之虞,并能调整脂质代谢,增强机体清除自由基的能力,故能起到防病抗衰老、延年益寿的作用。而首乌也是补益肾气、填精益髓的补肾要药,故这也为肾虚衰老学说与脂质代谢紊乱致衰老学说提供了强有力的证据,并为补肾抗衰老的研究做出贡献。

肾虚衰老理论与现代衰老理论中脂质代谢紊乱因素致衰老的内在联系,论证了中医肾虚致衰理论的科学性与重要性。

脂质代谢组学是20世纪90年代兴起的新兴学科,且脂质代谢紊乱涉及机体内多种慢性疾病,包括糖尿病、高脂血症等,相关学科细化的研究较多,目前对于脂质代谢紊乱致衰老的直接研究则较少,部分实验证明补肾方药具有调节脂质代谢的作用,所以脂质代谢与衰老的研究是未来较有研发价值的领域。

四、肾藏精-神经内分泌-衰老关系的研究

肾藏精包括先天之精及后天之精。肾中精气可以促进人体的生长发育及生殖功能。神经内分泌系统对人体生长发育、生殖、防御以及维持机体的稳态有着重要的调节作用,其通过下丘脑-垂体-腺轴调节体内多种激素的分泌,进而调节人体的生长发育与生殖,依靠神经递质、激素、细胞因子传递信息,通过下丘脑-垂体-靶腺(肾上腺、甲状腺、性腺)-胸腺轴以及细胞信号转导调控,对机体各种内外环境刺激进行整体调节防卫反应。在对肾藏精、神经内分泌、衰老三者关系的研究中,NEI网络学说贯穿其中,NEI网络调控的特点与肾藏精理论在衰老方面有着密切的联系。

(一) 神经内分泌免疫网络与衰老的现代研究

1. NEI网络概要 "神经-内分泌-免疫网络"学说于1977年由Besedovsky提出。随着分子生物学的发展,已逐步认识到它是一种多维立体网络调控机构,是神经、内分泌、免疫三大信息传递系统通过信息(细胞因子、激素、化学递质等)联系调节着各器官、系统的功能,使它们的活动在空间和时间上严密组织起来,互相配合及制约,从而达到整体功能的协调统一。神经、内分泌、免疫三大信息传递系统之间有相互作用的介导物质和共同的生物学语言。在这一网络中不但存在结构上的联系,更重要的是功能上的相互影响、沟通及互协调。

2. NEI网络的功能减退与衰老 中枢神经系统功能衰退和内分泌腺的萎缩是衰老的主要原因。神经和激素分阶段的控制着全身各系统的功能,随着年龄的增加,脑中枢功能下降,其控制力下降可引起了一

系列衰老现象。

下丘脑在 NEI 系统中起到中枢作用。其释放的激素通过垂体调节各靶器官的功能。下丘脑的增龄性变化是导致神经内分泌系统各器官老化的中心环节。肾虚骨质疏松大鼠下丘脑 NE、DA 含量明显下降,使 5-HT/NE、5-HT/DA 的比值明显升高,造成了下丘脑 5-HT 神经元功能相对的偏高,这样必然引起下丘脑神经内分泌细胞的功能衰退。

3. NEI 网络功能的紊乱与衰老 内分泌功能的紊乱是机体衰老的重要特征之一。肾阳虚证在不同靶腺(性腺、肾上腺皮质、甲状腺)轴有不同环节、不同程度的功能紊乱。并推论肾阳虚证的发病环节为下丘脑或更高中枢)的调节功能紊乱;老年人甲状腺及性腺(男)轴的异常改变与肾阳虚证相似,故肾阳虚证者其下丘脑-垂体-靶腺轴有一定程度的未老先衰,而老年人神经内分泌轴功能失调的主要环节也在下丘脑。

4. NEI 网络的损伤与衰老 随着增龄性变化 NEI 网络出现进行性损害,衰老时控制机体的整合功能明显减退。现代研究示:机体衰老时出现最早并明显受损为下丘脑-垂体-生长激素轴和下丘脑-垂体-性腺轴,淋巴系统中掌管细胞凋亡和细胞增殖的基因。

5. 下丘脑-垂体-性腺轴(HPO)与衰老 性腺功能减退是老年大鼠最早出现的表现。用基因芯片的手段研究衰老时下丘脑-垂体-性腺轴基因表达的变化。

在垂体,老年大鼠多种促性腺激素如 GnRH、FSH、LH 表达显著下调。促性腺激素的全面下调,对各靶腺刺激减弱,导致靶腺萎缩。垂体促性腺激素释放激素(GnRH)是下丘脑分泌产生的神经激素,结合脑垂体分泌的 GnRH 受体后分泌的 FSH、LH,可以促进性腺激素的分泌。取 18 只 SD 大鼠(35 日龄)随机分为 3 组,每组 6 只,对照组喂饲生理盐水,2 个实验组分别食用滋阴泻火中药合剂和益肾填精中药合剂。给予滋阴泻火中药合剂后,垂体 GnRH 受体基因表达显著下调,受体蛋白合成减少,从而使其介导的 GnRH 的作用减弱,下丘脑-垂体-性腺轴功能相对抑制;而给予益肾填精中药合剂后,垂体 GnRH 受体基因表达显著上调,受体蛋白合成增多,从而使其介导的 GnRH 的作用增强,下丘脑-垂体-性腺轴功能相对活跃。说明不同的补肾中药不仅可以调节下丘脑 GnRH 的基因表达水平和 GnRH 的合成及分泌,也可直接调节垂体 Gn-RH 受体的基因表达和蛋白表达。

6. 下丘脑-垂体-肾上腺轴(HPA)与衰老 与正常大鼠比较,肾虚衰老大鼠血清脑垂体生长激素(COR)含量显著降低,血浆肾上腺皮质激素(ACTH)、促肾上腺皮质激素释放激素(CRH)含量显著升高,提示肾虚衰老模型肾上腺皮质功能降低,从而产生负反馈调节。下丘脑和垂体合成、分泌促肾上腺皮质激素释放激素(CRH)和肾上腺皮质激素(ACTH)增加,HPA 轴功能紊乱。26 月龄老年大鼠基因与年轻大鼠相比,表达具有如下规律:①多种神经递质或其受体低表达,如 γ 氨基丁酸 A 受体(CABA-AR),α_1 肾上腺素受体(α_1ER),谷氨酸受体(GLuR)、多巴胺转运蛋白(dopamine transportor)。②生长激素(GH)低表达,垂体显示多种促性腺激素及垂体本身分泌的激素或其受体低表达,包括卵泡刺激素(FSH)、黄体生成素(LH)、促性腺激素释放激素(GnRH)、精氨酸加压素受体(AVPR)、泌乳素受体(PRLR)、催产素(OT)、降钙素(CT)。③与细胞生长相关的多种生长因子或受体低表达,包括生长激素释放因子受体、成纤维母细胞生长因子受体、发育相关蛋白、胰岛素样生长因子结合蛋白(IGFBP)2、IGFBP5;肾上腺显示见 PRLR、IG-FBP$_3$ 下调。

7. 下丘脑-垂体-甲状腺轴(HPT)与衰老 衰老的过程中甲状腺轴的功能出现减退。临床实验对老年人组、慢性支气管炎肾阳虚组、慢性支气管炎无特殊见证组的下丘脑-垂体-甲状腺轴功能进行测定。老年组总 T_4 均值明显低于常人,慢支肾阳虚组的总 T_3 均值显著低于正常人。促甲状腺素释放激素(TRH)兴奋实验,老年人 80% 为异常反应,慢支肾阳虚组 50% 为异常反应,正常组为 10%。说明老年人的 HPT 轴功能明显减退。老年组和慢支肾阳虚组的下丘脑-垂体-甲状腺轴异常值比较(总 T_3、总 T_4、血清 TSH 含量)无明显差异。对慢支肾阳虚组的患者进行补肾阳的治疗后,T_3 值全部恢复正常,TSH 兴奋实验以治疗前后异常值与正常值比例之间相比,有显著意义。说明补肾阳的治疗方法可以一定程度上恢复甲状腺轴的功能。

(二)肾藏精与神经-内分泌-免疫网络的现代研究

有关研究发现,阳虚证定位在下丘脑,肾阳虚证涵盖神经内分泌免疫网络,其调控中心在下丘脑。对肾藏精与神经-内分泌-免疫(NEI)网络的现代研究,多从肾虚与NEI网络中3个靶腺轴的角度进行。

1. 肾虚与下丘脑-垂体-性腺轴(HPO) 补肾方剂六味地黄丸可纠正HPO轴的紊乱,有利于延缓衰老。衰老过程中下丘脑肽类及单胺类神经递质含量的变化与HPO轴功能紊乱有关。用悬吊法应激雌性小鼠,建立HPO功能失常模型。将六味地黄丸(LW)应用于HPO轴功能失常的小鼠模型,连续口服LW可增加小鼠体重,明显降低小鼠血清雌二醇水平,不同程度纠正LH水平的下降及提高下丘脑GnRH水平。

补肾方剂天癸方可促进ASR模型大鼠的排卵,降低血清TT、FT的含量,使局部的POMC mRNA水平降至正常。对下丘脑-垂体-卵巢轴具有中枢性的良性调节作用。

2. 肾虚与下丘脑-垂体-肾上腺轴(HPA) 马立文实验组研究填精补肾中药对老年动物睾丸3β-HSD及G-6-PD的变化的同时,对肾上腺皮质3β-HSD同时进行了测定。结果显示老年大鼠肾上腺皮质3β-HSD含量变化主要在皮质的内侧部分,尤其以网状带和近髓带为显著,而球状带及外侧束带均无明显变化,同时证明服用填精补肾中药后,内侧束带、网状带及近髓带的3β-HSD活性显著提高,此与网状带产生雄激素的功能完全相符。填精补肾中药可提高皮质酮的浓度,进而增加雄性激素的合成。

淫羊藿可以增强HPA轴的功能。取120只大鼠进行哮喘反复发作3周的造模,其NEI网络若干指标的紊乱。与正常对照组比较,哮喘反复发作3周模型大鼠下丘脑CRH mRNA表达和血浆ACTH无明显变化,血清CORT水平升高显著。低、中剂量的淫羊藿均可以使哮喘大鼠下丘脑CRH mRNA表达水平明显升高,但高剂量的淫羊藿并没有显示出统计学意义。淫羊藿对血浆ACTH及血清CORT的浓度无明显影响,表明淫羊藿单味药影响HPA轴,其作用途径可能通过刺激下丘脑表达CRH mRNA来实现。

老年大鼠HPA轴与生长、发育、衰老相关的基因表达以衰退的表现为主。淫羊藿总酮(EF)对老年大鼠HPA轴基因表达明显上调,表达下调的基因少,仅见生长抑素(SS)在下丘脑及肾上腺下调。能上调神经递质受体的表达并通过NEI网络的下行通路激活神经内分泌和免疫系统,通过下调促凋亡、抗增殖基因,上调抗凋亡、促增殖基因的表达,重塑淋巴细胞基因表达的平衡,延缓免疫衰老。

3. 肾虚与下丘脑-垂体-甲状腺轴(HPT) 肾阳虚可以导致甲状腺功能损伤、衰退,进一步走向衰老,补肾中药可改善此状况。实验研究选取雄性SD大鼠12只,以大剂量醋酸可的松造成大鼠肾阳虚模型,取其垂体、甲状腺制成超薄切片,进行电镜观察。结果如下:

(1) 垂体:正常对照组:细胞形态不规则,含有大量细小的分泌颗粒,分泌颗粒直径约100nm细胞界限清楚,结构清晰,可见粗面内质网、滑面内质网及线粒体,细胞器结构正常。肾阳虚组:TSH细胞形态完整分泌颗粒分布和数量与正常组类似,但核降解,线粒体肿长,嵴空化内质网扩张。补肾中药组:TSH细胞形态正常,细胞界限清楚,核形态完整,染色质量均匀一致,线粒体、内质网与正常组类似。

(2) 甲状腺:正常对照组:电镜下可见大小不等的甲状腺滤泡,滤泡由滤泡上皮组成,中央为滤泡腔,其内充满了胶质物质。滤泡上皮细胞在滤泡腔的游离面有微绒毛,细胞核圆形,内质网略为扩张,线粒体高尔基体发达,细胞质中还有甲状腺细胞特有的胶质小泡。肾阳虚组:甲状腺滤泡上皮细胞内质网高度扩张,细胞空化,高尔基体扩张,线粒体肿胀。中药组:与肾阳虚组比较,超微结构的损伤略有改善,但改善不大,基本上与肾阳虚组类似。本研究进一步证明肾阳虚大鼠存在着垂体-甲状腺轴的超微结构损伤,补肾中药能够改善垂体超微结构的损伤,但改善甲状的结构损伤不明显。

补肝肾方可以调节HPO轴的紊乱状态。选取健康SD雄性大鼠,以激怒法制造大鼠肝肾阴虚模型。按随机数字法将大鼠分为空白对照组(8只),肝肾阴虚模型组(9只),滋补肝肾方治疗组(8只)。在长期激怒应激状态下,低水平FT$_3$、FT$_4$与低水平TSH同时存在,而下丘脑TRH含量却升高,在运用滋补肝肾药后,FT$_3$、FT$_4$、TSH恢复正常或接近正常,说明滋补肝肾方可以调整HPO轴的功能紊乱。

(三) 补肾中药延缓衰老的现代研究

1. 补肾中药与脑 脑功能的减退在人的衰老过程中起主导作用。肾虚骨质疏松大鼠可以出现脑组织细胞膜PL、CH含量及CH/PL比值增加的病理变化,说明肾虚骨质疏松大鼠脑组织细胞呈现老化的病理改变,更进一步证实了肾虚—髓海(脑)不足理论的正确性。

大脑海马区是与学习记忆、空间定位等高级神经活动有关的重要中枢,其中CA1区对脑老化最敏感,当机体出现衰老时,大脑海马必然出现相应的衰老改变。用肌肉注射氢化可的松和灌胃大黄水煎液复合方法复制肾脾阳虚模型,电镜下观察大鼠海马 CAl 区细胞核圆形或椭圆形,核仁可见,胞浆细胞器数量减少,严重者消失;较多见到线粒体肿大,线粒体嵴变短;大量脂褐素沉积,另见神经元细胞突触间隙加宽、神经元萎缩、水样变性等现象。可引发学习记忆功能下降、空间定位的错乱等一系列衰老表现。桂附理中丸(肉桂、附片、炮姜、党参、白术、甘草)组大鼠海马 CAl 区细胞轮廓清晰,细胞膜比较完整,浆内细胞器较多,很少见到变性的线粒体、内质网、高尔基体,无脂褐素沉积,接近正常对照组。桂附理中丸降低大脑海马组织细胞老化率,修复大脑受损神经元,从而延缓肾脾阳虚导致衰老的进程。

与青年大鼠相比较,衰老大鼠空间学习记忆能力明显下降,血清 β-半乳糖苷酶含量显著升高,神经细胞存在凋亡,海马组织 proBDNF、p75NTR、sortilin、caspase-3、Bax mRNA 表达显著增加,Bcl-2 mRNA 表达明显减少。补肾方药左归丸及其君药熟地黄均能提高大鼠空间学习能力,降低血清 β-半乳糖苷酶含量,降低海马组织 proBDNF、sortilin、caspase-3 的表达。左归丸及熟地黄可能通过调节凋亡相关分子的表达,改善衰老大鼠的空间记忆能力,延缓衰老。

2. 补肾中药与骨 肾藏精,精生髓,髓养骨。肾与人体骨骼的生长发育密切相关,随着年龄的增长,骨质疏松的发生率增加。有研究选取了 6434 名健康男性,年龄 20～89 岁,平均年龄(47.13±12.48)岁,按 10 岁为一个年龄组进行分组。结果显示年龄与骨量正常比例负相关,与骨量减少及骨质疏松比例正相关。

老年雌性骨质疏松大鼠血清 FSH、LH 升高,E_2 下降,骨密度下降,下丘脑弓状核神经元凋亡增加,发生了衰老性的变化。更年康由生地、白芍、龟甲、枸杞、菟丝子等组成,能提高骨质疏松大鼠的骨密度,使 FSH、LH 水平下降,而血清 E_2 水平升高不明显,下丘脑弓状核神经元凋亡减少,延缓了衰老的发生,而且可以对骨质疏松有很好的治疗效果。

骨关节炎(OA)是关节软骨的退行性病变,也是衰老的一种表现。肾虚骨衰是 OA 的病机关键。补肾法可以促进关节软骨的代谢平衡,补肾药对于机体组织细胞和基本结构成分具有增强和保护作用,可改善微循环、防止自由基过量产生,增强免疫功能,延缓衰老,使软骨退行性病变得到改善和修复。

3. 补肾中药与生殖 性腺衰老是生物衰老的一个重要方面。亚急性衰老大鼠出现活动减少,毛发枯黄并严重褪毛等自然衰老的特征,血清 SOD 水平显著下降,HE 染色显示生精上皮变薄,精原细胞减少,间质细胞稀疏,间质增生。

实验随机将 40 只 SD 成年雄性大鼠分为正常对照组、模型组、淫羊藿组、睾酮组,建立亚急性衰老动物模型。分别连续给药 2 周后,进行血清 SOD、睾酮及雌二醇检测及 HE 染色观察生精小管的组织变化及睾丸生殖细胞 P16 蛋白表达及生殖细胞凋亡检测。HE 染色结果观察,模型组大鼠睾丸曲细精管管径缩小,管间间隙增宽,间质增生,间质细胞稀少,曲细精管管壁上皮变薄,精原细胞减少。淫羊藿和睾酮治疗 2 周后,大鼠活动增加,褪毛等衰老症状显著改善。睾丸组织 HE 染色显示曲细精管管壁增厚,管内精子数目明显增加;与正常对照组比较,模型组血清 SOD 活性、T 浓度均显著下降,淫羊藿组和 TU 组血清 SOD 活性、浓度均显著升高。睾酮替代治疗可以使睾酮恢复到正常水平,睾丸组织的退行性变化明显改善,这可能与雄激素在短期内改善机体代谢,增加 SOD 活性,清除氧自由基有关。淫羊藿苷治疗组衰老大鼠睾酮水平也恢复到正常水平。

卵巢储备功能下降(DOR)即卵巢产生卵子能力减弱,卵母细胞质量下降,如不及时治疗,卵巢逐渐萎缩而致卵巢早衰(POF)。

实验组筛选出 70 只健康雌性 SD 大鼠,随机分为病理模型组($n=60$)和正常对照组($n=10$)。A 组为正常对照组,B～G 组为病理模型组,其中 B 组为模型对照组,C 组为西药组,D 组为左归丸组,E 组为补肾益冲抗衰汤低剂量组,F 组为补肾益冲抗衰汤中剂量组,G 组为补肾益冲抗衰汤高剂量组)。每组 10 只并随机编号。用雷公藤多苷片对 B～G 组进行 DOR 造模。造模后大鼠血清 FSH、SH/LH 增高,E_2 降低,且卵巢萎缩,各期卵泡数均明显减少,趋于闭锁卵泡较多,与人卵巢储备功能下降典型改变相近似。P53、p16 是细胞衰老信号转导途径中关键调节因子。衰老大鼠卵巢中两者的表达增高。补肾益冲抗衰汤(熟地、巴戟天、当归、鹿角片、龟甲、牛膝、茺蔚子、灵芝、枸杞子、怀山药、淫羊藿、太子参、丹参、知母、黄柏等)可以通过下调 p53 和 p16 蛋白的表达,抑制细胞凋亡、衰老,减少卵泡闭锁,增强卵巢储备功能。

有报道显示,填精补肾中药可提高睾酮的浓度。为从形态学角度研究填精补肾中药对老年动物睾丸 3β-HSD 及 G-6-PD 的变化,实验组选取 SD 系雄性大鼠 50 只,随机分为 5 组:老年组、中药组三组(还精煎组、固真方 10 倍组、固真方 30 倍组)及青年组,除青年组为 4 月龄外,其余大鼠均为 24 月龄。给药 4 个月后测定老年大鼠睾丸 3β-HSD 及 G-6-PD 含量。老年大鼠睾丸 3β-HSD 及 G-6-PD 含量结果示含量明显低于青年大鼠,服用填精补肾中药确有不同程度改善和增强老年动物睾丸间质细胞 3β-HSD 及 G-6-PD 含量活性的作用,并且其结果与服用填精补肾中药后使血清睾酮浓度升高相一致。

肾藏精理论与机体的衰老有着密切的关系。同时肾藏精与 NEI 网络在对机体衰老的机制方面有着一定程度的共性。关于肾虚衰老与 NEI 网络的联系,研究者已经进行了一系列深入的研究,如从蛋白、基因等分子生物学角度进行机体内与衰老相关激素及基因表达水平变化的探究,以及对补肾药物作用于肾虚衰老机体后产生的效果及变化的研究。

然而,机体衰老除神经内分泌免疫系统的调控外,与其他系统亦有联系。可进一步研究肾虚与其他与衰老有关的调节因素如干细胞的联系,以及所有致衰老因素的主次作用及相互影响。对补肾药物抗衰老的研究可进一步扩大,补肾药亦有不同,可分为滋肾阴、温肾阳、阴阳俱补等,其抗衰老作用可分别研究以确定最有效的方药。另外,衰老除与肾有关,与肝、脾等脏亦有联系,也可结合补肾方药及其他可延缓衰老的方药联合研究。

五、肾藏精-基因调控-衰老关系的研究

衰老是人类生理过程的必然趋势。中医学在对人体衰老探索研究中提出了肾虚、脾胃虚弱、阴阳失调、肝郁等多种学说。肾藏精功能是肾功能的基础,也是人体生长、发育所依赖的营养物质基础。从肾藏精探索衰老的进程,探寻肾藏精对人体衰老影响的内在机制,对衰老的理论、临床及科学研究起着指导性作用。现代医学对衰老也进行了多方面的阐释,本文分别从基因突变、癌基因、抑癌基因、microRNA、甲基化的角度来认识基因调控与衰老之间的关系,并且总结了代表性的补肾方药对相关基因的调节作用。

(一)基因调控与衰老的关系

1. 基因突变与衰老 1993 年,C. Kenyon 发现单个基因的突变(daf-2)可以使线虫的寿命延长 2 倍,线虫能够保持活力,正常生产和代谢。类胰岛素信号通路是在线虫中研究的最早也是迄今为止调控关系研究的最清楚的衰老调控通路,其中的 daf-2 基因编码人类胰岛素受体的同源蛋白,它的突变可使线虫的寿命延长 2~3 倍。不仅如此,它下游的关键调控因子 daf-16 对于 daf-2 突变引起的寿命延长是必需的,其失活可以完全阻断 daf-2 引起的寿命延长。

S. S. Lee 等发现 daf-16 结合位点的一组基因很多有抗氧化作用,比如超氧化物歧化酶,过氧化氢酶和谷胱甘肽转移酶等,另外一些则是代谢相关的基因,如载脂蛋白、乙醛酸循环相关基因、氨基酸折叠有关基因、伴侣素和小热休克蛋白等。其中一些基因的过表达可以延长寿命。

H. A. Tissenbaum 等研究表明,sir-2.1 过表达可以使线虫的寿命延长 50% 左右。进一步的遗传学证据提示它可能在 daf-16 的上游发挥作用:在 daf-16 突变的背景下过表达 sir-2.1 不能延长线虫的寿命。由于 daf-16 是胰岛素信号通路下游的一个重要因子,因此认为 sir-2.1 的信号与胰岛素信号可能交汇于 daf-16。

2. 癌基因诱导衰老 癌基因突变产生异常增殖信号,使细胞周期阻滞,抑制细胞增殖,称为癌基因诱导细胞衰老(OIS)。

癌基因最重要的功能是对正常细胞的生长、增殖、分化和衰老起决定和调控作用,这类基因是存在于生物细胞中的一个控制细胞分裂和分化的基本基因族,表现为高度保守的 DNA 序列,对细胞的衰老起调控作用。研究较深入的有 *c-myc*、*c-myb*、*N-myc*、*bcl-2* 等。如 *c-myc* 是调控细胞增殖的主要基因,它能激活与增殖有关的基因转录,导致细胞增殖。

癌基因对生长发育和衰老的调控的一个重要方面,还表现在对细胞凋亡的调控上。*bcl-2* 是第一个公认的人体细胞长寿基因,具有抑制细胞凋亡,增加细胞数目、延长细胞寿命的作用,尤其对延长神经细胞的生存具有重要作用。衰老的实质是细胞的减数,细胞凋亡是衰老细胞死亡的形式,所以机体的衰老与细胞

凋亡的密切关系,这也是癌基因调控衰老的重要分子基础。

3. p53、p16、p21 抑癌基因与衰老 p16 基因是衰老相关基因,是细胞周期素依赖性激酶抑制因子(CKI),可以使细胞周期停滞而发生衰老,过量表达会诱导细胞提前衰老。

p16 除了是细胞衰老的途径外也可以提高衰老细胞中活性氧自由基 ROS 的水平,然后再通过激活蛋白激酶 PKC 而使细胞发生衰老。

除了 p16 外,p21 在诱导细胞衰老中有重要的作用,有研究表明在 p21 缺失的情况下,p16 单独升高并不足以引发细胞的衰老。p21 通过两个功能区负责调节生长抑制,一个功能区是与羧基端的 PCNA 结合区,可以与 DNA 聚合酶δ和促进 DNA 合成对的蛋白竞争性结合,抑制 DNA 的合成,一个是氨基端的 CDK-cyclind 抑制区。p21 则通过与 PCNA 结合,竞争 PCNA 与其他 DNA 合成蛋白的结和,抑制 DNA 的合成。当 p21 通过抑制 CDK2 的活性抑制 E2F 的激活,从而抑制细胞周期。

有学者以三丁基过氧化氢诱导 WI38 细胞衰老,研究细胞周期的调控机制发现 p16^{ink4A} 表达增加,提示 p16^{ink4A} 基因参与细胞衰老。补肾中药可以下调 p16、p21 以及 p53 的表达,提示补肾中药延缓细胞衰老是通过抑制这些基因的表达完成的。

p53 作为重要的抑癌基因,与发育、生殖、代谢及衰老亦密切相关。研究发现,p53 短异构体可组成性地高表达 p53 活性,并表现出一系列衰老相关的特征,寿命明显缩短。p53 基因敲入模型表现出明显的衰老征象;而剔除 p53 正向凋亡调节因子基因(p53 靶基因)可挽救干细胞损失,改善衰老征象,提示干细胞的广泛凋亡与 p53 介导的衰老有关。研究证实,p53 过表达会促进衰老,但同时 p53 缺失可伴随肿瘤发生。Armata 等的研究表明,ATM 磷酸化 p53 的功能残基丝氨酸-15(Ser-15)可激活 p53,以应对 DDR。

在基因敲入小鼠中,将 p53 的 Ser-18 替换为不可磷酸化的丙氨酸,小鼠衰老加速,提示生理状态下 p53 可保护组织免受衰老相关的损伤,而 p53 的缺失可促进衰老。生理状态下 p53 具有抗癌和抗衰老作用;而 p53 的过度激活能抗癌,但会促进衰老。p53 相关靶基因和调节因子被证实与诱导衰老有关,p53 也正是通过这些通路参与衰老的调节。

p21 是 p53 最经典的靶基因,亦是细胞周期抑制因子。激活的 p21 能够特异性与细胞周期 G1 期的细胞周期蛋白/细胞周期蛋白激酶复合体结合,并抑制其激酶活性。在 DNA 损伤、缺氧及癌基因激活等刺激下,p53 对细胞周期 G1 监测点的调控主要由 p21 介导。细胞衰老与细胞周期阻滞密切相关,提示 p21 在细胞衰老中可能发挥重要作用。p21 的确在复制性衰老中明显上调。在人微血管内皮细胞中敲除 p21 基因,可完全阻止 Ras 诱导的细胞衰老。p21 的过表达则可导致细胞周期阻滞,并出现一系列衰老征象,如衰老相关β-半乳糖苷酶活性增加,细胞扁平、胀大等。

4. SIRT1 抑癌基因与衰老 Sirtuin 蛋白具有高度保守的催化结构域,在调控衰老和寿命方面发挥重要作用。p53 的乙酰化在 OIS 和复制性衰老中都起关键作用,且能被 SIRT1 抑制。SIRT1 能催化 p53 去乙酰化,使 p53 激活下游靶基因转录的活性下降,其中包括介导凋亡、增殖、ROS 产生及衰老的基因。

SIRT1 与衰老关系密切,且在衰老细胞中表达减少。抑制 SIRT1 可使 p53 乙酰化水平升高,即使 p53 的表达量不变,仍能诱导细胞表现过早衰老的征象;而 SIRT1 过表达则能阻止应激诱导的过早衰老。C-末端赖氨酸乙酰化修饰的 p53 可加速小鼠胚胎成纤维细胞和胸腺细胞衰老,且使细胞更易受 DNA 损伤的激活。相反,消除乙酰化位点的 p53 不能介导复制性衰老和 OIS。这些研究均证实了 SIRT1 对 p53 的去乙酰化可阻止其对衰老的诱导。

5. miR-34 与衰老 miRNA 与发育、衰老、免疫和肿瘤等病理生理过程密切相关。有近 1/3 的哺乳动物基因受 miRNA 的调控,miRNA 在机体发育、衰老、免疫及肿瘤等病理生理过程发挥着重要的作用。多种 miRNAs 参与了衰老相关基因的表达调节,如 miR-23a、miR-26a、miR-30a 抑制 HMGA2 蛋白生成,是引发 MSC 干细胞衰老的原因之一;miR-29 和 miR-30 靶向抑制 B-Myc 表达,而 B-Myc 过量表达可以阻止 RAS 癌基因诱导的细胞衰老。

在大鼠和线虫 microRNA 芯片的研究中发现 miR-34 随年龄增长表达上调,体外研究也证实 miR-34 能通过调控细胞周期等途径加速细胞衰老的进程。microRNA 芯片结果显示,大鼠和小鼠多种组织 miR-34 的表达随年龄增长显著上调。在线虫 microRNA 芯片研究中发现,miR-34 的表达在衰老表型出现前就明显升高。体外实验也证实,高表达的 miR-34 能导致细胞周期停滞,细胞衰老相关性 β-gal(SA-β-gal)表达增加,细胞衰老进程加速。

He 等通过体外研究发现,miR-34 能够直接作用于 CDK4、CCNE2 及 MET 基因的 3-U'RT 序列抑制其蛋白表达,从而使细胞周期停滞于 G1 期,促进细胞衰老。肺二倍体成纤维细胞(IMR90)是常用的复制性衰老细胞模型,IMR90 细胞转染含 miR-34a 或 miR-34b/c 前体的慢病毒后,增殖能力明显下降,细胞衰老加速。MDM2 抑制剂 nutlin-3 能通过激活,诱导 miR-34a、miR-34b 和 miR-34c 表达上调,进而促进人肺成纤维细胞和肿瘤细胞衰老样改变。提示 miR-34 可能具有促进衰老的作用。

6. 甲基化与衰老　Berdyshev 等 1967 年首次报道,低等动物在衰老过程中其体内的全基因组低甲基化水平明显下降,此后的研究也证明了上述情况。2008 年,一项以 100 个样本为对象并进行了长达 10 年的观察发现,随着年龄的增长全基因组低甲基化水平呈现出明显下降趋势。以上结果提示,随着衰老的发生,其 DNA 结构的稳定性可能会下降。

与全组基因低甲基化水平在衰老中的下降趋势不同,DNA 高甲基化在衰老过程中则表现出相反的趋势。Oakes 等应用限制性标记基因组扫描技术检测衰老小鼠的生殖细胞后发现,其 DNA 高甲基化水平明显上升,这种异常的 DNA 高甲基水平很可能通过影响相关基因的正常表达,而引起后代生物学形状的异常。在衰老的过程中,DNA 甲基化能够通过调节基因的表达而影响干细胞的自我调节能力和应激反应。

无论全基因组低甲基化水平升高,还是特定基因 DNA 高甲基化水平上升,其最终导致的一致结果都是干细胞在衰老过程中自我调节能力和应激反应能力下降。最近发现在衰老进程中,DNA 特异位点高甲基化的基因包括肿瘤抑制基因 Cox7a1、Lox、Runx3、Tig1、$p16^{ink4A}$、RassF1 等,生长发育基因 IGF2、c-Fos,参与 DNA 损伤修复基因 MLH1 以及一些信号传递基因 FZD1 和 FZD7 等,这些改变与衰老的临床病理表现具有明显相关性,如肿瘤、神经退行性病变、心血管疾病等。

衰老过程中因 H4K20 甲基化水平上升而使肿瘤抑制基因 RB 的表达受到抑制也是老年肿瘤患者发病的一个重要因素。Cox7a1 是参与糖代谢的重要分子,而在衰老过程中存在 Cox7a1 基因的 DNA 甲基化水平明显增加的现象,这就意味着在糖代谢中 Cox7a1 的作用受到了限制。

(二) 肾藏精与基因调控的关系

1. 肾虚与基因调控　细胞衰老是现代生命科学中兴起的新的研究领域,在传统中医理论中没有相关的记载。在机体衰老方面,肾虚衰老一直占主导地位,肾为先天之本,肾主藏精,肾精直接关系到人体的生长、发育、生殖和衰老,而补肾益精是延年祛病的基本法则。虽然人体衰老的规律并不能简单地应用于细胞衰老,但可以作为线索探索补肾与细胞衰老的关系。

胡兵等研究发现,补肾可以影响 WI38 细胞衰老的进程,并与细胞衰老相关基因 p53、CDKN1a($p21^{WAF-1}$/Cip1)、CDKN2a($p16^{ink4A}$)转录与表达相关;补肾可以影响胚胎干细胞 CRL-1825 增殖、衰老等生命活动,并与 Wnt、Oct4、CDKN2a($p16^{ink4A}$)等基因相关。可以认为肾在微观领域与细胞衰老密切相关。细胞衰老另一机制源于对细胞周期的研究,发现衰老细胞在细胞周期中只能停滞于 G0、G1 期,无法进入 S 期启动染色体的复制以完成增殖活动,其间 p53、$p16^{ink4A}$、$p21^{WAF-1}$ 等 CDK 抑制基因的表达启动为其周期限制因素,这些基因的导入或表达激活可以诱导细胞进入衰老状态。

2. 中药复方对基因调控的影响　中医学认为肾为先天之本、肾主藏精,影响机体的生长、发育与衰老,胡兵等研究发现补肾益精中药复方可以影响细胞周期,减缓细胞衰老,在一定程度上佐证了这一理论。补肾益精中药复方影响细胞周期,减缓细胞衰老与下调 p53、$p16^{ink4A}$、$p21^{WAF-1}$ 等 CDK 抑制基因的表达相关。

补肾复方右归饮及补肾益寿胶囊均可显著降低皮质酮鼠激活诱导的 T 细胞凋亡,提示下调激活诱导的 T 细胞凋亡可能是补肾法改善皮质酮鼠 T 淋巴细胞功能的重要机制之一。

沈自尹等研究发现,老年大鼠存在 T 细胞过度凋亡,补肾方下调 T 细胞凋亡可能是补肾延缓免疫衰老的主要机制。两个补肾方均能下调高表达的 FasL 基因,而活血方没有这种作用,由此说明下调老年大鼠 T 细胞的过度凋亡是补肾方的作用机制之一。两个补肾复方均能有效地降低老年大鼠 T 细胞的过度凋亡,并可下调促凋亡基因 FasL、TNFR,基因的表达,从而抑制 caspase-8 和 caspase-3 的凋亡级联反应。补肾益寿胶囊下调老年人促凋亡基因表达,上调抗凋亡基因表达,由此实现延缓免疫衰老。两个补肾方对于老年大鼠高表达的 FasL 有负调控效应,而活血方则不能,说明补肾方抑制老年大鼠的 T 细胞过度凋亡是通过下调 FasL 而获得的。两个补肾方均可下调老年大鼠的 FasL、TNFR 基因表达,鉴于 FasL 与 TNFR 具有一个同源结构的死亡域,体现了 FasL 与 TNFR1 多基因的协同作用。在老年人的实验中进一步观察到,补肾方不但下调促凋亡基因 FasL 与 TNFR1,还上调抗凋亡基因 Bcl-2,重塑基因之间的平衡,使得调控总效应对补肾方的应答沿着一个方向进行。

宋淑霞等用醋酸泼尼松制备肾虚衰老动物模型,发现金匮肾气丸可提高模型组小鼠腹腔巨噬细胞 IL-1、脾脏细胞因子 IL-2、IL-12 活性及脾脏 IL-1、IL-2、IL-12 mRNA 的表达;上调 ConA 刺激的脾细胞 CD4O、CD4OL 基因表达,对醋酸泼尼松所致的免疫抑制有一定的缓解作用。王新玲等研究表明,金匮肾气丸能够显著提高大鼠血液 SOD 活性,抑制自由基生成并降低 MDA 水平,细胞凋亡率显著降低。这些作用可能是金匮肾气丸抗衰老作用的机制之一。

耿洁选用了左归饮与右归饮,以人胚肺成纤维细胞 ZBS 细胞株为研究对象,以血清药理学为载体,联合运用形态学观察、生化学检测、流式细胞术分析及分子生物学等不同方法,探讨了两首名方的抗衰老作用及机制。结果显示:①补肾阴方左归饮与补肾阳方右归饮在体外实验中有延缓衰老的作用,且右归饮的作用优于左归饮;②通过增强超氧化物歧化酶 SOD 的活性,降低脂质过氧化物 MDA 的含量,改善自由基代谢,可能是补肾阴方左归饮与补肾阳方右归饮延缓衰老的机制之一。戴薇薇等研究显示,滋补肾阴方药左归丸、温补肾阳方药右归丸能通过提高 BDNF、TrkB 基因的表达,进而改善老年大鼠的学习记忆功能,延缓机体衰老。

在与衰老相关基因的研究发现,石斛合剂,可以明显降低衰老及衰老糖尿病(DM)大鼠胰腺组织凋亡相关基因 Bax,增加 Bcl-2 mRNA 及蛋白表达,即调整 Bax 和 Bcl-2 mRNA 及蛋白表达的失衡。

黎志萍等通过由熟地黄、何首乌、肉苁蓉组成的补肾方对自然衰老的 SD 大鼠肝脏衰老相关基因表达的分析显示;补肾方可明显下调肝脏 p16 和 Cyclin D1,上调 PCNA 和 Cyclin E 基因 mRNA 与蛋白的表达。

健脾补肾中药敦煌石室大宝胶囊由熟地黄、黄芪、当归、茯苓、大黄等药物经过提取、分离而成,具有强肾填精、健脾益气、涤痰祛瘀、安和五脏功效。梁玉杰等实验结果表明,衰老模型大鼠胸腺、脾脏指数及血清 IL-2 计数水平显著下降($P<0.05$),血清 IL-6 水平升高($P<0.05$);健脾补肾中药可显著升高衰老大鼠胸腺、脾脏指数和血清 IL-2 水平($P<0.05$),降低血清 IL-6 水平($P<0.05$),说明其具有保护免疫器官、维持并调节免疫功能作用。

3. 单味药对基因调控的影响　夏世金等研究结果发现在延缓 NEI 系统衰老方面,淫羊藿能发挥治疗作用。进一步分离淫羊藿的药效组分,发现淫羊藿总黄酮(EF)对 NEI 系统具有广泛而确切的作用。在衰老干预的系列研究中发现 EF 能重塑老年大鼠 T 淋巴细胞凋亡相关基因的平衡而延缓免疫衰老;EF 通过抑制 p16 基因表达,促进磷酸化 Rb 蛋白的产生,从而延缓衰老细胞端粒长度的缩短,发挥延缓细胞衰老的作用。EF 能上调神经递质受体的表达并通过 NEI 网络的下行通路激活神经内分泌和免疫系统;通过下调促凋亡、抗增殖基因,上调抗凋亡、促增殖基因的表达,重塑淋巴细胞基因表达的平衡,延缓免疫衰老。

沈自尹等研究观察到 EF 使原癌基因 c-Fos、c-myc、a-Raf、Cyclin D1、c-Jun 等上调,同时亦伴有抑癌基因 Rb 下调,显而易见这里是原癌基因处于强者态势起着主导作用,并由抑癌基因的良性互动,从而加强了促增殖、抗凋亡的信号转导。刘小雨等研究认为衰老状态下大鼠淋巴细胞中 p65、IKBα、IKBε 磷酸化蛋白表达明显不足,淫羊藿总黄酮能够显著上调衰老状态下以上蛋白的表达,有效的延缓免疫衰老。

杜文静等研究发现淫羊藿苷可调节抑凋亡基因蛋白 Bcl-2 和促凋亡基因蛋白 Bax 的表达,促进肺内嗜酸性粒细胞(EOS)凋亡,减少 EOS 浸润。包宇等实验显示,淫羊藿苷可以缓解肾阳虚小鼠睾酮及性腺雄激素受体基因的表达下调以及提高肾阳虚小鼠血清的皮质醇和睾酮的水平,并能调控促肾上腺皮质激素释放激素(CRH)和阿片黑色素促皮质激素原(POMC)基因表达。

枸杞多糖有抗氧化、延缓衰老的作用. 枸杞多糖能够有效地降低老年大鼠 T 细胞的过度凋亡,而且可以下调促凋亡的 TNFR1 基因 mRNA 表达及上调抗凋亡的 TNFR2 基因 mRNA 表达,表明枸杞多糖下调促凋亡基因表达的同时上调抗凋亡基因的表达,从而改善老年大鼠 T 细胞过度凋亡的状态。枸杞多糖通过调节 Bcl-2/Bax 蛋白的表达而诱导肿瘤细胞的凋亡。杨圣等发现在肾脏组织中,枸杞多糖作用后下调幅度最大的是参与免疫/炎症反应的几个基因,CC15 基因表达 CC15,调控先天性免疫反应,据报道能抑制 T 细胞应答,加剧肿瘤发生;CC18、Gbp1、H2-DMb1 等基因目前已知功能较少。枸杞多糖上调主要在代谢方面,特别注意到 Lep 基因,上调幅度达 2.71 倍,是个多能的代谢调控基因。而上调幅度最大的是凋亡途径,Cidea 基因主要参与凋亡、脂质代谢途径,它能参与调节能量平衡与肥胖发生,表达的 CIDE-A 是第一个发现的在调控生热作用以及肥胖与糖尿病发生方面直接调节 Ucp1 活性的蛋白;Cidec 基因目前只知道其主要参与凋亡以及诱导凋亡发生. 在免疫反应方面,CD1d 的表达可调控急性病毒感染引起的免疫反应的量级,此外抗原递呈细胞表达的 CD1d 以及受限于 CD1d 的 NKT 细胞对于伤后免疫抑制是必须的。

在对软骨细胞复制性老化的研究中发现,鹿茸多肽显著抑制老化相关 β 半乳糖苷酶的表达、促进大鼠软骨细胞增殖、减少 G1 期细胞含量、促进软骨细胞胞外基质糖胺聚糖(GAG)、Ⅱ 型胶原、聚集蛋白聚糖(aggrecan)蛋白表达。

人参是"补气生血"的要药,具有抗衰老、抗氧化、提高免疫力等功能。人参皂苷是其主要的药理活性成分,研究发现人参皂苷单体 Rg1 具有延缓细胞衰老的作用。周玥等研究结果提示人参皂苷单体 Rg1 具有延缓 t-BHP 诱导的 Sca-1+HSC 衰老的作用,Rg1 延缓衰老比治疗衰老效果更好,这种作用与 $p16^{ink4A}$ mRNA 及蛋白的表达水平改变有关,推测 $p16^{ink4A}$ 通过 p16-RB 通路在 Rg1 延缓 Sca-1+HSC 衰老过程中发挥重要调控作用。

六、肾藏精-干细胞-衰老关系的研究

"肾藏精、主骨、生髓、化血。"若肾精亏虚,则骨髓生化乏源,导致骨髓减少,血源枯竭,血化不足,从而导致相关疾病的发生和机体的衰老。对于肾精具体是人体的何种物质这一问题,沈自尹推测肾精可能相当于人体的干细胞。现研究发现,干细胞在人体的衰老过程中起着重要的作用。

(一) 干细胞与衰老的关系

1. 干细胞增殖与衰老 为探讨衰老大鼠骨髓间充质干细胞(BMSC)的生物学特点,景鹏伟等采用雄性健康 SD 大鼠随机分为正常组和衰老模型组。衰老模型组:大鼠皮下注射 D-半乳糖 120mg/kg,qd×42;正常对照组:大鼠皮下注射等时与等量生理盐水。结果显示,与对照组相比衰老模型组大鼠 BMSC 增殖能力显著下降;处于 G0/G1 期的 BMSC 比例增高、S 期细胞比例降低,细胞阻滞于 G1 期。

2. 干细胞分化与衰老 彭彬等将从新生 SD 大鼠海马组织中分离纯化的第 3 代神经干细胞在 37℃、体积分数 5% CO_2 和神经干细胞完全培养基中培养 2 小时为对照组,在对照组基础上加入终浓度为 100μmol/L 的三丁基过氧化氢培养 2 小时构建神经干细胞体外衰老模型为衰老模型组。采用衰老模型组进行神经干细胞分化能力检测,再用含体积分数 10% 小牛血清的 DMEM/F12 诱导其分化培养 7 天后,与对照组比较,其分化形成的神经元的数密度较对照组显著降低了 61%($P<0.05$),说明在衰老模型中神经干细胞的分化能力下降。

3. 干细胞微环境与衰老 干细胞受多种内在机制和微环境因素的影响,其自身有许多调控因子可对外界信号起反应从而调节其增殖和分化;干细胞周围的微环境似"龛",有相关转录因子、促生长因子、营养因子等,维持干细胞的增殖、分化。细胞外基质对细胞微环境的体外再造,以有效保持干细胞特性是必需的,研究不同微环境对细胞生长及细胞系维持具有重要意义。

袁君杰等采用全骨髓贴壁分离法培养人骨髓间充质干细胞(hBMSC),传至第 3 代后分别在 4 种微环境下培养:10% 胎牛血清(FBS)组、10% 小牛血清(CS)组、1g/L 植物源重组人血清白蛋白(OsrHSA)组、单纯 DMEM 组。结果发现:单纯 DMEM 组培养 hBMSC,细胞增殖率基本不变,后期下降;10% FBS 组、10% CS 组和 1g/LOsrHSA 组均能显著提高 hBMSC 增殖率($P<0.05$),以 10% FBS 组效果最好。碱性磷酸酶染色和茜素红染色显示,单纯 DMEM 组和对照组均未发现钙沉积阳性细胞;10% FBS 组、10% CS 组和 1g/LOsrHSA 组在各阶段均出现阳性染色,随着诱导时间延长颜色明显加深;10% CS 组和 1g/LOsrHSA 组各时

间段阳性染色程度明显较 10% FBS 组弱,10% CS 组其次,1g/LOsrHSA 组最差。说明细胞外基质微环境对 hBMSC 生长分化至关重要,含血清的微环境能更好地促进 hBMSC 增殖及维持 hBMSC 分化特性。

（二）肾藏精与干细胞的关系

1. 肾藏精与干细胞关系理论的提出　肾藏精中精的来由按《灵枢·决气》"两神相搏,合而成形,常先身生,是为精",说明先天之精秉受于父母,是构成人体胚胎的原始物质。因此,沈自尹推测肾所藏之精可相应于胚胎干细胞以及其他分化为各种组织器官的成体干细胞。《素问·六节藏象论》云:"肾者主蛰,封藏之本,精之处也。"干细胞一般处于休眠状态,只有出现损伤或刺激时才会被唤醒（激活）,提示精平时是藏而不露的,这对肾藏精有进一步的理解。

2. 单味中药对干细胞增殖的影响　探讨何首乌含药血清体外对骨髓间充质干细胞（MSC）增殖的影响及机制。张进等分离、培养大鼠 MSC,何首乌含药血清诱导培养 MSC 72 小时后,MTT 法检测大鼠 MSC 增殖情况;反转录聚合酶链反应（RT-PCR）检测增殖过程中不同细胞因子 mRNA 表达;实时聚合酶链反应（real-time PCR）检测 SCF mRNA 表达;蛋白质印迹法（Western Blotting）检测 SCF 蛋白表达;ELISA 法检测培养上清液 SCF 含量。10% 何首乌含药血清具有明显促进 MSC 增殖的作用,并明显促进 SCF mRNA 表达及可溶性 SCF 蛋白的分泌。说明 10% 何首乌含药血清具有促进 MSC 增殖的作用,可能与其促进 SCF mRNA 表达、诱导 MSC 分泌可溶性 SCF 蛋白增多有关。

3. 中药复方对干细胞增殖的影响　黄永铨等观察补肾活血汤及其拆方提取物对骨髓间充质干细胞生长的影响。补肾活血汤全方组、补肾组（熟地黄、菟丝子、杜仲、肉苁蓉、枸杞子、补骨脂、山萸肉）、活血组（当归、红花、没药）、空白对照组。结果显示:与空白对照组比较,补肾组、全方组、活血组均具有不同程度促进细胞增殖的作用（$P<0.05$）。第 1 天为潜伏期,各组细胞增殖差异均无统计学意义（$P>0.05$）。第 3 天开始,细胞进入快速增殖期,补肾组、全方组均表现出显著促增殖作用（$P<0.05$）。第 5 天,补肾组、全方组仍维持较高的促增殖活性（$P<0.05$）,活血组促增殖活性较前增强,与空白对照组比较,差异有统计学意义（$P<0.05$）。第 7 天,空白对照组细胞已进入平台期,而补肾组、全方组、活血组细胞仍呈现促增殖作用（$P<0.05$）,其中补肾组最强。

动物实验证明活血化瘀补肾壮骨中药对 MSC 向成骨细胞分化增殖的影响。闫宝勇等采用 6 只雄性比格犬实验,分为含药血清组（A 组）、无药血清组（B 组）和胎牛血清组（C 组）。A 组的血清来自活血化瘀补肾壮骨中药经煎制后,按犬体表面积折算等效剂量,2 只比格犬连续喂服 7 天后经股动脉采血制备而成;B 组的血清采用等剂量生理盐水,2 只比格犬喂服 7 天后经股动脉采血制备而成;C 组的血清直接购买。另外 2 只比格犬由胫骨获取骨髓,经 Ficoll 分离液进行梯度离心,MSC 经含胎牛血清的 DMEM 培养,传代后在培养液加入矿化诱导液（甘油磷酸钠、维生素 C 和地塞米松）促使其向成骨细胞分化,I 型胶原蛋白免疫组化鉴定成骨细胞,银染色和茜素红染色鉴定钙结节。分别将诱导后的细胞在 A 组、B 组和 C 组 DMEM 中培养。通过甲基噻唑基四唑法（MTT）和碱性磷酸酶（ALP）活性的检测分别观察 MSC 分化生长的情况。显示原代培养 MSC 细胞形态以梭形为主,诱导培养后细胞呈多边形,细胞有突起,I 型胶原蛋白表达呈阳性,继续培养至 10~14 天,细胞量达到高峰,出现钙化结节,银染色和茜素红染色呈强阳性。MTT 法检测的生长曲线显示,3 组细胞数量逐渐增加。

4. 单味中药对干细胞分化的影响　探讨益肾中药龟甲对大鼠 MSC 体外向成骨分化的影响。黎晖等,使用密度梯度法分离成年大鼠 BMSC,观察在培养液中添加不同浓度龟甲血清条件下 MSC 的成骨变化。结果形态学表明,MSC 贴壁细胞呈集落生长,有成纤维细胞外观。龟甲组碱性磷酸酶、钙化结节、骨钙素明显升高,与对照组比较具有显著性差异（$P<0.05$）,说明 MSC 受龟甲诱导高效地向成骨细胞分化。

5. 中药复方对干细胞分化的影响　通过动物实验于体外条件下观察补肾中药对大鼠骨髓基质干细胞增殖分化的影响。余可和等将不同浓度的补肾中药方剂与骨髓基质干细胞体外共同培养,测定细胞增殖功能,检测成骨细胞增殖与分化指标（包括碱性磷酸酶、矿化结节）。结果发现与空白组比较,浓度 100mg/L、200mg/L 的补肾中药在不同时间段均可提高 BMSC 增殖率（$P<0.05$）;与空白组比较,浓度 20mg/L、40mg/L、100mg/L、200mg/L 的补肾中药可使 ALP 活性增强、矿化结节数量增多（$P<0.05$）。说明较高浓度的补肾中药能促进 BMSC 的成骨潜能。

进一步用动物实验观察补肾益精中药对兔骨折后不同时点 BMSC 分化为成骨细胞的影响。王斌等将 20 只白兔随机分成 4 组,即正常对照组、骨折模型组、中药治疗组、西药治疗组。分离培养骨折端 BMSC,取 P3 代 BMSC 并向成骨细胞诱导分化,分别采用碱性磷酸酶(ALP)试剂盒、骨钙素(OCN)试剂盒检测 ALP 活性、OCN 水平。发现随着用药时间的延长,各骨折组 ALP 活性和 OCN 水平均逐渐增强。在骨折后第 14、21 天,中药治疗组 ALP 活性、OCN 水平均高于其他 3 组。说明补肾益精法可促进兔骨折后不同时点 BMSC 向成骨细胞分化。

6. 补肾方药对干细胞微环境的影响 补肾益髓法的代表方益髓生血颗粒能够促进骨髓造血。王文娟等将 78 只雄性昆明种小鼠随机分为空白组、模型组、阳性药组、益髓生血颗粒高、中、低剂量组,每组 13 只。采用^{60}Co-用射线全身一次性照射造成小鼠骨髓急性损伤模型。以益髓生血颗粒高、中、低 3 个剂量及重组人粒细胞刺激因子分别作用于骨髓急性损伤小鼠 14d 后,采用放射免疫法检测外周血及骨髓中干细胞因子(SCF)、白细胞介素-3(IL-3)、粒细胞巨噬细胞集落刺激因子(GM-CSF)、粒细胞集落刺激因子(G-CSF)的含量。结果发现与模型组相比,益髓生血颗粒高剂量组血中 GM-CSF、骨髓中 IL-3 和 SCF 含量明显升高($P<0.05$),中剂量组血中 GM-CSF、骨髓中 IL-3 含量明显升高($P<0.05$),低剂量组血及骨髓中 GM-CSF、骨髓中 IL-3 和 SCF 含量明显升高($P<0.05$)。说明补肾益髓法可增加辐射损伤小鼠骨髓微环境中造血生长因子 GM-CSF、IL-3、SCF 的含量,从而有效促进髓系造血。

小型猪心肌细胞(cMs)裂解液对人 BMSC 的体外诱导分化作用。曹欣欣等用小型猪心肌细胞裂解液诱导人 BMSC 所得心肌样细胞表达 cTnT、Cx43 和 CD31;5-氮胞苷诱导组 MSC 表达 cTnT 和 Cx43,不表达 CD31。细胞免疫化学证明,经心肌细胞裂解液诱导 MSC 表达 CD31,而经 5-氮胞苷诱导 MSC 不表达。CD31 是血管内皮细胞的表面标记抗原之一,说明心肌细胞裂解液可将部分 MSC 诱导分化为内皮样细胞,而 5-氮胞苷不具有此种作用。说明心肌细胞裂解液中某些成分可以促进 MSC 向内皮细胞分化。这种作用为改善移植部位的缺血状态可能会提供一定帮助。心肌细胞裂解液可以将具有多向分化潜能的 MSC 诱导为包括心肌细胞和血管内皮细胞在内的一个细胞群体,与 5-氮胞苷单一的肌细胞诱导作用相比,它更有助于提供心肌再生所需的合适环境。

肾藏精是中医藏象理论的重要内容之一。将干细胞的概念和中医肾藏精理论研究有机联系在一起,使抽象的肾藏精理论具体化、客观化。

第四节 "肾-脑系统"与老年性痴呆

"痴呆"以呆傻愚笨为主要临床表现的一种神志疾病。早期以记忆减退为主,病情轻者可见近事遗忘,反应迟钝,寡言少语,日常生活活动部分自理等症;病情重者常表现为远事遗忘,时空混淆,计算不能,不识亲人,言辞颠倒,或重复语言,或终日不语,或忽哭忽笑,神情淡漠或烦躁,不欲饮食,或饮食不洁,或数日不知饥饱,日常生活和活动完全需要他人帮助,甚至不能抵御危险伤害。

一、相关理论概述

(一) 中医对老年痴呆的认识

1. 源流 人们对脑的认识,最早应追溯到春秋战国时期。《黄帝内经》中对脑的解剖、生理功能已经有了一定的认识。如《灵枢·海论》载有:"脑为髓之海,其输上在于其盖,下在风府。"《灵枢·骨度》:"头之大骨围二尺六寸……发所复者,颅至项尺二寸,发以下至颐长一尺。"同时,《黄帝内经》时代已经认识到人的精神、智能、视听感觉、肢体运动等,都与"脑""髓"有着直接关系。

《素问·脉要精微论》曰:"头者,精明之腑也。"《灵枢·海论》:"脑为髓之海""髓海有余则轻劲多力,自过其度;髓海不足,则脑转耳鸣,胫酸冒眩,目无所见,懈怠安卧"。《灵枢·大惑论》曰:"五脏六腑之精气,皆上注于目为之精……随眼系以入脑。"《灵枢·天年》曰:"六十岁,心气始衰,苦忧悲,血气懈惰,故好卧……八十岁,肺气衰,魄离,故言善误。"说明人到老年,脑功能衰退而懈惰嗜卧、言善误等,这些描述与现代老年痴呆症状颇为相似。

魏晋时期皇甫谧在《针灸甲乙经》中将这些症状称为"呆痴",宋代王执中在《针灸资生经》中称"痴证"。明代杨继洲《针灸大成》分别载有"呆痴""痴呆""愚笨"病名;《类证治裁》认为"脑为元神之腑,精髓之海,实记性之所凭也"。

明代张介宾在《景岳全书》中立"癫狂痴呆"的专论,将痴呆于癫狂分论,并对其病因病机、病症描述、治疗预后诸方面均作了较详细的论述。指出:"痴呆症,凡平素无痰,而或以郁结,或以不遂,或以思虑,或以疑惑,或以惊恐而渐至痴呆,言辞点到,举动不经,或多汗,或善愁,其证千奇万怪,无所不至,脉必或弦或数,或大或小,变易无常。此其逆气在心,或肝胆二经气有不清而然,但察其身体强壮,饮食不见,别无虚脱等证,则悉宜服蜜煎治之,最稳最妙。然此证有可愈者,有不可愈者,亦在乎胃气元气之强弱,待时而复,非可急也。凡此诸证,若以大惊卒恐,一时偶伤心胆,而致失神昏乱者,此当以速扶正气为主,宜七福饮或大补元煎主之。"

至清代,王清任《医林改错·脑髓说》认为"灵机记性在于脑""年高无记性者,脑髓渐空",并指出了人的耳、目均连于脑,为脑所之支配,如脑髓不充则耳目不聪。清代叶天士在《临证指南医案》中称"神呆"。这些都阐明了脑髓于灵机、记忆的关系。另外,中医古籍记载的"脑髓消","消"是指消耗、消失,脑髓消可以演致呆、傻、愚诸证,似与现代医学所称的脑软化、脑萎缩相似。

清代陈士铎《辨证录》有"呆病门"。赵学敏《串雅内编》曰"呆病郁抑不舒,愤怒而成者有之,羞恚而成者有之""呆病如痴,默默不言,悠悠如失……此等皆由痰气结成"。《辨证录》对其病因病机分析曰:"大约其始也,起于肝气之郁;其终也,由于胃气之衰。肝郁则木克土,而痰不能化,胃衰则土不制水而痰不能消,于是痰积于胸,盘踞于心外,是神明不清,而成呆病矣。"并提出主要治法是"开郁逐痰,健胃通气",立方有洗心汤、转呆丹,对临床施治有一定参考价值。

从临床表现和诊治方法来看,明清以来所论之"痴呆"和"呆病"主要表现为精神障碍,发病原因主要是精神刺激。

2. 病因病机

(1)七情所伤、痰郁互结:中医学人为,情志是脏腑功能活动的外在表现,神志是脏腑功能活动的主宰和灵慧所在。若郁怒愤恚而隐含不泄,或屈隐之事难以启齿,或事不如愿无可诉衷,或大怖惊恐志意懦怯,或久思积虑或敏感,以致情伤于外而气郁内,势必酿成神识呆滞之患。《景岳全书·杂证谟》曰:"痴呆症,凡平素无痰而或以郁结,或以不遂,或以思虑,或以疑惑,或以惊恐而渐至痴呆。"

(2)年老体衰、脑失所养:人至老年,体力渐衰,肝肾亏虚,心脾不足,气血虚弱,精神衰少至脑髓空虚;或将息失宜,烦劳过度;或大病久病,邪热久羁,耗气伤精,津液消脱,脑髓渐消而产生健忘、呆傻、愚笨等症。

(3)心肾不交、智慧不生:《医方集解·补养之剂》认为痴呆与"心肾不交"有关:"人之精神与志,皆藏于肾,肾精不足则志气衰,不能上通于心,故迷惑善忘也。"陈士铎《辨证录》指出:"人有老年而健忘者,近事不多记忆,虽人述其前事,犹若茫然,此真健忘之极也,人以为心血之涸,谁知是肾水之竭乎?"《辨证奇闻》中再次强调:"老年健忘,远近事多不记忆,此健忘之极。人谓心血涸,谁知肾水竭?"程国彭《医学心悟》有言:"肾者,作强之官,技巧出焉。心者,君主之官,神明出焉。肾主智,肾虚则智不足,故喜忘其前言。又心藏神,神明不充,则遇事遗忘也。健忘之症,大概由于心肾不交。"沈金鳌《杂病源流犀烛》明确指出:"健忘,心肾不交病也。"

(4)饮食不节,痰浊阻窍:因肝郁克脾,或思虑伤脾,或饮食不节,脾胃受损,运化失司,痰浊内生;或久嗜烟酒肥厚,酿湿生痰;或脾胃虚弱,气化失司,痰湿内生,致痰浊内阻,上蒙清窍,神明失用,神情失常,发生痴呆。正如《石室秘录》云:"痰势最盛,呆气最深。"

(5)瘀血阻络,清窍失灵:瘀血或外伤,或年高气血运行迟缓,或气机不畅,痰湿郁窒,或久病入络,致血脉凝滞为瘀,阻于脑络,清窍失灵,发生痴呆。《类证治裁》云:"若血瘀于内,而善忘如狂。"

(6)肾精不足,髓海空虚:《灵枢·经脉》:"人始生,先成精,精成而脑髓生。"王清任《医林改错》:"年高无记性者,脑髓渐空也。"脑髓以先天之精作为主要的物质基础,并依赖于后天之精的不断充养。民国张锡纯认为脑为髓海,由肾中真阳、真阴之气酝酿化合以成。经络学说认为,肾与脑通过督脉、膀胱经相互络属,发生联系。肾藏精,肾中之精气通过经脉而上行养脑。肾精充盛,脑髓得养,脑力充沛,元神旺盛,神机聪明。清代名医何梦瑶也认为脑为髓海,肾之精,在下为肾,在上为脑,虚则皆虚,所以健忘证属肾虚。肾主智,肾虚则智不足,故衰老肾亏,是发生痴呆的首要因素。

由于髓减脑消,神机不能维持正常的功用,渐渐出现呆傻愚笨等。正如《医林改错》所云:"小儿无记性者,脑髓未满;年高无记性者,脑髓渐空。"高度概括了痴呆的脑枯神呆发病机制。

由于脑为中清之脏,元神之腑,总统诸神,故痴呆病位主要在脑,但其发病还与五脏功能失调密切相关,其中与肾、心、肝及脾四脏尤为密切;其病理基础为髓减脑消,神机失用。由于老年期痴呆是伴随年龄增长而逐渐多发,因此,年高肾虚精亏,是本病最为主要的病机。从病理性质来看,本病多为本虚标实,虚实夹杂之候:本虚为阴、阳、精、气、血亏虚,标实为气、火、痰、瘀内阻于脑。

本病病机上常发生转化,一是气滞、痰浊、血瘀之间可以互相转化,或相兼为病,终致痰瘀交结,使病情缠绵难愈。二是气滞、痰浊、血瘀日久,可化热,而形成肝火、痰热、瘀热,甚或肝阳化风,均可上扰清窍;进一步发展,可耗伤肝肾之阴,肝肾阴虚,水不涵木,阴不制阳,肝阳上亢,化火生风,上扰清窍,而使痴呆加重。三是虚实之间的相互转化,实证的痰浊、瘀血日久,若损及心脾,则气血不足;或耗伤心阴,神明失养;或伤及肝肾,则阴精不足,终至脑髓失养,转化为痴呆虚证。而亏虚病久,脏腑功能受累,气血运行失畅,或积湿为痰,或留滞为瘀,则又见虚中夹实之证。

(二) 现代医学对老年痴呆的认识

阿尔茨海默病(Alzheimer's disease,AD)又称老年性痴呆,是一种起病隐匿,以慢性进行性学习、记忆等认知障碍、人格改变为主要临床特征的中枢神经系统退行性疾病,是老年人群中的常见病和多发病。本病主要病理基础为大脑颞叶、顶叶、前额叶出现显著性萎缩,病理特点为老年斑(senile plaques,SP)和神经元纤维缠结(neurofibrillary tangles,NFTs)所致的海马神经元缺失。对于其治疗现代医学缺乏有效方法,而研究发现,补肾中药单体与复方可从不同作用靶点改善 AD 症状。

相关研究包括遗传因素、β-淀粉样蛋白、Tau 蛋白、神经递质、氧化应激损伤、金属离子、神经炎症等。其中,β-淀粉样蛋白(Aβ)假说是 AD 发病最重要的假说之一。Aβ 是跨膜蛋白淀粉样前体蛋白(amyloid precursor protein,APP)经过一系列分泌酶顺序剪切后的产物。Aβ 级联学说认为,AD 患者可能是由于 APP 和 PS 基因的突变产生过多的 Aβ 或高集聚能力的 Aβ1-42 在脑组织内沉积,对周围的突触和神经元产生毒性作用,最终引起神经元细胞的死亡。因为 Aβ 的异常分泌和产生过多,会导致 AD 的其他病理变化,所以认为是 AD 发病的核心环节。研究表明补肾复方或单体能有效降低脑内 Aβ 含量,保护神经元。对于 AD 发病学说的研究,进一步在现代分子生物学角度验证了肾与老年性痴呆之间的关系。

二、相关治法方药

(一) 辨证论治

老年痴呆常见证型有髓海不足、脾肾两虚、肝肾精亏、心肾不交、痰浊蒙窍、气滞血瘀、心肝火旺、痰瘀阻窍、气虚血瘀、毒损脑络等。其中,与肾相关有以下几种。

1. 髓海不足

主症:表情呆滞,双目少神,沉默少语,思维呆钝,记忆减退,或伴头昏目花,懈怠思卧,齿枯发焦,腰膝酸软,步履难艰,小便频数或失禁,舌体瘦小,舌质淡或淡红,苔薄白或少苔,脉沉细或无力。

治则:补肾益髓,填精养神。

方药:补肾益髓汤加减、七福饮、左归饮加减、龟龄集或六味地黄丸或左归丸或右归丸、定志丸,枕中丹、加减固本丸。

2. 肝肾阴虚

主症:智能减退,神情呆钝,腰膝酸软,头晕耳鸣,气短乏力,潮热盗汗,手足心热,舌质黯红,苔薄白,脉细弱或细数。

治则:补益肝肾,填精益髓。

方药:左归饮加减、知柏地黄丸、益肾健脑汤、天麻钩藤饮合镇肝熄风汤、拯阴理营汤。

3. 脾肾阳虚

主症:表情呆滞,双目少神,沉默少语,思维呆钝,记忆减退,伴有腰膝酸软,肌肉萎缩,食少纳呆,气短懒言,口涎外溢,四肢不温,腹痛喜按,鸡鸣泄泻,舌质淡白,舌体胖大,脉细弱。

治则:温补脾肾,健脑增智。

方药:还少丹、金匮肾气丸合四逆人参汤、真武汤、金匮肾气丸。

4. 心肾不交

主症:神志呆滞,智力减退,头晕眼花,心悸而烦,耳鸣耳聋,失眠多梦,腰膝酸软,舌红,苔薄黄,脉细数。

治则:益肾宁心,滋阴安神。

方药:六味地黄丸和天王补心丹、朱雀丸、养心汤、龙眼汤。

(二) 常用补肾复方制剂

六味地黄丸:出自《小儿要证直诀》,由熟地黄、干山药、山萸肉、泽泻、牡丹皮、白茯苓组成。具有滋补肝肾、养阴生精的作用,主要用于髓海不足、肝肾阴虚、心肾不交的证候。熟地黄为君药,滋阴补肾,填精益髓;山茱萸温肝逐风,涩精秘气;牡丹皮泻君相之伏火,凉血退蒸;山药清虚热于肺脾,补脾固肾;茯苓渗脾中湿热,而通肾交心;泽泻泻膀胱水邪,而聪耳明目。王红梅等通过研究六味地黄丸对肾虚型老年痴呆动物模型的改善作用发现六味地黄丸组小鼠的体重增长、自主活动、水迷宫上台潜伏期及游出率、跑步力竭时间、胸腺和脾指数、脾细胞刺激指数、血清皮质酮值等得到明显改善。

还少丹:出自《洪氏集验方》,由干山药、牛膝、山茱萸、白茯苓、五味子、肉苁蓉、石菖蒲、巴戟天、远志、杜仲、楮实、茴香、枸杞子、熟地黄组成。具有补肾健脾、益气生津的作用,主要用于脾肾阳虚的证候。熟地、枸杞子滋补肾阴、阴阳平补;配合杜仲、怀牛膝补肾同时强健腰膝;肉苁蓉、巴戟天、菟丝子、巴戟天、小茴香以温补肾阳;五味子养血敛阴,配合山茱萸涩精以固肾,芍药、茯苓、炒白术健脾以助运化;山药补脾益肾助元阳,菖蒲、远志通心神以安神。赵云等通过对还少丹治疗肝肾亏虚型血管性痴呆80例的研究发现:诸药配伍能调节中枢神经系统兴奋与抑制的平衡,增强神经功能的灵活性,提高脑细胞对缺血、缺氧的耐受力。这些药物所含的多种氨基酸、微量元素、维生素以及卵磷脂、蛋白质、糖类、激素、胆碱等成分,均有营养细胞的作用,可产生防治脑细胞受损伤并促进细胞的再生与修复过程的效果。还少丹能明显升高实验大鼠血清及肝组织中 GSH-Px 活性,降低丙二醛水平。

左归饮:出自《景岳全书》,由熟地、山药、枸杞、炙甘草、茯苓、山茱萸组成。具有壮水、养阴补肾的作用,主要用于髓海不足、肝肾阴虚、脾肾不足的证候。方中熟地滋肾阴,益精血而生髓,补肝肾而滋阴,以补真阴之不足;山药气阴双补,肺脾肾兼治,兼之略带涩性,补脾益阴,滋肾固精。山茱萸强阴益精,安五脏,通九窍,补养肝肾,固密精气,既能补益肾精,又能温肾助阳,味酸收涩,以秘精气;熟地黄与山药、山茱萸三者俱属阴柔之品,配伍应用,肝脾肾三脏同补,能加强滋阴、生精、填髓、健脑之效。枸杞子补肺滋肾益精,生精益气,补肝肾;菟丝子补肾,助精髓。茯苓利水渗湿,健脾,宁心。王玉宇等通过对左归饮加减治疗老年性痴呆60例的研究,发现治疗组中总有效率达到93%。

七福饮:出自《景岳全书》,由人参、熟地黄、当归、炒白术、炙甘草、枣仁、远志组成。具有补肾益髓,填精养神的作用,主要用于脾虚痰阻的证候。方中白术补中益气,健脾升阳,燥湿化痰;人参益心宁神,远志化痰开窍、醒脑安神,偏苦降以泄上逆之痰浊,二者共奏宁神益智,化痰开窍之功。贾海龙等通过对加味七福饮治疗老年痴呆30例临床观察发现鹿角胶、龟甲胶可改善微循环,防止脑组织缺血、萎缩,对各类老年性痴呆所致的智力低下、记忆力减退、言语迟缓、脑萎缩等症均有良好的疗效。临床通过运用加味七福饮治疗老年痴呆患者后发现,本方可减轻患者临床症状,改善和提高生活质量,延缓疾病进程,且无明显毒副作用,取得很好的疗效。

逐呆仙丹:出自《石室秘录》,由人参、白术、茯神、半夏、白芥子、附子、白薇、菟丝子、丹砂组成。具有化痰利窍、健脾补肾的作用,主要用于脾肾不足、脾肾两虚、痰瘀阻络的证候。茯神为君,使痰在心者尽祛之而出,其余之痰药,又得附子引之,无经不入,将遍身上下之痰,尽行祛入膀胱之中而消化。白薇、菟丝子安神妙药,丹砂镇魂定魄。

三黑荣脑汤:源于谢海洲经验方,出自《首批国家名老中医效验秘方精选(续集)》,由黑桑椹子、黑大豆、黑芝麻、黄芪、党参、熟地、菟丝子、枸杞子、全蝎、地龙、水蛭、土鳖虫、柴胡、羌活、陈皮、谷芽、麦芽组成。具有补肾健脾、益精荣脑、化瘀通络的作用,主要用于髓海不足,脾肾两虚、痰瘀阻络的证候。方中重用黑桑椹、黑大豆、黑芝麻、熟地黄、菟丝子、枸杞子益肾补脑,填精充髓。黄芪、党参补中健脾,益气升阳。羌活与柴胡配对,辛香气浓、味薄升散祛风,味少量轻,一则升阳达巅,行经入脑,使清阳之气贯注于脑,以壮髓海;二则醒脾助胃,以促化源,升清荣脑。陈皮、麦芽、谷芽可理气化痰,健脾和胃,顾护胃气,促进药食运化,补中兼疏。全蝎、地龙、水蛭、地鳖虫合称"四虫饮"。诸药合用,共奏标本兼施,以补为通,痰瘀并治,开窍醒脑之功。

疏调益智方1号、2号方:源于张志真经验方,1号方由党参、白术、胆星、半夏、茯苓、丹参、菖蒲组成,2号方由生黄芪、党参、丹参、水蛭、泽泻、淫羊藿组成。1号方具有除湿化痰、祛瘀开窍的作用,2号方具有益气升阳、祛瘀化浊的作用,主要用于肝肾亏虚、髓海不足的证候。方中生地、熟地、杞子、萸肉、首乌、黄精补肝益肾、滋阴填精;菟丝子、益智仁温补肾阳;党参、黄芪培补中元,补益脾肺;石菖蒲、远志、茯苓养心安神化湿。共奏滋补肝肾、益精填髓、养心通窍之功。张志真等通过对疏调益智方治疗血管性痴呆的临床研究发现AD病人GMP-140治疗后有显著降低,对抑制脑血栓的形成及减轻脑血管病的病理损害有积极意义。

益脑增智方:源于夏翔经验方,由黄芪、葛根、石菖蒲、川芎、淫羊藿组成。具有补气养阴助阳、化痰祛瘀醒神的作用,主要用于心气不足,肝郁气滞,脑海失养的证候。生地、熟地、枸杞子、山萸、首乌、黄精补肝益肾、滋阴填精;益智仁、菟丝子温补肾阳;党参、黄芪培补中元,补益脾肺;石菖蒲、远志、茯苓养心安神化湿,共奏滋补肝肾、益精填髓、养心通窍之功。党参、黄芪则对神经系统有兴奋作用,增强机体抵抗力,增强新陈代谢,促进细胞寿命,有抗衰老作用。

健脑复智饮:源于郑绍周经验方,出自《豫医国师:河南省国家级名老中医临证经验精要》,黄芪、葛根、炒葶苈子、赤芍、麦冬、蒸首乌、淫羊藿、全蝎、天竺黄组成。具有补肾活血、豁痰开窍的作用,主要用于气虚血瘀的证候。本方以益气活血为基本治法,并辅以化痰开窍、平肝潜阳、泻下、调和之品,共奏益气活血、化痰通络之功。

补肾健脑汤:源于段从存《名中医精神病科绝技良方》,由生地、熟地、巴戟天、山萸肉、菟丝子、枸杞子、远志、制首乌、太子参、黄芪、炒酸枣仁组成。具有补气健脑益智、安神养心的作用,主要用于肾精亏虚,脑失所养的证候。方中制首乌、山萸肉、菟丝子、地黄、枸杞子均为补肾健脑之主药,远志、酸枣仁安神、养心、开窍,太子参、黄芪补气健脑益智。张维颖等通过对补肾健脑汤治疗血管性痴呆的临床研究,发现此类药物多具有健脑益智,延缓衰老,清除自由基,调节脂质代谢紊乱,抗动脉粥样硬化,扩张血管,促进血液循环,改善脑供血,增强免疫功能,提高下丘脑-垂体-肾上腺(性腺)轴功能作用。

益肾健脑汤:源于么洪文,由枸杞、黄芪、熟地、淫羊藿、蚕蛾、黄精、蜂王浆、当归、刺五加、山楂、砂仁组成。具有补益肝肾、填精充脑的作用,主要用于髓海不足、肝肾亏虚的证候。党参、黄芪补气健脾;当归、白芍、首乌、丹参活血补血生新;熟地、首乌、山萸肉、菟丝子、鳖甲、龟甲峻补真阴;辅以远志、菖蒲、莱菔子开窍化瘀醒神;升麻一味既能升举阳气,又可作为引药上行。诸药合用,滋阴补肝,气血双调,化痰醒神,通利血脉,滋先天补后天,促使脏腑功能得以恢复而神明自调。袁玉红等通过对益肾健脑汤治疗老年性痴呆临床观察发现治疗总有效率92.73%。

益智醒脑汤:源于陈荣等,出自《名中医精神病科绝技良方》,由黄芪、益智仁、山萸肉、枸杞、茯苓、丹参、淫羊藿、牛膝、地龙、石菖蒲、生地、熟地菟丝子、女贞子、山药、炒神曲、炒麦芽、炒山楂组成。具有益肾填精的作用,主要用于痰瘀闭阻、脑脉不通的证候。益智仁、生熟地、山萸肉、山药、枸杞子、菟丝子、淫羊藿益肾填精;陈皮、半夏、菖蒲、胆南星豁痰开窍;丹参、赤芍、牛膝、地龙活血化瘀,共奏补益肾气、化痰开窍、活血通络的功效。牛敬宪等通过对益智醒脑汤治疗血管性痴呆的临床研究发现益智醒脑汤通过益肾填精、祛痰化瘀,维持了内皮素代谢的平衡,有效抑制了血管平滑肌的增殖,软化扩张血管,防止了动脉硬化的进一步发展;由于红细胞变形性的增高,使红细胞更易通过局部疼挛狭窄的微循环,增加了缺血缺氧坏死软化区的脑血流量,促进了脑细胞的代谢,对智能的改善起到了关键作用。

益脑汤:源于卢灿辉,出自《名中医精神病科绝技良方》,由熟地、太子参、黄芪、山萸肉、郁金、田七、丹参、石菖蒲、远志、酒大黄、法半夏、葛根、白芍组成。具有滋肾健脑、化瘀豁痰的作用,主要用于痰蒙清窍、脑失清灵的证候。太子参、黄芪益气补心脾、通血脉;熟地、山萸肉滋肾益精髓;丹参、田七、大黄、葛根活血化瘀养血,降低血黏度,扩张脑血管;白芍、郁金解郁柔肝;石菖蒲、远志、法半夏豁痰开窍,养心益智通神明。全方共奏滋肾健脑、化瘀豁痰、养心健脾、解郁开窍之效。

增智益脑汤:源于骆凯等,出自《名中医精神病科绝技良方》,由熟地、鹿角胶、石菖蒲、远志、人参、丹参、当归、水蛭、参三七、银杏叶、川芎、陈皮、或加山茱萸、地龙组成。具有补肾益脑、活血增智、祛痰通络的作用,主要用于中风后痴呆。人参、熟地、鹿角胶补气益肾、添髓增智;丹参、水蛭、川芎、当归活血逐瘀;石菖蒲、远志、陈皮祛痰开窍;参三七祛瘀生新。诸药合用具有补肾益脑、活血增智、祛痰通络之功效。骆凯等通过对增智益脑汤治疗中风后痴呆112例的研究发现银杏叶含有黄酮甙和银杏叶酯,它们可通过扩张动脉和毛细血管增强脑循环,保护脑细胞不受损害。

芪参抗痴汤:源于《名中医精神病科绝技良方》,由黄芪、益智、胡桃肉、丹参、郁金、山药、党参、石菖蒲、桃仁、莪术、远志、蜈蚣组成。具有填精益脑、化痰开窍、活血通络的作用,主要用于肝肾亏虚、痰浊蒙窍、脑髓失养的证候。黄芪补中益气,与党参相伍,其补更速,通达内外,并为主药;益智仁温肾固元;核桃肉补肾强筋而健骨;山药补脾阴而固精;远志交通心肾且补心益脑,共奏益气补肾、强志育神之功;佐以丹参苦降行血,活血祛瘀;莪术辛散温通,行气血充沛;郁金辛散苦降;石菖蒲辛苦而温、宣浊开窍;桃仁行血祛瘀;后五味药共奏活血化瘀之功。蜈蚣味辛性温,既通络行瘀,又能补益强肾。

(三) 常用单味补肾中药

山茱萸:曾逸笛等发现,众医家治疗老年性痴呆时,常用山萸肉以补脾益肾,且配伍山药、熟地黄、鹿角胶等有益肾填髓、益气健脾之功。

熟地黄:崔瑛等的研究发现,熟地黄具有益智作用,可以改善记忆获得和记忆再现障碍模型小鼠的学习记忆能力。沈云辉等进一步研究发现,熟地黄改善拟痴呆模型小鼠学习记忆能力,可能与其改善中枢胆碱能神经系统功能,调节 Glu 和 GABA 水平并保护脑组织,防止过量 Al^{3+} 对其的毒害有关。

山药:钟灵等研究发现山药多糖能明显提高小鼠血清中 SOD 和 CAT 活性,降低 MDA 含量,提高小鼠脑系数和酶活性,从而发挥防治 AD 的作用。

枸杞子:胡增峣等对治疗痴呆的230首中药复方进行总结归纳,发现共使用了150味药材,枸杞子为使用频次最多的10味药材之一,说明其在治疗痴呆上有较好的效果。

菟丝子:宗鑫等对治疗老年痴呆的104首方剂进行"频次分析",其中菟丝子使用频次为11次,是较常用的治疗老年痴呆的中药。彭申明等研究发现菟丝子总黄酮(TFSC)可以改善内分泌衰退型痴呆小鼠的学习记忆能力,其机制可能是通过促进或增强下丘脑-脑垂体-性腺轴功能,增加雌激素水平和改善内分泌系统功能。

淫羊藿:蒋淑君等研究发现淫羊藿总黄酮灌胃4周的 AD 模型大鼠空间学习记忆能力明显改善。其机制是通过提高海马 CAI 区 Bcl-2 蛋白表达,下调 Bax 蛋白表达,从而减少海马神经元凋亡,抑制神经细胞丢失,达到改善大鼠认知功能的作用。邓炜等研究两种黔产淫羊藿总黄酮 D-gal-AlCl$_3$ 联合造模大鼠学习记忆能力的影响。发现粗毛淫羊藿对痴呆大鼠记忆能力及脑细胞凋亡具有更明显保护作用,淫羊藿苷是淫羊藿总黄酮中增强记忆的主要物质基础。

肉苁蓉:王恩等研究发现肉苁蓉总苷与安理申在改善轻、中度 AD 病人认知功能和生活能力方面疗效相当。王新源等发现肉苁蓉总苷对 D-半乳糖脑老化模型小鼠海马超微结构的保护作用呈剂量效应关系,据此推测其防治老年性痴呆的作用可能是通过抗氧化机制发生。

黄精:成威等观察经黄精多糖干预后痴呆小鼠海马 CA1 区线粒体超微结构的变化,发现经黄精多糖干预后的小鼠海马区体积相对均匀,线粒体数量增多,变性程度明显减轻,提示黄精多糖能能保护痴呆小鼠海马 CA1 区线粒体结构,起到延缓及防治痴呆的作用。

巴戟天:陈地灵等研究发现巴戟天低聚糖可以通过提高抗氧化能力,激活脑能量代谢,改善胆碱能系统损伤等来改善 Aβ25-35 所致的大鼠痴呆症状。王馨等研究发现巴戟天水提取物可明显减弱老年痴呆模型大鼠海马组织 MAO-B 的活性及其基因的表达,对老年痴呆模型大鼠有一定的保护作用。

五味子:周妍妍等研究发现五味子醇甲可减轻脑组织神经元变性、脱失,改善突触功能等,从而起到防治老年性痴呆的作用。周世月等研究发现五味子酚可改善东莨菪碱诱导的痴呆小鼠的胆碱能系统功能,提高其抗氧化能力,从而明显改善痴呆小鼠的学习记忆能力。

何首乌:梁永枢等观察制何首乌多糖对老年性痴呆小鼠的作用,发现制何首乌多糖能够提高模型小鼠学习记忆能力,降低小鼠脑内脂褐质含量,降低实验动物脑内单胺氧化酶的含量,提高模型动物海马部位一氧化氮合酶活性,明显提高实验动物的超氧化物歧化酶、过氧化氢酶活力。表明制何首乌多糖具有抗实验性老年性痴呆作用。朱秋双等研究发现,何首乌通过抑制海马细胞凋亡而发挥对 AD 大鼠学习记忆的保护作用。

益智仁:石绍淮等研究发现益智仁抗老年痴呆的活性部位是正丁醇部位,其机制可能与抗氧化、增加 ChAT 活性和抑制 AChE 活性以改善胆碱能系统有关。李裕倩等观察益智仁乙醇提取物对东莨菪碱模型小鼠学习与记忆的影响,发现益智仁乙醇提取物对痴呆小鼠学习和记忆有明显的改善作用。

补骨脂:王少峡等的研究发现,补骨脂素可以提高乙酰胆碱的含量和胆碱乙酰基转移酶的活性,从而发挥对损伤神经元 Aβ 损伤海马神经元胆碱能系统的保护作用。

三、相关现代研究

(一)补肾方药治疗老年性痴呆的临床研究

基于"肾藏精生髓、脑为髓海"理论,从肾论治老年性痴呆已经形成了系统理论及有效治法,证明了"补肾益髓"是治疗老年性痴呆的根本治法,研究也揭示了"与肾相关"疾病从肾论治疗效产生的内在规律。从肾论治老年性痴呆的研究成果,主要分中医证候学调查、临床疗效研究和机制探讨 3 个层面。

1. 中医证候学调查　通过 660 例老年性痴呆的多中心中医证候学调查,研究结果显示,肾虚证患者(肾精亏虚、肾阴虚与肾阳虚)在所有老年性痴呆患者中所占比例为 86.36%,其中肾精亏虚所占比例最高,占 37.42%,其次为肾阳虚、肾阴虚。主要兼夹证候是气滞血瘀证、痰浊阻窍证、心脾两虚证。

中医证候学调查对症状分布情况的研究发现:在 267 个条目池中,频率在 10% 以上的症状共 104 个,其中频次在前 5 位的症状是善忘、近事遗忘、失算、齿脱和白发。

中医证候学调查对老年性痴呆患者病性、病位的研究发现,老年性痴呆的主要证候要素为精亏、阳虚、阴虚;次要证候要素为瘀、痰、火;病位主要在肾,也与心、肝、脾相关。由证候要素研究发现,老年性痴呆患者主要以虚为主,五脏之中与肾相关性最为密切。

2. 临床疗效研究方案　采用多中心、随机、双盲、双模拟、平行对照的临床试验,在 WHO 国际临床实验注册平台(*www.chictr.org/cn/*)注册(ChiCTR-TCR-12002846),并通过伦理学审批。

研究单位:天津中医药大学第二附属医院、上海中医药大学附属龙华医院、天津市环湖医院。

研究对象:轻度老年性痴呆患者。

研究例数:144 临床观察,72 例 NEI 网络指标检测,48 例影像学指标检测。

观察时点:0 天、4 周、12 周、24 周、48 周,服药 24 周,随访 48 周。

试验用药:中药组采用补肾复方中药颗粒及盐酸多奈哌齐模拟剂,安理申组采用盐酸多奈哌齐(安理申)及复方中药颗粒剂模拟剂。

临床疗效观察:经过 24 周的治疗,MMSE、ADAS-cog、NPI、ADL 量表积分及中医证候积分都有显著意义的改善,提示补肾复方中药可有效改善老年性痴呆患者的认知功能、精神行为、日常生活能力及中医证候,临床疗效显著。

3. 时效性及远期疗效观察　在 24 周的治疗期内,两组在认知功能、精神行为、日常生活能力和中医证候方面改善均具有一定时效性,24 周积分改善优于 12 周,12 周中医证候积分改善优于 4 周;48 周随访结果显示,中药组的远期疗效明显优于安理申组。结果提示服药较长周期(24 周)后,补肾复方中药对人体发挥的整体调节作用持续了较长时间。整体研究结果显示,补肾复方中药治疗老年性痴呆具有一定时效性和较好的远期疗效(图 3-5)。

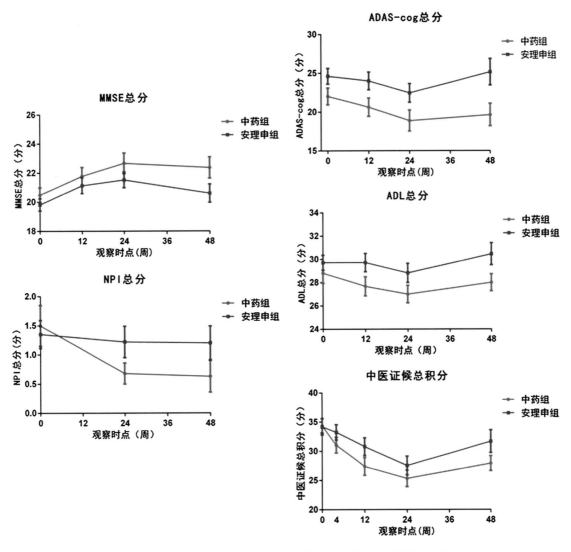

图 3-5 补肾复方治疗老年性痴呆量表评分时效性及远期疗效变化

4. 症状观察 补肾复方中药在改善认知功能、精神行为、日常生活能力及中医证候部分症状方面,与安理申相比,具有其特色优势。在认知功能方面:补肾复方中药在改善老年性痴呆患者即刻回忆、延迟回忆及语言等方面具有明显优势(图 3-6)。在精神行为方面:补肾复方中药在改善抑郁、焦虑、情感淡漠、情绪不稳等精神症状具有较好作用,优于安理申。在日常生活能力方面:补肾复方中药可显著改善患者使用工具的能力。中医证候方面:补肾复方中药可有效改善老年性痴呆患者的善忘、善误、反应迟钝、腰膝酸软、失眠等(图 3-6)。

5. 影像学观察 通过 Stroop 任务全脑血氧水平依赖功能磁共振成像(BOLD-fMRI)检测,发现补肾复方中药治疗老年性痴呆可通过调节 Stroop 任务中部分脑区的激活状态,改善相关脑区的血氧供应,进而促进大脑神经元功能的恢复(图 3-7)。

进行影像学与量表相关性分析发现,补肾复方中药调节 Stroop 任务相关脑区激活状态与 MMSE 量表的延迟回忆及中医证候的善忘、善误、反应迟钝、善恐易怒等症状改善明显相关,与 MMSE 的定向力、中医证候的失眠、ADAS-cog 结构、定向力记单词辨认有一定相关。

特异性蛋白标志物检测发现,补肾复方中药通过降低老年性痴呆患者血浆中总微管相关蛋白(T-tau)、过度磷酸化微管相关蛋白(P-tau)及 β-淀粉样蛋白 1-42(Aβ1-42),进而抑制神经纤维缠结的形成和 Aβ 的沉积,达到治疗老年性痴呆的目的(图 3-8)。

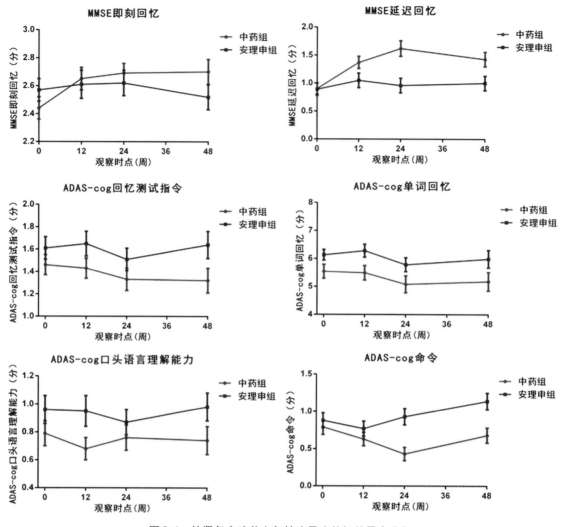

图3-6　补肾复方改善老年性痴呆症状相关量表分析

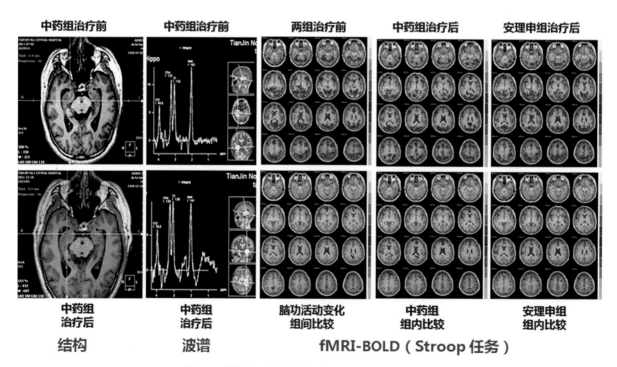

图3-7　补肾复方治疗老年性痴呆影像学相关变化

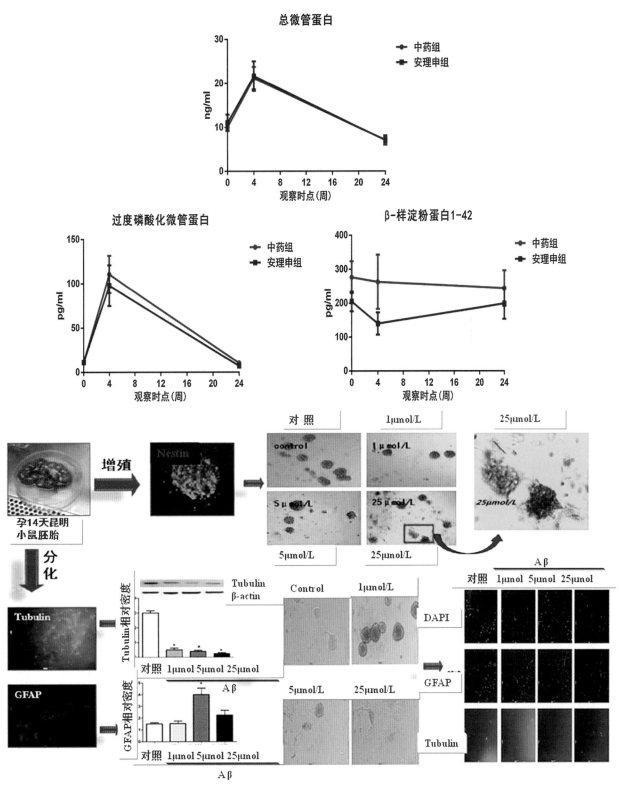

图 3-8 补肾复方对老年性痴呆患者相关蛋白的影响

6. 临床疗效机制研究　在上述临床研究基础上进行实验类研究,从行为学、形态学及分子生物学等不同层次说明肾与老年性痴呆的关系,并部分阐明治疗上的作用机制。

体内实验免疫荧光双染检测结果显示,与对照组(SAMR1 小鼠)相比,SAMP8 小鼠海马齿状回神经干细胞(NSC)增殖及向神经元数分化减少,向星形胶质细胞分化增多体外实验研究发现,低、中、高浓度 Aβ 均具有抑制神经干细胞球形成的趋势,其中以高浓度 Aβ25-35 抑制效果最为明显。在神经干细胞分化系统中,中浓度 Aβ 促进星形胶质细胞的分化,而高浓度和中浓度 Aβ 均能抑制神经干细胞向神经元方向分化。

采用补肾复方中药及单体干预后发现,体内实验免疫荧光双染检测结果提示,与对照组(SAMP8 小鼠)相比,补肾复方中药及单体以及安理申对 NSC 的增殖具有显著优势,其中复方中药、淫羊藿苷、齐墩果酸及安理申作用明显。体外实验 WST 检测结果显示,与对照组相比,补肾中药单体可促进 Aβ 干扰后 NSC 的增殖(图 3-9)。在调控 NSC 生物行为学定向分化方面,相关体内实验免疫荧光双染检测结果显示,补肾复方中药及单体以与安理申均具有促进 NSC 向神经元分化,抑制其向星形胶质细胞方向分化的作用。

体外实验蛋白质印迹法与免疫荧光检测结果均显示,齐墩果酸、补骨脂素和大黄素促 Tubulin 蛋白表达,使 NSC 向神经元分化;淫羊藿苷、齐墩果酸和补骨脂素抑制 GFAP 蛋白表达,使 NSC 向星形胶质细胞分化,其中以齐墩果酸作用最为显著。相关机制研究发现,补肾中药可通过上调 ngn1 基因表达竞争性调控 Jak/Stat 通路,进而调控 NSC 的分化方向。体内实验蛋白质印迹法及反转录聚合酶链反应检测结果显示,与模型组相比,齐墩果酸可增加 ngn1 基因的相对表达量及 Tubulin 蛋白表达,降低 GFAP 蛋白的表达,进而促进其向神经元方向分化。

体外实验蛋白质印迹法与免疫荧光检测结果显示,与模型组相比,齐墩果酸可降低 P-Stat 蛋白的表达,调控 Jak/Stat 通路,使 GFAP 蛋白表达量减少,抑制 NSC 向星形胶质细胞分化(图 3-10)。

进一步研究证实补肾复方中药具有促进 NSC 增殖及调控其分化方向的作用,体内实验蛋白质印迹法检测结果显示,对模型组相比,补肾复方中药低、中、高剂量均可升高 Tubulin 蛋白表达,减低 GFAP 蛋白的表达,差异具有统计学意义($P<0.05$)体外实验结果显示,补肾复方中药改善 Aβ 对 NSC 的毒性作用,增加其细胞活性。抑制 Jak-Stat 信号转导通路关键靶点蛋白 Stat3 的磷酸化,使其不能与星形胶质细胞特异性基因 GFAP 的启动子结合,从而抑制了 Aβ 刺激后 NSC 向星形胶质细胞分化(图 3-11)。

神经干细胞(NSC)的微环境在其增殖分化过程中发挥重要的作用,本研究借助条件培养基模拟微环境观察补肾中药通过微环境对 NSC 的影响。CCK8 与蛋白质印迹法检测结果显示,补肾中药条件培养基具有促进 NSC 增殖、提高其细胞活性趋势的作用;同时可促进向神经元分化,抑制向星形胶质细胞分化。中药脑脊液药理学方法可以更加真实地模拟 NSC 微环境,结果发现含补肾中药脑脊液对 NSC 的增殖作用呈现非持续性特点,在开始阶段适度增殖,后期增殖作用趋缓。

免疫荧光检测结果显示,含补肾中药脑脊液和 Jak/Stat 通路抑制剂 AG490 均抑制 NSC 向星形胶质细胞分化,促进其向神经元分化。蛋白质印迹法检测结果显示,含补肾中药脑脊液可明显减少 Stat3、p-Stat3 及 Smad1 蛋白的表达,进而抑制 NSC 向星形胶质细胞分化,促进其向神经元方向分化。

NSC 的微环境及 NSC 的生物学行为受到体内 NEI 网络的影响。研究显示:老年性痴呆患者体内存在 NEI 指标的紊乱,与正常人相比,老年性痴呆患者多数 NEI 指标存在显著变化,其中 21 项 NEI 指标中有 11 项上升,4 项下降(表 3-4)。

补肾复方中药干预后可降低老年性痴呆患者 NEI 指标中 11 项上升指标中的 10 项,升高 4 项下降指标中的 3 项,提示补肾复方中药具有调控老年性痴呆患者紊乱的 NEI 网络状态的作用(表 3-5)。

动物实验结果显示,补肾中药可显著改善神经系统中乙酰胆碱、内分泌系统中皮质醇、促甲状腺激素、睾酮、雌二醇,以及免疫系统中干扰素、转移生化因子 β 的含量。其中以补肾复方中药组改善 NEI 网络相关指标最多,作用效果最为显著。从老年性痴呆影像学及病理学角度出发,研究发现老年性痴呆存在"髓海不足"现象,其临床表现为脑萎缩,在病理学表现为神经元减少(图 3-12)。

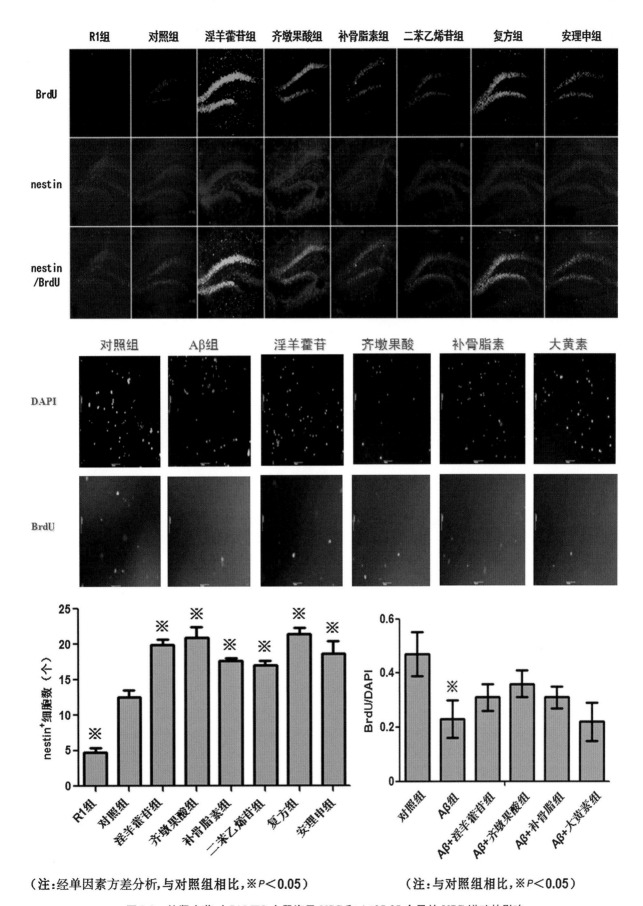

（注：经单因素方差分析，与对照组相比，※$P<0.05$）　　　　　（注：与对照组相比，※$P<0.05$）

图3-9　补肾中药对 SAMP8 小鼠海马 NSC 和 Aβ25-35 介导的 NSC 增殖的影响

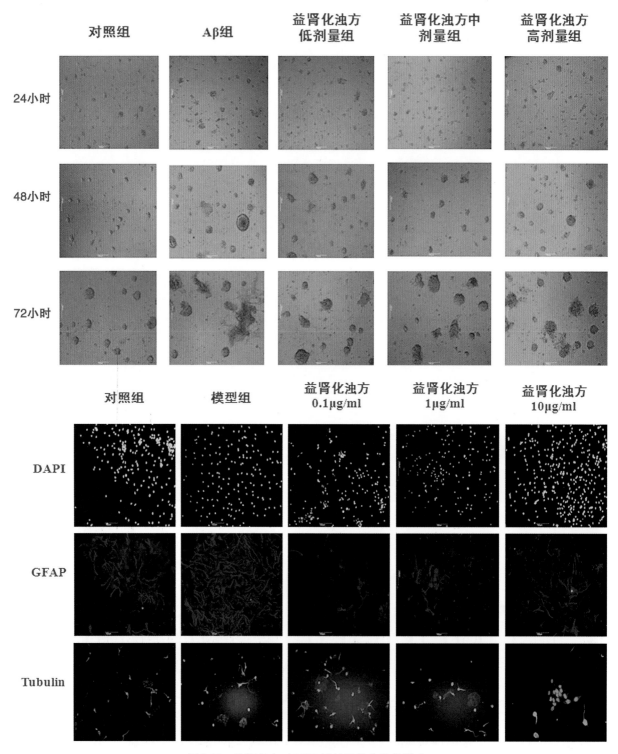

图3-10　补肾复方对 NSC 活性及其分化的影响

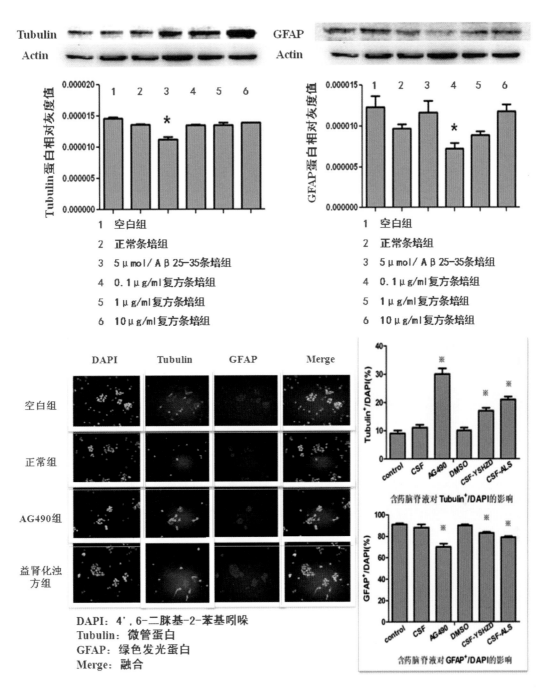

图 3-11　补肾复方对 NSC 分化及关键蛋白的影响

表 3-4　老年性痴呆患者 NEI 指标变化

项目	正常组		轻度 AD 患者		
	n	（$Mean\pm SE$）	n	（$Mean\pm SE$）	变化
肾上腺素	100	31.4±1.28	72	31.91±1.23	—
去甲肾上腺素	100	165.28±7.05	72	173.44±9.42	↑
多巴胺	100	33.67±1.22	72	43.35±1.21	↑
乙酰胆碱受体抗体	50	1.09±0.13	37	1.84±0.17	↑
血管活性肠肽	100	0.22±0.01	72	0.30±0.01	↑

续表

项目	正常组		轻度 AD 患者		
	n	(Mean±SE)	n	(Mean±SE)	变化
促肾上腺皮质激素	100	1.69±0.09	72	4.21±0.25	↑
皮质醇	100	349.26±9.82	72	369.24±9.90	↑
生长激素	100	0.98±0.11	72	0.69±0.07	↓
雌二醇(男)	50	36.12±2.27	33	36.65±4.07	—
雌二醇(女)	50	24.52±1.97	39	15.91±0.84	↓
睾酮(男)	50	397.04±14.99	33	472.52±33.11	↑
睾酮(女)	50	33.54±1.83	39	37.02±1.32	—
超敏促甲状腺激素	100	2.64±0.09	72	2.23±0.12	↓
CD3	100	65.61±0.93	70	67.63±1.23	—
CD4	100	35.51±0.84	70	39.43±0.90	↑
CD8	100	25.66±0.74	70	25.61±1.26	—
CD4/CD8	100	1.60±0.08	70	1.95±0.18	↑
白细胞介素-1	100	0.20±0.00	72	0.29±0.01	↑
白细胞介素-2	100	3.59±0.10	72	3.60±0.10	—
γ-干扰素	80	52.74±3.24	72	38.63±5.07	↓
转移区划生长因子β	100	107.66±5.80	72	119.74±6.51	↑

表 3-5 补肾复方中药对老年性痴呆患者 NEI 指标的影响

项目	治疗前	治疗后(24 周)	
	(Mean±SE)	(Mean±SE)	变化
去甲肾上腺素	203.92±116.41	191.36±96.44	↓趋势
多巴胺	46.06±16.70	40.99±16.46	↓趋势
乙酰胆碱受体抗体	1.79±1.04	1.40±0.50	↓趋势
血管活性肠肽	0.33±0.33	0.26±0.09	↓趋势
促肾上腺皮质激素	1.55±3.24	3.46±1.98 *	↓趋势
皮质醇	380.75±133.93	377.79±147.95	↓
生长激素	0.78±0.85	1.15±1.33	↓趋势
雌二醇(女)	18.12±10.33	20.51±14.21 *	↑趋势
睾酮(男)	471.97±174.29	447.87±130.64	↑
超敏促甲状腺激素	2.47±1.54	2.49±1.37	—
CD4	39.58±6.97	38.31±8.61	↓趋势
CD4/CD8	1.70±0.59	1.71±0.75	—
白细胞介素-1	0.50±0.94	0.29±0.12	↓趋势
γ-干扰素	47.73±67.40	118.09±194.10	↑趋势
转移区划生长因子β	138.42±94.54	107.10±74.49	↓

注:与治疗前比较,* $P<0.05$。

采用补肾中药干预后的 SAMP8 小鼠,可抑制其海马/皮质的神经元凋亡,保护其突触超微结构。光镜与电检测结果显示,淫羊藿苷组、齐墩果酸组、补骨脂素组和二苯乙烯苷组可明显减少 SAMP8 小鼠海马及皮质变性神经元数量,改善神经元细胞器及突触前成分,其中齐墩果酸效果最佳,而补肾复方中药及安理申亦有改善趋势。进一步研究发现,补肾复方中药及单体可以通过 BDNF/TRKB 通路激活沉默突触,增加记忆相关蛋白 CREB 的表达。蛋白质印迹法检测结果显示,与模型组相比,补肾复方中药与齐墩果酸均能显著增加海马区 BDNF 与 TrkB 蛋白的表达。淫羊藿苷、齐墩果酸、补骨脂素和二苯乙烯苷对 SAMP8 小鼠海马及皮质区 CREB 有不同程度的正向调节作用,其中齐墩果酸效果较为明显,中药复方具有调节趋势(图 3-12)。

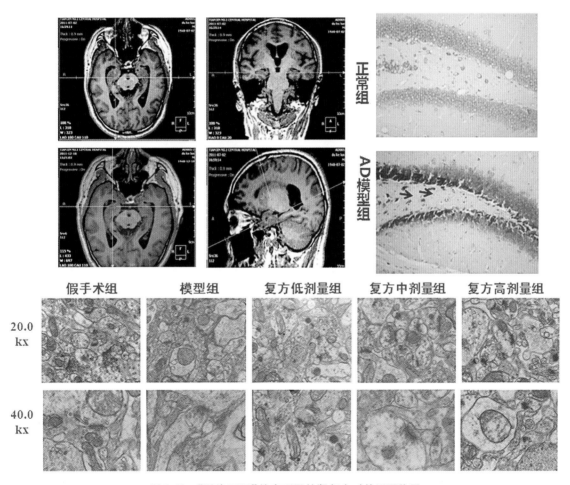

图 3-12　"髓海不足"的表现及补肾复方对其干预作用

对于学习及空间记忆能力的研究,Morris 水迷宫检测结果显示,补肾复方中药及单体可缩短 SAMP8 小鼠逃避潜伏期时间,增加穿越平台次数,改善 SAMP8 小鼠学习记忆能力,其中齐墩果酸效果最为明显(图3-13)。

通过以上研究,明确了"肾藏精"与老年性痴呆的关系,印证了"从肾论治"老年性痴呆临床疗效,在此基础上科学阐释了"肾生髓,脑为髓之海"的科学内涵。

(二)补肾方药治疗老年性痴呆的作用机制研究

补肾药治疗老年性痴呆的作用机制主要集中体现在以下方面。

1. 载脂蛋白 E(ApoE)基因　ApoE 是血浆脂蛋白的主要成分,是脑内胆固醇最重要的载体。临床上将 AD 根据发病年龄和有无家族倾向分为早发家族型、晚发家族型和散发型。ApoE 基因与晚发型、散发型、AD 关系最为密切。ApoE 存在 3 种主要亚型(ApoE2、ApoE3、ApoE4),分别由 19 号染色体长臂上的等位基因 ε2、ε3、ε4 编码。其中 ApoEε4 广泛参与 AD 发病的各个方面主要与 β 淀粉样蛋白沉积和 tau 蛋白

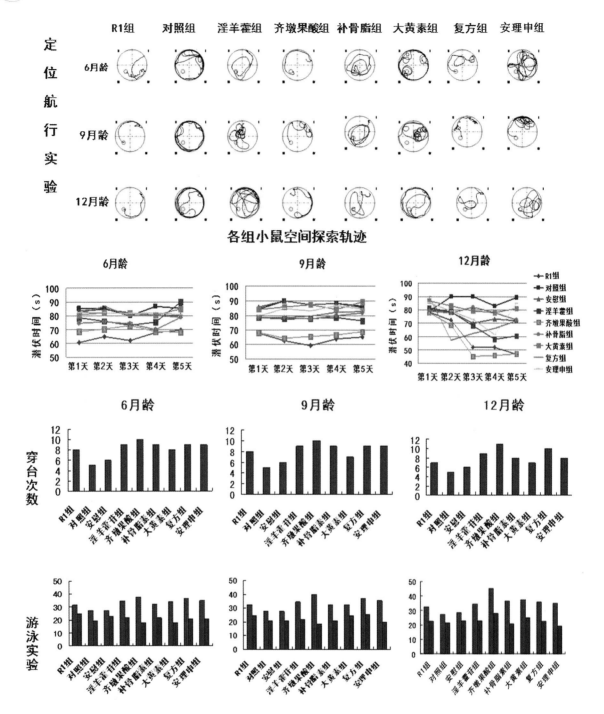

图 3-13　Morris 水迷宫检测 SAMP8 小鼠行为学变化

磷酸化有关。现代研究发现远志能改善腹腔注射 D-半乳糖并联合使用 ApoE4 双侧海马注射的 AD 模型大鼠的学习记忆功能。

2. 淀粉样前体蛋白（APP）基因　APP 基因位于 21 号染色体上，与早发型 AD 密切相关，是最早发现与 AD 有关的突变基因，其转录产物因剪接方式不同可生成多种异构体，最主要的是 APP695、APP751、APP770。

研究发现，补肾益精方（熟地、何首乌、茯苓、川芎、郁金、石菖蒲等）可抑制大脑皮质 APP695 mRNA 的过量表达，防治 AD 模型大鼠学习记忆能力损害。运用免疫组织化学法结合彩色图像分析法发现，何首乌有效成分二苯乙烯苷可通过减少脑组织的 APP 含量及抑制 β-分泌酶和 γ-分泌酶，从而减少 AD 模型小鼠脑组织 Aβ 的生成及淀粉样沉积的形成，进而其改善学习记忆能力。女贞子有效成分齐墩果酸则可通过下调海马组织中 APP 及 PS1 基因的表达,抑制 Aβ 形成,保护神经元,进而起到防治 AD 的作用。

3. 早老素-1 和早老素-2 基因 早老素(presenilin,PS)与早发家族型 AD 相关。在已知的家族性 AD 基因变异中约有 90% 与 PS-1、PS-2 有关。位于 14 号染色体上的 PS-1 是神经元发生和存活所必需的。而位于 1 号染色体上的 PS-2 与 PS-1 有很高的同源性(67%),变异的 PS-2 基因可引起细胞凋亡。采用反转录聚合酶链反应研究发现,补肾中药有效成分可通过下调 6 月龄 SMAP8 小鼠海马 PS-1 基因的表达,进而达到治疗 AD 的作用。运用免疫组化检测发现,二苯乙烯苷可以抑制 PS-1 的表达进而改善学习记忆能力。

还脑益聪方(何首乌、人参、川芎、石菖蒲、黄连)提取物干预 APP 转基因小鼠发现其海马 CA1 区 PS-1 表达降低,进而减少 Aβ 生成,改善小鼠的学习记忆能力。地黄饮子对 APP/PS1 双转基因痴呆模型小鼠细胞凋亡有抑制作用,可能是通过增加抑凋亡基因、降低促凋亡的基因表达实现的。

4. β-淀粉样蛋白 β-淀粉样蛋白(amyloid beta-protein,Aβ)瀑布假说始于 20 世纪 80 年代中期,其认为 38 ~ 42 个氨基酸组成的 Aβ 多肽沉积诱发脑内神经细胞功能失调及死亡。Aβ 来源于 APP 中经 β 和 γ 分泌酶水解产生。过量的淀粉样蛋白毒性作用和对神经元损伤在 AD 发病中起主要作用。

补肾益精方(由熟地、龟甲胶等药物组成)对 Aβ1-40 所致 AD 模型大鼠海马 CA1 区神经元、突触损伤有着积极的防护作用,进而改善大鼠学习记忆能力。

脑尔康(人参、黄芪、葛根、川芎、生地黄、益智仁、丹参、石菖蒲、何首乌、枸杞子、冰片等)可以降低 Aβ 表达,从而对慢性铝中毒 AD 模型具有显著的抗痴呆作用。墨旱莲可以增强老年痴呆模型大鼠的空间学习记忆能力,提高大鼠海马 CA1 区的 LTP 表达,改善老年痴呆模型大鼠的突触可塑性。

益肾化浊方(淫羊藿、补骨脂、女贞子、石菖蒲、炙黄芪、川芎)能调节 AD 模型大鼠 NEI 网络稳态,唤醒沉默突触,增加记忆相关蛋白的作用,其组分单体对 Aβ25-35 诱导的神经干细胞损伤具有一定保护作用,并诱导其向神经元分化。

金匮肾气丸能抑制 Aβ 阳性细胞表达,促进 NeuN 阳性细胞的表达,从而起到防治 AD 的作用。补肾益智方(蛇床子、枸杞子、人参、何首乌、丹皮、冰片等)有效提取部位群对 M146L 细胞分泌的 Aβ1-42 有明显的抑制作用,其机制有待进一步研究。

5. Tau 蛋白 Tau 蛋白是一种微管相关蛋白(MAPs),始发现于 1975 年,在神经系统的形成和轴突的传导中起关键作用。Tau 蛋白异常过度磷酸化,是导致神经元纤维缠结(NFT)形成的关键。

补肾益智方(蛇床子、枸杞子、女贞子、人参、制首乌等)干预 AD 模型大鼠,发现能较有效地改善大鼠脑内神经元的 Tau 蛋白过度磷酸化,并促进 PP-1、PP-2A 的表达。

健忆口服液(生地黄、菟丝子、北五味、菖蒲、远志、川芎、地骨皮、生葛根、丹参)对老年小鼠脑组织 Aβ 和 Tau 蛋白具有明显改善治疗作用。

益智胶囊(肉苁蓉、刺五加、丹参和益智仁有效成分)能改善 Aβ1-42 引起的 AD 大鼠学习记忆障碍,其作用机制可能是增加中枢胆碱能系统 ACh 的含量和抑制 Tau 蛋白过度磷酸化。

6. 神经递质 近年研究发现 AD 的发生与乙酰胆碱、谷氨酸、5-羟色胺、去甲肾上腺素、γ-氨基丁酸等神经递质相关,神经递质的减少或过度兴奋导致 AD 病理产物堆积,加重病理变化。

通经补肾复方(淫羊藿、熟地、黄芪、水蛭等)可以提高海马中胆碱乙酰转移酶活性,抑制乙酰胆碱酯酶活性,增加乙酰胆碱的含量,改善 AD 模型大鼠中枢胆碱能系统失衡的状况。

补肾化痰法(制首乌、石菖蒲、竹节参、茯苓、陈皮、半夏、白芥子等)对 AD 模型大鼠的中枢胆碱能损伤具有保护作用。

补肾益智汤(熟地、生龟甲、人参、山药、黄精、牛脊髓、山茱萸、云苓、丹皮、泽泻)可降低乙酰胆碱酯酶活力,提高去甲肾上腺素、多巴胺、5-羟色胺含量,实现其对老年痴呆模型大鼠的治疗作用。

7. 氧化应激 氧化应激学说认为:脑组织老化过程中,神经元细胞膜上的不饱和脂肪酸被氧化而产生大量的氧自由基,从而促进 Aβ 转向 β 折叠的构象,进而相互聚集形成纤维,还可以促进 APP 裂解,增加 Aβ 的毒性和聚集,诱导脑神经元凋亡,促使 AD 发病。

健脑益智汤(首乌、枸杞、党参、五味子、田三七、山萸肉、当归、丹参、白芍、淫羊藿)可以降低丙二醛含量,增加超氧化物歧化酶活性,影响自由基水平改善 AD 大鼠学习记忆能力,对 AD 有一定防治作用。

补肾中药方可显著提高 AD 模型大鼠抗氧化能力,从而对中枢神经系统有保护作用。补肾中药肉苁蓉有效成分肉苁蓉多糖可提高 AD 模型大鼠抗氧化能力、加速自由基清除、改善学习记忆功能。

还脑益聪颗粒剂(制首乌、人参、石菖蒲、黄连、川芎)能改善自然衰老大鼠 AD 模型的学习记忆功能,可保护脑组织海马结构,提高血清及组织中抗氧化能力和 T-AOC 的活性,减少 β-淀粉样蛋白的生成。

地黄饮子(熟地黄、山茱萸、肉苁蓉、石斛、五味子、麦冬、远志、石菖蒲、茯苓、肉桂、炮附子、巴戟天、生姜、大枣、薄荷)可通过提高学习记忆能力、减轻脑组织神经元变性及脱失、提高抗氧化能力等途径起到防治老年性痴呆的作用。

研究还发现补肾中药能提高 SMAP8 小鼠大脑皮质中谷胱甘肽过氧化物酶(GSH-Px)、过氧化氢酶(CAT)、超氧化物歧化酶(SOD)的含量,减轻其氧化应激的损伤。

8. 金属离子 近年来研究发现脑内 Al、Fe、Zn、Cu 等金属元素及相互间的作用与 AD 的发生发展关系密切。铁、铜离子代谢紊乱与氧化应激,Aβ 沉积相关,导致 AD 发生。实验研究证实,补肾中药复方可以减轻金属离子造成的 AD 模型大鼠损伤,对中枢神经系统有保护作用,改善学习记忆能力。

9. 神经炎症 炎性反应与 AD 发生密切相关,小胶质细胞在细胞病变中,如 Aβ 沉积和神经元纤维缠结,扮演重要的角色。补肾活血方(仙茅、淫羊藿、肉苁蓉、菟丝子、黄芪、丹参、地龙、威灵仙等)能明显抑制中枢神经系统的免疫炎性反应,抑制神经元变性、坏死,从而达到治疗 AD 的作用。补肾化痰益智法(制首乌、石菖蒲、竹茹、半夏、竹节参、茯苓)能够有效抑制 AD 炎性信号通路相关蛋白 NF-κB、COX-2 的表达,阻断炎性反应过程。

四、展望

AD 发病机制复杂,尚未完全明了各机制之间的相互联系与影响。目前,治疗 AD 药物也多针对某一靶点,临床疗效并不理想。中药以其多途径多靶点的治疗优势为防治 AD 提出了新思路。

在中医理论"肾藏精,主骨生髓通于脑"的理论指导下,大量实验研究证实肾与老年性痴呆的密切关系。通过补肾疗法改善了 AD 模型的学习记忆能力,也进一步将中医理论深化与客观化。在此基础上对相关机制的做更深入研究十分必要,这不仅为临床提供实验证据,还为防治 AD 提供新的理论指导。

1. "肾脑相关"的理论基础 古代文献没有明确提出"肾脑相关"理论,但"肾脑相关"的内容在历代文献中均有记载。"肾脑相关"在结构上表现为:肾与脑化生相属("盖肾精生髓,则脊上行以入于脑,是为髓海");此外通过经络相互络属("足太阳膀胱经从巅入脑……入循脊","督脉贯脊属肾上入脑络");同时通过骨空渗灌发生联系("五谷之津液,和合为膏者,内渗于骨空,补益脑髓")。在功能上体现为:肾为脑的功能活动提供物质基础("盖髓者,肾精所生……精以生神,精足神强");脑参与肾精的生化与排泄("脑为髓海,原通于肾……肾之化精,必得脑中之气向化")。肾在下,肾气上通于脑,脑在上,脑气下达于肾,从而实现肾与脑的相互为用、升降互济。

2. 肾脑之间的关系 肾和脑的关系可以形象地用树根与树冠的关系来阐释。大树的枝繁叶茂有赖于树根从土壤中汲取营养,通过树干上荣于树冠。同样脑髓的充盈需要肾脏从五脏六腑中汲取精微通过脊髓上荣于脑。可以说,"肾藏精"功能决定脑的化生,脑的功能状态保持取决于肾所藏之精的不断供养和填充,即肾在下为脑提供物质基础;脑的功能状态同样可以影响到肾脏的功能状态,即脑在上为肾之调节枢机,它们在不同的层面主宰或管理着人的智能与认知。

3. "肾脑相关"的实证依据 在"肾生髓,脑为髓之海"理论的指导下,以老年性痴呆为切入点,在中医证候学调查的基础上,采用补肾复方中药干预,通过临床试验及基础实验研究,探讨了补肾中药治疗老年性痴呆产生疗效的证治规律、效应机制及现代生物学基础,从实证角度进一步证实了"肾脑相关"理论。

4. "肾脑相关"理论的核心 脑的结构与生理功能正常有赖于肾精的旺盛与滋养,肾精的异常可导致脑的结构与功能异常。因此,肾精在"肾脑相关"理论中处于核心地位。

肾所具有的诸多与意识、思维及智能相关的功能(肾主技巧)主要由脑来执行与体现,这些功能的正常与否主要依赖肾精的充盈。因此,在"肾脑相关"理论中肾(精)是脑的物质基础,脑是肾(精)外在功能的体现与延伸。简言之,即肾为体,脑为用。

神经干细胞是肾精在脑内细胞层次的表现形式,平时处于沉默状态,这一状态与"肾藏精"的部分功能相吻合;神经干细胞在 NEI 网络及微环境调控下增殖并分化为神经元和胶质细胞的过程,与"精生髓"的过程相一致;神经元再生及沉默突触的激活可以改善脑的认知功能,体现了"髓充脑"。进而阐释"肾生髓,脑为髓之海"理论的现代生物学基础,部分揭示了"肾藏精"理论的科学内涵。

第五节 "肾-骨系统"与骨质疏松症

骨质疏松症(osteoporosis,OP)是以骨量减少,骨的微观结构退化为特征,使骨的脆性增加,容易发生骨折的一种全身性骨骼疾病,分为原发性和继发性两类。前者又可分为两个亚型——绝经后骨质疏松症(Ⅰ型骨质疏松症属于高转换型)和老年性骨质疏松症(Ⅱ型骨质疏松症属于低转换型)。中医学并无原发性骨质疏松症病名,根据其疼痛、肢体痿软、筋骨拘挛、脊柱变形、骨折等主要临床特征,原发性骨质疏松症当归属于中医"骨痿""骨枯""骨极""骨空""骨缩""骨痹"等范畴。中医药防治骨质疏松症的目标是预防骨折发生,提高生活质量。骨质疏松症最大的危害就是由于骨强度下降导致容易发生骨折,严重影响老年人的生活质量。

一、相关理论概述

(一) 肾主骨、生髓

骨具有支撑、保护人体及脏器的作用,随着人体的生、长、壮、老、已,其强度、韧性和结构等也不断发生着变化,这一过程受到内、外多因素的综合调控和影响,其中,中医理论及历代医家认为"肾"在骨的生长过程中发挥着重要作用。文献中也记载了大量有关肾、骨在生理、病理方面的密切联系。

中医肾藏象理论认为"肾藏精,主骨""肾在体为骨"(《素问·宣明五气》)。前一句将骨的生理病理变化与肾精密切联系起来,后一句表明骨的生长状况可以反映肾精充盛与否。《黄帝内经》中更为具体的描述如"人始生,先成精,精成而脑髓生,骨为干,脉为营,筋为刚,肉为墙,皮肤坚而毛发长"(《灵枢·经脉》),"……肾气盛,齿更,发长……肾气平均,筋骨劲强,故真牙生而长极……肾气衰,发堕齿槁……"(《素问·上古天真论》),说明骨器官的生长、发育、衰老都是依赖于肾精的盈亏。肾藏精理论认为:人始生,先成精,即先天之精,得水谷精微滋养化生为后天之精,再化为五脏六腑之精;肾为先天之本,受五脏六腑之精而藏,不使其无故流失。《中西汇通医经精义》指出:"肾藏精,精生髓。故骨者,肾之合也;髓者,精之所生也。精足则髓足,髓在骨内,髓足则骨强。"肾精可化生骨髓、脑髓,进而分化成骨骼、筋、肌肉、皮肤、毛发等。其盛衰直接影响骨的强弱,肾精充盛,则骨髓生化有源,骨才能得到骨髓的滋养而强健有力。

(二) 基本病机是肾精亏虚

肾精充盛,骨髓生化有源,骨髓充足,骨骼得养,则骨骼坚劲有力,耐久立而强劳作,牙齿坚固不易脱落。若肾精不足,骨髓空虚,骨骼失养,在小儿可见生长发育迟缓,骨软无力,出现"五迟""五软"。在成人可因骨质疏松而痿软,见腰膝酸软,甚则足痿不能行走,称之为"骨痿"。老年则因髓减骨枯,易发生骨折。女子绝经后,由于激素水平的变化引起人体的骨量快速的丢失,如果肾阴肾阳的动态平衡被破坏,骨量丢失就会超出人体生理范围。其特点是肾精不足,阴液亏虚,骨质失养,阴虚火旺可见面红潮汗,热扰心神可见烦躁易怒、焦虑少寐。老年性骨质疏松症是在年龄增长衰老过程中发生的一种骨组织的退变,研究表明老龄时期破骨细胞吸收活性仍相对较高,而成骨细胞成骨活性却明显降低,因此骨重建功能呈现显著衰退,骨代谢处于较低状态。

(三) 基本治则是补肾益精

张介宾也认为:"善补阳者,必于阴中求阳,则阳得阴助而生化无穷;善补阴者,必于阳中求阴,则阴得阳升而泉源不竭。"《素问·痿论》曰:"肾者水脏也,今水不胜火,则骨枯而髓虚,故足不任身,发为骨痿。"

骨痿(相当于骨质疏松症)正是水不胜火、阴阳平衡失调所造成的,故温阳和滋阴颗粒正是阴阳互根互用理论的指导下,补肾益精、平衡阴阳,从而达到治疗骨质疏松症的目的。因此,中医补肾法不仅对于疾病本身,而且辨证才能施治,阴阳互根互用,无阳则阴无以生,无阴则阳无以化,针对具体的阴阳证型的作用环节不同。

国家"973"计划项目(基于"肾藏精"的脏象理论基础研究)发现:原发性骨质疏松症患者中72%为肾虚型,常见病症有腰背疼痛、驼背、面色少华、生长发育迟缓、反应迟钝、失眠、健忘、眩晕、耳鸣。对中医"肾主骨"理论进行了揭示,认为肾是一个复杂的内分泌器官,通过影响钙磷代谢、下丘脑-垂体-性腺、肾上腺、甲状腺轴等调控骨代谢,所以"肾虚"是骨质疏松症的根本病机已成为共识。由于骨质疏松症的基本病机是"肾虚髓空,骨失所养",因此中医历代医家治疗本病多从补肾入手,病证结合,随证加减。

二、相关治法方药

(一) 中医辨证论治

对于该病的辨证分型,以中医经典理论的脏腑和八纲辨证为基础,结合骨质疏松症的中医证候临床流行病学调查结果,应用聚类分析等多元统计方法,综合分析其证候因素和特征,是目前骨质疏松症的中医辨证分型客观化研究的主要思路,本文参考上述文献结合专家观点,将骨质疏松症分为6个常见证型:肾阳虚证、肝肾阴虚证、脾肾阳虚证、肾虚血瘀证、脾胃虚弱证及血瘀气滞证。临床辨证时出现主症1项或次症2项即可归为相应证型。

1. 肾阳虚证

主症:腰膝酸软,性欲冷淡,畏寒肢冷。

次症:精神萎靡,夜尿频多,下肢浮肿,动则气促,面色㿠白或黧黑,小便清长,发槁齿摇,舌淡苔白,脉沉迟,尺无力等。

治则:补肾壮阳,强筋健骨。

辨治方药:右归丸(《景岳全书》)加减。熟地黄、肉桂、鹿角胶、山药、山茱萸、枸杞子、当归、杜仲、菟丝子、巴戟天、骨碎补、三棱等。

加减:虚寒证候明显者,可加用仙茅、肉苁蓉、淫羊藿、干姜等以温阳散寒。

2. 肝肾阴虚证

主症:腰膝酸软,五心烦热。

次症:眩晕,耳鸣,耳聋,口燥咽干,潮热,盗汗,颧红,形体消瘦,齿松发脱,梦遗,早泄,尿黄,舌红苔黄少津,脉细数等。

治则:滋补肝肾,填精壮骨。

辨治方药:左归丸(《景岳全书》)加减。熟地黄、菟丝子、牛膝、龟甲胶、鹿角胶、山药、山茱萸、枸杞子等。

加减:阴虚火旺证明显者,可加知母、黄柏;疼痛明显者,可加桑寄生补肾壮骨。

3. 脾肾阳虚证

主症:腰髋冷痛,腰膝酸软,甚则弯腰驼背。

次症:双膝行走无力,神疲体倦,畏寒喜暖;纳少腹胀,面色萎黄,舌淡胖,苔白滑,脉沉弱。

治则:补益脾肾,强筋壮骨。

辨治方药:金匮肾气丸(《金匮要略》)加减。山药、茯苓、白术、附子、熟地黄、山茱萸、牛膝、淫羊藿、骨碎补、杜仲、菟丝子、甘草等。

4. 肾虚血瘀证

主症:腰膝酸软疼痛如针刺刀割,或夜间加重腰脊刺痛,或遇阴雨天疼痛加剧。

次症:肌肤甲错,皮下紫黯斑点,舌紫黯或有瘀斑瘀点、脉多细、沉而涩。

治则:补肾活血化瘀。

辨治方药:补肾活血方(《伤科大成》)加减。熟地、杜仲、制附子、枸杞、肉桂、山茱萸、桃仁、红花、山药、甘草。

5. 脾胃虚弱证

主症:腰背酸痛,肢体倦怠无力,慢性腹泻。

次症:消瘦,头晕目眩,少气懒言,纳少,大便溏薄,舌淡苔白,脉缓弱无力。

治则:益气健脾,补益脾胃。

辨治方药:参苓白术散(《太平惠民和剂局方》)加减。白扁豆、白术、茯苓、甘草、桔梗、莲子、人参、砂仁、山药、薏苡仁。

6. 血瘀气滞证

主症:多为跌仆外伤后,骨折或伤处肿胀青紫。

次症:骨节疼痛,痛有定处,痛处拒按,筋肉挛缩,舌质紫黯,有瘀点或瘀斑,脉涩或弦。

治则:理气活血,化瘀止痛。

辨治方药:身痛逐瘀汤(《医林改错》)加减。秦艽、羌活、香附、川芎、桃仁、红花、当归、没药、牛膝、地龙、甘草、五灵脂等。

加减:骨痛以上肢为主者,加桑枝、姜黄;下肢为甚者,加独活、防己以通络止痛;久病关节变形、痛剧者,加全蝎、蜈蚣以通络活血。

（二） 饮食调摄

老年人从食物中摄取钙质的能力下降,是骨质疏松症发生的客观原因之一,补充钙剂的同时也应当搭配合理的膳食。中医食疗文化源远流长:药食同源、药食同理、药食同功。因此,辨证论治的方法同样适用于食疗,具有补益肝肾的食物品种有:羊肉可以温补肾阳,填精壮骨;黑芝麻可以补益肝肾,润肠通便;核桃仁可以补肾固精,益气养血;甲鱼汤可以滋阴壮骨等。

（三） 运动处方

骨骼属于运动系统,骨骼的生长符合 WOLF 定律,在骨代谢过程中应力负荷发挥关键作用。科学合理的运动是预防骨折和提高生活质量的保障,上海中医药大学附属龙华医院中医传统功法、导引术,结合运动处方制定的四大原则,即因人而异、安全、有效和身心结合,制定了针对骨质疏松症的练功方法:施氏十二字养生功和脊柱筋骨平衡操,适合中老年人练习,具有补肝肾、强腰膝、壮筋骨的作用。

三、相关现代研究

骨质疏松症是一种系统性骨病,其特征是骨量下降和骨微细结构破坏,导致骨的脆性增加,骨折危险性大为增加。本病包括原发性骨质疏松症和继发性骨质疏松症,前者是最常见的老年性骨代谢疾病,常见的是老年性骨质疏松症和女性绝经后骨质疏松症。而引起继发性骨质疏松症的因素包括内分泌代谢、结缔组织、肾脏、消化道疾病和药物等。本节将主要讨论原发性骨质疏松症。

（一） 肾精与生理状态下骨组织

中医理论认为肾中精气随着生命过程具有生、长、壮、老的过程,即女子三七、男子三八时,肾中精气达到鼎盛,持续至女子五七、男子五八时开始逐渐衰减,直至耗竭。在自然衰老的小鼠模型中,本研究团队可以看到相似的变化趋势,小鼠在1月龄时腰椎椎体松质骨即有很高的骨量,3月龄时骨量达到峰值,继而逐渐下降。

骨量减少,基本病理改变为骨生成与骨吸收的不平衡,与女性绝经后骨质疏松症破骨活动亢进不同,老年性骨质疏松症主要以成骨功能低下为主要特征,而骨髓间充质干细胞(BMSC)向成骨细胞分化,发挥成骨功能为关键环节。

碱性磷酸酶染色显示,1月龄小鼠原代 BMSC 数目最多,成骨分化能力最强,随年龄增长,小鼠 BMSC 自我更新和分化能力降低,至7月龄时,小鼠原代 BMSC 的成骨分化能力大幅低降低,同时成骨细胞的数量以及成骨特异性转录因子 Runx2 的表达水平也随着衰老逐渐降低。

因此,在自然衰老的生理状态下,肾精和骨,从细胞到组织水平都具有一致的变化趋势,提示二者之间具有相关性。

骨组织细胞发挥功能,是在细胞外信号分子及细胞内信号通路的作用下,调控细胞状态和功能来实现的。近年来针对骨代谢研究的信号通路的研究热点包括 Wnt/β-Catenin、BMP-2/4/7、Notch 等。

Wnt/β-Catenin 是常见的肿瘤相关信号通路,但近年来在骨代谢领域的研究愈加深入。骨架蛋白

Axin2 是 Wnt/β-Catenin 信号转导通路的负向调控因子。利用 Axin2 基因敲除（Axin2KO）小鼠，上调 Wnt/β-Catenin 信号通路，观察其对成年期小鼠骨重建的影响。发现上调 Wnt/β-Catenin 信号转导通路通过增加 BMP-2、BMP-4 和 BMP-7 表达，促进成骨细胞的分化和骨生成；还可以通过增加 OPG 表达下调 RANKL 信号通路，抑制破骨细胞的形成和骨吸收，达到调节骨重建和增加骨量的作用，从而揭示了 Wnt/β-Catenin 信号转导通路在调节骨代谢过程中的作用及其机制。

除了干细胞的成骨分化，软骨内成骨过程在骨发育和骨退变中也发挥了关键作用。在软骨细胞中过度激活 Wnt/β-Catenin，则可以导致小鼠膝关节软骨丢失，关节面骨化，关节边缘骨赘形成；椎间盘终板软骨丢失，骨赘形成，椎间隙狭窄。这些病理改变表明，软骨细胞内的 Wnt/β-Catenin 信号通路对软骨内成骨具有促进作用。进一步研究表明，Wnt/β-Catenin 的这种作用是通过上调软骨组织中的基质金属蛋白酶如 MMP13，降解软骨基质实现的。当给予 MMP13 抑制剂后，Wnt/β-Catenin 信号通路的作用可以被阻断。当在软骨细胞中过表达 ICAT，抑制 Wnt/β-Catenin 的激活，则发现小鼠椎体发育异常，软骨细胞增殖障碍。

骨形态发生蛋白（BMPs）的生理作用也是骨代谢研究领域的重要内容。众所周知，BMPs 具有很强的促进 BMSC 成骨分化的功能。在成骨细胞中阻断 BMP/Smad 信号通路，则导致小鼠骨密度和骨生成速率显著降低。

利用条件性基因敲除技术，建立了 BMP-2 单敲除小鼠（BMP-2 cKO）、BMP-4 单敲除小鼠（BMP-4 cKO）和 BMP-2/4 双敲小鼠（BMP-2/4 dKO），并进行全骨架染色、PCNA 染色、TUNEL 染色和原位杂交观察分别对胚胎骨骼发育以及软骨细胞增殖、凋亡和分化的影响，从而明确了 BMP-2 对胚胎骨骼发育以及胚胎生长板软骨细胞增殖、分化和凋亡的作用比 BMP-4 更重要（图 3-14）。

（二）肾精与病理状态下骨组织

骨质疏松症属于"骨痹""骨枯""骨极""骨折""骨痿""腰痛"以及"虚劳"等范畴，与肾精不足有密切关系。

360 例原发性骨质疏松症多中心临床流行病学调查显示，72% 中医辨证为肾虚型；常见病症是腰背疼痛、驼背、面色少华、生长发育迟缓、反应迟钝、失眠、健忘、眩晕、耳鸣。

在上海、辽宁、西安等地区开展的 1005 例肾虚型原发性骨质疏松症调查显示，48% 原发性骨质疏松症患者中医辨证为肾阴虚型，33% 为肾阳虚，19% 为肾精亏虚。

这些多中心、大样本"病证结合"的流行病学调查，初步分析了骨质疏松症的中医证型的频率分布，证明肾精亏虚在骨质疏松症的发生发展中具有重要的意义。

临床上通过纳入慢性肾功能不全患者，观察骨代谢变化，也发现肾功能不全会引起骨量丢失。该研究从解剖肾的角度阐述了肾对骨代谢的调节作用。

在动物实验中，皮质酮注射模型（CORT），不仅可以导致骨量明显丢失，还可以诱导实验动物出现生殖能力下降、听力下降，畏寒等肾阳虚的症状，因此是良好的肾阳虚型骨质疏松症动物模型。同时也从动物模型中验证了肾阳虚在骨质疏松症的发生发展中具有重要意义。

模拟女性绝经后骨质疏松症的卵巢切除模型是较为公认的经典模型，可以成功诱导小鼠的骨量丢失，骨生成和骨吸收均高度活跃，尤以破骨活动增强显著，能较好地模拟绝经后骨质疏松症的病理改变。虽然临床上女性绝经后大多为肾阴虚型骨质疏松症，但卵巢切除小鼠模型是否能模拟肾阴虚型骨质疏松症仍有待充分论证。

解剖肾对骨调控的模型，可以采用 5/6 肾切除模型。切除大鼠或小鼠 5/6 肾脏组织两月后，导致骨量显著降低，骨小梁变细，骨小梁间隙变宽，骨小梁数目减少。骨生成和骨吸收均高度活跃，处于高转换状态，破骨功能更为活跃，从而导致骨量明显减少。虽然还有一些转基因或基因敲除小鼠可以出现慢性肾功能不全的改变，从而导致骨量变化，但由于是基因层的改变，这种强加的外来因素并不能很好地模拟体内的变化。

针对 BMSC 在骨代谢中的重要作用，研究利用注射环磷酰胺（CTX）建立了骨髓抑制综合征模型，证明骨髓抑制综合征模型小鼠造血功能低下、免疫功能抑制（脾脏指数、胸腺指数下降）、成骨功能障碍（骨量

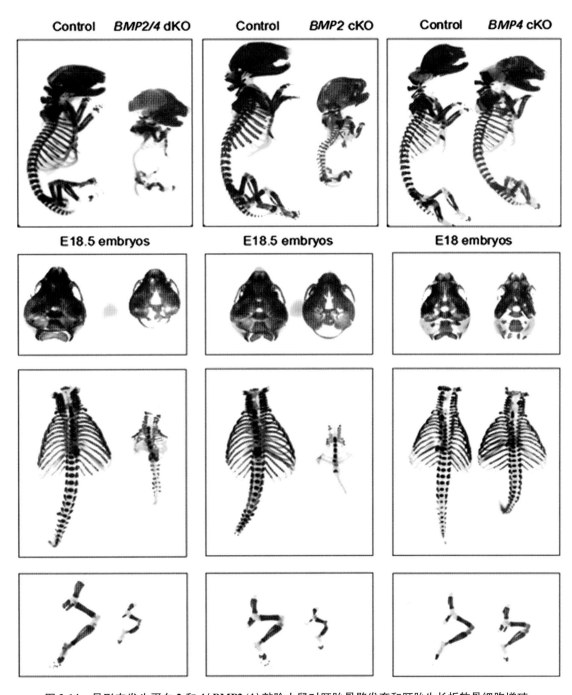

图 3-14　骨形态发生蛋白 2 和 4（BMP2/4）敲除小鼠对胚胎骨骼发育和胚胎生长板软骨细胞增殖、分化和凋亡发挥重要调控作用

Control：对照组 BMP2/4 dKO：骨形态发生蛋白 2/4 双敲除；Embryos：早期胚胎 BMP2 cKO：骨形态发生蛋白条件敲除

流失,成骨相关 mRNA、蛋白表达下降)以及糖代谢异常(外周血糖升高)。

CTX 干预后第 3 天骨髓抑制综合征病证结合模型 WBC、PLT、RBC 均降低;模型小鼠体重、脾脏指数、胸腺指数均显著下降;第 3 天模型小鼠外周血骨代谢指标 PINP、β-CTX 明显降低,腰椎椎体松质骨出现骨量丢失,BV/TV 明显降低,而胫骨上段于第 12 天才开始出现骨量丢失,BV/TV 明显降低;第 7 天小鼠外周血血糖明显升高。

同时模型小鼠出现消瘦懒动、蜷缩扎堆、毛枯散乱、爪尾少泽、食少尿多等症状,经虚实辨证、脏腑定位辨证属心脾两虚证,气盛衰度降低,血盛衰度降低,阴盛程度降低,综合辨证为"心脾两虚,肾阴虚证"。

骨髓抑制综合征模型小鼠腰椎 Runx2、Col11α、OC、ALP 等 mRNA 表达下降明显,提示成骨分化和骨生成降低。细胞学研究证明,CTX 抑制 C3H10T1/2 细胞株成骨分化,并呈时间依耐性下调 cdc2、c-Myc、Cyclin D1、Runx2 等表达,减少 β-catenin 进入细胞核的量,Wnt/β-catenin 的阻断剂 BIO 可以阻断 CTX 诱导的 Wnt/β-catenin 下调,恢复间充质干细胞的成骨分化功能。如前所述,Wnt/β-catenin 信号通路在 BMSC 成骨分化中具有重要作用,CTX 对骨生成的抑制作用很可能是通过抑制 Wnt/β-catenin 通路的传导实现的。

综上所述,当以 BMSC 为代表的骨细胞内部的信号通路发生变化,可以导致细胞的状态和功能发生变化,进一步导致骨组织水平的变化,但是促使骨细胞发生信号通路变化的必须是一些细胞外信号。在动物模型的实验研究中,如皮质酮、卵巢切除等,均是由神经内分泌激素的变化而导致的骨量变化,同时这些激素还发挥着免疫调节等方面生理病理作用。我们设想,调节骨细胞内部信号通路的细胞外信号,是骨细胞微环境中的神经内分泌免疫网络因子。进一步的分析神经内分泌免疫指标与肾精亏虚症状也证明,夜尿频多、耳鸣、口干、腰膝酸软、发脱、耳鸣、潮热、小便短赤等与促甲状腺素(TSH)、转化生长因子 β(TGFβ)密切相关,神疲乏力、手足心热等与白细胞介素-2(IL-2)密切相关,而记忆力减退、眩晕、面色㿠白、骨骼痿软与 γ-干扰素相关。

在多种模型中出现的肾精亏虚证候及骨量丢失,从病理角度也验证了二者的密切相关性,"肾精"无处不在,因此对于肾精的调节和调动也需要无处不在的物质去完成,而神经-内分泌-免疫网络因子的全身性正符合上述要求。

这也就是说,当肾精发生变化,其过程是体内神经内分泌免疫微环境的变化,导致微环境中的细胞接受刺激后,发生内部信号通路的变化,进而产生细胞和组织水平的变化。

针对上述病因病机,骨质疏松症的治疗也需要从补肾益精出发,改善神经内分泌免疫微环境的变化,从而恢复细胞内信号传导和细胞功能。

(三)补肾益精法治疗骨质疏松症

研究者首先针对补肾中药治疗原发性骨质疏松症的疗效进行了循证医学系统评价,利用 EMBASE、MEDLINE、CENTRAL、CNKI、CBMdisc、万方、维普及专家咨询和手工检索进行"主题词"标准检索,获得相关文献,由该领域的 2 名专家根据 Cochrane 协作中心推荐的标准,各自独立地评价入选的随机对照临床试验(RCT)资料,分别对各个研究的随机方法、随机隐匿、盲法以及随访情况逐一记录,并用表格提炼各临床研究中的相关要素。分析结果显示,与安慰剂对照,补肾中药可以明显提高腰椎与股骨颈骨密度;与阳性药物对照,补肾中药显著提高腰椎 BMD。

研究者进一步制订了"补肾益精法"治疗原发性骨质疏松症的随机双盲双模拟、安慰剂对照、多中心临床研究方案。该临床试验纳入来自 4 个临床研究中心的原发性骨质疏松症患者 200 例。进行分层区组随机化分组,以 1:1 的比例分配,针对原发性骨质疏松症患者的中医证候以肾阴虚和肾阳虚为主,试验组分为温肾阳颗粒、滋肾阴颗粒 2 组,温肾阳颗粒组和安慰剂组各 50 例;滋肾阴颗粒组与安慰剂组各 50 例。各组在服用钙剂(每天 600mg)的基础上分别复合温肾阳颗粒、滋肾阴颗粒和相应安慰剂治疗 6 月。并分别在治疗开始后 3 个月和 6 个月以及治疗完成后 6 个月和 12 个月进行随访观察(图 3-15)。

与安慰剂比较,温肾阳颗粒能明显缓解患者疼痛和中医证候及改善生活质量,而滋肾阴颗粒能明显提高患者腰椎骨密度。滋肾阴颗粒治疗 6 个月后骨密度(BMD)能提高 4.1%,停药 6 个月后也能提高 4.7%;温肾阳颗粒在治疗 6 个月后骨密度(BMD)提高 1.1%,停药 6 个月后出现轻度骨丢失。

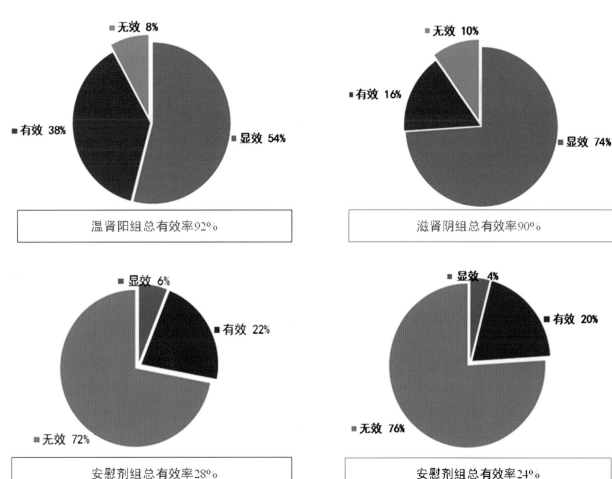

图 3-15 温肾阳、滋肾阴颗粒治疗原发性骨质疏松症的疗效研究

温肾阳颗粒组骨代谢合成指标 BGP 和骨代谢吸收指标 β-CTX 较安慰剂组均有统计学意义。滋肾阴颗粒组骨代谢合成指标 PINP 较安慰剂组有统计学意义,但对于骨代谢吸收指标 β-CTX 无明显的作用。说明温肾阳颗粒不仅能增加骨生成,还能抑制骨吸收;滋肾阴颗粒只能增加骨生成,而对骨吸收没有明显的作用(图 3-16)。

结果说明"补肾益精法"治疗骨质疏松症有三方面特点:①分清肾阳虚、肾阴虚,重视"证病结合"辨证论治,可以进一步提高临床疗效,明确防治机理;②温肾阳中药改善患者症状明显,而滋肾阴中药提高骨密度明显;③滋肾阴中药只需要持续治疗半年可改善骨密度,温肾阳中药治疗骨质疏松症需要持续半年以上,改善骨密度效果将更加明显。因此,该研究有利于提高原发性骨质疏松症的疗效,建立针对原发性骨质疏松症的规范化的研究方案和评价技术。

在动物实验中,利用去卵巢骨质疏松小鼠模型,也同样证明了"温肾阳颗粒"和"滋肾阴颗粒"能增加去卵巢骨质疏松小鼠骨量,其中温肾阳颗粒优于滋肾阴颗粒。进一步 microarray 分析发现温肾阳颗粒和滋肾阴颗粒均能抑制 BMSC 成脂分化,促进成骨分化,有效逆转的异常基因分别为 320 和 100 个,交集基因 90 个。针对这些基因进行进一步筛选和深入研究将有助于揭示补肾益精中药防治原发性骨质疏松症的作用靶点。

BMP/Smad 信号通路具有非常重要的促进骨生成作用,研究者建立了 12×SBE-OC-Luc 报告基因,该报告基因对 BMP 信号具有特异性反应,是测量 BMP 信号转导通路的有效工具。将该报道基因稳定转染至成骨细胞 OCT-1 细胞后,获得单克隆细胞株,通过检测药物对该转基因细胞荧光素酶活性的影响,筛选出对 BMP 有刺激作用的药物,从而建立了"治疗骨质疏松症药物的体外筛选系统"。并利用该系统筛选出补肾益精方及其有效组分淫羊藿苷、补骨脂素、蛇床子素,均能够显著增加成骨细胞中 BMP 的表达。并进一

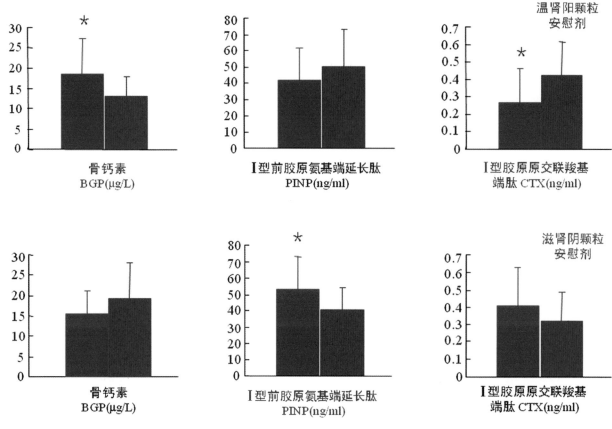

图 3-16　温肾阳、滋肾阴颗粒改善骨生成和骨吸收相关指标的研究

步通过 OPG 基因敲除小鼠和卵巢切除小鼠模型进行体内验证,发现补肾复方及淫羊藿苷、补骨脂素、蛇床子素均能显著缓解 OPG 基因敲除小鼠和卵巢切除小鼠的骨丢失,并且通过改善了骨质量,提高骨生物力学性能。

上述骨质疏松小鼠模型和报告基因系统分别从体内、体外验证了补肾益精的有效性及其有效组分的作用,从而成为非常理想的筛选治疗骨质疏松症药物的体内外筛选平台。

进一步研究还阐述了补肾中药有效组分的作用机制(图 3-17)。淫羊藿苷(Icariin)增加去卵巢大鼠骨小梁厚度,促进骨钙素、Ⅰ型胶原、Runx2 等成骨相关蛋白的表达,促进皮质酮大鼠骨髓间充质干细胞的成骨分化。进一步利用 β-catenin 和 BMP 体外敲除技术,发现了淫羊藿苷通过上调 β-catenin、BMPs 信号通路而调动 BMSC 成骨分化功能。温肾阳药有效组分补骨脂素(psoralen)增加去卵巢大鼠骨量,促进成骨特异性蛋白骨钙素和 Runx2 的蛋白表达。利用 BMP 体外敲除技术证明,补骨脂素通过上调 BMP/Smad 信号通路促进 BMSC 向成骨细胞分化。

蛇床子素(osthole)明显刺激小鼠颅骨局部新骨生成,提高矿化沉积率和骨生成率。并发现蛇床子素上调成骨细胞中 Wnt/β-Catenin 信号转导通路,增加 BMP-2、BMP-4 和 BMP-7 的表达,促进成骨细胞的分化和骨生成;并能够增加骨保护素(OPG)的表达,抑制 RANKL 的表达,从而抑制破骨细胞的形成和骨吸收。这是首个补肾中药有效组分调节骨代谢的高影响研究。

齐墩果酸(OA)增加去卵巢大鼠骨小梁厚度,增加成骨细胞数目和活性,增加成骨特异性蛋白骨钙素和 RunX2 蛋白表达。干细胞基因芯片显示其促进骨髓间充质干细胞成骨分化而调控骨代谢,其分子机制与上调 Notch 信号通路相关。另一方面,齐墩果酸能够通过抑制 RANKL 下游信号途径 NFATc1、c-Fos 的表达抑制破骨细胞的生成,同时抑制破骨细胞骨吸收过程中 CTSK、MMP9 和 TRAP 的活性来抑制破骨细胞的骨吸收;齐墩果酸显著抑制破骨细胞骨架的生成来抑制破骨细胞的形态,同时通过抑制成熟破骨细胞中 P-IkB 和 P-Akt 的表达,诱导成熟破骨细胞的凋亡。

因此,补肾益精中药及有效组分通过上调 Wnt/β-Catenin、BMP-2/4/7 等信号通路促进骨生成,通过调

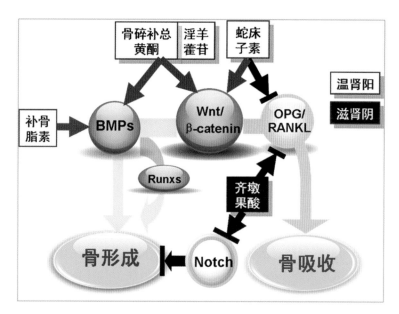

图 3-17 温肾阳、滋肾阴颗粒有效组分调控骨生成和骨吸收的分子信号机制

温肾阳和滋肾阴颗粒有效组分一方面刺激成骨分化过程中 Wnt/β-Catenin、BMPs、Runxs、Notch 等信号途径,调控成骨细胞主导的骨形成,另一方面,通过调控 OPG/RANKL 信号途径,抑制破骨细胞及其主导的破骨细胞的骨吸收

节 OPG/RANKL 信号通路抑制骨吸收。温肾阳和滋肾阴中药具有不同的作用靶点,且都能通过"双重调节骨代谢平衡"的作用,促进骨生成,并抑制骨丢失。

四、展望

补肾益精中药治疗骨质疏松症的有效性,从另一个角度验证了肾精亏虚在骨质疏松症的发生发展中的意义。目前研究结合了临床和实验从基因、分子、细胞、组织、机体不同层次进行了充分论述,对骨质疏松症的中西医病机和补肾益精中药治疗骨质疏松症的中西医学药效机制作了清晰的阐述。同时,也对"肾藏精"和"肾主骨"理论作了进一步丰富。临床结合基础研究,并指导基础研究方向,进而使基础研究服务于临床的研究思路和模式值得中医学研究借鉴。

在骨质疏松症的发病机制研究中,目前的研究已经相当深入,虽然新的信号通路或许不易挖掘,但会有更多信号通路相互作用的研究。但是人作为一个有机体,其整体反应性是不可否认的,细化的信号通路研究,点对点的信号分子变化不足以反映整个机体的调节。而中医"肾藏精"和"肾主骨"理论恰好反映了这一特征,骨质疏松症研究从局部的分散的研究上升至整体的研究可能为未来的发展方向。中医"肾""骨"不仅仅是现代医学中的"解剖肾"和"解剖骨",因此,未来中医"肾"对骨代谢的调节,或者补肾法对骨质疏松症的研究,应重视中医"骨"系统中筋、肉、血、脉、髓等对疾病病理生理的调节作用,系统观察中医"骨"的变化。

第六节 "肾-髓系统"与障碍性贫血

本节所述障碍性贫血,主要指珠蛋白生成障碍性贫血和再生障碍性贫血。珠蛋白生成障碍性贫血,又名地中海贫血,因最早发现于地中海区域故名。该病是由于 1 种或 1 种以上珠蛋白基因缺陷(缺失或突变),造成血红蛋白珠蛋白肽链合成受抑制,导致肽链失衡而引起的,以无效红细胞生成及慢性溶血为主要表现的溶血性贫血病,常见类型主要有 α-地中海贫血和 β-地中海贫血。

再生障碍性贫血是一组由于化学、物理、生物因素及不明原因引起的以骨髓造血功能衰竭、外周血全血细胞减少为特征的疾病。根据起病缓急、病情轻重、骨髓损伤程度和转归等,可分为急性和慢性两类。

一、相关理论概述

(一) 现代医学对障碍性贫血的认识

1. 现代医学对珠蛋白生成障碍性贫血的认识　地中海贫血临床主要表现为贫血和慢性溶血。由于大量溶血,代偿性地引起骨髓造血异常活跃,可导致骨骼变大、髓腔增宽,骨骼变形,极易发生骨折。慢性贫血及溶血还可导致机体对铁的吸收增加,过多的铁沉着于心肌和其他脏器如肝、胰腺、脑垂体等器官,容易引起肝硬化、内分泌改变、糖尿病、心力衰竭等并发症。

相对过剩的珠蛋白链是地中海贫血发生无效造血及溶血的根本原因。相对过剩的珠蛋白链可干扰正常红母细胞成熟的多个阶段,引发其发生髓内溶血,从而造成大量无效红细胞生成;相对过剩的珠蛋白链可直接与红细胞膜结合,改变膜结合蛋白质的组成,或干扰细胞骨架蛋白与膜的联结,从而导致红细胞膜变硬,变形能力下降;过剩的珠蛋白链附着在红细胞膜上可诱发膜脂质过氧化反应,导致连接细胞骨架的膜蛋白发生氧化损伤,使膜与细胞骨架连接受阻,从而造成红细胞膜机械稳定性下降;红细胞内过剩变性的珠蛋白链在红细胞膜上的沉积诱导了膜蛋白的聚集和自身抗体与补体的结合,促进了红细胞从循环中的快速清除;继发性酶和代谢异常,可导致细胞内能量代谢和氧化还原反应障碍,加重红细胞的氧化损伤;离子通透性异常,导致红细胞脱水和阳离子转运异常。

总之,地中海贫血红细胞的破坏和生存期缩短是继发于红细胞内珠蛋白链相对过剩的多种病理改变的结果,因此地中海贫血不仅是一个血红蛋白病,更是一个累及整个红细胞的病变。

2. 现代医学对再生障碍性贫血的认识　再生障碍性贫血临床常表现为贫血、出血、感染、发热。关于该病的发病机制,目前主要有3种学说:造血干细胞存在缺陷,即"种子"学说;机体免疫异常,即"虫子"学说;造血微环境异常,即"土壤学说"。再生障碍性贫血的主要病理生理学改变为造血干细胞和造血祖细胞的损伤,表现为干/祖细胞数量和质量的异常(如集落形成能力低、对造血生长因子反应性减低、细胞凋亡异常、黏附分子异常、干细胞基因表达异常等)。继发性再生障碍性贫血所致干/祖细胞减少是由于射线、药物、生物因素等直接破坏骨髓造血的结果;而原发性再生障碍性贫血所致干/祖细胞减少则是由于T细胞介导的免疫损伤的结果。因此治疗继发性再生障碍性贫血应以促进造血为主,治疗原发性再生障碍性贫血应以调整免疫为主。

(二) 中医对障碍性贫血的认识

1. 中医对地中海贫血的认识　中医古籍对地中海贫血无专门论述,但历代医家多根据患者面色苍白或萎黄、头晕心悸、唇舌色淡、脉沉细或虚数等贫血症状,黄疸、皮下出血等溶血症状,腹部膨隆、肝脾肿大、发育迟缓、头颅方大、颧骨突起、鼻梁凹陷、眼距增宽等有明显的地中海贫血貌体征,将其归属于"血虚""虚劳""童子劳""虚黄""血证""积聚""五软五迟"等范畴。

地中海贫血的病因为先天禀赋不足、后天失养,病变可累及肾、脾、心、肝及气、血、阴、阳等。在病机上既有肾虚、脾虚、肝虚、心虚、气虚、血虚、阴虚、阳虚等本虚之证,又有湿热、气滞、血瘀、出血等标实之证,虚实夹杂、证候错综复杂,其中"肾虚髓损,精血化生无源"为其核心病机。临床证候调查显示,中间型地中海贫血患者最常见的中医证型为精血亏虚证(或气血两虚证)和肝肾阴虚证。对地中海贫血患者的肾虚证候类型进行调查显示,地中海贫血患者以肾阴虚证最多见,其次为肾精不足证和肾阳虚证。

2. 中医对再生障碍性贫血的认识　急性再生障碍性贫血临床上以高热、出血、脉象虚大为主要表现,归属于"血证""急劳""热劳"等范畴;慢性再生障碍性贫血临床上主要表现为面色苍白、头晕眼花、心悸气短、神疲乏力、爪甲淡白无华、皮肤瘀斑、舌淡、脉虚等血虚症状,及头晕耳鸣、腰膝酸软、形寒肢冷、五心烦热、盗汗等肾虚症状,可归属于"血证""虚劳""髓劳"等范畴。

再生障碍性贫血发病有"因虚致瘀"和"因瘀致虚"两大类,与心、脾、肝、肾等脏有关,尤其与肾关系最为密切。其病机主要为脾肾亏损、髓海瘀阻、邪毒内侵而致髓枯。病本为肾虚,瘀血、邪毒、痰浊为标,肾虚在前,血虚在后,肾虚症状贯穿疾病全过程,故其病机特点可概括为"毒、虚、痰、瘀"4个方面。

障碍性贫血的发生均与肾虚有着密切关系,治疗上补肾当为其基本治法。通过培补先天肾精,使肾精得充,骨髓得养,才能源源不断化生阴血。在补肾的基础上,临床还应结合具体病症情况,配以健脾益气、养阴、温阳、清热解毒、利湿化痰、活血化瘀、凉血止血等方法。

二、相关治法方药

(一) 补肾相关治法

现代医家根据障碍性贫血不同发病阶段所采用的治疗方法主要分为两大类:一类治法以补肾为主,包括补肾益精法、补肾养阴法、补肾温阳法、滋阴助阳法、补肾健脾法;另一类治法为补虚泻实,包括补肾活血通络法、补肾清热解毒法、补肾调肝法、补肾祛痰法等。

1. 补肾益精法 该法主要根据中医"肾藏精主骨生髓,髓养血""肾精化血"及"精血同源互化"的理论,通过补肾益精达到促进血液源源不断化生的作用。适用于以肾精亏虚、精血不足为主的障碍性贫血。

赖祥林采用具有补骨生髓、养血活血功效的黄根加味(黄根、红枣、猪脊骨)治疗地中海贫血,能使大部分患者血红蛋白保持在 70g/L 以上;夏洪生等采用具有填精补血、健脾益气作用的归蓉补血剂(由全当归、肉苁蓉、何首乌、紫珠草、鸡血藤等中药组成)治疗地中海贫血,患者血虚症状明显好转。

2. 补肾养阴法 肾藏精主水,参与津液代谢,摄取其中之精微物质,"津血同源",肾水可为生血提供一部分物质原料,同时肾阴又为一身阴气之源,故肾阴肾水在血液生化中具有重要作用。通过补肾养阴,可以促进血液源源不断化生,适用于以阴虚证为主的障碍性贫血,临床主要表现:面色苍白、头晕眼花、五心烦热、腰酸盗汗、齿鼻衄血、皮肤发斑色泽鲜红、舌淡红少津、脉细数等。

如徐瑞荣、孙伟正等分别采用具有补肾养阴功效的补肾益髓Ⅱ号方(当归、黄芪、女贞子、墨旱莲、生地、枸杞子、黄精、阿胶、龟甲胶、何首乌、山茱萸、地骨皮)、补肾生血胶囊Ⅰ号(生地、熟地、山茱萸、枸杞子、桑椹、五味子、菟丝子、女贞子、首乌、当归、麦冬、丹皮、阿胶、黄芪、红参、补骨脂等)治疗偏肾阴虚型慢性再生障碍性贫血,均取得了较好的疗效。

吴志奎等分别采用具有补肾滋阴、益气生血功效的益髓生血颗粒(山茱萸、制何首乌、熟地黄、炙黄芪、补骨脂、党参、鳖甲等)、生血汤(熟地、枸杞子、女贞子、何首乌、补骨脂、红参、黄芪、当归、鸡血藤、丹参、虎杖)治疗 α 及 β-地中海贫血,能明显升高患者血红蛋白含量,部分患者肝脾肿大有所缩小。

3. 补肾温阳法 肾阳为一身阳气之根,脏腑经络形体官窍的各种生理功能均离不开肾阳的温煦、推动,血液的化生亦如此,因此肾阳是化生血液的根本动力;此外,肾阳为造血提供温化保证;肾还是气血正常循行并发挥生理功能的重要保证。温补肾阳可促进血液的化生、正常运行及生理功能的发挥。该法适用于以阳虚证为主的障碍性贫血,临床主要表现为:面色苍白、头晕耳鸣、畏寒肢冷、腰膝酸软、精神萎靡、便溏纳呆、舌淡胖或有齿痕、脉沉细或弦细。

徐瑞荣等分别采用具有补肾温阳功效的补肾益髓Ⅰ号方(鹿角胶、党参、当归、白术、茯苓、黄芪、菟丝子、淫羊藿、巴戟天、骨碎补、补骨脂)、补肾生血胶囊Ⅱ号(淫羊藿、补骨脂、巴戟天、狗脊、附子、鹿茸、红参、仙茅、熟地黄、女贞子、怀牛膝、黄芪等)、右归补方(熟附片、肉桂、熟地、山药、山茱萸、枸杞子、杜仲、当归、鹿角胶、菟丝子、西洋参、炙黄芪、鸡血藤、仙鹤草)、二仙温肾汤(仙茅、仙灵脾、巴戟肉、知母、五味子、红参、黄茋、鹿角胶、补骨脂、甘草、红枣、赤豆)、补肾复方冲剂(红参须、熟附子、肉桂、鹿角片、炙龟甲、菟丝子、枸杞子、党参、熟地黄)治疗偏肾阳虚型慢性再生障碍性贫血,均取得了较好的疗效。

4. 滋阴助阳法 该法适用于肾阴阳俱虚之障碍性贫血的治疗,其临床表现:面色苍白、气短乏力、心悸不寐、头晕耳鸣、五心烦热、牙龈出血或皮下紫癜、舌淡苔白、脉细无力等。若偏阳虚而无出血现象者,可加重助阳药物,如鹿角胶、肉桂等,以促进骨髓造血功能的恢复;若偏阴虚者,应投滋阴填精及清热凉血药。

徐瑞荣等采用具有阴阳双补功效的补肾益髓Ⅲ号方(党参、白术、巴戟天、当归、何首乌、黄芪、淫羊藿、女贞子、墨旱莲、阿胶、龟甲胶、熟地黄、生地)治疗肾阴阳两虚型慢性再生障碍性贫血,取得了较好的疗效。

5. 补肾健脾法　肾为先天之本,可化生精血。脾为后天之本,气血生化之源。补益脾肾,可促进精气血津液的化生。本法适用于脾肾两虚型障碍性贫血的治疗,临床表现为:颜面萎黄、食欲不振、疲乏无力、少气懒言、心悸健忘、失眠多梦等。如上述提到的补肾益髓Ⅰ号方、益髓生血颗粒等均在补肾药的基础上,酌加了健脾益气养血药。

6. 补肾活血通络法　障碍性贫血由于肾虚可导致骨髓亏虚,精血化生减少,而阴血亏虚,可致血行缓慢而发生瘀滞。加之该病病程较长,缠绵难愈,往往"久病必瘀""久病入络"。若单纯补肾则瘀血不去,新血不生,而只活血则易伤正气。对于一些无明显出血倾向且久治不愈的偏肾虚血瘀证患者,应补肾与活血同用,既能"固本培元",又可改善骨髓造血微环境,达到"通"之意。

官世芳等采用具有补肾化瘀、益髓生血功效的生血古今丹(白矾、胆南星、丹参、山茱萸、泽泻、熟地、茯苓、巴戟天、牛膝、山药、菟丝子、肉苁蓉、五味子等)补肾活血通络方(熟地、枸杞子、菟丝子、女贞子、墨旱莲、当归、丹参、马钱子)治疗慢性再生障碍性贫血,取得了较好的临床疗效。

7. 补肾清热解毒法　急性再生障碍性贫血临床以出血或感染发热为首发症状,中医称为"急髓劳",为温毒入血伤髓,导致髓不生血,血不归经,气随血伤,故而出血、发热不止。而邪毒内蕴,又可耗损肾精。故临床治疗急性再生障碍性贫血,当补肾兼清热解毒法为法。

杨淑莲等采用凉血解毒汤(羚羊角粉、琥珀粉、生地黄、牡丹皮、玄参、麦门冬、贯众、金银花、连翘、板蓝根、栀子、三七粉)治疗急性再生障碍性贫血,可有效减低死亡,缩短病程,减轻感染、出血等并发症。

8. 补肾调肝法　肝属木,肾属水,水能生木。肝性主升主动,易上亢为患,而肾水寒凉宁静,可涵养肝木防其过亢。若火热邪毒耗伤肾精,导致肾虚精亏不能涵养肝木,则木火可亢逆为害。故本法适用于肾虚阴亏兼肝火伏热之障碍性贫血的治疗。

黄振翘等采用具有补肾泻肝功效的补肾泻肝方(熟地、生地、首乌、当归、补骨脂、巴戟肉、淫羊藿、虎杖根、水牛角、丹皮、黄连、大青叶、女贞子、怀山药、白术、苏梗)治疗慢性再生障碍性贫血,取得了较好的治疗效果。

9. 补肾祛痰法　障碍性贫血以肾虚为本,肾具有主持水液代谢的作用,若肾虚则水液代谢障碍而易停留生痰。故本法适用于肾虚兼痰阻之障碍性贫血的治疗。

周郁鸿等采用祛痰补肾汤Ⅰ号(右归丸合二陈汤加减)及Ⅱ号(以左归丸合茯苓丸加减)治疗再生障碍性贫血,肾阳虚型为主者治以祛痰补肾汤Ⅰ号方,肾阴虚型为主者治以祛痰补肾汤Ⅱ号方,临床疗效较好。

(二) 常用补肾复方制剂

河车大造丸:出自《景岳全书》,由紫河车、熟地、龟甲、杜仲、黄柏组成,具有益肾填精、补阴阳气血的作用,主要用于阴阳俱虚、气血衰少、精血不足的证候。庄杰盾等通过实验研究发现,该药能明显促进小鼠骨髓粒系祖细胞增殖。

益髓生血颗粒:由山茱萸、制何首乌、熟地、黄芪、鳖甲、鸡血藤、砂仁、当归、党参、阿胶、补骨脂共11味中药组成,具有滋肾养肝、益精生血、健脾益气、消痞退黄的功效,主要用于脾肾两虚、精血亏虚型的各类贫血症,尤其是地中海贫血的治疗。方中山萸肉、何首乌为君,补肾益精生血;熟地、补骨脂、炙黄芪、党参、阿胶、当归为臣,健脾补肾生血;鸡血藤、鳖甲为佐,活血软坚;砂仁为使,芳香开胃,防补药滋腻碍胃;诸药共奏补肾益精、益气补血之功,意在填补肾中真阴,使真阴得养,髓海充盈,血有生源。吴志奎等通过30余年、多批次临床研究发现,该药可明显提高地中海贫血患者的血红蛋白含量、红细胞计数、网织红细胞、胎儿血红蛋白有不同程度增加,肝脾有一定程度缩小,患者精神好转,食欲增加,不易患感染性疾病,取得了确切的、可重复的临床疗效。

补髓生血颗粒:由熟地黄、山茱萸、枸杞子、淫羊藿、巴戟天、鹿茸、红参、黄芪、丹参、鸡血藤、白花蛇舌草、猪苓等组成,具有滋阴壮阳、补肾益精功效。孙伟正等以该药治疗肾阴虚、肾阳虚及肾阴阳两虚型慢性再生障碍性贫血。其中补髓生血1号(由生地、熟地、山萸肉、桑椹、阿胶、枸杞子、五味子、黄芪等组成)具有补肾滋阴、生精补血功效,适用于肾阴虚型慢性再生障碍性贫血的治疗;补髓生血2号(由补骨脂、巴戟天、淫羊藿、附子、女贞子等组成)具有补肾温阳、益精生血之功效,适用于肾阳虚型慢性再生障碍性贫血的治疗。肖咏等通过临床研究发现,补髓生血颗粒能明显改善再生障碍性贫血患者的血象及骨髓象,总有效率为73.33%。

右归补肾方:是在右归丸基础上化裁而成,由熟附片、肉桂、熟地、山药、山茱萸、枸杞子、杜仲、当归、鹿角胶、菟丝子、西洋参、炙黄芪、鸡血藤、仙鹤草组成,主要用于治疗脾肾阳虚型慢性再生障碍性贫血。方中附子、肉桂、鹿角胶培补肾中之元阳,温里祛寒,为君;熟地黄、枸杞子、山药、山茱萸滋阴益肾,养肝补脾,填精补髓,阴中求阳;菟丝子、杜仲补肝肾,健腰膝;当归养血和血;西洋参、黄芪益气健脾;鸡血藤破旧生新,养血活血;仙鹤草收敛止血;诸药共奏健脾补肾温阳生血之功效。张荣华等通过临床研究发现,该药能明显改善慢性再生障碍性贫血患者外周血象及临床症状,治疗总有效率为85%。

二仙温肾汤:由仙茅、仙灵脾、巴戟天、人参、黄芪、当归、赤小豆、陈皮、甘草组成,用于治疗脾肾两虚型再生障碍性贫血。方中以仙茅、仙灵脾温补命门,助肾阳温脾阳;巴戟天补肾阳益精血;人参、黄芪大补元气、健脾益气生血;当归、赤小豆补血活血;陈皮、甘草利气和中;诸药共奏温补脾肾、益气生血之功效。汤金土等通过临床研究发现,该药能明显升高再生障碍性贫血患者白血病、血小板、血红蛋白水平,治疗总有效率为92.5%。

祛痰补肾汤Ⅰ号方和Ⅱ号方:祛痰补肾汤Ⅰ号方以右归丸合二陈汤加减,由熟地、山茱萸、枸杞子、山药、杜仲、制附子、肉桂、菟丝子、鹿角胶、当归、陈皮、姜半夏、茯苓、苍术、枳壳、炙甘草组成,具有温补肾阳、燥湿化痰功效,适用于以肾阳虚为主的再生障碍性贫血治疗。祛痰补肾汤Ⅱ号方以左归丸合茯苓丸加减,由熟地、山茱萸、枸杞子、山药、菟丝子、鹿角胶、川牛膝、龟甲胶、远志、姜半夏、茯苓、朴硝、枳实、苍术、浮海石、地龙、赤芍组成,具有滋阴补肾、化痰逐瘀功效,适用于以肾阴虚为主的再生障碍性贫血治疗。

生血古今丹:由无比山药丸(《太平惠民和剂局方》)合白玉化痰丸(《普济本事方》)加减而成,药物有白矾、胆南星、丹参、山茱萸、泽泻、熟地黄、茯苓、巴戟天、怀牛膝、山药、菟丝子、肉苁蓉、五味子、鹿茸,主治肾虚伴痰瘀互结之再生障碍性贫血。方中胆南星可助白玉化痰丸祛痰之力,丹参可增白玉化痰丸化瘀之功,鹿茸可加强无比山药丸之益髓功效,全方共奏益髓生血、豁痰化瘀之功效。官世芳等通过临床研究发现,该方治疗再生障碍性贫血患者的治愈率为75%,总有效率为93.75%。

补肾泻肝方:由左归饮、当归首乌汤、犀角地黄汤加减化裁而成,包括熟地、生地、首乌、当归、补骨脂、巴戟肉、淫羊藿、虎杖根、水牛角、丹皮、黄连、大青叶、女贞子、怀山药、白术、苏梗等,具有补肾生髓、泻肝清火之功效,适用于肾阴虚、肝火伏热型再生障碍性贫血的治疗。黄振翘等通过临床研究发现,该方治疗再生障碍性贫血的总有效率为88.33%,治愈缓解率为55%。

凉血解毒汤:以《卫生宝鉴》补肾泻火的三才封髓丹为基本方加减,针对上焦外感温热出现齿鼻衄血者加减《济生方》苍耳子散,针对温热之邪内陷营血者加《备急千金要方》犀角地黄汤,主要包括羚羊角粉、牡丹皮、赤芍、生熟地黄、天门冬、茜草、黄芩、贯众、苍耳子、辛夷、生龙骨、生牡蛎、三七粉、黄柏、甘草等,具有清热解毒、凉血止血兼补肾功效,适用于急性再生障碍性贫血的治疗。杨淑莲等通过临床研究发现,该方配合西药及支持治疗对急性再生障碍性贫血的临床疗效肯定,无明显毒副作用。

三、相关现代研究

(一)补肾方药治疗地中海贫血研究

基于"肾藏精生髓、髓生血"理论,从肾论治地中海贫血已经形成了系统理论及有效治法,地中海贫血属典型的肾精异常性疾病,证明了"补肾益髓"是治疗地中海贫血的根本治法,研究从一个侧面揭示了"与肾相关"疾病从肾论治疗效产生的内在规律。补肾方药治疗地中海贫血的研究成果,主要分为临床疗效研究和机制探讨两个层面。

1. 中药随机、单盲、安慰剂平行对照的临床研究 采用补肾益髓法(益髓生血颗粒)在广西高发区开展了11批次的临床观察,均取得了肯定疗效,通过系列的临床研究创建形成补肾治疗地中海贫血系统理论和有效治法,验证了基于"肾生髓、髓生血"理论从肾论治的有效性和科学性。

2004—2005年在广西南宁周边地区及百色地区共收集符合纳入标准的β-地中海贫血60例,其中男

41例,女19例;年龄2~18岁;汉族17例,壮族40例,瑶族2例,布依族1例;中间型41例,重型19例,开展了中药随机、单盲、安慰剂平行对照的临床研究。研究结果显示:益髓生血颗粒治疗中间型地中海贫血有效率为100%,治疗重型地中海贫血有效率为84.62%(图3-18)。

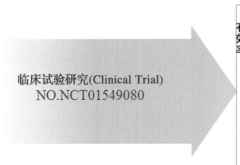

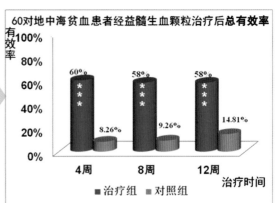

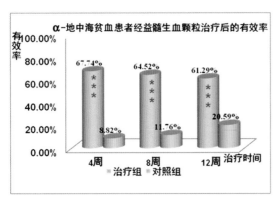

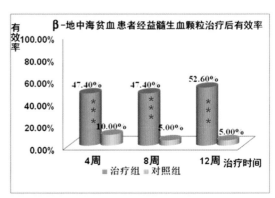

图3-18 益髓生血颗粒治疗地中海贫血临床有效率比较

2. 高发区补肾治疗地中海贫血患者肾虚三证病例的临床研究 2010年9—12月,在广西高发区首批纳入观察病例共43例(含α-地中海贫血25例、β-地中海贫血16例),包括肾阳虚10例;肾阴虚16例;肾精不足17例。入组患者分别给予对应的补肾药治疗(温肾阳药:益髓生血颗粒+淫羊藿;滋肾阴方:益髓生血颗粒+女贞子;肾精不足证服用益髓生血颗粒原方),疗程3个月。每月做一次疗效性指标检测,同时对患者进行中医证候量化评分。通过对3组患者每个月的疗效追踪观察发现,3种证型的地中海贫血患者疗后第2、3个月的Hb水平与疗前相比显著升高($P<0.01$或$P<0.05$),研究结果表明,补肾益髓代表方益髓生血颗粒加味治疗肾虚3种证型的地中海贫血患者均有良好的临床疗效。

2011—2012年底,在广西高发区采用随机、双盲、平行对照120例规范临床研究,并按国际化要求标准,在国际循证医学协作网注册(Clinical TrialNO. NCT01549080),疗程3个月,进行患者中医证候量化评分与血液指标变化相关性的动态观察,以国际公认的诊断与疗效标准进行评价。同时采用第三方编盲与第三方统计学处理。评价益髓生血颗粒治疗地中海贫血的临床疗效。观察结果:以血红蛋白为疾病疗效的主要指标,益髓生血颗粒治疗4周、8周、12周各时间节点疾病疗效,实验组总有效率分别为60%、58%、58%,对照组为8.26%、9.26%、14.81%(两组比均为$P<0.001$);无论是总有效率、还是α-地中海贫血40对病例平行对照分析、β-地中海贫血20对病例平行对照分析,均取得了显著的治疗效果。

3. 补肾益髓法治疗地中海贫血患者生存情况调查及停药后疗效维持时间观察 王文娟等调查197例经补肾益髓法治疗的地中海贫血患者的基本生存情况,地中海贫血患者的存活率与其地中海贫血类型、临床分型、基因类型有一定的关系,其中受临床分型和基因类型影响最大:197例患者中共存活172例,死亡25例,总存活率为87.3%。其中,重型患者70例,存活46例(65.71%);中间型患者127例,存活126例

（99.2%）。α-地中海贫血患者30例,存活30例(100%)；β-地中海贫血地中海贫血患者167例存活142例(85.0%)。

4. 临床疗效机制研究

（1）平衡α-珠蛋白链和β-珠蛋白链:血红蛋白由4条珠蛋白链组成。正常成人的血红蛋白虽有3种类型,但其中均有1对α链:HbA由2条α链与2条β链组成($\alpha_2\beta_2$),占血红蛋白总量的95%~97%；HbA$_2$由2条α链与2条δ链组成($\alpha_2\delta_2$),占血红蛋白总量的2.5%~3%；HbF由2条α链与2条γ链组成($\alpha_2\gamma_2$),不到血红蛋白总量的2%。地中海贫血发病的根本原因是由于珠蛋白基因缺陷导致珠蛋白表达异常,非α链(βγδ)和α链合成率失衡所致。刘咏梅、褚娜利等研究发现,益髓生血颗粒可增加α-地中海贫血患者外周血有核细胞α/β珠蛋白基因的表达比值,说明该药可协调α-珠蛋白和β-珠蛋白基因的mRNA表达状态,使珠蛋白链的合成趋向平衡(图3-19)。

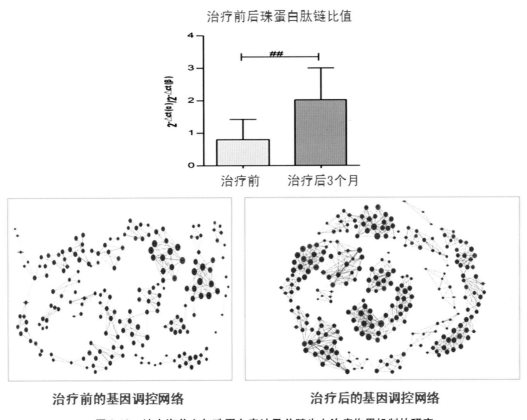

治疗前后珠蛋白肽链比值

治疗前的基因调控网络 治疗后的基因调控网络

图3-19 地中海贫血与珠蛋白表达及益髓生血治疗作用机制的研究

（2）激活γ基因,诱导γ-珠蛋白合成:人类的珠蛋白基因表达具有严格的红系组织特异性和发育阶段特异性。珠蛋白基因簇在不同发育阶段存在着基因开关,γ-珠蛋白基因主要在胎肝红细胞中表达,出生后自动完成γ-β基因表达转换。补肾生血药能明显提高β-地中海贫血患者外周血有核细胞血红蛋白珠蛋白链γ/(β+γ)比值,升高γ-珠蛋白基因mRNA表达,增加HbF含量。刘咏梅研究发现,益髓生血颗粒可显著提高β-地中海贫血患者外周血有核细胞$^C\gamma$-珠蛋白的基因表达,增加$^C\gamma/^A\gamma$比值,提示该药的作用机理可能与重新开启γ-珠蛋白基因($^C\gamma$)开关,促进$^C\gamma$-珠蛋白转录与表达,与患者体内相对过剩的、游离的α-珠蛋白链结合形成$\alpha_2{}^C\gamma_2$,阻止其在体内发生沉淀,从而减轻对红细胞膜的损伤。

红系特异反式作用因子GATA-1和GATA-2为转录调节因子,是具有锌指结构的DNA结合蛋白,可识别保守的结合模体(T/A)GATA(A/G)。β-地中海贫血患者GATA-1转录因子与调控序列的结合增强,从而促使γ-珠蛋白的表达活跃。此外,α-血红蛋白稳定蛋白(AHSP)的表达还需要有GATA-1的诱导。柴立民、刘咏梅等研究发现,益髓生血颗粒可上调β-地中海贫血患者骨髓有核细胞中GATA-1、GATA-2的基因表达(表3-6)。

表3-6 益髓生血颗粒治疗 β-地中海贫血对 AHSP 和 GATAA-1 mRNA 基因表达的影响

时间	例数	AHSP(CT)/β-actin(CT)	GATA-1(CT)/β-actin(CT)
疗前	8	1.230±0.066	1.183±0.086
疗后	8	1.092±0.142*	1.100±0.094**

注：与疗前相比，*$P<0.05$，**$P<0.01$，CT 值为实时聚合酶链反应荧光检测的阈值，CT 值越高基因的表达量越低。

刘咏梅等观察了益髓生血颗粒对不同发育阶段小鼠造血组织 β-minor 珠蛋白基因（类似人 γ-珠蛋白，出生前表达应逐渐降低）表达的影响，发现经中药干预后，孕鼠（孕 21 天）和正常成年鼠造血组织 β-minor 基因的表达量明显提高，提示中药可能影响基因开关，开启已关闭的 γ-珠蛋白基因，激活 γ-珠蛋白表达，诱导 HbF 合成增加，从而代偿了珠蛋白功能缺陷，使地中海贫血患者的贫血状况得到缓解（表3-7）。

表3-7 中药干预前后不同发育阶段小鼠 $β^{minor}$ 基因表达的改变（$\bar{X}±s$）

组别	例数	对照组	给药组
胎鼠（孕 14 天）	9	0.698±0.161	0.738±0.350
孕鼠（孕 21 天）	9	0.847±0.245	0.607±0.0650*
成年鼠	12	1.056±0.208	0.823±0.096**

注：*$P<0.05$，**$P<0.01$，与对照组相比存在显著性差异，CT 值为实时聚合酶链反应荧光检测的阈值，CT 值越高基因的表达量越低。

B 细胞淋巴瘤/白血病 11A（BC111A）基因能够抑制 γ-珠蛋白合成，在成人体内高表达。褚娜利等研究发现，益髓生血颗粒能显著下调 β-地中海贫血患者外周血有核细胞中 BC111A 的 mRNA 表达，从而通过促进 γ-珠蛋白表达，提高 HbF 含量。

（3）调节 α-珠蛋白表达：α-血红蛋白稳定蛋白（AHSP）可与游离的 α-珠蛋白链结合使之在细胞内保持溶解状态，抑制其产生活性氧自由基，从而阻止其产生有害的沉淀。柴立民、刘咏梅等研究发现，益髓生血颗粒可提高 β-地中海贫血患者骨髓和外周血有核细胞中 α-血红蛋白稳定蛋白（AHSP）的 mRNA 表达，从而能够结合多余的 α-珠蛋白链，减少过剩的珠蛋白链引发的红细胞溶血（表3-8）。

表3-8 益髓生血颗粒治疗 β-地中海贫血对外周血有核细胞 AHSP mRNA 表达的影响

治疗时间	例数	AHSP(CT)/β-actin(CT)
治疗前	25	1.505±0.060
治疗后	25	1.366±0.050**
P		0.003

注：与治疗前比较，**$P<0.01$。

DNA 甲基化可抑制 α-珠蛋白表达，而去甲基化则可增强 α-珠蛋白表达。甲基转移酶（DNMT）主要催化 DNA 甲基化。褚娜利等研究发现，益髓生血颗粒能显著降低 α-地中海贫血患者外周血有核细胞中 DNA 甲基转移酶 DNMT1、DNMT3a、DNMT3b 的 mRNA 表达，显著降低 DNMT1、DNMT3a 的蛋白表达。提示该药能降低 DNA 甲基化对 α-珠蛋白启动子区转录水平的抑制作用。

（4）促进骨髓造血干/祖细胞增殖：张新华等研究发现，益髓生血灵可升高正常小鼠骨髓细胞中 BFU-E、CFU-E、CFU-GM、CFU-Meg 数量；邹阳等采用 $^{60}Co-γ$ 射线 3.5Gy 全身一次性照射，造成小鼠骨髓造血抑制、外周血象减少模型，研究发现益髓生血颗粒可升高骨髓中 $CD34^+$ 细胞数，还能显著增加小鼠骨髓 BFU-E、CFU-E、CFU-GM、CFU-Meg 数量（表3-9，表3-10）。

表3-9 各组小鼠造模3天后造血祖细胞集落数目的比较(个,$\overline{X}\pm s$)

组别	鼠数	BFU-E	CFU-E	CFU-GM	CFU-Meg
正常对照组	3	33.3±1.7	113.0±12.7	116.5±8.4	12.3±4.0
模型对照组	3	7.8±1.7**	59.0±3.6**	10.3±1.7**	6.8±0.5*
阳性对照组	3	5.3±0.5**△	54.0±12.8△	48.8±6.4**△	6.3±1.3*
益髓生血颗粒高剂量组	3	10.0±1.6**	123.0±12.9△	70.0±4.7**△▲#	10.3±1.7△▲#
益髓生血颗粒中剂量组	3	8.8±1.5**	115.8±18.3△	56.3±5.0**△	11.8±2.6△#
益髓生血颗粒低剂量组	3	6.5±1.3**	114.3±10.7△	21.5±3.1**△	5.3±1.5*

注:与正常组比较 *P<0.05,**P<0.01;与模型对照组比较△P<0.05;与阳性对照组比较▲P<0.05;与益髓生血颗粒低剂量组比较,#P<0.05。

表3-10 各组小鼠造模7天后造血祖细胞集落数目的比较(个,$\overline{X}\pm s$)

组别	鼠数	BFU-E	CFU-E	CFU-GM	CFU-Meg
正常对照组	3	47.8±5.4	123.5±19.7	134.0±21.4	12.0±0.8
模型对照组	3	7.0±2.9**	37.8±5.7**	12.3±3.3**	2.8±1.5**
阳性对照组	3	13.5±3.1**	116.0±14.9△△	55.0±4.2**△△	3.3±1.0**
益髓生血颗粒高剂量组	3	18.3±6.6**▲#	70.5±7.0**△△▲#	64.3±6.2**▲#	3.3±1.5**
益髓生血颗粒中剂量组	3	19.0±5.0**△#	82.0±12.1**△△▲#	69.8±4.8**▲#	7.3±3.0*△#
益髓生血颗粒低剂量组	3	8.5±1.7	35.3±9.6▲▲	20.5±2.1**△△	2.0±0.8**

注:与正常组比较 *P<0.05,**P<0.01;与模型对照组比较△P<0.05,△△P<0.01;与阳性对照组比较▲P<0.05,▲▲P<0.01;与益髓生血颗粒低剂量组比较,#P<0.05。

（5）调节造血因子及受体表达：易杰、柴立民等研究发现，益髓生血颗粒可提高β-地中海贫血患者外周血干细胞因子(SCF)、c-kit、GM-CSF、EPOR 的 mRNA 表达，提高骨髓 c-kit mRNA 表达，减少外周血促红细胞生成素(EPO)含量，从而通过调节造血生长因子而促进骨髓造血。褚娜利等研究发现，益髓生血颗粒加味可上调地中海贫血患者外周血造血正调控细胞因子 IL-1 水平，下调造血负调控细胞因子 IL-2、TNF-β、IFN-γ 水平（表3-11）。

表3-11 患者骨髓有核细胞 SCF 和 c-kit 基因治疗前后表达的差异($\overline{X}\pm s$)

治疗时间	例数	SCF(CT)/β-actin(CT)	c-kit(CT)/β-actin(CT)
治疗前	10	1.188±0.055	1.087±0.076
治疗后	10	1.171±0.072	0.993±0.058*

注:与疗前比较,*P<0.05,CT值为荧光检测的域值与基因的表达量成反比。

（6）保护骨髓幼稚红细胞 DNA 结构：地中海贫血红细胞前体内相对过剩的珠蛋白链大量聚积，可引发细胞氧化损伤，变形能力下降而加速凋亡，从而导致无效造血。王文娟采用激光扫描共聚焦显微镜，观察了益髓生血颗粒对中间型地中海贫血患者骨髓幼稚红细胞核 DNA 荧光强度的影响，发现该药可明显减轻地中海贫血患者骨髓幼稚红细胞核 DNA 缺损程度，表明该药对骨髓幼稚红细胞的正常结构具有保护作用。

（7）调节红细胞膜骨架蛋白表达：红细胞膜骨架蛋白对维持红细胞的正常形态与功能具有重要的作用。受细胞内相对过剩的珠蛋白链的影响，地中海贫血红细胞膜蛋白常常发生异常改变，导致红细胞膜骨架的稳定性及变形性下降而易发生溶血。王文娟、褚娜利等通过研究发现，益髓生血颗粒能明显上调地中海贫血患者外周血红细胞膜 α-收缩蛋白、β-收缩蛋白、带 4.1 蛋白的 mRNA 表达,提示该药可能通过稳定红细胞膜骨架结构而改善地中海贫血溶血(表 3-12)。

表 3-12 益髓生血颗粒治疗地中海贫血前后红细胞膜骨架蛋白基因表达($\bar{X}\pm s$)

治疗时间	例数	SPTA	SPTB	EPB4.1
疗前	16	0.33±0.40	0.12±0.16	0.32±0.33
疗后 3 个月	16	1.17±1.50#	0.41±0.43#	0.87±1.34
P		0.046	0.018	0.069

注:与治疗前比较,#$P<0.05$。

(8) 调节红细胞功能:ATP 酶对于维持细胞膜内外离子的平衡,维持细胞正常功能具有重要作用。褚娜利等研究发现,益髓生血颗粒可显著提高地中海贫血患者红细胞 Na^+-K^+-ATP 酶、T-ATP 酶活性。地中海贫血红细胞内相对过剩的珠蛋白链很容易变性聚积在红细胞膜上形成包涵体,导致红细胞膜变硬,变形能力下降而发生溶血。王文娟、褚娜利等采用透射电镜观察地中海贫血患者外周血红细胞中包涵体的变化,发现益髓生血颗粒能明显减少红细胞中包涵体的数量,从而有效改善患者的溶血程度(图 3-20)。

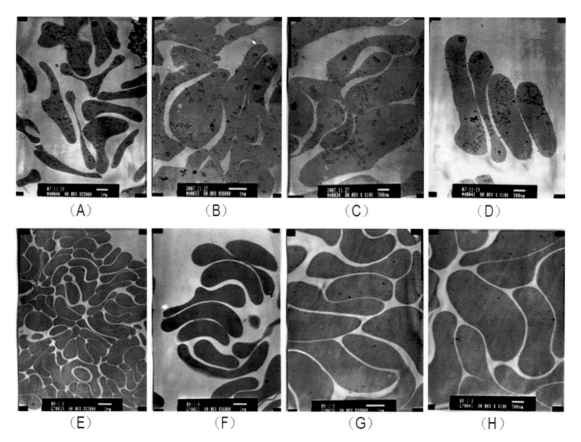

图 3-20 益髓生血颗粒能明显减少红细胞中包涵体的数量
(A)(B)为中药治疗前红细胞包涵体(分别放大 5000 倍、8000 倍),(C)(D)为放大 10 000 倍;
(E)(F)(G)(H)为中药治疗后红细胞包涵体(分别放大 3000 倍、6000 倍、8000 倍、10 000 倍)

(9) 减轻红细胞过氧化损伤:地中海贫血红细胞内相对过剩的珠蛋白链容易发生自氧化,导致红细胞膜受到过氧化损伤,膜的变形能力下降而发生溶血。王文娟、褚娜利等通过研究发现,益髓生血颗粒可明显增加地中海贫血患者外周血红细胞总 SOD 活力、GSH-Px 活性,减少过氧化产物 MDA 含量,提示该药能抗红细胞过氧化损伤,从而减轻红细胞溶血(表 3-13)。

表3-13 红细胞 SOD、GSH-PX 活性($\overline{X}\pm s$)

治疗时间	例数	T-SOD(U/gHb)	GSH-PX(U)
疗前	22	10636.92±2067.26*	123.41±16.23**
疗后3个月	22	11878.66±2102.91*△	111.73±36.00*
对照组	22	4931.59±1094.78	76.73±16.92

注:与对照组比较,* $P<0.05$,** $P<0.01$;与疗前比△ $P<0.05$。

(二) 补肾方药治疗再生障碍性贫血的作用机制研究

1. 刺激造血干/祖细胞生长增殖、分化,提高造血干细胞水平 李海霞等发现补髓生血颗粒可显著提高慢性再生障碍性贫血患者骨髓中 CD34$^+$水平;刘涓等发现,补肾生血解毒方可显著增加再生障碍性贫血小鼠骨髓细胞中 CD45$^+$CD117$^+$细胞数量(表3-14)。

表3-14 补肾生血解毒方对再生障碍性贫血小鼠骨髓 HSC 增殖的影响($\%$,$\overline{X}\pm s$,$n=10$)

分组	剂量(g/kg)	CD45$^+$CD117$^+$
空白组		7.79±0.24
模型组		6.23±0.51△△
中药小剂量组	6.14	6.80±1.04△
中药中剂量组	12.29	7.36±0.75**
中药大剂量组	24.57	7.71±1.12**
F		5.820
P		0.001

注:与空白组比较△ $P<0.05$,△△ $P<0.01$,与模型组比较,** $P<0.01$。

2. 增加造血祖细胞集落形成单位产率 黄振翘等研究发现,补肾泻肝方药可促进再生障碍性贫血患者骨髓髓系集落形成单位(CFU-E)、红系集落形成单位(BFU-E)、粒系-巨噬细胞系集落形成单位(CFU-GM)的形成;戴锡孟等研究发现,补肾活血方可促进再生障碍性贫血小鼠 CFU-E、BFU-E 的形成(表3-15)。

表3-15 补肾泻肝方对再生障碍性贫血患者骨髓细胞集落形成单位的影响($\overline{X}\pm s$)

分组	CFU-E($n=10$)	BFU-E($n=5$)	CFU-GM($n=10$)
对照组	87.45±27.71	23.50±5.12	19.65±5.11
中药组	133.55±25.65△△	38.00±1.87△△	35.00±8.14△△

注:与对照组比较,△△ $P<0.01$。

3. 增加骨髓细胞 DNA 含量及转录水平 细胞 DNA 含量的高低可反映其增殖活性,而再生障碍性贫血患者骨髓有核细胞 DNA 平均含量显著低于健康人,提示该病骨髓细胞 DNA 复制减弱或造血功能部分停滞。王树庆等发现,经补肾化瘀方药治疗后骨髓细胞 DNA 含量均有不同程度增高。骨髓细胞嗜银蛋白(AgNORs)可反映细胞核结构与功能,以及细胞 rDNA 转录水平与蛋白质活性,可作为细胞增殖、分化、成熟的标志。再生障碍性贫血患者骨髓细胞 AgNORs 含量及颗粒总数减少。王树庆等研究发现,补肾化瘀汤治疗后再生障碍性贫血患者骨髓细胞 AgNORs 平均含量和颗粒总数明显升高(表3-16)。

表3-16　再生障碍性贫血患者服补肾化瘀方药前后DNA含量比较($\overline{X}\pm s$,$n=30$)

分组	细胞数(个)	DNA(AU)
对照组	1269	12.56±3.92
中药组治疗前	1055	7.95±1.79[△△]
中药组治疗后	1194	11.91±3.61[**]

注:与对照组比较,[△△]$P<0.01$;与治疗前比较,[**]$P<0.01$。

4. 调控信号转导通路　胞外信号调节激酶(ERK)是负责传递丝裂原信号的转导蛋白。激活后转位至胞核,可调节转录因子活性,产生细胞效应,在调控细胞生长、发育、分裂等生理功能中起着重要作用。梁正贤等研究发现,再生障碍性贫血患者骨髓细胞ERK1、ERK2表达及磷酸化水平均降低,补髓生血颗粒可上调患者骨髓细胞中ERK1、ERK2表达及磷酸化水平。

5. 抑制骨髓造血细胞凋亡,降低造血干细胞凋亡率　造血干细胞数量减少是再生障碍性贫血的基本特征。毕玲玲等研究发现,具有补肾活血通络功效的愈障口服液可明显降低儿童慢性再生障碍性贫血患者骨髓CD34$^+$细胞的凋亡率(表3-17)。

表3-17　愈障口服液对再生障碍性贫血患者骨髓CD34$^+$细胞凋亡率的影响($\overline{X}\pm s$)

分组	例数	治疗前	治疗后
正常对照组	26	8.80±2.30	
西药治疗组	32	38.73±13.25[△△]	27.16±8.98[**]
中药治疗组	36	39.24±12.70[△△]	15.37±4.60[**]

注:与正常对照组比较,[△△]$P<0.01$;与治疗前比较,[**]$P<0.01$。

6. 调节促凋亡与抗凋亡因子表达　再生障碍性贫血发病过程中不但有促凋亡因素增加,还存在抗凋亡因素的减少。有研究表明再生障碍性贫血患者骨髓CD34$^+$细胞抑凋亡基因Bcl-2表达明显低于正常人。Fas和FasL是介导细胞凋亡的一对膜蛋白。Fas与FasL结合可诱发细胞凋亡;sFas可与Fas分子竞争结合FasL,从而阻断Fas介导的细胞凋亡,起到负调控作用。

宋艳萍等研究发现,补肾活血通络方可升高再生障碍性贫血患者血清中sFas水平,从而阻断Fas介导的造血细胞过度凋亡。Caspase-3是Fas介导死亡信号途径下游的关键激酶。胡明辉等研究发现,再生障碍性贫血患者Caspase-3活性显著增高,健脾补肾活血方可降低其活性。陈金忠等研究发现,补髓生血颗粒可抑制慢性再生障碍性贫血患者凋亡因子Mp53的表达,降低促凋亡Fas抗原表达,从而抑制造血细胞过度凋亡。

核因子NF-κB的蛋白形式多数以p65/p50组成的异源二聚体存在,处于非活化状态。当NF-κB活化后,可调节与细胞增殖和凋亡有关的基因转录,促进细胞增殖,抑制细胞凋亡。

刘娜等研究发现,再生障碍性贫血患者骨髓细胞中NF-κB/p65呈低水平表达,补髓生血颗粒治疗后对NF-κB p65的活性表达有明显促进作用。

7. 调控凋亡信号转导通路　JNK/SAPK信号通路和P38-MAPK信号通路可促进细胞凋亡与死亡。施海涛等研究发现,慢性再生障碍性贫血患者骨髓JNK及P38的磷酸化水平呈高表达状态,经补髓生血颗粒治疗后均明显降低。

8. 改善造血微环境,调节基质细胞　造血微环境是支持、调节造血细胞生长、发育的内环境,主要由基质细胞、细胞外基质和微血管系统组成。造血微环境与造血细胞密切接触和分泌细胞因子调节造血,其结构和功能的完整性对于造血细胞的增殖、分化十分重要。成纤维细胞是骨髓基质的主要成分,造血干细胞需要在基质细胞层这一特定微环境中才能生长繁殖。于志峰等研究发现,补肾活血中药可促进再生障碍性贫血小鼠骨髓成纤维细胞的生成、形态和功能的修复,从而改善造血微环境。

9. 促进造血生长因子表达 造血生长因子,如 SCF、GM-CSF、IL-3、EPO 等可促进造血干/祖细胞增殖、分化。刘宝山、董玢、刘娟等研究发现,补肾化痰活血方可增强再生障碍性贫血小鼠骨髓细胞中 SCF、GM-CSF 的 mRNA 表达,补肾生血解毒方可显著增加再生障碍性贫血小鼠血清中 GM-CSF、SCF 含量和骨髓细胞中 GM-CSF 受体的基因表达。丁敬远等研究发现,滋肾方含药血清可增加再生障碍性贫血小鼠造血细胞培养液中 IL-3 含量;董玢等研究发现,补肾生血解毒方可显著增加再生障碍性贫血小鼠血清中 EPO 含量和骨髓细胞中 EPO 受体(EPOR)的基因表达。

10. 抑制造血负调控因子表达 再生障碍性贫血患者由于 T 淋巴细胞亚群及功能的变化,细胞因子分泌失调,可产生过量的造血负调节因子,从而表现出明显的造血抑制。干扰素(IFN-γ)、肿瘤坏死因子(TNF-α)、sIL-2 为主要的造血负调控因子。马兰、徐端荣等研究发现,补肾化瘀中药及补肾益髓方能降低再生障碍性贫血患者血清或骨髓中 IFN-γ、TNF-α 水平。李锐、刘江、罗莉等研究发现,补肾生血方剂可有效降低再生障碍性贫血模型小鼠血清 sIL-2 含量,补肾益精方剂、补肾调肝化瘀方均可有效降低再生障碍性贫血模型大鼠血清 IL-2、TNF-α 含量。

11. 提高黏附分子表达 黏附分子包括整合素、选择素、免疫球蛋白超家族成员和 CD44,是调节正常造血前体细胞与骨髓微环境基质细胞/细胞外基质黏附层的黏附并影响造血前体细胞增殖、分化的关键因素。迟现抗原-4(VLA-4,又称 CD49d)、迟现抗原-5(VLA-5,又称 CD49e)、细胞间黏附分子-1(ICAM-1,又称 CD54)、血管细胞黏附分子-1(VCAM-1,又称 CD106)、血小板内皮细胞黏附分子(PECAM-1,又称 CD31)、CD44 均为常见黏附分子。再生障碍性贫血患者骨髓基质细胞黏附分子表达降低,可影响骨髓造血功能。罗梅红、孙伟正、孙岸弢等研究发现,补髓生血颗粒可上调慢性再生障碍性贫血患者骨髓中 VLA-4、VLA-5、ICAM-1 的表达水平。刘宝山等研究发现,补肾化痰活血中药可提高再生障碍性贫血小鼠骨髓基质细胞黏附分子 CD106、CD31、CD44 的表达水平(表 3-18)。

表 3-18 补肾活血化痰中药对再生障碍性贫血小鼠骨髓基质细胞黏附分子表达的影响($\bar{X}\pm s$)

分组	例数	CD31(%)	CD106(%)	CD44(%)
正常对照组	10	9.55±0.64	18.03±2.83	11.72±1.01
模型组	7	2.83±1.60[△△]	3.15±0.70[△△]	3.48±1.21[△△]
中药组	12	6.90±0.52[△△ **]	9.50±2.53[△△ **]	6.87±0.82[△△ **]

注:与正常对照组比较,[△△]$P<0.01$;与模型组比较,[**]$P<0.01$。

12. 调节其他相关细胞因子表达 成纤维细胞生长因子(FGF)家族与造血调节有关,主要参与微环境平衡的维持和血细胞生成。碱性成纤维细胞生长因子(bFGF)、酸性成纤维细胞生长因子(FGF-1)、FGF-6 均为 FGFs 家族成员。郑雪晨等研究发现,补肾活髓颗粒可明显升高慢性再生障碍性贫血患者骨髓血清中 bFGF、FGF-1 表达,升高骨髓基质细胞中 FGF-6 mRNA 表达;VEGF 属于血小板源性生长因子,主要作用于血管内皮细胞,可在体内诱导血管新生。再生障碍性贫血患者存在不同程度的骨髓微环境损伤。王文文等研究发现,补肾活髓颗粒可升高再生障碍性贫血患者骨髓中 VEGF 的表达。白细胞介素 IL-1、IL-2、IL-6 对骨髓造血重建起着多重调节作用。冯江等研究发现,补肾生髓 I 号可增加再生障碍性贫血小鼠 IL-1、IL-2、IL-6 活性。此外,成骨生长肽(OGP)是一种基质细胞分泌的有丝分裂原,具有促进成骨细胞、骨髓造血干细胞、骨髓间充质干细胞分裂增殖的作用,主要通过影响造血微环境而影响造血干细胞的增殖、分化。于丽娜等研究发现,补肾活髓通络颗粒可明显升高再生障碍性贫血患者血清中 OGP 表达水平。

13. 调节免疫细胞 慢性再生障碍性贫血外周血 CD8⁺T 淋巴细胞比例增加,CD4⁺T 淋巴细胞比例减少,CD4/CD8 比值降低,T 细胞亚群失衡,T 细胞免疫功能紊乱。代喜平等研究发现,补肾生血方可升高慢性再生障碍性贫血患者外周血 T 淋巴细胞 CD4 值,降低 CD8 值。NK 细胞是一群异质性多功能的免疫细胞,对造血系统有调节作用。再生障碍性贫血患者 NK 细胞活性降低与骨髓造血功能紊乱及患者血清中存在的 NK 细胞活性抑制因子有关。邱仲川采用具有温肾益髓作用的补肾方加味治疗再生障碍性贫血,可显著升高患者血中 NK 细胞活性。

14. 增强红细胞免疫黏附功能 红细胞不仅具有重要的免疫黏附功能,而且参与T、B淋巴细胞的免疫调控,其机制与红细胞膜分子 CD35、CD58 密切相关。CD35、CD58 是广泛分布于红细胞膜上的免疫分子。既往研究表明,再生障碍性贫血患者红细胞免疫黏附功能、CD58 分子定量明显低下。代喜平研究显示,补肾复方冲剂能提高再生障碍性贫血患者红细胞免疫黏附功能和膜分子 CD35、CD58 表达水平。

15. 调节细胞免疫 T 细胞活化是细胞免疫的中心环节。而 T 细胞的活化和凋亡与共刺激分子 CD28、凋亡受体 CD95 的表达密切相关。CD28 可参与 T 细胞的激活与增殖,还可产生抗凋亡蛋白而延缓 T 细胞凋亡的启动;CD95 在细胞凋亡中发挥作用。慢性再生障碍性贫血患者 T 细胞 CD28 及 CD95 表达异常。王运律等研究发现,补肾颗粒可下调 CD28 表达,上调 CD95 表达,从而调控患者 T 细胞的异常激活和凋亡,促进造血功能恢复。

四、展望

综上所述,肾虚是障碍性贫血的中医基本病机,采用补肾法可明显缓解障碍性贫血的病情,改善临床症状。系列临床研究和机制探讨为补肾治疗障碍性贫血提供了临床和实验数据支撑,对补肾治疗障碍性贫血分别从补肾治疗珠蛋白生成障碍性贫血和再生障碍性贫血做以下展望。

(一) 补肾治疗珠蛋白生成障碍性贫血展望

基于"肾藏精生髓、髓生血"理论和临床实践从整体效应、干细胞增殖分化,骨髓有效造血、促进干/祖细胞增殖、调控珠蛋白基因表达、诱导红系分化及治疗再生障碍性贫血动物实验等不同层面,探讨补肾治疗地中海贫血的疗效特点和作用环节,部分阐明了肾藏精的现代生物学基础。基于"肾生髓、髓生血"理论,创建形成补肾治疗地中海贫血系统理论和有效治法,揭示了"与肾相关"疾病从肾论治疗效产生的内在规律。

从肾论治珠蛋白生成障碍性贫血是一项具有传统中医药特色的原始创新,也为我国在国际单基因遗传病临床治疗领域中占有一席之地。

(二) 补肾治疗再生障碍性贫血展望

1. 补肾治疗再生障碍性贫血应贯穿治疗始终 对于再生障碍性贫血尤其是慢性再生障碍性贫血患者,补肾治疗应当贯穿中医治疗过程。肾为生天之本,肾藏精生髓,髓精化血,肾精充足则髓有所养,骨有所充、血有所化,造血功能也因此而正常。

2. 补肾治疗中注重脾肾功能的协同作用 脾为后天之本,气血生化之源,脾胃健运则气血生化有源,脾肾之间的功能协调对于精髓化血起着重要作用。抓住肾、脾两个重要环节,适当选用药物,配合西医药物,临床将会有很好的疗效。

再生障碍性贫血患者体内造血干祖细胞 CD34+ 细胞及 T 淋巴细胞亚群失衡与紊乱,补肾中药治疗再生障碍性贫血的疗效物质基础主要集中在促进造血干细胞增殖和调节免疫两个方面。根据中医理论"肾主骨生髓、藏精、精血互生",补肾为核心的中药复方可促进骨髓有核细胞的增殖和体外培养红系、粒系集落的形成;中药健脾补肾活血方可以增强免疫调节细胞的活性,减少造血负调控因子的产生,从而减轻对骨髓造血的抑制。

3. 注重补肾温阳药的使用 再生障碍性贫血属于难治性疾病,短期内难以获得显著疗效,用补肾药物治疗再生障碍性贫血时,补肾阳之中药不可缺,目的是加速骨髓细胞的增生,同时进一步证实中医理论阴为基础和阳为动力(阳化气,阴成形)的正确性。

4. 补肾中药方剂剂型、药量需要进行统一 以肾为本、从肾论治再生障碍性贫血的方法已得到中医血液病专家的认可,多数医家在治疗再生障碍性贫血时以补肾为主,根据辨证分型灵活组方,兼以其他疗法收到较满意的临床效果。但是各医家用补肾中药方剂的剂型、药量并不统一,难以推行,今后应开展单味药的机理探讨,以筛选确实有效的方药。

5. 重视调理肾阴肾阳,更要不拘泥补肾,还要辨证论治 对于再生障碍性贫血根据病情的缓急临床分为急性再生障碍性贫血和慢性再生障碍性贫血,而慢性再生障碍性贫血由于病程较长,临床又分不同的阶段,梁斌教授认为中医最鲜明的特点就是整体观念和辨证论治,在急性再生障碍性贫血治疗过程中,调整肾之阴阳,是治疗成败的关键,而急性再生障碍性贫血病人也不都是"急劳髓枯温热"型,如有些急性再生障碍性贫血用凉血解毒汤治疗后,证由"急劳髓枯温热"型转化为病情稳定、脉证相符的急劳髓枯虚寒型,治疗上亦可施温补肾阳、填精益髓之法。无论急性还是慢性治疗再生障碍性贫血治疗,始终贯穿着调理肾之阴阳。

6. 重视再生障碍性贫血患者并发症的中西医联合治疗 再生障碍性贫血患者的并发症,主要表现是发热、出血等往往是致死的直接原因,对再生障碍性贫血的并发症,不能拘泥原有的治疗原则,应大胆辨证,急则治标,以求缓解症状,待标证缓解之后再以治本,应提早预防、早期发现、及早治疗,中西医结合防止病情加重。

前期研究表明,补肾方药治疗障碍性贫血的作用机制可能为是通过调控造血干细胞及其微环境,激活内源性造血干细胞,促进干/祖细胞增殖、分化,调控相关功能基因表达等,发挥了促进骨髓造血的作用。

第七节 "肾-生殖系统"与不孕不育症

"肾主生殖"理论对男女双方的生育具有重要的意义,而其中"肾-生殖系统"的主要男科疾病有男性不育症、阳痿及不射精症等疾病;女科疾病有不孕症,性欲低下、多囊卵巢综合征等疾病。下面以不孕不育为代表进行阐述。

一、不孕症研究

从肾虚与肾本虚标实两个方面,对近十年中医药通过"肾主生殖"理论治疗不孕症的临床观察研究,总结如下:育龄妇女结婚1年以上,夫妇同居,配偶生殖功能正常,不避孕而未能受孕者,称为"原发不孕";曾有孕产史,继又间隔1年以上,不避孕而未能怀孕者,称为"继发不孕"。实践表明,根据中医"肾主生殖"的理论,在辨病和辨证相结合的中西医结合治疗原则指导下,对排卵功能障碍、黄体功能不全、免疫性不孕、习惯性流产、妊娠高血压综合征所致的不孕症,采用以补肾为主的中药人工周期法或者中西药或针药联用法进行治疗,疗效显著高于单纯中药或西药治疗,而且还可有效促使排卵功能恢复。

(一)不孕症的机理
不孕症主要病机包括本虚及本虚标实。肾主藏精而为生殖之本。

1. 肾精宜封藏,不宜妄泄,妄泄则虚,故其病机以虚为多。

(1)肾精不足:肾所藏之精包括先天之精与后天之精,二者相互依存、相互促进。肾精不足,则精卵生成障碍,生殖之精匮乏,从而导致不孕。

(2)肾气亏虚:肾气具有促进天癸充盛的作用,天癸充盛则具备生殖能力。肾气还有职司精关开阖的作用。肾气盛,则精关开阖有时,生殖之精藏泻有宜,从而发挥其对生殖功能的调控作用。肾气亏虚,天癸不充,则生殖之精生成不足,从而导致不孕。肾气亏虚则精关开阖失常,常阖则致经行不利,常开则致崩中漏下,均可导致不孕。

(3)肾阴不足:肾阴具有滋养脏腑、濡润组织、充养精血的作用。精属阴,肾阴不足则肾精亦亏,肾精不足则经血量少,从而导致不育不孕。阴虚则火旺,虚火内扰,迫血妄行,则可导致经期延长,崩中漏下,经间期出血等,从而引起不孕。

(4)肾阳虚衰:肾阳具有兴奋性欲,以维持正常性事功能的作用。肾阳又有真火之称,具有温煦脏腑组织器官,推动脏腑功能活动的作用。肾阳衰惫,不能温暖胞宫,可致胞宫虚寒,从而引起不孕。肾阴阳两虚:肾之阴阳是五脏阴阳的根本。由于阴阳互根的关系,阳虚日久则损,阴虚日久则损阳,亦可导致肾之阴阳两虚。阳虚则鼓阳无力,阴虚则肾精亦亏,从而引起卵子生成障碍,导致不孕。

2. 肾本虚标实不孕 主要包括肾虚湿热、肾虚血瘀、肾虚痰阻。

(1)肾虚湿热:胞宫属肾所主。或因过食肥甘厚味,或因外感六淫湿热,致湿热蕴结胞宫,扰动经血,可致带下量多,黄稠而臭,月经紊乱,时少时多,从而导致不孕。湿热搏结下焦,腐蚀阴器,影响卵巢排卵,导致卵子生成排出障碍,亦可引起不孕。

（2）肾虚血瘀：血液瘀滞肾经，阻塞卵子通道，或湿热蕴结阴器，阻碍精血运行，卵子通行困难，精卵不能适时结合，从而导致不孕；或者瘀血结聚阴器，形成包块，产生疼痛，影响性事，亦可导致不孕。

（3）肾虚痰阻：痰浊结聚阴器，阻滞通道，卵子排出受阻，从而导致不孕。

（二）临床治疗方案

1. 本脏虚损

（1）肾精亏虚：肾所藏之精包括先天之精与后天之精，二者相互依存、相互促进。肾精不足，则卵泡生成障碍，生殖之精匮乏，导致不孕。

陈义春自拟补肾填精种子汤（枸杞、菟丝子各20g，覆盆子18g，女贞子、墨旱莲、当归、白芍、香甜各15g，熟地、肉苁蓉各12g，茺蔚子、红参各10g）治疗不孕症患者32例。2个月经周期为1个疗程，治疗1~3个疗程内妊娠为痊愈，治疗3个疗程仍未妊娠为无效。32例中治愈25例（78.13%），其中原发性不孕1例，继发性不孕24倒。提示补肾填精种子汤治疗不孕症效果良好。

（2）肾阳亏虚：肾阳具有温煦脏腑组织器官，推动脏腑功能活动的作用，肾阳虚衰，不能温煦胞宫，可致胞宫虚寒，同时阳气鼓动无力，致卵泡发育迟缓、黄体功能不全，从而引起月经不调、不孕。

袁宏宇收集黄体功能不全性不孕患者209例，随机分为中药组（107例）和克罗米芬组（102例），中药组采用温阳助孕汤（熟地黄、桑椹子、白芍、仙茅、鹿角胶、巴戟天、补骨脂、淫羊藿、枸杞子、菟丝子、覆盆子、川断、桑寄生）加减治疗，克罗米芬组于月经第五天口服克罗米芬50mg/d，连服5天，共观察6个月经周期。结果显示中药组在典型双相基础体温、成熟卵泡、妊娠率三方面疗效明显优于克罗米芬组，差异有统计学意义（$P<0.05$）。提示温阳补肾疗法有调整恢复黄体功能的作用。

（3）肾阴亏虚：肾阴具有滋养脏腑、充养精血的作用，肾阴不足则卵泡减少、经血量少，从而导致不孕。

林妍将接受体外受精-胚胎移植（IVF-ET）/胞浆内单精子注射（ICSI）治疗中诊断为卵巢低反应患者60例，随机分为治疗组30例和对照组30例，治疗组在超促排卵前给予左归丸预处理2个周期。分析两组患者一般情况、基础内分泌水平以及助孕结局。结果显示两组之间获卵率、受精率、卵裂率比较差异不明显（$P<0.05$），但优质胚胎率治疗组明显高于对照组（$P<0.05$），MⅡ卵率治疗组虽高于对照组，但差异无统计学意义（$P>0.05$），治疗组种植率高于对照组，差异有统计学意义（$P<0.05$）。提示对于卵巢低反应患者应用左归丸预处理会促进卵母细胞胞质成熟、改善卵子质量、提高优质胚胎率和种植率。

2. 他脏致虚

（1）肝肾亏虚：肝藏血，肾藏精，精血同源互化，若肝血不足，无以化精，致肾精不足，从而引起不孕。肝主疏泄，肾主封藏，二者疏泄封藏有度。若肝之疏泄不及，则肾精不能适时输泄，不能适时排卵，从而导致不孕。

弭阳等对128例高泌乳素血症不孕患者采用清肝滋肾汤加减治疗（柴胡、青皮、炒栀子、白芍、当归、牡丹皮、牛膝、炒麦芽、川芎、蝉蜕、山茱萸、何首乌、甘草），平均90日。妊娠74例，占57.81%；显效26例，占20.31%；有效15例，占11.72%；无效13例，占10.16%，总有效率为89.84%。

谭新等观察益气血补肝肾中药周期辨证施治对辅助生殖技术胚胎质量的影响及其临床疗效。收集因输卵管因素和男性因素不孕症患者253例，随机分为中药试验组（116例）、单纯西药对照组（137例）。对照组按常规法予辅助生殖技术（ART）治疗，中药组在常规治疗的基础上给予中药干预（熟地、山萸肉、菟丝子等）。中药周期辨证施治能降低ART促卵泡刺激素（FSH）的周期用量，提高正常受精率、优质胚胎率、种植率、妊娠率，减少获卵率、优质胚胎空泡形成及早期流产的发生，与常规行ART相比差异有显著性（$P<0.05$）；成熟卵率、卵裂率、生化妊娠率、优质胚胎不均质、融合情况未见明显差异（$P>0.05$）；在预防并发症卵巢过度刺激综合征方面尚未见明显差异（$P>0.05$）。

（2）脾肾亏虚：脾为后天之本，化生水谷精微，滋养先天，以维持其正常的生殖功能。脾气亏虚，化源匮乏，则肾精失养，从而引起不孕。

杨永琴收集中医辨证辨病脾肾亏虚型胎漏和西医的黄体功能不足的早期先兆流产患者60例，按随机原则分为两组：治疗组用中西医结合治疗，中药自拟基本方（黄芪、党参、白术、菟丝子、枸杞、续断、杜仲、阿胶、白芍、熟地、炙甘草、砂仁、黄芩、乌贼骨、茜草）加减，西药黄体酮20mg肌内注射，1次/日；对照组单用自拟基本方加减治疗。结果显示两组治疗后患者血清孕激素、雌激素均有升高,治疗组总有效率93.33%,对照组总有效率为80.0%,两组间比较有统计学意义($P<0.05$)。

许玉刚收集脾肾阳虚型多囊卵巢综合征不孕症患者250例,随机分为治疗组(128例)和对照组(122例)。对照组采取炔雌醇环丙孕酮片治疗,治疗组采取温肾健脾中药(仙茅根、女贞子、枸杞子、菟丝子、酒黄精、白术、党参、醋香附、淫羊藿、当归、炙甘草、鹿角霜)联合艾灸(关元、气海和足三里)治疗。观察患者治疗前后激素水平(T、LH、FSH和E_2)、卵泡数量、基础体温变化情况和受孕情况。治疗组和对照组临床痊愈率分别为42.97%、20.49%,总有效率分别为87.50%、74.59%,基础体温恢复正常率分别为67.97%、40.98%,妊娠率分别为53.13%、26.23%,组间比较,差异均有统计学意义($P<0.01$)。两组患者治疗后T、LH和FSH水平均降低,E_2水平均升高,组间比较,各项指标差异均有统计学意义($P<0.05$)。治疗组患者治疗后左右侧卵巢窦卵泡数目均低于对照组($P<0.05$)。

(3)心肾亏虚:心居上焦属阳,在五行中属火,肾居下焦属阴,在五行中属水,二者水火升降互济,处于动态平衡。心火不足,不能下暖肾水,则可导致宫寒不孕。心火亢于上而肾阴虚于下,则可致心神失调,阴精匮乏,而致不孕。

徐丽霞等将30例确诊为心因性不孕的患者分为两组,治疗组采用清心滋阴益肾汤[钩藤12g(后下),莲子心5g,黄连3~5g,山药10g,熟地黄10g,山茱萸10g,丹参10g,牡丹皮10g,续断10g,菟丝子10g,五灵脂10g,合欢皮10g,荆芥6g]加减治疗。对照组给予浓缩逍遥丸治疗,治疗组15例中,治愈7例,有效6例,无效2例,总有效率86.66%;对照组15例中,治愈5例,有效6例,无效4例,总有效率73.33%。两组总有效率有统计学意义($P<0.05$)。

(4)肺肾亏虚:肺为气之主,肾为气之根,肺肾为母子关系,同时肺肾阴阳相互资生,肺阴不足,终可导致肾阴虚内热之证候,肾阳不温,则可导致津液输布无力,肺脏痰饮资生。若肺气不足,日久及肾,就会导致肾气亏虚,天癸不充,从而影响生殖能力。

多囊卵巢综合征(PCOS)高雄激素的体征多毛、痤疮等是"肺主皮毛"的病理表现。马曼华观察补肾清肺法对高雄激素血症的PCOS影响,将53例多囊卵巢综合征患者随机分为中药组和西药组,中医组采用调肾清肺中药(金银花、炙枇杷叶、桃仁、杏仁、蒲公英、菟丝子、补骨脂、知母)治疗,西药组采用达英-35治疗,3个疗程后,比较治疗前后其性激素及卵巢形态的变化。结果提示补肾清肺中药能有效改善多囊卵巢综合征性激素异常状态,疗效与西药达英-35相当。

3. 本虚标实,实邪入袭

(1)肾虚湿热:精室胞宫归肾所属,湿热搏结下焦,阻塞精卵通道,影响精卵相合,从而导致不孕。

钱慧等收集湿热瘀积型输卵管阻塞性不孕症患者80例,随机分为加压输卵管通液护理组(39例)和中医综合护理组(41例),后组在加压输卵管通液护理基础上应用雷火灸、补肾中药足浴及耳穴贴压综合治疗,结果提示两组治疗前后中医症状评分均较治疗前降低($P<0.05$),且中医综合护理组降低更为明显($P<0.01$);中医综合护理组总有效率95.12%,优于加压输卵管通液护理组76.92%($P<0.05$)。

(2)肾虚血瘀:血液瘀滞肾经,阻塞精卵通道,精卵不能适时结合,可致不孕;或瘀血结聚胞宫,形成包块,瘀阻冲任而不孕。

杨慧将70例肾亏血瘀型多囊卵巢综合征患者随机分为2组,治疗组(35例)口服补肾活血中药水煎剂,对照组(35例)给予炔雌醇环丙孕酮片口服,两组均21天停药。治疗6个疗程后统计疗效。观察治疗前后血清FSH、LH、T及体重指数(BMI)、腰围与臀围比值(WHR)、空腹血糖/空腹胰岛素(GIR)指标变化,同时观察患者主要临床症状改善情况。治疗组与对照组比较,用药后临床症状明显改善,GIR降低($P<0.05$)。两组治疗前后LH、T水平及WHR、BMI指标均有显著性差异($P<0.05$),治疗后组间无显著性差异($P<0.05$)。提示补肾活血中药治疗肾亏血瘀型多囊卵巢综合征疗效优于西药炔雌醇环丙孕酮片,同时具有调整血糖及生殖轴功能,且可以明显改善患者临床症状,不良反应少。

(3)肾虚痰阻:痰浊结聚,脂膜壅塞,阻滞冲任,胞脉不通,精血不行,卵子排出受阻,从而导致不孕。

林金姝等收集无排卵型不孕症门诊患者264例,随机分为2组,补肾中药治疗组(134例)从月经第5天开始采用祛痰补肾验方[紫石英40g,巴戟天20g,枸杞子20g,菟丝子20g,川续断20g,山茱萸20g,熟地黄20g,紫河车粉(冲)10g,肉苁蓉10g,香附20g,白芍15g,怀牛膝20g,胆南星15g,陈皮15g,苍术15g]治疗,对照组(130例)从月经第5天开始口服克罗米芬每日50~100mg,连服5天。观察3个月经周期,结果提示治疗组排卵例数、最大卵泡直径、内膜厚度等均大于对照组($P<0.05$),妊娠率达56.72%。

中医学认为,人体是一个有机整体,生理上各脏腑密切配合,病理上各脏腑相互影响。因此,在治疗不孕症时要从整体观念出发,着眼于"肾",但不局限于"肾"。

现代新技术如宫腔镜、腹腔镜、辅助生殖技术等近年发展迅速,结合这些新技术,可以更好地服务于不孕症。如中药灌肠疗法结合输卵管复通术治疗输卵管不孕、防治输卵管再次粘连,对IVF前卵巢低反映者采用滋补肾阴中药进行预处理以改善卵子质量,在IVF同时采用补肾中药治疗以提高正常受精率。

临床观察提示中医药在治疗不孕症中疗效好,副作用少,但目前存在观察指标不统一且单一、机制研究较少等问题,因此有必要在研究中采用统一的现代生殖医学的观测指标,同时发现新指标,使中医药在不孕症方面的研究既有与中医理论结合的整体观研究,又有深入到分子水平的微观机制研究,丰富中医药的研究路径。

(三) 相关现代研究

1. 补肾与肾虚自然流产的实验研究　叶平将雌性CBA/J与雄性DBA/2小鼠合笼交配,造成自然流产模型。孕鼠随机组,中药益气补肾方(黄芪、党参、当归、陈皮、升麻、柴胡、白术、菟丝子组成)高剂量组、中药中剂量组、中药低剂量组、阳性对照组、阴性对照组,分别于妊娠第9天、第14天将其处死,其中孕第14天计算胚胎吸收率,并采用流式细胞术分析Foxp3因子比例。研究认为益气补肾法可使自然流产模型小鼠脾脏$CD4^+CD25^+T$细胞上Foxp3因子高表达并有降低胚胎吸收率的趋势,为益气补肾中药在临床的应用提供了理论依据。

熊程俏等建立反复自然流产小鼠模型,随机分为模型组、阳性对照药组、中药组。观察各组流产率、蜕膜VEGF、VEGFR2的蛋白表达,观察补肾健脾中药(补肾安胎冲剂由菟丝子、川断、桑寄生、熟地、太子参、阿胶、白术、黄芩等组成)的干预作用。研究认为,反复自然流产小鼠蜕膜存在VEGF、VEGFR2表达不足,补肾安胎冲剂能上调VEGF、VEGFR2的表达,促进血管的形成,促进胚胎发育,降低流产率。

2. 补肾与卵巢功能低下的实验研究

(1) 药物造模形成的卵巢功能低下模型(DOR):许小凤观察了补肾、活血法对雷公藤多苷致DOR大鼠一般情况(体重、饮食、活动、动情周期变化、卵巢指数)、生殖激素、卵巢组织形态(光镜)、细胞凋亡(Bax、Bcl-2、caspase-3蛋白)、血管生成(VEGF、VEGF受体)的影响;补肾活血法(熟地、龟甲、白芍、山萸肉、菟丝子、川断、丹参、赤芍等)促进雷公藤多苷致DOR大鼠离体颗粒细胞分泌功能及生长情况。实验发现补肾与活血方药的协同作用能升高DOR大鼠血清E2、P水平,降低FSH、T水平,上调颗粒细胞凋亡抑制因子Bcl-2,下调凋亡促进因子Bax、caspase-3蛋白的表达,增加卵巢颗粒细胞VEGF及VEGF受体,补肾活血法对卵巢储备功能低下干预的效应明显优于单纯补肾法或活血法。

(2) 补肾与超促排卵的方法对卵巢功能影响:杨丽芸等将小鼠随机分为对照组、正常组、补肾高、低剂量组(补肾调经方:熟地黄、当归、山药、山萸肉、女贞子、枸杞子、紫河车、淫羊藿、菟丝子、覆盆子、香附),疏肝高、低剂量组(逍遥丸制成混悬液),测定各组小鼠血清E_2、LH、FSH的水平,比较各组排卵数、优质卵泡数,检测卵母细胞中GDF-9蛋白和GDF-9mRNA的表达。各给药组FSH、LH、E_2表达和GDF-9蛋白及其mRNA高于对照组,补肾高剂量组和疏肝高剂量组均显著高于补肾低剂量组和疏肝低剂量组。各给药组优质卵泡数均高于对照组。对照组及各给药组排卵数较正常组显著增加。因此认为补肾法、疏肝法可增加小鼠卵母细胞数量、提高优质卵泡率、促进卵子排出,其作用机制可能与调控卵母细胞GDF-9表达相关。

陈艳花等采用IVF-ET治疗中常规应用的控制性超排卵方案,治疗组在IVF治疗周期加用二至天癸颗粒(女贞子、墨旱莲、枸杞子、菟丝子、当归、白芍、川芎、熟地黄、制香附、炙甘草);对照组用安慰剂颗粒。观察临床肾虚证候积分变化情况,Gn用量及用药天数,取卵数、优质卵率、受精率、优质胚胎率、临床妊娠率及颗粒细胞GDNF、GFRα-1 mRNA的表达情况。同时经颗粒细胞体外培养24小时、48小时后观察E_2、P

的分泌情况了解颗粒细胞的分泌功能。观察补肾中药对超排卵周期颗粒细胞胶质细胞源性神经营养因子 GDNF 家族特异性受体 α-1 的影响,从卵母细胞生殖泡裂解、第一极体的排出及其成熟旁分泌调节的角度,研究补肾中药改善卵母细胞质量,提高控制性超排卵妊娠结局的机制。认为补肾中药提高颗粒细胞 GDNF、GFRα-1 mRNA 的表达,改善颗粒细胞分泌功能;改善了卵母细胞成熟度,提高卵细胞质量,明显改善患者肾虚症状,减少 Gn 用量,提高优质卵率、优质胚胎率,进而改善临床妊娠率。

(3)补肾与着床障碍的相关实验研究:韩霞用胚胎着床障碍小鼠模型研究补肾安胎中药坤元汤(黄芩、炒白术、菟丝子、桑寄生、川断、黄芪、熟地、升麻、炙草)对着床障碍小鼠子宫组织血管内皮生长因子和金属蛋白酶 mRNA 表达的影响。使用荧光定量 PCR 技术检测小鼠子宫组织 VEGF\MMP-9 mRNA 的表达。坤元汤明显提高小鼠子宫 VEGF\MMP-9 mRNA 的表达,提高着床障碍小鼠的子宫重量、脏器指数以及着床位点数。表明补肾安胎中药坤元汤通过调节 VEGF\MMP-9 mRNA 的表达来促进胚胎着床明显改善着床障碍。

孟艳岑通过控制性超促排卵(COH)模型,动态观察子宫内膜着床期 MMP-2、MMP-9、TIMP-3 的表达变化,用补肾、活血中药进行干预(补肾安胎方,由菟丝子、桑寄生、川断、黄芪、当归、丹参组成)。检测 mRNA 的表达和蛋白表达。从滋养细胞侵袭的角度,研究中药复方对超促排卵模型的改善作用。

屠庆年等用吲哚美辛诱导小鼠胚泡着床障碍模型,予补肾安胎方、补肾方(菟丝子、桑寄生、续断等)、活血组(黄芪、当归、丹参等)。比较各方对胚泡着床障碍小鼠子宫内膜容受性的影响。采用免疫组织化学的方法检测 VEGF 蛋白的表达,反转录及聚合酶链反应检测子宫 VEGF mRNA 的含量。认为补肾安胎方可以提高着床障碍小鼠子宫内膜 VEGF 蛋白和 mRNA 的含量,促进着床的作用,而补肾方和活血方单独使用则不能。

(4)补肾与子宫内膜容受性的相关研究:张晓庆等以补肾助孕方作为补肾法的代表方,逍遥丸作为疏肝法的代表方。在前期临床研究证实补肾法、疏肝法具有改善子宫内膜容受性作用的基础上,比较补肾助孕方与逍遥丸对 LPAR-3 及 Galectin-3 影响的异同,研究补肾法、疏肝法恢复子宫内膜容受性功能的作用机制和作用环节。补肾助孕方、逍遥丸均能改善子宫内膜容受性障碍模型小鼠子宫 LPA-R-3 蛋白、Galectin-3 蛋白和 LPAR-3 mRNA、Galectin-3 mRNA 的表达,认为两方均能通过此途径提高子宫内膜容受性。

(5)补肾与多囊卵巢综合征的实验研究:张永锋等将雌性小白鼠随机分为正常组、模型组、克罗米芬组、济坤煎剂组(菟丝子、女贞子、山茱萸肉、当归、川芎、白芍、陈皮、制半夏、茯苓、生甘草);光镜观察阴道脱落细胞涂片的周期性变化以及卵巢、卵泡发育情况,免疫组化法检测卵巢组织胰岛素样生长因子-1 的表达水平。观察济坤煎剂对多囊卵巢综合征高雄激素血症小鼠卵巢排卵的干预作用。实验表明济坤煎剂组小鼠有明显的性周期变化,卵巢、卵泡发育基本正常,卵巢组织 IGF-1 的表达明显降低。结论:济坤煎剂有促进模型小鼠的排卵作用,下调卵巢组织 IGF-1 的表达是其作用机制之一。

(6)补肾与黄体功能不全、排卵障碍的实验研究:杨桂云用中药补肾活血汤加减血清进行细胞、胚胎培养,对中药在小鼠体外受精及早期胚胎发育过程中的作用进行了实验研究。实验以经验方补肾活血汤的兔含药血清作为培养基添加剂,设空白组、模型组、正常血清组(含 2% 浓度腹腔液及 10% 浓度兔空白血清)、药物血清组。动态观察卵子受精及早期胚胎发育情况。补肾活血汤药物血清加入培养后小鼠的体外受精率高于空白血清组;小鼠受精卵及早期胚胎体外培养过程中的八细胞期胚、桑葚胚、囊胚发育率亦显著提高,补肾活血法在受孕的极初期阶段能提高卵子受精率和促进早期胚胎发育。

(7)补肾与卵巢早衰相关的实验研究:李红梅建立小鼠免疫性卵巢早衰模型,随机分为模型组、左归丸高、低剂量组、强的松组、己烯雌酚组和对照组,共灌胃给药 4 周。免疫组化法检测 GDF-9、BMP-15 蛋白的表达。左归丸低、高剂量组及己烯雌酚组与模型组相比,GDF-9 蛋白表达水平增加,左归丸高剂量组 GDF-9 蛋白表达水平也较强的松组增加。该实验明确促卵泡发育的卵巢卵母细胞自分泌因子 GDF-9、BMP-15 的表达不足在免疫性卵巢早衰发病中的重要作用,并证实补肾中药复方左归丸通过调节卵母细胞自分泌因子的表达,对卵巢起到保护作用,促进卵泡的发育。

李晓红用雷公藤多苷建立小鼠卵巢早衰模型,分为空白组、模型组、给药组、阴性对照组,观察小鼠的体重变化、动情周期变化、卵巢指数、子宫指数、卵巢及子宫的组织形态学变化。研究补肾养血方对雷公藤多苷致卵巢早衰小鼠的治疗作用。模型组小鼠逐渐出现动情周期紊乱,时间相对较早,动情间期延长,阴道细胞涂片主要表现为大量白细胞及少量有核上皮细胞;卵巢体积缩小,成熟卵泡少,卵泡颗粒细胞层较正常减少,排列紊乱,部分卵泡发育不良,卵巢间质可见较多淋巴细胞及浆细胞浸润;补肾养血方处理后POF 小鼠上述情况均有不同程度改善。研究认为补肾养血方有助改善卵巢早衰及卵巢功能衰退的动情周期紊乱和卵巢发育异常。

(8) 肾虚不孕的实验研究:郭焱等采用主动免疫法制作免疫性不孕小鼠模型,提取卵巢细胞总 RNA,采用反转录聚合酶链反应技术,检测药物对卵巢细胞 ZP3 mRNA 的影响,观察补肾中药(菟丝子、枸杞子、淫羊藿、丹参、桃仁等)对免疫性不孕症相关基因 ZP3 mRNA 表达的影响。实验结果显示补肾中药可明显下调免疫性不孕小鼠卵巢细胞 ZP3 mRNA 的水平,认为补肾中药可能通过下调免疫性不孕小鼠卵巢细胞 ZP3 mRNA 表达,改善不孕症状。

连方等将雌性小鼠随机分为正常组、肾阴虚模型组、肾阴虚治疗组、肾阳虚模型组、肾阳虚治疗组。进行超排卵,观察卵细胞印迹基因 Snrpn 和 Peg1/Mest 甲基化状态,合笼后观察受精卵数目、卵裂率、成胚率。研究二至天癸颗粒(二至天癸颗粒,由菟丝子、女贞子、墨旱莲、枸杞子、熟地黄、当归、川芎、白芍、制香附、炙甘草组成)和右归丸改善体外受精-胚胎移植结局,实验显示:肾虚可致卵细胞印迹基因 Snrpn 和 Peg1/Mest 发生异常去甲基化,二至天癸颗粒和右归丸可防止印迹丢失的发生,改善肾虚小鼠的卵裂率、囊胚形成率,发挥补肾治疗不孕症的作用。

(9) 肾虚小鼠模型与生殖轴的实验研究:陈金秀等观察保坤丹丸(鹿角霜、当归、红花、川芎、陈皮、茯苓、生地、黄芩、香附等组成)对正常大鼠和肾虚模型小鼠生殖器官和内分泌功能的影响。保坤丹丸能增加正常大鼠和肾虚小鼠的卵巢重量,提高正常大鼠血清 FSH、LH 水平和肾虚小鼠子宫重量;对正常大鼠垂体前叶、子宫重量及肾虚小鼠自主活动次数、探究次数有增加趋势,认为保坤丹丸可影响生殖内分泌轴,同时对中枢神经系统有一定的调节作用。

生殖相关的肾虚病证存在着多个器官的组织形态学和功能上的改变,尤其以下丘脑-脑垂体-生殖腺轴系列器官系统组织学形态上的变化和功能上的改变最为显著,对生殖相关的肾虚证的研究目前已经深入到基因和分子水平。基于此,补肾中药对生殖相关的肾虚证的治疗作用机制研究也取得了很大的进展,但仍存在一些不足,特别是对生殖相关的肾虚证动物模型的造模法的客观性,仍有待于进一步探讨和商榷。

二、不育症研究

本研究团队对近十年中医药通过"肾主生殖"理论治疗不育症的临床观察研究总结如下:

(一) 男性不育症

男性不育是指夫妇婚后同居 1 年以上,未采取任何避孕措施,由男方原因造成女方不孕者称为男性不育症,也是困扰男女双方和家庭的全球性问题。据相关统计,我国男性不育症的发病率在 10% 左右,并有增加的趋势,而男性生育能力缺陷所致不育占不育夫妇的 50%,并且有相当数量的男性不育的病因不明。

《黄帝内经》认为肾藏精,主生殖,肾精衰少、肾气不足从而导致不育。《诸病源候论·虚劳精少候》指出:"肾主骨髓而藏于精,虚劳肾气虚弱,故清液少也。"唐代《备急千金要方·求子论》中进一步指出"五劳七伤,虚羸百病"则不能有子。元代朱震亨则更认识到不育"更当查男子之形气虚实任何,有肾虚精弱不能融育成胎者,有禀赋原弱气血虚损者,有嗜欲无度阴精衰惫者,各当求其原而治之"。张介宾依据命门学说指出本病的病机为"阳不足""精不足",使命门学说与生殖系统精密相联。肾藏精,主生殖。《素问·上古天真论》说:"肾气盛,天癸至,精气溢泻,阴阳和,故能有子。"故不育的病位在肾,病机是肾虚,以补肾生精入手治疗男性不育症成为共识,但中医学认为脏腑是统一的整体,相互影响和制约,任何一脏出现异常多会影响其他脏腑功能失调,尤其"肾者主水,受五脏六腑之精而藏之,故五脏盛乃能泻",因此补肾生精当与调节其他脏腑的功能结合,统筹兼顾,才能种子毓麟。而导致男性不育症的因素之一就是精液黏稠、不液化,抑或精子活力差等。《黄帝内经》云:"年过四十,阴气自半。"随着年纪长大,或热病之后,或房事不节等,均易耗损真阴。阴分的主要功能,除了滋养、濡养各脏腑组织外,还负责制约阳气,以免阳气外露。阳气是以热、动、升为特点,阴分则以寒、静、降相对应。若阴分亏虚,无力制约阳气,人体会出现阳气偏盛的虚热状态,所谓"阴虚则生内热"。

随着科技的迅速发展,当代人过着一种快节奏的生活方式,加班、熬夜成为常态。这种生活方式容易或造成虚火内生,影响津液的运行。或放荡形骸,施精过度,肾阴亏损于下,虚火泛炎于上,炼津为痰,导致精稠不化,死精子过多,活动力低下,进而影响生育。

(二) 临床研究

1. 本脏虚损

(1) 肾精亏虚:肾所藏之精包括先天之精与后天之精,二者相互依存、相互促进。肾精不足,则精卵生成障碍,生殖之精匮乏,从而导致不育不孕。

王志强等将150例男性不育少、弱精子症患者,分为治疗组90例,口服五子衍宗丸,对照组60例,口服维生素E、维生素C,观察两组治疗前后精液常规及顶体酶活性变化情况。治疗后治疗组精子密度、活力、顶体酶活性均有提高($P<0.05$),治疗组83例中女方临床妊娠12例(14.46%);对照组55例中女方妊娠2例(3.64%),两组临床妊娠率差异有统计学意义($P<0.05$)。

张慧琴等收集于生殖中心就诊的不育患者164例,随机分为中药组(82例)和对照组(82例),中药组服用中药补肾生精汤2~3个月后应用卵胞浆内单精子注射(intracytoplasmic sperm injection,ICSI),对照组单独应用ICSI助孕技术治疗男性严重少、弱精子症。结果中药组患者治疗后精子密度、活率、活力提高,畸形率反活性氧水平下降($P<0.05$),且卵子受精率85.9%(438/510)和临床妊娠率48.7%(38/78例),明显高于对照组($P<0.05$)。提示中药补肾生精汤能够明显降低精液中活性氧水平,提高精子质量,并有助于严重少、弱精子症患者自然受孕和提高ICSI治疗时患者精子活力、卵子受精率及临床妊娠率。

(2) 肾阳亏虚:肾阳具有兴奋性欲、鼓动性器,以维持正常性事功能,同时温煦脏腑组织器官,推动脏腑功能活动的作用。肾阳衰惫,不能温煦精液、温暖胞宫,可致精液清冷、胞宫虚寒,引起不孕不育。

陈其华采用右归丸加减汤剂(熟地20g,山药10g,山茱萸10g,枸杞子10g,杜仲10g,菟丝子10g,制附子5g,肉桂5g,当归10g,鹿角胶10g,淫羊藿10g)治疗男性少弱精子症见阴茎勃起无力或性欲低下,腰膝酸软,易疲劳,多梦,舌淡红苔薄白,脉细无力者,治疗后精子密度、精子活力、精子活率均较治疗前提高($P<0.05$)。

(3) 肾阴亏虚:肾阴具有滋养脏腑、濡润组织、充养精血的作用,肾阴不足则精子数少、经血量少,从而导致不育不孕。

韩亮等观察左归丸对肾阴不足、肾精亏虚型精液异常男性不育症患者的影响,研究发现治疗前后精液量、精子密度、精子活力、精子活率均有提高($P<0.05$);血浆睾酮和促黄体生成激素水平也提高($P<0.05$),促卵泡生成素、泌乳素、雌二醇变化不显著,临床总有效率为87.8%。

2. 他脏致虚

(1) 脾肾亏虚:脾为后天之本,化生水谷精微,滋养先天,以维持其正常的生殖功能。脾气亏虚,化源匮乏,则肾精失养,引起不育不孕。

黄旭元等收集33例不育症患者,给予复方玄驹胶囊口服治疗24周,并分别于治疗第4周、8周、12周、16周、20周、24周末复诊检查精液常规分析、精子形态学分析、精液、精浆生化检查、生殖激素5项。结果治疗24周后,33例患者精子密度、a级精子比例、(a+b)级精子比例及活率均较用药前提高,差异有统计学意义($P<0.05$)。33例患者(有3例中断退出)中治愈8例(26.67%),显效2例(6.67%),有效6例(20.00%),其中有2例患者在治疗期间配偶怀孕,总有效率为53.34%。精浆果糖和α-中性糖苷酶均有所提高,而生殖激素指标治疗前后变化不大($P>0.05$)。提示复方玄驹胶囊治疗脾肾阳虚少、弱精子症患者有较好疗效。

(2) 肝肾亏虚:肝藏血,肾藏精,精血同源互化,若肝血不足,无以化精,则致肾精不足,从而引起不育不孕。肝主疏泄,肾主封藏,肝之疏泄正常,肾精才能封藏固密。若肝之疏泄不及,则肾精不能适时输泄,性事活动时就不能适时射精,不能按时排卵,从而导致不育不孕。

刘培县收集 100 例不育症患者,随机分为两组,治疗组(50 例)采用补肾疏肝汤治疗 3 个月,对照组(50 例)采用他莫昔芬 20mg、维生素 E 胶囊 100mg 治疗 3 个月,结果提示治疗组精子成活率、精子密度均较治疗前提高($P<0.05$),临床总有效率 92%,高于对照组 76%($P<0.05$)。

(3)心肾亏虚:心为阳中之太阳,在上属火,肾为阴中之太阴,在下属水,在正常生理状态下处于水火相交的动态平衡中,称为"水火既济""心肾相交"。心火不足,不能下暖肾水,则可导致精冷不育、宫寒不孕。心主血,肾藏精,精血互化,若心血不足,不能充养肾精,则肾精不足,从而引起精血亏少而致不育不孕。

明代医家岳甫嘉治疗一患者,男,36 岁,书生,善读书作文,素患遗精滑精伴不育,此患者劳神过度,心阴暗耗,心阳独亢,心火久动,汲伤肾水,使心火不能下暖于肾,肾水不能上济于心,致心肾不交,应梦而遗。患者久遗,肾精亏虚,以致无子。医家先以煎方汤剂,后以丸方及心肾种子丸,前后三方治疗,共用方剂为封髓丹、六味地黄丸、柏子养心丸等,患者终得子。遗精的病机与心肾关系最为密切,病变以阴虚火旺,心肾不交发展为肾虚不固者为多见,提示后世医家男子不育症中医辨证治疗应考虑心肾相关与调精种子的关系。

(4)肺肾亏虚:肺为气之主,肾为气之根,肺肾为母子关系。若肺气不足,日久及肾,就会导致肾气亏虚,天癸不充,从而影响生殖能力。肺与肾之间的阴液是互相资生的,若肺阴不足,久则损及肾阴,肾阴不足则肾精亦亏,肾精不足则致不育不孕。

肺失于宣发肃降,停痰留饮滞留,瘀阻精室,可致死精、精液不液化、精子纤毛黏滞等,精子纤毛黏滞或精子纤毛呆滞与肺气虚有关。高艳君等选取门诊男性不育症患者 90 例,随机分为治疗组、对照组,治疗组服用补肺益肾汤加减治疗,基本方:鹿角胶(烊化)18g,黄芪 30g,菟丝子 20g,车前子(包煎)15g,当归 10g,山茱萸 30g,枸杞子 30g,淫羊藿 10g,牡丹皮 15g,穿山甲(研)10g,土鳖虫 10g,僵蚕 15g,石菖蒲 10g,白芥子 10g,蛤蚧(研)2 对,每次 150ml,每日 2 次。对照组口服维生素 E 胶囊 50mg,3 次/日。1 个月 1 个疗程,治疗前后均做精液分析。结果显示,补肺益肾汤能明显提高精液 a 级精子百分率、精子直线速度、精子前向性、精子直线性($P<0.01$)。

3. 本虚标实,实邪入袭

(1)肾虚湿热:精室胞宫属肾所主。湿热蕴结精室胞宫,腐败精液,扰动经血,可致脓精血精,精液黏稠,死精过多,带下量多,黄稠而臭,月经紊乱,时少时多,从而导致不育不孕。湿热搏结下焦,腐蚀阴器,影响睾丸生精和卵巢排卵,导致精卵生成排出障碍,亦可引起不育不孕。痰浊结聚阴器,腐败精血,阻滞精道,精卵排出受阻,导致不育不孕。

孔涛等收集 35 例辨证属湿热下注型精液不液化不育症患者,口服热淋清颗粒 8g,每日 3 次,连用 4 周。采集治疗前后精液,观察液化情况并测定治疗前后精浆 PSA 含量。结果提示,治疗前后精浆 PSA 改善($P<0.05$),患者痊愈 23 例(65.7%),好转 8 例占(22.9%),无效 4 例占 11.4%,总有效率为 88.6%。

(2)肾虚血瘀:血液瘀滞肾经,阻塞精卵通道,或湿热蕴结阴器,阻碍精血运行,精子卵子通行困难,精卵不能适时结合,从而导致不育不孕;或者瘀血结聚阴器,形成包块,产生疼痛,影响性事,亦可导致不育不孕。

张慧珍等收集男性少、弱精子不育症共 80 例,随机分为治疗组(40 例)及对照组(40 例),治疗组予五子衍宗丸合血府逐瘀汤加减治疗,对照组予克罗米芬胶囊、维生素 E 胶囊治疗,3 个疗程后观察疗效。结果显示:治疗组显效 21 例,有效 16 例,无效 3 例,总有效率 92.5%;对照组显效 12 例,有效 15 例,无效 13 例,总有效率 67.5%。提示补肾活血法治疗男性肾虚血瘀型少、弱精子不育症疗效佳。

(3)肾虚痰阻:痰浊结聚阴器,腐败精血,阻滞精道,精卵排出受阻,从而导致不育不孕。

高学昌等将 226 例精液液化异常患者随机分为 2 组,治疗组(138 例)给予利湿清浊化痰法辨证治疗,对照组(88 例)给予液化生精汤治疗。两组均 5 周为 1 个疗程,1 个疗程后统计疗效。结果提示治疗组总有效率 96.4%,对照组总有效率 80.7%,提示利湿清浊化痰法对精液液化不良临床疗效确切。

第八节 "肾-耳系统"与老年性聋

一、相关理论概述

老年性聋在现代医学中是指由于年龄增长使听觉器官衰老退变而出现的双耳对称、缓慢性、进行性的感音神经性听力减退。凡年龄大于60岁的老年人,听力较好,耳听阈值大于25dB,排除其他疾病影响,即可诊断为老年性聋。在中医古代文献中,并没有老年性聋的病名,但有大量符合老年性聋疾病特征和规律的记载。其中涉及"老人……耳聋"的论述与老年性聋含义最为相近。另外,根据病因病机分析,老年性聋当属于"乍聋""劳聋""久聋"等范畴。

中医学认为机体衰老是生命过程中肾中精气不断损耗、阴阳亏虚,是脏腑功能逐渐衰退的生理和病理变化的过程与结局,可以称作增龄性肾虚衰老学说。明代《医学入门》述:"人至中年,肾气自衰。"强调了衰老和肾虚的相关性。

沈自尹院士研究发现,衰老和肾虚在"神经-内分泌-免疫"网络,尤其在"下丘脑-垂体-肾上腺皮质-胸腺轴"许多指标方面有明显的变化,提出了"衰老的本质是生理性肾虚"的观点。通过以药测证,发现自然衰老大鼠存在"神经-内分泌-免疫"及"神经-内分泌-骨代谢"两大基因调控路线的紊乱,补肾能纠正该网络功能低下。老年性聋是由于听觉系统衰老而产生的一种退行性疾病,也是机体衰老表现的一部分。因此,老年性聋可以看作是一种肾虚耳聋的模型。

听力损失随年龄增长是老年性聋的一个重要发病特征。流行病学调查显示,以>25dB作为标准,老年性聋在60~69岁间男性发生率为28.7%,女性发生率为17%,而年龄每增加10岁,其发病率则成倍增长。而老年人肾虚的发生也有着类似的特点。对上海市长宁区程桥街道2137名60岁以上老年人的调查结果显示,肾虚的发生率为78.8%,每增加5岁,其发生率上升6%~10%,呈增龄性增加。这些都提示肾虚与老年性聋的发生可能存在联系。

二、相关现代研究

选择老年性聋作为"肾主耳"理论研究的对象,不仅有助于中医"肾主耳"理论现代生物学基础的深入研究,而且有重要的临床价值。有研究观察老年性聋患者听觉功能与中医肾虚程度的相关性,结果表明,老年性聋组听阈值和肾虚积分明显高于老年无耳聋对照组($P<0.01$)。Pearson相关分析显示,肾虚积分与听阈呈正相关($r=0.766$,$P<0.05$),提示老年性聋与肾虚存在相关性。

受长期以来方法及技术手段的限制,肾主耳理论机制的研究仅停留在甲状腺素、醛固酮、钙、铁等几个孤立的物质上,不能完全阐明肾主耳的机制。近年来,基因组学、蛋白质组学、代谢组学等系统生物学和生物信息学飞速发展,为肾主耳理论内涵的研究提供了良好的契机。

中医"肾藏精"藏象理论"肾主耳"所涵盖的内容不是一种技术或几个单一指标所能解释的,因此系统生物学高效、快速、大规模获取生物信息的特点,加上生物信息学强大的分析功能,无疑是进行"肾主耳"理论现代生物学研究的最佳手段。

上海中医药大学"肾藏象"研究团队利用基因芯片技术和代谢组学技术探讨老年性聋患者的基因表达谱和代谢谱特征,从整体探讨老年性聋的发病机制与中医肾虚的相关性,为阐释"肾主耳"理论的物质基础及科学内涵提供了新的思路和实验依据。老年性聋与肾虚相关的主要机制可能如下:

1. 代谢通路 采用气相色谱/质谱联用仪(GC/MS)对老年性聋患者的尿样进行代谢组学分析,共发现23个差异代谢物,Kyotoen cyclopedia of genesand genomes(KEGG)通路分析显示这些代谢物主要与谷胱甘肽代谢通路、氨基酸代谢、糖代谢等有关。研究结果发现,与谷胱甘肽代谢通路有关的代谢物甘氨酸水平下降,3-乙基-6-戊甲硅氧烷、戊二胺和1,4-丁二胺水平增高。

戊二胺是赖氨酸脱羧产物,可以通过调节色氨酸及其受体参与谷胱甘肽代谢。而甘氨酸与谷氨酸、半胱氨酸组成的短肽即为谷胱甘肽,存在于几乎身体的每一个细胞,是人体抗氧化系统的重要组成部分,具有清除自由基,保护细胞免受自由基损伤的作用。

谷胱甘肽缺乏是衰老过程中氧化应激的主要原因之一,增加谷胱甘肽前体甘氨酸和半胱氨酸的摄取可以恢复谷胱甘肽的合成和浓度,从而抑制衰老过程中的氧化应激和氧化损伤。谷胱甘肽及其相关酶类与伴随衰老的听力损害存在某种关系,研究表明,24 月龄的老年 F344 大鼠听神经中谷胱甘肽水平明显低于 3 个月龄大鼠。老年 F344 大鼠多种谷胱甘肽相关基因谷胱甘肽过氧化酶-3、谷胱甘肽过氧化酶-6、谷胱甘肽 S 转移酶(glutathione S-transferase,GST)kappa1 以及谷胱甘肽还原酶与青年大鼠比表达上调,认为谷胱甘肽抗氧化系统是抑制耳蜗氧化损伤和减轻老年性聋的第一道屏障。谷胱甘肽结合蛋白作为氧化应激反应的标志物之一,随着小鼠年龄的增长,其在小鼠耳蜗中的表达增高。此外,参与谷胱甘肽代谢的酶类,包括谷胱甘肽 S 转移酶、谷胱甘肽过氧化酶和谷胱甘肽还原酶,尤其是谷胱甘肽 S 转移酶已经证明对于耳蜗的抗氧化保护有重要作用。

Bared 等研究发现,GSTM1 空白基因型的人不能结合特定的代谢产物,他们高频的畸变产物耳声发射振幅低于表达 GSTM1 基因的人,提示 GSTM1 空白基因型的人更易于患老年性聋。

差异代谢物 3-乙基-6-戊甲硅氧烷与 γ-氨基丁酸(gamma amino butyric acid,GABA)能突触有关,1,4-丁二胺可作用于 N-甲基-D-天冬氨酸(N-methyl-D-aspartic acid,NMDA)受体。下丘抑制性 GABA 能神经传递的损伤参与中枢性老年性聋的听觉异常。

Osumi 等采用基因芯片及分子生物学技术,研究发现衰老动物下丘脑 NMDA 受体抗体(GluN1)下降在老年性聋的发病机制中有重要作用。本研究团队进一步从代谢角度证明了 NMDA 受体和 GABA 受体可能参与老年性聋的发生。在神经系统中,谷胱甘肽可作为一种神经递质或调质作用于谷氨酸受体、NMDA 受体,也可直接作用于 GABA 受体和甘氨酸受体。因此,在老年性聋发生过程中,可能谷胱甘肽代谢发生变化进而通过 NMDA 受体和 GABA 受体影响代谢物 1,4-丁二胺和 3-乙基-6-戊甲硅氧烷的浓度。

2. 免疫机制　中医肾虚与机体免疫系统密切相关。免疫系统由免疫器官、免疫细胞和免疫分子等构成。参与机体免疫反应的活细胞主要来源于骨髓多功能造血干细胞,而中医学认为肾主骨生髓,肾虚可以导致免疫器官萎缩及其超微结构的破坏。

免疫功能异常和自身免疫现象可能在老年性聋的发生中有重要作用。快速老化(SAMP)小鼠表现出衰老加速的过程,主要表现为更短的生命周期以及老年相关病理现象的过早和过快发生。研究显示,快速老化小鼠多种代谢物与非快速老化小鼠有显著差异,如柠檬酸、肌氨酸、卵磷脂和肌酐等,而肌酐缺乏与衰老过程中免疫介导的耳蜗损伤有关。肌酐可直接干预细胞因子的产生,发挥促炎作用,与快速老化小鼠的免疫缺陷有关。将 BALB/c 小鼠的骨髓移植到快速老化小鼠亚系 SAMP1 中,可以抑制快速老化小鼠的免疫功能异常和听力损失,提示一些类型的老年性聋的发病机制不是通过耳蜗引起的,而是作用于造血干细胞,使其不能产生免疫活性细胞。

Iwai 等发现,通过给 SAMP1 小鼠接种年轻的 CD4$^+$T 细胞或者进行胎鼠胸腺移植可以恢复免疫功能,下调 CD4$^+$T 细胞中 2 型白细胞介素-1 受体(IL-1R2)基因的表达,并能降低 SAMP1 小鼠年龄相关性听力损失的发生以及螺旋神经节的退化。

利用基因芯片技术探讨老年性聋患者的差异表达基因,从整体探讨老年性聋的发病机制与中医肾虚的相关性。分析显示,免疫反应相关基因为老年性聋相关基因,KEGG 路分析显示,细胞因子与细胞因子受体间作用,为与老年性聋相关的主要通路,聚合酶链反应(PCR)验证了化学因子受体 CCR3 基因的差异性表达。说明细胞因子介导的免疫反应在老年性聋的发生中有重要作用,也可能是中医肾主耳关系的物质基础之一。

3. 糖皮质激素及其受体　皮质醇是肾上腺皮质分泌的一种糖皮质激素,促肾上腺皮质激素(ACTH)则可以促进皮质醇的分泌。本研究团队的研究表明,老年性聋患者血清 ACTH 和皮质醇水平明显低于对照组,表明老年性聋患者肾上腺皮质功能低下。这与中医肾虚有着相似的表现,提示糖皮质激素可能是老年性聋与中医肾虚相关的重要物质基础之一。

早在 20 世纪 70 年代,科学家就已经提出脑老化和神经细胞衰退的糖皮质激素学说。进一步研究发现,糖皮质激素对机体的影响随着机体的老化不断加剧,而这一切均是通过糖皮质激素受体实现的。一方面衰老引起糖皮质激素受体及其 mRNA 水平降低,另一方面糖皮质激素受体水平及其结合力的变化又促进了衰老。

老年性聋是机体衰老在听觉系统的表现,与全身的衰老机制密不可分。基因芯片数据表明,老年性聋患者多种糖皮质激素受体相关基因 RGS2、AR18B、I111RA、Cdc42 和 TSC22D3 表达均有改变,PCR 验证了 TSC22D3 基因表达明显下调,提示糖皮质激素受体可能与老年性聋的发生有关。TSC22D3 为糖皮质激素受体靶基因,也称糖皮质激素诱导的亮氨酸拉链(GILZ),可以被糖皮质激素和白细胞介素-10(IL-10)激活,参与抗炎和免疫抑制作用。GILZ 还可参与调节多种途径引起的细胞凋亡,比如诱导 T 细胞中白细胞介素-2 的缺乏,抑制 FOXO3 引起的细胞凋亡。耳蜗毛细胞和神经元的凋亡是老年性聋的主要病理表现,因此,GILZ 下调可能通过诱导凋亡参与老年性聋的发生。

第九节 "肾-水系统"与慢性肾病

一、中医对"慢性肾病"的认识

在对肾的认识上中西医相同之处在于:①人体两枚肾实质;②主要功能排尿。中医学并没有"慢性肾病"病名,而按慢性肾病的症状归属于"水肿"范畴。《黄帝内经》首先记载了水肿的病因病机。如《素问·平人气象论》曰:"面肿如风。"《素问·六元正纪大论》曰:"感于寒湿,则民病身重胕肿……"《素问·水热穴论》曰:"肾何以能聚水而生病……肾者胃之关也,关门不利,故聚水而从其类也,上下溢于皮肤,故而胕肿。"认为水肿病因为肺、脾、肾、三焦气化不利,精液不能正常输布。并初步提出了水肿的治则制法"平治于权衡,去菀陈莝,开鬼门,洁净府"。随着临床实践发展,至汉代《史记》中记载了"火齐汤"治疗"不得前后溲","柔汤"治疗"不得小溲";《五十二病方》记载了"血淋""石淋""膏淋";至张仲景《伤寒杂病论》有了更多关于肾病的记载,并确立治则、治法、方药,如肾气丸、真武汤、越婢汤、猪苓汤等,奠定了中医肾病学基础。

慢性肾衰竭是多种肾脏疾病转化而来,归属于关格""癃闭""虚劳"范畴,肾病综合征的不良转归也是慢性肾衰竭。本文主要探讨中医对慢性肾衰竭、肾病综合征的认识。

(一)慢性肾衰竭的病因病机

慢性肾衰竭与其他病症一样,病因多认为有内、外两因:外因与外邪入侵、饮食不节、劳欲过度、情志失调、药毒伤肾有关;内因多与禀赋不足或后天损伤致肾阴阳虚损有关。病性为本虚标实。《黄帝内经》云:"正气存内,邪不可干。"可见肾元虚衰、湿浊内蕴是其基本病机,外感六淫、饮食不当、药毒伤肾、劳倦过度等常常是其诱发及加重的因素。

1. 脾肾亏虚 患者久患肾脏疾病,久病则虚,肾之气化推动功能不足,开阖失司,肾主水、藏精功能失调,而至当开不开、当合不合、肾不藏精、当泄不泄,致使水液代谢紊乱。水液内停,泛溢肌肤而为水肿;水液内停,行于胸腹之间而成胸水、腹水。肾固摄功能失调,精微下泄而成蛋白尿、血尿;湿邪蕴久成浊,阻碍肺、脾、肾三藏气机,致使升降失司、清阳不升,浊毒不降则见少尿、恶心、呕吐发为"关格"。其病位在肾,累及肺、脾,病性为本虚标实,本虚为脾肾亏虚,标实包括湿热、瘀血、浊毒。病久可致多脏器虚损。湿热瘀血、浊毒内结进一步损伤肾络形成新的病理产物而缠绵不已。

2. 邪实侵袭 邪实包含外邪、水湿、浊毒、瘀血等外邪侵袭肾络,肺肾受邪,水道不利,水湿内停,水液代谢失常,水湿、瘀血、浊毒内生,促进慢性肾衰竭形成与发展,他们亦是本病重要病理产物和病理基础。

3. 饮食不节 损伤脾胃,脾胃运化乏力,水湿壅盛,聚湿成浊,或湿停而化热而成湿热,内蕴伤肾,肾不能分清降浊,水液代谢紊乱,发为水肿、关格。

4. 劳欲过度 劳倦过度,内伤心脾;房劳过度、生育不节,肾精亏虚。脾肾虚衰,则不能化气行水,水液内停,湿浊中阻,而成肾劳、关格之证。肾精亏虚,水不涵木,遂致肝风内扰。

本病病程迁延难愈,病机错综复杂:正虚邪实,虚实夹杂。气阴两虚、阴阳俱损;从疾病的寒热属性来分析,往往是寒热错杂。从病位来分析,若水气凌心,必心悸胸闷;湿浊上干脾胃,则现呕恶纳呆;肝风内动,可有抽搐、眩晕;复感外邪,肺气壅塞,则有咳喘及咽喉肿痛诸症;肾阴亏耗,腰酸痛,乏力,耳鸣盗汗,尿少水肿。

（二）肾病综合征的病因病机

中医对于肾病综合征的认识,主要是通过其临床症状入手,肾病综合征主要临床表现是水肿与大量蛋白尿。《金匮要略·水气病脉证并治》云:"皮水,其脉亦浮,外证胕肿,按之没指,不恶风,其腹如鼓……正水,其脉沉迟,外证自喘。"按其临床特征,本病归属于"肾水""水肿""肾风"以及"虚损"。"虚损"病名则见于《肘后备急方》与《景岳全书》。《素问·通评虚实论》云:"精气夺则虚。"肾病综合征的大量蛋白尿可归属于"虚损"病的范畴。中医认为肾精亏虚、邪实侵袭、湿热、瘀血、浊毒内结导致脏腑气血阴阳亏虚,肺脾肾功能障碍,水液代谢紊乱,泛滥肌肤,流溢四肢。其病因如下:

1. 外邪侵袭　风寒或风热之邪外侵肺卫,肺失宣降,水道不通,以致风水相搏,泛溢肌肤而发为水肿。风邪袭表,卫阳被遏,水之上源受邪,水液不能正常输布,水湿泛溢;或肺病及肾,金水同病,封藏失职。精微不固,随水液排泄出体外,则可见大量蛋白尿。所以外邪侵袭,特别是风邪袭表在本病发病过程中其重要作用,许多临床医家多用风药,对于消除水肿和蛋白尿有重要作用。

2. 疮毒内犯　体表肌肤痈疡疮毒未愈,疮毒内陷脾肺,肺失宣降,脾失运化,导致水液代谢障碍,溢于肌肤而成本病。如《济生方·水肿》云:"又有年少,血热生疮,变为肿满。"《医学入门》称:"阳水多兼食积,或饮毒水,或疮所致也。"

3. 水湿内停　由于久居湿地,或淋雨涉水,以致水湿之气由表入里,阻塞三焦,脾湿失运,泛于肌肤而成发水肿;因久居寒湿之地,寒湿之邪伤及元阳,以致肾失开阖,气化失常,水湿内停,泛溢肌肤而成本病。或由于饮食不节,长期暴饮暴食,或因嗜食生冷,或因恣食辛辣厚味而损伤脾胃,脾失健运,水液内停,溢于肌肤成本病。

4. 劳伤过度　劳倦过度内伤心脾,脾失运化,水湿停聚,泛溢肌肤,发为本病;房劳过度、生育不节肾精亏虚,不能化气行水,膀胱气化失常,开阖不利,水液当泄不泄,而成本病。

5. 瘀血阻滞　由于外或久病而至,血液瘀阻,瘀血内阻三焦水道,水行不畅,壅滞于内而发为本病。

肺、脾、肾三脏之气升降出入不利,功能失调是本病的主要病因,阴阳气血不足,尤其是阳气不足为本,水湿、湿热及瘀血等邪实阻滞为病变之标,临床多表现为虚实夹杂之证。因虚致病,肾虚不固、脾虚不运、肝虚不化致营阴受损,而出现低蛋白血症。久病湿浊转变为浊毒,浊毒内犯常会导致癃闭、关格等危象。临床治疗常以补肺健脾益肾固本,行气利水祛湿治标。

二、治法方药

（一）慢性肾病的辨证总则

1. 辨证　虚实是辨别邪正盛衰的两个纲领。虚是以正气不足为矛盾主要方面的病理反应,表现为机体的精、气、血、津液亏少和功能衰弱,脏腑经络的功能低下,抗病能力减退,如脾肾亏虚、气阴两虚包含虚的因素;实是指邪气亢盛,以邪气盛为矛盾主要方面的病理反应,可见各种亢盛有余的证候,风热袭肺、下焦湿热、瘀血内阻包含实的因素。虚与实之间可以相互转化。各种实性病证如迁延不愈,导致脏腑功能下降,转变为虚证,而各种虚性病证机体功能不足,易在原有病证的基础上产生湿热、瘀血等病理产物,临床上出现虚实夹杂证候。

《素问·通评虚实论》云:"邪气盛则实,精气夺则虚。"慢性肾病既存在精气夺,又存在邪气盛,故其病性为虚实错杂。慢性肾病之虚主要表现为气虚、血亏、阴损、阳衰,具体体现在肺肾气虚、脾肾阳(气)虚和肝肾阴(血)虚之中;邪气盛则主要表现在风湿、风热、湿热、水湿、瘀血和浊毒诸方面。邪气盛的形成往往与精气夺相关。肺肾气虚,卫气不固,则易外感风、热、湿诸邪。肾主水,脾主运化水液,肺主行水;肺脾肾虚,水液代谢障碍,水湿内生。元气根于肾,肾虚则元气不足,气虚无力行血,血行迟滞则成瘀;脾主统血,脾虚则无力摄血,血溢脉外而成瘀;肝主疏泄,肝虚则气机失畅,气滞血瘀。由此可见血瘀即是慢性肾病的病因,又使其病理产物,贯穿于慢性肾病的始终。慢性肾病至后期,肾脏虚甚,气化失司,开合不利,则浊毒内留。风、湿、热、瘀、浊、毒诸邪一旦形成,则可反过来损伤肺脾肝肾之气血阴阳。由此可见,慢性肾病病性为本虚标实,两者互为因果。

(1) 阴阳辨证分型:阴阳是八纲中的总纲,是辨别疾病属性的两个纲领。慢性肾病虽临床表现复杂,寒热虚实错杂,但最终离不开阴阳,根据患者临床表现分为阴虚、阳虚、阴阳两虚,辨明病证主要性质,随症加减,便于临床运用。

(2) 脏腑辨证分型:脏腑辨证是在认识脏腑生理功能、病理特点的基础上,将四诊所收集的症状、体征及有关的病情资料,进行综合分析,从而判断疾病所在的脏腑部位及其病性的一种辨证方法。简言之,即以脏腑病位为纲,对疾病进行辨证。慢性肾病临床大致可分为以下几个证型:肾阴不足、脾肾阳虚、肺脾气虚、肺肾气虚、脾肾气虚、肝肾阴虚等。

(3) 综合辨证:由于慢性肾病的病因病机较为复杂,简单地以阴阳、脏腑或其他辨证来进行归类,很难全面反映其中医病机。近年来诸多医家辨证多以八纲辨证与脏腑辨证相结合,实证多是湿热、风热、瘀血,虚证以阴虚、气虚为主。将本病分为热结膀胱、心火亢盛、阴虚火旺、脾肾气虚型、气阴两虚、火毒迫血、脾肾不固型、气滞血瘀型等。

2. 辨病　近些年来,很多医家认为在肾脏病的诊疗过程中,首先要以辨病为基础,只有在"辨病"的基础上论"辨脉""辨证"及"治疗"等一系列问题,才能对疾病进行比较全面的阐述。但辨病为基础、为前提,并不是只求辨病,不求辨证。《温病条辨》言:"不求识证之真而妄议药之可否,不可与言医也。"病处于相对"静态",而证处于相对"动态变化"之中,只有通过辨证,才能抓住疾病某阶段的主要矛盾,论治才有依据。徐灵胎说:"病之总者为之病,而一病有数证。"可见"病"与"证"是总体与局部、共性与个性、纲与目的关系,辨证施治主要是针对疾病的特殊矛盾、个性因素,而辨病施治则针对疾病的一般矛盾。在现代医学迅速发展的今天,只有把两者有机结合才能更好地发挥中医药的优势。

(二) 肾病综合征的治法方药

1. 辨证论治

(1) 气虚风水证

证候:患者平素少气乏力,易患感冒,多在外感后突然出现眼睑及面部浮肿,继则四肢及全身高度浮肿。多兼外感表证,舌质淡胖而润,边有齿痕,苔白滑,脉沉紧或沉数。

基本治法:益气固表,宣肺利水。

方药运用:防己黄芪汤合越婢汤加减。常用药:防己10g,黄芪15~40g,白术9g,麻黄6g,生石膏24g,生姜6g,大枣12g,甘草6g。防己黄芪汤中重用黄芪补气固表利水,是为君药;辅以防己祛风行水,与黄芪相配,补气利水力量更强,且利水而不伤正;佐以白术健脾渗湿,与黄芪相配,益气固表之力更大;使以甘草培土和药,生姜、大枣调和营卫。药共六味,相得益彰,合而为益气祛风利水之剂。越婢汤中以麻黄宣散肺,发汗解表,以祛在表之水气;生石膏解肌清热;甘草、生姜、大枣健脾化湿,取崇土制水之意,合而为宣肺利水消肿之剂。两方相合,则表虚得固,风邪得除,气虚得复,可使水道通利,诸症悉除。

加减:若见风寒束肺所致者,可加麻黄汤以疏风散寒;若见风热袭肺者,可加银翘散以疏风清热;若水肿较甚者,可加五皮饮以利水消肿;若见胸腹胀满者,可加陈皮、枳壳、大腹皮以行气宽中;兼有咽喉肿痛者,可加金银花、牛蒡子、鱼腥草以清热解毒。

(2) 阳虚水泛证

证候:高度水肿,按之凹陷,以下肢及腰背为主,或伴胸水、腹水、小便不利,纳差,便溏,面色㿠白,形寒肢冷,舌质淡润或舌体胖大质嫩而润,边有齿痕,舌苔白腻水滑,脉沉弱。

基本治法:温补脾肾,通利水湿。

方药运用:真武汤合五皮饮加减。常用药:炮附子、茯苓皮各30g,白芍9g,赤芍9g,白术6g,生姜9g,桑白皮15g,生姜皮10g,大腹皮10g,陈皮10g。真武汤中以附子大辛大热,归入肾经,温壮肾阳,化气行水为君;配以茯苓、白术健脾泻湿利水为臣;又以白芍养阴利水,且能缓和附子之辛燥,配以辛温之生姜,既可协附子温阳化气,又能助苓、术温中健脾,共为佐使。诸药合用,共成暖肾健脾,温阳化气利水之剂。五皮饮中则以茯苓皮利水泻湿,兼以健脾以助运化;生姜皮辛散水饮;桑白皮肃降肺气,通调水道;再加大腹皮、陈皮理气兼以除湿。五药合用,共奏消肿、健脾、理气之效,既可助真武汤温阳利水,又可防水湿内阻而成气滞之弊。两方相互配合,则脾肾得温,水湿得利,水肿可愈。

加减:若气虚甚者,加党参、黄芪以补气;脾虚明显者,加山药、炒谷麦芽、生薏苡仁以健脾;若兼风邪者,加防风、羌活以散风除湿;腰以下肿甚者,加防己、薏苡仁以利水消肿;脘腹胀满甚者,加木香、莱菔子、枳实以理气消胀;尿蛋白长期不消者,加金樱子、芡实以固摄精微;咳者,加五味子以敛肺气,加细辛以散寒饮。

（3）阴虚湿热证

证候:面部及下肢浮肿,腰膝酸软,头晕耳鸣,心烦少寐,咽喉疼痛,咽干口燥,小便短赤,大便秘结不畅,舌红少津,苔黄腻,脉沉细数或滑数。

基本治法:滋补肝肾,清热利湿。

方药运用:知柏地黄汤加味。常用药:知母12g,黄柏12g,生地12g,山茱萸12g,丹皮9g,山药15g,茯苓20g,泽泻9g,焦栀子15g,凤尾草30g,车前子30g。方中生地、山茱萸、山药以滋补肝肾;知母、黄柏、山栀子清泻下焦湿热;凤尾草、泽泻、车前子、茯苓清热而利水湿;丹皮凉血化瘀且可消肿。诸药合用,共奏滋补肝肾、清热利湿之效。

加减:若兼痤疮感染或咽痛明显,热毒较甚者,可加板蓝根、鱼腥草、金银花、白花蛇舌草以清热解毒;大便秘结不畅者,可加生大黄以泄热通便;兼有尿频尿急尿痛及血尿者,可加蒲公英、白茅根、大蓟、小蓟以清利湿热,凉血止血。

（4）瘀水互结证

证候:尿少水肿,面色黧黑或萎黄,口唇及肌肤有瘀斑瘀点,常伴见腰痛如针刺,痛处固定不移,血尿,皮肤粗糙或肌肤甲错,舌质黯红或淡黯,或有瘀斑瘀点,舌苔薄腻,脉弦细或沉涩。

基本治法:活血利水。

方药运用:桂枝茯苓丸加减。常用药:桂枝10g,茯苓20g,丹皮12g,桃仁10g,赤芍15g,益母草30g,泽兰10g,水蛭10g。方中用桂枝通行血脉,脉通则瘀血得除,茯苓利水渗湿可导水下行,同为主药,共奏活血利水之功;用丹皮、桃仁、赤芍活血化瘀,益母草、泽兰、水蛭活血利水,共为辅佐,以增强主药活血利水之效。诸药相互配伍,则瘀血自消,水湿得除。

加减:若伴气虚者,加生黄芪、太子参以补气;伴阳虚者加仙茅、淫羊藿以温阳;伴阴虚者加生地、龟甲、鳖甲以养阴;伴血虚者加当归、何首乌以养血;血尿明显者加白茅根、蒲黄、小蓟以止血;水肿明显者可合五皮饮以利水消肿。

2. 其他疗法

（1）常用中成药

1）雷公藤多苷片

主要成分:雷公藤提取物。

功效:抗炎、抑制细胞免疫及体液免疫。适用于肾病综合征、狼疮性及紫癜性肾炎、类风湿关节炎、各种变应性皮肤病等。

用法:雷公藤多苷片1~1.5mg/（kg·d）,每日最大用量不超过90mg,分3次口服。

2）昆明山海棠片

主要成分:昆明山海棠乙醇提取物。

功效:祛风除湿,舒筋活络,清热解毒。适用于慢性肾炎、类风湿关节炎、红斑狼疮等。

用法:每次2~3片,每日3次,饭后服。

3）火把花根片

主要成分:火把花根水提取物。

功效:祛风除湿,舒筋活络,清热解毒。适用于慢性肾炎、肾病综合征、系统性红斑狼疮、类风湿及风湿性关节炎、脉管炎、硬皮病等自身免疫性疾病。

用法:每次3~5片,每日3次,饭后服用,1~2个月为1个疗程,可连续服用2~3个疗程,或遵医嘱。

4）肾炎灵颗粒剂

主要成分:雷公藤、黄芪、甘草。

功效:健脾益肾,气阴双补,清利兼施。适用于多种类型的原发性肾小球疾病。

用法:每次 10～20g,每日 3 次,4 周为 1 个疗程。

5)保肾康

主要成分:川芎提取物。

功效:活血化瘀。适用于各种原因所致肾小球疾病,如急慢性肾小球肾炎、肾病综合征、早期肾衰竭。

用法:每次 3～4 片,每日 3 次。

除此之外,尿毒清颗粒、海昆肾喜胶囊、肾康注射液(丹参、制大黄、当归、牛膝、桃仁组成)及虫草制剂也被临床重视应用。

(2)外治法:包括中药灌肠、中药药浴、蒸气浴法、离子导入、微波治疗、穴位贴敷、针刺、艾灸等。常用灌肠中药:大黄、蒲公英、煅龙骨、煅牡蛎、淫羊藿、土茯苓、白花蛇舌草、巴戟天、透骨草、川芎、当归等。

3. 预防调护

(1)预防:平时应慎起居,适冷暖,劳逸相宜,顺应自然,提高和调整机体的抗病能力。对于体质较弱易患感冒者,可按不同的体质,选用贞芪冲剂、玉屏风散等以防感冒。彻底治疗扁桃体炎、皮肤疮疡等感染以减除致病因素。若本病继发于其他系统疾病如系统性红斑狼疮、糖尿病、肿瘤、过敏性疾病等,积极预防和治疗原发病的初始阶段是预防肾病综合征发生的主要措施。肾病综合征常易继发感染,特别是使用皮质激素和细胞毒制剂治疗后,极易引起细菌或病毒感染,应减少与外界密切接触,预防交叉感染,注意皮肤卫生,平时常服中药玉屏风散以提高机体抵抗能力。一旦感染发生,则须积极治疗,但要预防二重感染的发生。肾病综合征的高凝状态极易形成血栓,治疗时应同时加用活血抗凝药以改善高凝状态,防止血栓的形成。对于有效血容量不足的肾病综合征患者应慎用或不用利尿剂,并应及时补充血容量以免引起急性肾衰。慎用和禁用各类对肾脏有害的中西药物,以免加重肾脏损害,导致肾衰竭的发生。

(2)调护:肾病综合征与水液代谢失常密切相关,一般护理时应详细记录 24 小时液体进出量,观察呕吐、腹海、出汗情况,以及胃肠道外补液与尿量的关系。注意尿液色泽及泡沫等异常改变和昼夜排尿规律的变化。

在使用雷公藤制剂、激素、细胞毒制剂治疗时,应观察有无纳呆、胃脘不适、血白细胞减少、肝功能损害等副作用发生,一旦发现则应及时停药及处理。在应用攻逐药时,应查对药量,记录便次、数量及性状,观察有无腹痛及便溏不止等反应,注意有无失液脱水的征象。

饮食调理:在水肿期宜控制其水、盐的摄入,进盐过量会影响利尿消肿的治疗效果;无水肿且夜尿增多者,宜于夜间排尿后均匀补充适量水分,以防血液高凝;凡无明显水肿,无高血压者,水与盐的摄入量不宜过分限制。

当尿蛋白明显下降而肾功能正常时,宜增加蛋、奶、鱼、肉等优质蛋白食物,以补充白蛋白。配方食疗法:鲤鱼汤治疗水肿,在《肘后备急方》《备急千金要方》等医籍中已有记载,但方名同而配用药物不同。一般多以鲤鱼为君,辅以茯苓、白术、泽泻之属,以健脾利湿退肿。

(三)慢性肾衰竭的治法方药

1. 辨证论治

(1)脾肾气虚

证候:倦怠乏力,气短懒言,食少纳呆,腰酸膝软,脘腹胀满,大便不实,口淡不渴,舌淡有齿痕,脉沉细。

基本治法:补气健脾益肾。

方药运用:六君子汤加减。常用药:党参 15g,生黄芪 30g,生白术 10g,茯苓 15g,薏苡仁 15g,川续断 10g,菟丝子 10g,六月雪 30g。方中党参、生黄芪补气健脾,培补后天之本;生白术、茯苓、薏苡仁健脾助运、化湿渗利,加入川续断、菟丝子补益肾气;加六月雪祛湿泄浊。诸药合用,共奏健脾补肾、益气化湿之功。

加减:若属脾虚湿困者,可加制苍术、藿香、佩兰、厚朴化湿健脾;脾虚便溏者,加炒扁豆、炒芡实健脾助运;便干者,加制大黄通腑泄浊;水肿明显者,加车前子、泽泻利水消肿。

(2)脾肾阳虚

证候:畏寒肢冷,倦怠乏力,气短懒言,食少纳呆,腰酸膝软,腰部冷痛,脘腹胀满,大便不实,夜尿清长,口淡不渴,舌淡有齿痕,脉沉弱。

基本治法:温补脾肾。

方药运用:济生肾气丸加减。常用药:熟附子6g,肉桂6g,干地黄12g,山茱萸12g,山药15g,泽泻15g,丹皮15g,茯苓15g,车前子30g,怀牛膝15g。本方为肾气丸加车前子、牛膝而成。肾气丸方中三补地黄、山茱萸、山药滋养肝脾肾之阴;三泻茯苓、丹皮、泽泻化湿和络,并防养阴药滋腻助湿;附子、肉桂取其阴中求阳,补阴助阳,使肾阳振奋,气化复常;车前子、怀牛膝淡渗化湿,和络消肿。诸药合用,共成滋肾温阳、化湿利水之功,适用于慢性肾衰脾肾阳虚证。

加减:若中阳不振,脾胃虚寒,脘腹冷痛或便溏者,加干姜、补骨脂温运中阳;若阳虚水泛,水肿较甚者,加猪等、黑白牵牛子利水消肿。

(3)脾肾气阴两虚

证候:倦怠乏力,腰酸膝软,口干咽燥,五心烦热,夜尿清长,舌淡有齿痕,脉沉细。

基本治法:益气养阴,健脾补肾。

方药运用:参芪地黄汤加减。常用药:太子参15g,生黄芪15g,生地12g,山茱萸9g,山药15g,枸杞子15g,制首乌12g,茯苓15g,泽泻15g。本方即六味地黄汤加参、芪而成。太子参、生黄芪补气健脾,无温燥之弊;生地、山茱萸、山药滋养肝脾肾之阴;茯苓、泽泻健脾化湿,利水消肿,并防养阴之品滋腻助湿。诸药合用,共达脾肾气阴双补之效。

加减:若心气阴不足,心慌气短者,可加麦门冬、五味子、丹参、炙甘草以益气养心;大便干结者,可加麻仁,或制大黄以通腑泄浊。

(4)肝肾阴虚证

证候:头晕,头痛,腰酸膝软,口干咽燥,五心烦热,大便干结,尿少色黄,舌淡红少苔,脉沉细或弦细。

基本治法:滋肾平肝。

方药运用:杞菊地黄汤加减。常用药:熟地12g,山茱萸9g,山药15g,茯苓15g,泽泻15g,丹皮15g,枸杞子15g,菊花6g,刺蒺藜15g,怀牛膝15g。此方乃六味地黄丸加枸杞子、菊花而成。方中熟地滋肾填精为主;山茱萸养肝肾而涩精;山药补益脾阴而固精。三药合用,并补三阴,配茯苓淡渗健脾,补后天而助先天;泽泻清泄肾火,渗利化湿,并防熟地之滋腻;丹皮清泄肝火,活血和络;更入枸杞子、菊花滋补肝肾,平肝明目。另入刺蒺藜滋养肾脾,杯牛膝补肾和络,引药下行。诸药共达滋养肝肾、平肝化湿之功。

加减:若头晕头痛明显,耳鸣眩晕,血压升高者,可加钩藤夏枯草、石决明以清泄肝火。

(5)阴阳两虚证

证候:畏寒肢冷,五心烦热,口干咽燥,腰酸膝软,夜尿清长,大便干结,舌淡有齿痕,脉沉细。

基本治法:温扶元阳,补益真阴。

方药运用:全鹿丸加减。常用药:鹿角片12g,巴戟天12g,菟丝子12g,肉苁蓉12g,人参6g,白术12g,茯苓15g,黄芪15g,熟地12g,当归9g,怀牛膝15g等。方中鹿角片、巴戟天、菟丝子、肉苁蓉温补元阳,兼以填精;人参、白术、茯苓、黄芪补气健脾,化湿助运,以固后天之本,促使其化生充肾精;熟地、当归补肾填精,养血滋阴;怀牛膝补肝肾,强筋骨,活血和络。诸药共达补益气血,温阳滋阴之效。

加减:若虚不受补,恶心呕吐,纳少腹胀者,则先予调补脾胃,健脾助运,可选炒山药、云茯苓、生薏苡仁、炒谷麦芽、法半夏、陈皮、焦六曲。

(6)湿浊证

证候:恶心呕吐,肢体困重,食少纳呆,脘腹胀满,口中黏腻,舌苔厚腻。

基本治法:和中降逆,化湿泄浊。

方药运用:小半夏加茯苓汤加味。常用药:姜半夏9g,茯苓15g,生姜3g,陈皮6g,苏叶9g,姜竹茹12g,制大黄8g。方中姜半夏燥湿健脾,和中止呕,为主药;茯苓健脾化湿助运;生姜降逆止呕。另入陈皮、苏叶姜竹茹理气和中,降逆止吐;制大黄通腑泄浊,以助浊毒排泄。诸药合用,共达和中降逆、理气止呕、化湿泄浊功效。

加减:湿浊较重,舌苔白腻者,加制苍术、白术、生薏苡仁以运脾燥湿,厚朴以行气化湿;小便量少者,加泽泻、车前子、玉米须以利水泄浊。

（7）湿热证

证候：恶心呕吐，身重困倦，食少纳呆，口干，口苦，脘腹胀满，口中黏腻，舌苔黄腻。

基本治法：中焦湿热宜清化和中；下焦湿热宜清利湿热。

方药运用：

1）中焦湿热者，以藿香左金汤或黄连温胆汤加减。常用药：藿香9g，吴茱萸2g，炒川连苏叶9g，苍术9g，半夏9g。本方以左金丸清胃泻火，藿香化湿理气和中；或以黄连温胆汤清利中焦湿热，使中焦湿热渐清，脾胃升降功能复常。

2）下焦湿热者，以知柏地黄丸或二妙丸加减。常用药黄柏9g，知母9g，苍术9g，生薏苡仁15g，泽泻15g，车前草15g，鸭跖草15g。本方以知柏地黄丸或二妙丸清利下焦湿热。知柏地黄丸乃六味地黄丸加知母、黄柏，取其滋补肾阴，清利湿热，清利兼补，法邪扶正同用。二妙丸以苍术、黄柏清热燥湿，清利下焦，祛邪为主。

加减：若大便秘结者，加制大黄或生大黄通腑泄浊，以保持每日大便2~3次为宜，不宜过度泻下。

（8）水气证

证候：面、肢浮肿，或有胸水，腹水。

基本治法：利水消肿。

方药运用：五皮饮或五苓散加减。常用药：茯苓皮50g，白术9g，生薏苡仁30g，猪苓15g，泽泻15g，陈皮9g，车前子30g等。方中以茯苓利水渗湿，兼以健脾助运；生白术、生薏苡仁健脾益气，培补后天之本，助运化，利水湿；猪苓、泽泻、车前子淡渗利水，以消水肿；陈皮理气兼以除湿。诸药合用，达渗湿利水、健脾助运之效。

加减：若气虚水湿内停者，用防己黄芪汤补气健脾利水；肾阳不足者，用济生肾气丸、真武汤加减；肝肾阴虚，气阴两虚者，加淡渗利水不伤阴液之品。若水气证日久或伴血瘀者，常在辨证基础上加用活血化瘀利水之品，如丹参、川芎、益母草等。

（9）血瘀证

证候：面色晦暗，腰痛，肌肤甲错，肢体麻木，舌质紫黯或有瘀点瘀斑，脉涩或细弱。

基本治法：活血化瘀。

方药运用：桃红四物汤加减。常用药：桃仁9g，红花6g，当归12g，川芎9g，丹参15g，三七10g等。通常在本虚证治疗基础上，选加活血化瘀之品。本方是四物汤加桃仁、红花加减而成。当归、川芎、赤芍养血活血，祛瘀而不伤阴；桃仁、红花破血化瘀。配合丹参养血和络；参三七活血止血。诸药配合，养血活血，祛瘀生新，活血而不耗血，使瘀血兼证可解。

加减：若气虚血瘀者，加用生黄芪益气活血，久病瘀滞难以取效者，可加用祛风通络或虫类活血药，如全蝎、蜈蚣、䗪虫、水蛭等。药量可参考《中华人民共和国药典》剂量。

（10）风动证

证候：手足搐搦，抽搐痉厥。

基本治法：镇肝息风

方药运用：天麻钩藤饮加减。常用药：天麻9g，钩藤9g，石决明30g，牡蛎30g，怀牛膝15g，杜仲15g，夏枯草15g。方中天麻、钩藤、石决明平肝潜阳；牛膝、杜仲补肝肾。配合牡蛎重镇潜阳；夏枯草清肝泻火。诸药合用，达平肝息风、重镇潜阳作用。

加减：肝肾阴虚者，加枸杞子、山茱萸、制首乌、白芍、鳖甲等滋补肝肾，养阴息风。

2. 其他疗法

（1）中成药

保肾片：主要成分：制何首乌、菟丝子、太子参、泽泻、牛膝等。具有维护肾元，培补肾气，调运脾胃，淡渗利水，和络泄浊，改善肾功能，推迟进入透析期等作用。适用于各种原因引起的慢性肾衰竭，各期均适用，尤其对于早、中期及气阴两虚证疗效明显。每次4~6片，每日3次。

尿毒清颗粒:主要成分:黄芪、党参、制何首乌、生大黄、白术、茯苓、车前草、姜半夏、川芎、丹参等。具有健脾利湿、通腑降浊、活血化瘀等功能,适用于兼有湿浊者。每次1包,每日3次。

海昆肾喜胶囊:主要成分:褐藻多糖硫酸酯。具有化浊排毒功能。用于慢性肾衰竭(代偿期、失代偿期和尿毒症早期)。每次2粒,每日3次;2个月为1个疗程。餐后1小时服用。

冬虫夏草菌丝制剂:金水宝或百令胶囊均可补肺肾,慢性肾衰竭患者长期服用可增强免疫功能,适用于肺肾气虚者。每次4~6粒,每日3次。

(2)灌肠疗法:生大黄15~30g,蒲公英30g,生牡蛎30g,六月雪30g,生甘草5g。上药浓煎成300ml,温度调至较合适,保留灌肠时间以0.5~1小时为宜,每日1次,10~15天为1个疗程。每次疗程结束后休息3~5天,继续下一疗程,但不宜长久使用。方中大黄用量应保持大便每日2~3次为宜,不宜过度通下,以防伤正。若体质虚,有痔疮不能灌肠者,可用肾康栓每晚1粒塞肛用。

(3)外治法

肾衰药浴方:通常由麻黄、桂枝、细辛、附子、红花、地肤子、羌活、独活等组成。将其打成粗末,纱布包煎浓液,掺入温水中,患者浸泡其中,使之微微汗出,每次浸泡40分钟,每日1次,10~15天为1个疗程。

肾衰外敷方:由生附片、淫羊藿、桃仁、红花、川芎、沉香、冰片组成。将药物研成细末,用95%乙醇溶液将桂氮酮稀释成1.9%的溶液,然后用1.9%的桂氮酮溶液调和肾衰外敷方药末,纱布包裹药末外敷于双侧肾俞及关元穴上,以后每日用1.9%桂氮酮溶液湿润药末,隔3日换药1次,4次为1个疗程,一般使用2~4个疗程。药物可通过肾区皮肤透入,直接作用于肾。此外,通过刺激足太阳膀胱经肾俞和任脉的关元穴位,从经络间接作用于肾,经皮肤和穴位的双重作用,从而达到温肾和络、利尿泄浊的作用。亦可用肾衰外敷方外敷肾俞穴后,加用经皮离子导入仪导入。

3. 预防调护

(1)预防感冒及感染。家庭居室要清洁、卫生、通风。温度、适度适宜。空气应定期消毒。一旦感冒,可先用感冒清热颗粒、板蓝根颗粒、金花清感颗粒等口服治疗。避免一感冒就不加辨别地用抗生素。

(2)保持情绪稳定,限制剧烈运动,减少患者的焦虑情绪。保证充足的睡眠。

(3)监测每日出入量,每日要定时排便,有利于代谢废物的排出。

三、相关性现代研究

(一)"肾主水、肾藏精"与慢性肾病

《医宗金鉴·删补名医方论》言:"静而不走"之阴水,乃"肾之体",是肾所藏之"精";"动而不居"之阳水,乃"肾之用",是肾下输膀胱之"溺"。肾主"水"具体表现在肾脏的温煦气化、开阖封藏,也包括其液为唾。

一方面,肾主"水"指肾可调控机体脉管中血液分布,即主肾所藏之"精"。宏观上,在生理状态下,肾主要依靠自身调节来维持正常的泌尿功能。在紧急情况下,全身血液由于应激反应重新分配,通过肾交感神经及肾上腺素的调节来减少肾血流量,以维持机体重要器官血供。肾交感神经-肾上腺激素可调控全身血液输布,如肾上腺素、去甲肾上腺素、血管升压素和血管紧张素都可收缩肾血管,减少肾血流量;而前列腺素可使肾血管扩张,共同维持机体血液分布。

另一方面,肾主"水"即调控机体水液代谢。随着现代医学发展,我们逐渐认识到水液代谢不仅包括单纯扩散和主动运输,还发现脂质双膜上存在通透性极高的蛋白质孔道-水通道即水通道蛋白(AQP)。AQP普遍存在于各种生物体内(微生物、植物和动物)。现代研究发现,啮齿类体内存在13种水通道蛋白(即AQP0~AQP12)。而在人体AQPS大多数分布在上皮细胞与内皮细胞中以维持细胞内外的体液平衡。AQP主要分布于肾近曲小管、胰、肾集合小管对保持细胞内外环境的稳定平衡起重要作用,同时也参与完成机体一些重要的生理功能。以此理论为基础实验室复制腺嘌呤肾虚模型大鼠,发现其尿量明显增加、活动减少、毛色枯乱,符合中医肾阳虚表现。模型大鼠水代谢异常,肾脏组织大量积水。尿肌酐排泄率明显下降,说明模型大鼠水液代谢异常与肾功能异常有相关性。

而中医认为水液在肾气化作用下,以三焦为通路,其清者在肾蒸腾气化、脾输布作用下布散全身;其浊

者下注膀胱形成尿液排出体外。肾气化功能正常,则机体水液代谢的精华部分可以布散全身,濡养脏腑、肌肉、关节。若肾开阖适度,水液代谢的秽浊部分可以顺利排出体外。如果外邪侵袭,肾阳虚衰,肾气化开阖失司,水液代谢紊乱,水液内停形成湿热、浊毒、瘀血,可导致慢性肾病迁延不愈。这种通过内分泌激素调节血流量,AQP调节水液代谢来决定水液代谢的机制与"肾主水"理论一致。

(二) 中医药治疗慢性肾病的现代研究进展

1. 中医治疗肾病综合征现代研究进展 肾病综合征(NS)是以水肿、大量蛋白尿、低蛋白血症高脂血症为主要临床表象的常见病,可分为原发性、继发性两大类。原发性肾病综合征是由原发性肾小球病变引起。60%以上成人及大部分儿童的肾病综合征为原发性肾病综合征。继发性肾病综合征是指继发于全身其他疾病或由感染、药物、免疫反应、系统性疾病、代谢性疾病等原因引起的肾病综合征。常见并发症包括血栓、感染、急性肾衰竭、蛋白质及脂肪的代谢紊乱。现代医学主要通过于改善饮食采用激素抑制免疫和炎症反应等方法控制水肿、减少蛋白尿进而控制疾病发展。但临床上仍存在许多难治性肾病综合征,最新探索发现足细胞相关基因突变导其激素耐药,其中足细胞 NPHS2 可能在激素耐药型肾病综合征的发生、发展中发挥重要作用。原发性肾病综合征发病机制目前仍不清楚,但研究发现 Th1/Th2 免疫平衡紊乱可能参与该发病机制,TIM-1 基因多态性研究对探讨 PNS 进展、预后具有重大意义。有研究表明 TGF 后具有与原发肾病综合征的发生发展、激素敏感性、治疗效应有关。临床检验初步探索对患者尿液、血液代谢组学方法可作为肾活检诊断的补充或替代,此检验技术成熟应用将为 NS 患者带来福音。

中医学认为 NS 属于中医"水肿""阴水""肾风""关格"等范畴。中医药通过辨证论治,能够缓解或消除症状体征,提高免疫功能,部分中药更具有有效降蛋白尿或短期替代激素的作用,同时中药可以减轻激素的副反应,拮抗减激素减量后的反跳现象。中医药更侧重对患者远期疗效的观察,因此临床治疗中要本着"标本兼治"的原则进行科学用药。在临床上也有些专家本着"能中不西,先中后西;先治水肿,后治蛋白尿;分阶段辨证论治",在治疗 NS 上有较好的疗效。

2. 中医治疗肾衰竭现代研究进展 慢性肾衰竭(CRF)是各种慢性肾脏疾病(CKD)发展到一定阶段的结果,是以肾的排泄功能受损,代谢产物潴留、水电解质代谢紊乱、酸碱平衡失调,以及肾脏内分泌功能失调为特征的一系列症候群。近些年来研究表明,CRF 发病率增长速度加快,CRF 发病率约为 568/100 万。根据病因、GFR 和白蛋白将慢性肾衰竭分为 4 期:1 期(肾功能不全代偿期);2 期(肾功能不全失代偿期);3 期(肾衰竭期);4 期(尿毒症期或肾衰终末期)。西医在治疗 CRF 中具有一定的疗效,但花费高、毒副作用大,且血液透析和肾移植尚不能普及,因此中医药成为目前临床上治疗 CRF 的主要方法。

慢性肾衰竭多属中医"水肿""癃闭""关格""溺毒""肾风""虚劳"等范畴。中医认为其病性为本虚标实,病位在肾可累及脾、肺。临床上各医家辨证治疗 CRF 思路各不相同,如邹燕勤继承父亲邹云翔辨治思路,用药途径多样、轻药重投、固护脾胃、病证结合。郑杨提出,整体思维,动态思维,辨病与辨证结合及大复法治疗重病的思维。李杰一提出从络论治慢性肾衰竭。亦有医者提出六经辨证论治慢性肾衰竭的病机与厥阴病的阴阳寒热虚实错杂病机相应。马进教授认为慢性肾衰竭的病机主要以脾肾亏虚,湿浊内蕴为主,调理脾胃、和胃降逆等法贯穿治疗的始终。在治疗方法上,临床各医家学者,辨证采用内治法,外治法因方便操作,疗效显著被多数医者采用,常见的外治法包括中药灌肠、结肠透析、药浴熏蒸及针灸贴敷等。如刘海虹采用中药口服及保留灌肠,结合西药综合治疗慢性肾衰疗效由于对照组。临床发现通过艾灸水分至关元穴位,可温经散寒,利水除湿,益气壮火,明显改善慢性肾衰患者临床症状,减轻痛苦。

随着实验医学的发展和广泛应用,发现大黄灵脾颗粒剂通过抑制 AT-1 受体表达,减轻大鼠肾脏的损害,延缓慢性肾衰竭的进展。李均研究发现黄芪能降低 CRF 大鼠的血 TNF-α 表达,降低蛋白尿。刘芳等研究发现真武汤能够提高肾阳虚型慢性肾衰竭大鼠肾组织中 AQP1 的表达。随着慢性肾衰动物模型的成功复制,越来越多的中药复方、单味药应用于实验研究,进一步研究中药治疗 CRF 的机制和毒副反应。探索更优化的中药复方、给药途径、剂型、从而提高中药治疗 CRF 疗效,并减少毒副作用。

四、展望

（一）慢性肾病"肾-水系统"认识的创新性

《素问》言："肾者主水,受五脏六腑之精而藏之","肾者水也,而生于骨","肾者水脏,主津液,主卧与喘也"。可见早在《黄帝内经》中就有了关于肾水理论的起源。仲景《金匮要略》多次提及水病从肾论治。西医学描述的慢性肾病(肾病综合征、慢性肾衰竭)临床症状,如水、电解质代谢紊乱,糖、脂肪、蛋白质和氨基酸代谢障碍,肾性贫血、心力衰竭、恶心、呕吐、腹泻等其他系统并发症状,大量蛋白尿、低蛋白血症、高度水肿、高脂血症,均可通过肾主水、藏精理论进行解释。由此可见"肾-水系统"提出是中医肾理论研究的创新和拓展。"肾-水系统"提出为中医治疗慢性肾病的证法拓展现有治疗思路,通过临床上不断创新、丰富、发展、提高以便提出新的治疗慢性肾病的治疗大法,提高临床疗效。

"肾-水系统"是"肾为水脏""肾主水""肾藏精"等中医学论断的继承与发展。肾-水系统吸收了中医学对于肾脏功能的朴素认识,也是中医整体观、辨证法的进一步创新与发展,在理论与实践优势的基础上,宏观辨证与微观辨证相结合,以肾为本寻找中医学治疗慢性肾病的治法、方药,并进行深入的相关机制探索研究。

（二）慢性肾病中医药治疗的必然选择

随着现代医学的发展,特别是分子生物学、实验医学、解剖医学的飞速发展,西医对于慢性肾病的病因、病理机制有着更为透彻直观见解,成为20个世纪为慢性肾病的治疗研究热点,也曾经被国内外专家推崇。但临床上肾病综合征、慢性肾衰竭并未完全治愈,其病理机制也未明确,也无有效控制此类疾病进展的特效新药问世。随着我国糖尿病人数量的快速增长,发展快、预后差的糖尿病肾病越来越多。中医发展具有两千年的历史,在治疗慢性肾病临床病症、延缓其发病进程方面有着丰富的经验,其临床疗效和作用机制逐渐受到国外学者的重视,并且越来越多的西医肾脏病专家和药物专家参与到中医、中西医结合、中药、效方治疗慢性肾病的研究中,可见中西医结合治疗慢性肾病是历史的必然。

中西医结合一方面在临床上确实掌握中、西医肾病学的理论基础,掌握西医对于慢性肾病的病因、病理机制的现代研究进展,熟悉中医对于慢性肾病的发生、发展、预后、转归的认识,了解西医在治疗慢性肾病各阶段、各个环节的优势长处、缺点不足,找准中西医治疗慢性肾病的结合点。如临床治疗肾病综合征,在激素应用过程中减少对机体的损伤,在激素减量过程中起到很好的桥梁作用。另一方面运用分子生物学(分子信号通路、基因芯片、基因组学、蛋白质组学)这一微观医学与中医学宏观医学相结合,首先深入探索中医学慢性肾病证候的标准化和可计量化,为临床辨证提供可参考标准。其次,中药治疗慢性肾病多为复方,单味中药成分亦比较复杂,因此中药治疗慢性肾病机制复杂。通过现代医学研究可以从蛋白水平、基因水平或细胞基因调控、凋亡调控等方面进行更直接深入的研究,从而为中药治疗慢性肾病提供现代医学证据。

（三）博采众长创建新理论、指导临床实践

治疗慢性肾病不仅需要进一步挖掘中医理论、方药,还借鉴西医的现代诊疗技术、最新成果,更需要引进并借鉴所有现代多学科、多领域的科学的最新成就来进行自身理论的完善和新治法、特效药物的研发。

首先,我们要学习并借鉴现代临床医家在治疗慢性肾病中的经验成果,需找中西医结合的合理切入点,提高中药增效减毒作用,如在治疗肾病综合征方面,西药主要采用激素、细胞毒类药物、环孢素等,中医通过辨证分型将其分为湿热、热毒、阴阳两虚型。临床医家发现在激素大剂量应用初始阶段,患者易出现阳亢阴虚之症状,治疗以滋阴降火为主。叶任高以知柏地黄丸加味,何世东以知柏地黄丸、六味地黄丸加味,朱建宁采用滋阴降火Ⅰ号方(黄柏、知母、泽泻、生地等),肖相如以五味消毒饮合犀角地黄汤为基本方,戴京璋以银翘散加减。在激素减量和维持阶段,多数医家认为随着激素的减量,阴虚火旺的症状逐渐减轻,而气虚、阳虚的症状渐渐出现,治疗上应益气温阳。补泻兼顾可减少患者对激素的依赖,防止症状的反跳现象。在激素维持阶段,病人多以阳虚为主,治以阴阳双补为主。可见临床各医家在治疗本病中独到经验,值得我们进行深入研究和借鉴。中药通过提高免疫力,缓解临床症状,减轻激素的不良反应并拮抗

激素撤减的反跳现象。中西医结合治疗肾病综合征,应在总结前人的经验,借鉴同行的经验利用现代医学发展成果探索有效地治疗方法和新药。

其次,还应进一步采用循证学方法,加强多学科合作,进行前瞻性、多中心随机对照研究,进一步优化肾病综合征、慢性肾衰竭的中医治疗方案。另外,利用药品临床试验管理规范(GCP)和新药研发与评价理论平台,开发治疗慢性肾病的新药物和新剂型,也是当前基础和临床研究的主要任务。

第十节 "肾藏精"与其他"肾精亏虚型慢性病"

中国传统医学有"万病不治,责之于肾""久病、痼疾从肾论治""百病皆生于肾"等治疗法则。相关慢性病从肾论治的学术观点古今多有阐发,备受医家重视。

《黄帝内经》对肾及其余各脏在人体中的重要作用已有阐述。如《素问·上古天真论》总结了人体生长发育、体健强盛而有子与先天肾气的自然规律。

如果肾气不足,将直接影响到人体生长的自然规律,而出现生长不足和过早衰亡的现象;反之,如果肾气盛,人体则健康长寿。故《素问·六节藏象论》曰:"此其天寿过度,气脉常通,而肾气有余也。"

论及了人体长寿和肾气的关系,气脉常通和肾气有余是达到长寿和尽终其天年的生理条件。又曰"肾者主水,受五脏六腑之精而藏之";"肾者主蛰,封藏之本,精之处也",概括总结了肾在人体的重要地位和肾藏精的重要作用。

肾不藏,则精不足,精不足则直接影响人体健康。《素问·灵兰秘典论》曰:"肾者,作强之官,伎巧出焉。"说明了肾对人体劳作、运动和思维的重要作用,肾强则力强、肾强则思维敏捷,故有"补肾补脑"之说。《素问·逆调论》曰:"夫水者,循津液而流也,肾者水脏主津液。"《素问·解精微论》曰:"是以悲哀则泣下,泣下水所由生。水宗者积水也,积水者至阴也,至阴者肾之精也。"均说明肾与人体内分泌系统和体液的重要关系,肾藏精主津液。《素问·奇病论》曰:"胞络者,系于肾。"胞络正常功能的体现均与肾密切相关。《素问·水热穴论》曰:"肾者,至阴也;至阴者,盛水也。肺者,太阴也;少阴者,冬脉也。故其本在肾,其末在肺,皆积水也。"《灵枢·九针十二原》曰:"肾合膀胱,膀胱者津液之腑也。少阳属肾,肾上连肺,故将两脏。"说明了肾与膀胱、肺在水液代谢中的重要作用以及三者之间的重要联系。《灵枢·本神》曰:"肾藏精,精舍志,肾气虚则厥,实则胀,五脏不安。"概括说明肾气虚实均可直接影响到五脏。

综上所述,肾在疾病变化中能起到总领全身的重要作用,肾中所含的肾精和肾气对人体健康及慢性疾病的康复至关重要。

一、从肾论治类风湿关节炎

类风湿关节炎(rheumatoid arthritis,RA)是一种病因不明的自身免疫性疾病,多见于中年女性。主要表现为对称性、慢性、进行性多关节炎。关节滑膜的慢性炎症、增生,形成血管翳,侵犯关节软骨、软骨下骨、韧带和肌腱等,造成关节软骨、骨和关节囊破坏,最终导致关节畸形和功能丧失。

病情和病程有个体差异,从短暂、轻微的关节炎到急剧进行性多关节炎。受累关节以近端指间关节、掌指关节、腕、肘、肩、膝和足趾关节最为多见;颈椎、颞颌关节、胸锁和肩锁关节也可受累,并伴活动受限;髋关节受累少见。关节炎常表现为对称性、持续性肿胀和压痛,晨僵表现明显。最为常见的关节畸形是腕和肘关节强直、掌指关节的半脱位、手指向尺侧偏斜和呈"天鹅颈"样及钮孔花样表现。重症患者关节呈纤维性或骨性强直,并因关节周围肌肉萎缩、痉挛失去关节功能,致使生活不能自理。除关节症状外,还可出现关节外或内脏损害,如类风湿结节,心、肺、肾、周围神经及眼等病变。

(一)从肾论治类风湿关节炎的中医理论基础

《素问·痹论》云:"风、寒、湿三气杂至,合而为痹也。"《素问·评热病论》曰:"邪之所凑,其气必虚。"《素问·百病始生》云:"风雨寒热不得虚,邪不能独伤人,卒然逢疾风暴雨而不病者,盖无虚,故邪不能独伤人,此必因虚邪之风,与其身形,两虚相得,乃客其形。"王肯堂明确地指出:"痹病有风、有湿、有寒、有热,皆标也,肾虚其本也。"说明肾虚是痹证发病的重要因素。是乃正气不足,病邪乘虚侵袭,壅塞经络,留滞于内,交阻于骨骱经络,使气血不得营运而发生疼痛。然而肾中阴阳的虚又促使病情的进一步恶化和形成久治不愈、反复发作的特性,可见肾虚是痹证的内因。肾虚为本,痹痛为标,本虚标实是痹证的根本。

"肾为水火之脏,督统一身之阳","卫出下焦",若卫阳空疏,屏障失调,易致风、寒、湿、热等外邪乘虚侵袭。既病之后,机体无力驱邪外出,使邪气由卫表、皮毛、肌腠渐次深入经络、血脉、筋骨,留于关节。病久痰浊瘀血逐渐形成,造成痹证迁延难愈,最后关节变形活动受限,而成顽痹。此外,"肾主水",肾脏主持与调节的人体水盐代谢及机体代谢产物排泄,也主要是依赖肾阳气完成的。肾脏在维持上述代谢方面起主导地位。如果肾气不足则气化失常,引起代谢功能障碍而产生疾病,所以《素问·水热穴论》曰"肾者、胃之关也,关门不利,故聚水而从其类也。上下溢于皮肤,聚而生病也"。

人体水液代谢虽然和肺的宣降、脾的运化有关,但是关键是肾。临床上常见类风湿关节炎患者四肢关节肿胀,甚至出现关节积液、浆膜腔积水,其原因就是肾阳气化功能失调所致。"肾主骨生髓"精辟解释了肾与骨之间的生理病理。肾主五脏之精,生命之根,骨为藏髓之器,受髓之充,血所养,精而生。肾精充足,骨髓化生充足,骨骼得养,则骨骼坚实,强壮有力,肢体关节活动灵活,作用强力。正如《医法心传》所云"在骨内髓足则骨强,所以能作强,耐力过人也",否则"肾衰则形体疲极也",充分说明了骨与关节的生理病理受肾所支配,肾之精气的盛衰决定骨与关节的强弱。因此,肾虚与痹证的发生有着明显的因果关系,肾虚为本,痹痛为标,本虚标实则是痹证的根本。此外,研究发现类风湿关节炎具有一定的遗传倾向,更说明先天禀赋的重要性。

肝肾同源,肝为罢极之本,藏血主筋,统司筋骨关节,亦调畅气机,推动气血的运行。肾虚精亏则表现为骨髓不充、骨节不利。另外精血同源,精亏则气血生化不足,肝失血养肝体不用,则肝失疏泄,气机不畅则易聚湿成痰,血凝成瘀,不通则痛;痰瘀互结易形成皮下结节、皮下紫斑等。女性类风湿关节炎发病率更高,且其发病每与经、胎、产等激素水平变化有关。盖"女子以肝为先天",经、胎、产易耗损阴血,故类风湿关节炎最易由肾虚精亏致肝肾亏虚而发病。

(二) 从肾论治类风湿关节炎的临床研究

肾虚为本,痹痛为标,本虚标实是类风湿关节炎的根本。据此,中医确立了从肾论治的原则,以标本兼顾,扶正祛邪。近年来,许多医家应用补肾法治疗类风湿关节炎,取得了很好的效果。焦树德教授确立了尪痹治疗大法以补肾祛寒为主,辅以化湿散风、养肝荣筋、祛瘀通络,在处方立药上,其自拟补肾祛寒治尪汤。中医学家朱良春教授益肾壮督以治其本,蠲痹通络以治其标。

施杞教授认为治疗类风湿关节炎应当"明察阴阳,病证结合,气血为纲,脏腑为本,筋骨并重,扶正祛邪,内外兼治,法宗调衡"。其经典治疗案例则体现了其对类风湿关节炎从肾论治的诊疗思路。

病案举例:吴某,男,72岁。

2008年9月9日初诊:两侧足跗肿胀已有3个月,外院化验:类风湿因子181U/ml,血沉27mm/h。素有颈项疼痛,手麻,偶有头晕,血压偏高,已服药,素有前列腺炎,府行正常,夜尿2次以上。苔薄腻,脉细滑。诊断:痹证(类风湿关节炎)。证属气血失和,肝肾亏虚。治拟益气养血,补益肝肾。处方:圣愈汤合独活寄生汤加减。炙黄芪9g,党参12g,当归9g,白芍12g,熟地12g,大川芎12g,柴胡9g,独活9g,桑寄生12g,秦艽9g,防风12g,桂枝9g,茯苓15g,杜仲12g,川牛膝12g,炙甘草6g,制香附12g,熟附片9g,豨莶草24g,生米仁18g,制苍术12g。14剂,水煎服。

2008年9月23日二诊:药后诸恙均缓,尚有足底疼痛、牵掣,胃纳二便尚可。苔薄,脉细。再前法。处方:圣愈汤合独活寄生汤加减。炙黄芪9g,党参12g,当归9g,白芍12g,熟地12g,大川芎12g,柴胡9g,白术9g,独活9g,桑寄生12g,秦艽9g,防风12g,桂枝9g,茯苓15g,杜仲12g,川牛膝12g,炙甘草6g,制香附12g,熟附片9g,豨莶草24g,延胡索18g。14剂,水煎服。

2008年10月7日三诊:药后疼痛已少,足跗肿胀亦瘥,夜寐亦安,二便正常。苔薄,脉结代。再前法。处方:圣愈汤合独活寄生汤加减。炙黄芪9g,党参12g,当归9g,白芍12g,熟地12g,大川芎12g,柴胡9g,白术9g,独活9g,桑寄生12g,秦艽9g,防风12g,桂枝9g,茯苓15g,杜仲12g,川牛膝12g,炙甘草6g,制香附12g,熟附片9g,红景天15g,豨莶草24g,淫羊藿12g。14剂,水煎服。1个月后患者腰痛消失,行走自如。

嘱避免劳作,避风寒,做十二字养身功。

按:中医学认为类风湿关节炎的致病因子,可概括为风、寒、湿、热、痰、瘀等。然而病因能否致病,还取决于机体正气的强弱,正所谓"邪之所凑,其气必虚"。正虚多因久病而致,正虚无力逐邪,使病邪留恋不去,但补恐有留寇之弊;急攻当有伤正之害。唯有选择气血双补,邪正兼顾,攻补兼施,方可收祛邪之功,兼得扶正补虚之效。对老年患者来说,正气虚主要表现为肝肾亏虚。治疗当在益气养血、补益肝肾的基础上祛风、散寒、温阳、化湿、清热、化痰。独活寄生汤出自《备急千金要方》。方中用独活、桑寄生祛风除湿,养血和营,活络通痹为主药;牛膝、杜仲、熟地黄、补益肝肾、强壮筋骨为辅药;川芎、当归、芍药补血活血;人参、茯苓、甘草益气扶脾,均为佐药,使气血旺盛,有助于祛除风湿;又佐以细辛以搜风治风痹(施杞一般不用),肉桂祛寒止痛,使以秦艽、防风祛周身风寒湿邪。各药合用,是为标本兼顾,扶正祛邪之剂。对风寒湿三气着于筋骨的痹证,为常用有效的方剂。

(三) 从肾论治类风湿关节炎的实验研究

类风湿关节炎动物模型包括佐剂诱导性关节炎模型、胶原诱导性关节炎模型,以及肿瘤坏死因子转基因小鼠关节炎模型。

肿瘤坏死因子转基因小鼠关节炎模型:TNF 转基因小鼠是由 George Kollias 的实验室研制出来的,可以过表达人的肿瘤坏死因子,可以产生多关节侵蚀性炎症,非常类似人的类风湿关节炎的临床表现。而且抗肿瘤坏死因子对症治疗对于类风湿患者的疗效良好。TNF 转基因小鼠对于了解类风湿疾病的病理进程,研发治疗类风湿疾病的药物非常关键。

TNF 转基因小鼠明显身体短小,小鼠 2 月龄出现踝关节水肿,4~5 周大时会出现严重的关节炎,9~10周时,小鼠基本失去下肢的活动能力。体重减少是这种小鼠持续出现的症状,而且 TNF 转基因小鼠(Tg197 系)一般会在 12~14 周大时死去。美国罗切斯特大学骨科通过对于 TNF 转基因小鼠研究发现抗CD20 治疗类风湿关节炎有明显的效果,可以提高关节炎症周围组织吸收的作用,可以减轻关节水肿。他们在小鼠的足底注射一种荧光染料,然后通过近红外检测仪观察荧光染料的清除率,经过治疗后小鼠足底的染料明显减少,说明淋巴管吸收染料的功能增强(图 3-21)。

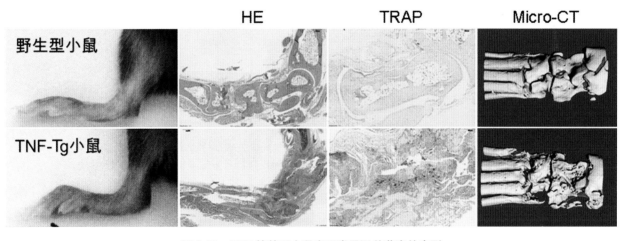

图 3-21 TNF 转基因小鼠出现类风湿关节炎的表型
TNF-Tg:TNF 转基因小鼠;HE:苏木素-伊红染色;TRAP:抗酒石酸盐染色;Micro-CT:微计算机断层扫描技术

通过对 TNF 转基因小鼠研究发现蠲痹汤及其有效组分治疗类风湿关节炎有明显效果,其可以明显改善小鼠踝关节的滑膜炎症;经治疗后关节结构完好,红色破骨细胞数量明显减少(图 3-22)。本研究团队在研究中利用加味牛蒡子汤及其有效组分,蠲痹汤及其有效组分等干预 TNF 转基因小鼠模型的类风湿关节炎病理过程,得到了与上述生物制剂治疗 TNF 转基因小鼠相似的结果,说明其可以明显改善类风湿关节炎的症状。从实验研究方面验证了补肾类方剂对于类风湿关节炎的治疗作用。

(四) 总结与展望

本研究团队通过临床治疗及实验研究均验证了肾对于类风湿关节炎的病理发展进程与治疗预后的关

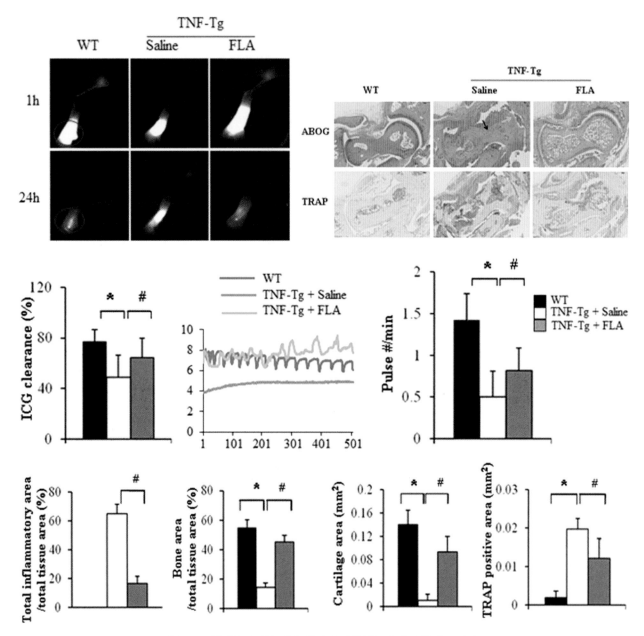

图 3-22 蠲痹汤有效组分阿魏酸治疗类风湿关节炎的病理改变

TNF-Tg:TNF 转基因小鼠;WT:野生型;Saline:生理盐水;TRAP:抗酒石酸盐染色;FLA:阿魏酸;ABOG:阿利新兰橘红 G 染色;ICG clearance:吲哚青绿清除率;Pulse#/min:频率/分;Total inflammatory area/total tissue area:炎症总面积/组织总面积;Bone area/ total tissue area:骨面积/组织总面积;TRAP positive area:抗酒石酸盐阳性面积

键作用。正如古今医家通过长期,大量的临床实践,积累的经验:类风湿关节炎的病因病机除"风寒湿三气杂至合而为痹"外,更重要的是素体肾虚。可见,肾虚是导致本病发生的根本原因,也是采用补肾法治疗类风湿关节炎的关键所在。

二、从肾论治胸痹

胸痹证在现代医学中多指冠心病心绞痛。冠心病是冠状动脉粥样硬化性心脏病的简称,指在冠状动脉粥样硬化的基础上出现血管腔狭窄或者阻塞,导致冠状动脉供血不足,心肌缺血、缺氧或坏死而引起的临床综合征。随着社会老龄化的加重,饮食方式及社会生活方式的改变,本病具有较高的发病率和死亡率,目前仍然是对人类特别是中老年人健康威胁十分严重的疾病。虽然现代西医学介入、搭桥手术的推广和发展,冠心病的治疗有了较大的改善,但很多问题仍没法完全解决。因为创伤性和较高的费用,该治疗并不为所有患者所接受,且介入后再狭窄的情况较为常见,或有些病人血管狭窄情况已经存在,但不符合手术指征者。

历代医家对于胸痹证治疗多采用益气养阴法、活血化瘀法、化痰逐饮法、芳香温通法等,特别是近现代随着中西医的结合、临床实验研究的进展,活血化瘀法在临床中备受推崇,而从肾论治胸痹证逐渐开始被重视。《素问·脏气法时论》中有"肾病者……虚则胸中痛"的描述,认为肾虚可发生胸中痛,为从肾论治胸痹证提供了理论依据。《金匮要略·胸痹心痛短气病脉证治》创立乌头赤石脂丸以壮补肾阳、温阳宣痹,用于治疗胸痹心痛的重证,开创温补肾阳治疗胸痹证的先河。后世很多医家多用辛温之品,温补肾阳治疗胸痹证,如唐代《外台秘要》中多以附子为君,治疗心痛。明代张介宾治疗胸痹证重视补益肝肾之精,强调"补肾气益肾阴""益火之源,以消阴翳",主张调补肾阴肾阳,而非单纯的温补,为后世从肾治疗胸痹证奠定了理论基础。

胸痹证多发生在 40 岁以上中老年人。《素问·上古天真论》曰:"男子……五八,肾气衰……八八天癸竭,精少,肾脏衰,形体皆极……"《素问·阴阳应象大论》曰:"年四十而阴气自半也。"中老年人肾气渐衰,脏器衰象渐现,天癸将尽,加之慢性疾病长久消耗,肝肾不足更为明显。《寿世保元·补益》曰:"人之病,多由肾虚所致。"作为中年人常见的胸痹证亦不能与肾虚脱离关系。所以胸痹证人从自然年龄上以及久病消耗上均为"从肾论治"提供了根据。要研究从肾论治胸痹证就要明了心肾两脏的相关性,对于心肾两脏相关性各种理论及实验研究较多,可以从以下几个方面总结起来:

(一) 从肾论治胸痹证的理论基础——心肾相关的研究

《素问·五脏生成》就有心肾两脏的相关性的记载,如"心之合脉也,其荣色也,其主肾也"。《医贯》曰:"五脏之真,惟肾为根。"肾为人体一身之根基,人体五脏的正常生理功能得以实现,皆根与肾气旺盛。肾气不固,可引起他脏疾病,同样他脏久病可累及肾脏,他们之间互相影响。胸痹证跟肾脏关系亦是如此。张介宾《景岳全书·杂证谟》曰:"心本乎肾……心气虚者,未有不由乎精。"明确提出了对心病由肾脏引起的认识。

1. 精血互生 一方面精血同源:水谷精微,化赤为血,而肾精需后天水谷精微的滋养才能源源不断,两者均依赖水谷精微的充养,遂精血同源。另一方面精血互生:血的生化,有赖于肾精的气化,精生髓,髓化血,且肾精充盛,可滋养其他四脏,气血津液运用方可流畅,有助于血液生化,同样肾精足,须有赖于血的滋养,两者互相资生,互相转化。因此,精血相互转化资生,是心肾相交的物质基础。

2. 升降互济 心者为"阳中之太阳",居于上焦,属阳,主火;肾者为"阴中之少阴",居于下焦,属阴,主水。肾水上济遂使心火不尤;心火潜降遂使肾水不寒。清朝周慎斋认为肾中蕴含真阴真阳,心气降,肾气乃升,反之肾气不升,心气则无法潜降,两者互相影响。由此可见,水火中真阴真阳是心肾相交的原动力。心火中有真阴潜降而生肾中之水,肾水中真阳上升而生心中之火。心为君火,肾藏相火。《素问·天元纪大论》曰:"君火以明,相火以位。"君火如若天之太阳,温照一身人体;相火位居肾中,为君火发挥作用的根基。心阳充盛,则相火安;相火秘藏,则心阳充足。朱震亨认为:"心,君火也,为物所感则心动,心动则相火亦动。"相火妄动可"煎熬真阴,阴虚则病,阴绝则死"。君相二火,相资互用,各安其位,心肾上下交济。否则心肾不交,则出现一系列病症。

3. 五行生克 五脏之间的生理功能不是孤立的,是相互密切联系的。心属火,肾属水,肾水克心水,五脏之间就是因为有了生克关系,才有了事物之间的平衡,"无生则发育无由,无制则尤而为害"。如其中"一行"太弱或者太强则五行相克出现异常而致病,出现"相乘"或"相侮"。如心火过尤则相侮于肾水,灼伤肾水,或者肾水过旺则相乘于心火,则心亦病。

4. 神志相通 心主神明,肾舍志。心神统帅一身精神生命活动,神充则志旺,志旺可益肾精;精能生髓,脑为髓海,髓海充则脑聪,人的精神、意识和思维活动,是大脑的生理功能。所以脑与心神关系密切,肾精充,则可脑聪,脑聪则神明,所以肾精为人体生命活动的基本物质,也是为神明产生的物质基层,两者互相互根。神是肾精的外在表现,神明则体健。精与神相互依存,心肾作为人的神志活动的重要主宰,心肾相交则神清志明。

（二）从肾论治胸痹证的临床研究

近代学者从现代学角度研究了心肾的相关性。研究显示中医证型表现为肾阳虚患者多有肾上腺储备功能下降的表现，同时伴有能加重冠心病病情的因素，如心肌耗氧量增加、耐缺氧力能力下降、心搏输出量减少等病理变化。运用温补肾阳类药物来改善肾阳虚的现象时，相应的病理也会发生改变，如心肌抗氧化能力、心肌收缩力均增强，冠脉血流量增加等，从而达到改善冠心病临床症状的治疗目的，这也为冠心病从肾论治找到了试验依据。从肾论治胸痹证不单有了很多理论依据，也有很多医家通过临床观察证明了其有效性。

张尚臣等通过对156例冠心病患者的发病年龄、症状、证型、发病季节、诱发因素、生化基础等项情况进行分析，认为心肾失调是发病的病理生理学基础，本虚标实是疾病的本质，应遵循以治心为主，治肾为辅；补虚为主，补虚方可泻实的原则进行治疗。

黄超坚运用补肾法为主治疗冠心病稳定期60例（以心痛定治疗为对照组30例），结果心绞痛发生率为0，而对照组为20%；治疗组临床总有效率为96.67%，而对照组为46.67%，两组有极显著差异。

沈丽自拟治疗胸痹证之补肾益气活血汤，方中党参、黄芪健脾益气，菟丝子、淫羊藿温补肾气，当归、丹参活血化瘀，桂枝温经通络，麦冬养阴益气，共奏补肾益气活血之效，用其治疗冠心病心绞痛62例，经过用药3个月的观察，总有效率达90.3%。

林坚等治疗胸痹证人60例，根据辨证论治的原则，从肾论治，肾阳虚者予右归丸，肾阴虚者予左归丸，肾气虚者大补元煎汤剂以治之，结果心绞痛总有效率为95%，心电图改善总有效率为70%，动态心电图缺血性ST-T改变的时间（min）由132.26±16.56改善为38.32±5.46，同时与冠心病发展相关的血清中NOS、NO、SOD水平得到了提高。

目前大多数医家认为胸痹证的基本病机为本虚标实。本虚在于心肾两脏，但两者又非平行并列的关系，而是因果关系，即心脏虚损是导致冠心病发生的病理基础，而肾之阴阳虚损和失调，又是引起心损的根本原因。即冠心病的本虚为：其本在心，其根在肾。在冠心病的治法上，提出了"心肾同治""欲养心阴，必滋肾阴；欲温心阳，必助肾阳"等观点。至于气滞、血瘀、痰浊、寒凝等病之标，则是心肾虚损的病理产物，它们反过来又构成发病的外在条件，且往往与本虚互为因果，治疗上需要标本兼顾。

（三）从肾论治胸痹证的实验及药物研究

随着中西医结合研究的深入，很多心肾相关理论亦可以用现代医学研究结果来得出印证。如心钠素是由心房肌细胞合成并释放入血的一类多肽激素，具有很强的利尿、利钠、舒张血管、降低血压和对抗肾素-血管紧张素系统和抗利尿激素作用，在肾脏中发现了心钠素受体，心钠素与其结合从而发挥生物效用：利尿、扩管等，可以用西医学来解释心肾相交理论，心脏分泌的心钠素结合于肾上受体，从而实现心火下降于肾以助肾阳气化津液，反过来对心血管有着保护作用。

同样肾脏通过分泌激素影响着心脏的生理功能，冠心病的病理发展。如肾脏分泌的肾素、血管紧张素是人体内重要的体液调节因子，在正常情况下，它对心血管系统的正常发育，心血管功能稳态、电解质和体液平衡的维持，以及血压的调节均有重要作用，体现了中医肾水上济于心，濡养心阳，维持正常血压功能。也在冠心病的发生、发展产生重要影响。

近年来发现的肾胺酶（renalase）就是一种由肾脏分泌依赖于黄素腺嘌呤二核苷酸的胺氧化酶，它具有降解儿茶酚胺，调节血压保护心肌等功能。肾胺酶作为反映心肾关系的新标志。从目前研究看来，肾胺酶与高血压、心肌缺血损伤、心功能不全等心血管疾病密切相关，在心血管疾病的病理生理过程中发挥重要作用。Renalase通过减少心肌细胞坏死和凋亡，保护SD大鼠心肌细胞抵抗缺血和再灌注损伤。

王清云等发现冠心病患者尿中儿茶酚胺（CA）含量高于正常人，经补肾治疗后CA含量趋于正常。实验证实CA能直接刺激心脏引起心肌坏死，造成微循环障碍，参与动脉壁损伤、血栓形成和高脂血症的病理过程。补肾中药是否通过调节肾脏分泌肾胺酶达到降低儿茶酚胺的量需要进一步实验证实。

性激素的调节属于中医"肾"功能的体现方式之一。20世纪70~80年代研究人员相继发现高等动物心肌和血管平滑肌细胞存在雌激素和雄激素受体。性激素受体的研究提示性激素对心血管有直接作用，在调节心脏代谢、功能和对缺血损伤的反应性方面及影响血管壁张力、血压和血流方面可能都有重要意义。

研究证实,雌激素对女性冠心病有预防及治疗作用,是有益的,可以在形态学上控制粥样斑块的消退,调节脂质代谢效应及抗氧化、血栓形成效应,从而降低冠心病临床事件的发生率和病死率(Anderson HV,1996)。而对男性而言此作用似乎又相反,即雌激素是有害的。缺乏男性激素可引起脂质代谢障碍,易发生动脉粥样硬化。临床实验发现,男性冠心病患者血浆雌二醇(E_2)水平、E_2/T(雌二醇/睾酮)比值较健康对照组升高。

邝安堃等观察男性冠心病患者,发现20例中有17例有肾虚症状,且年龄愈大,雌二醇(E_2)愈高,而睾酮(T)有下降趋势,E_2/T比例逐渐增大,补肾治疗后E_2,T,E_2/T比值都趋于正常,而E_2/T比值增大具有增加血液凝固性、促进血栓形成和纤溶障碍等倾向,从而诱发冠心病。

血清总胆固醇,特别是低密度脂蛋白胆固醇酯(LDL-C)增高,作为动脉粥样硬化致病因素久已确定,而高密度脂蛋白胆固醇酯(HDL-C)与动脉粥样硬化发病则呈负相关。

流行病学调查结果显示,健康成年男性血浆T水平与HDL-C水平及载脂蛋白A1(apolipoprotein A1,ApoA1)水平呈正相关,而与甘油三酯(triglyceride,TG)、载脂蛋白B以及LDL-C水平呈显著负相关。在动物实验中,予去势高脂血症兔模型补充天然雄激素,可通过改善脂类代谢失衡而减轻动脉粥样硬化的程度。其机制可能是:T有激活肝脂蛋白酶的作用,有助于游离脂肪酸向周围组织转运,同时T通过对三羧酸循环酶活性的影响,使游离脂肪酸能够进入三羧酸循环氧化,使胆固醇合成减少。在临床研究中发现,对低性腺功能老年男性进行T替代治疗能明显使血清T和雌激素达正常水平,并降低TG、LDL-C和TC的水平,但不改变HDL-C水平。脂蛋白(a)作为预测冠心病事件再发的独立危险因子已得到初步证实,而Lp(a)的水平主要由遗传因素决定,与TC、LDL-CH、ApoA、ApoB等并不相关。已有结果提示,T能单独降低Lp(a)水平,从而降低动脉粥样硬化和冠心病的发生。

冠心病的发病与性别有着密切的关系,性激素紊乱直接或间接地导致血脂及凝血系统代谢失常,进而导致血脂升高、动脉粥样硬化及冠心病的发生发展。肾脏对内分泌的调节,也影响着心脏的生理功能。上述这些研究也从现代生物学角度为中医"心肾相交"理论提供了一些论据。

随着医学的发展,不管是从中医传统意义上的心肾相交,从肾论治胸痹证,还是现代医学中心肾相关研究的越来越深入,心肾的生理上的相关性,病理上的互相影响性,以及治疗上互相顾及等越来越得到重视。

近代学者通过实验研究发现补肾的汤剂及单味中药能改善冠心病的一些危险因素,如具有降血脂,降血糖,改善血液黏稠度,降压,抗心律失常等作用,也证明了从肾论治对冠心病治疗的有效性。作为中医经典滋补肝肾的名方六味地黄丸,近年来通过实验研究证明其有调脂、降压、降糖、抗心律失常等作用。

王秋鹃等给高脂血症试验大鼠喂食六味地黄汤,结果发现血中总胆固醇(TC)、甘油三酯(TG)均降低,而对血管有保护作用的血清高密度脂蛋白胆固醇(HDL-C)升高,并通过十二指肠给本汤药能显著降低麻醉大鼠的血压。而低密度脂蛋白胆固醇(LDL-C)是动脉粥样硬化的主要危险因素之一,调节脂代谢对于缓解动脉粥样硬化有着十分重要的作用。

刘保林等通过实验观察,研究表明六味地黄汤水提取物,可以降低糖尿病试验鼠的血糖水平,改善糖耐量,尤其是阴虚型糖尿病老鼠,而对正常小鼠血糖无明显影响。

刘福君运用六味地黄汤予大鼠口服,结果显示能显著抗大鼠心脏低灌注—再灌注诱发的心律失常,减少其室颤发生率及持续时间,并能抑制甲状腺素引起心脏壁肥厚。

(四) 总结与展望

从肾论治胸痹证不单有古代和现代的理论支撑,临床研究及实验研究也验证了其有效性。在辨证论治时不应忽略从肾论治胸痹证,通过调整人体中之阴阳,以达到补肾固本的目的,使心肾相交,阴平阳秘,不治心而心自愈也。

参 考 文 献

1. 宋朝春,魏冉磊,樊晓兰,等. 衰老及抗衰老药物的研究进展[J]. 中国生化药物杂志,2015,1(35):163-170

2. 冀小伟,张连城. 中医对衰老的认识[J]. 中医杂志,2013,54(17):1527-1529

3. 刘焕兰,郑先贞.衰老机理的五脏相关性探讨[J].新中医,2010,42(3):6-8

4. 宋翼.衰老与抗衰老的中医研究进展[J].时珍国医国药,2014,25(12):3031-3032

5. 张晨,张进,黄进,等.基于干细胞的肾精理论与衰老机制探析[J].辽宁中医杂志2014,41(9):1877-1879

6. 王思程,郑洪新.肾虚衰老与T细胞凋亡自由基损伤的相关性[J].中华中医药学刊,2009,27(4):836-838

7. 张占鹏,安红梅.补肾填精方法在中医药中的应用和发展[J].辽宁中医杂志,2009,36(10):1638-1641

8. 周安方,郭煜晖,舒劲松,等.肾脾虚损导致衰老的机理探析[J].湖北中医杂志,2011,33(8):23-24

9. 张茂林,张六通,邱幸凡.中医学衰老理论探讨[J].湖北中医杂志,2001,23(9):9-11

10. 孙晓生,杨柳.抗衰老机制与药物的研究进展[J].广州中医药大学学报,2009,26:593-559

11. 徐划萍,金国琴,龚张斌,等.补肾益气方药延缓骨骼肌衰老的实验研究[J].中国临床药理学杂志,2015,31(1):63-66

12. 龚张斌,金国琴,韩志芬,等.补肾益气方对衰老大鼠CD4$^+$T细胞核转录因子κ胞核转位与白细胞介素2基因转录的影响[J].中华中医药杂志,2014,29(8):2498-2501

13. 刘梦云,韩旭.肾虚与衰老机理中西医研究概况[J].辽宁中医药大学学报,2011,13(11):108-111

14. 刘银辉,孙启新.六味地黄丸对老年大鼠神经系统的抗衰老作用[J].陕西中医,2010,31(9):1264-1265

15. 孟宪丽,李建亚,张艺,等.淫羊藿多糖对老年大鼠神经内分泌免疫调节作用的研究[J].中药药理与临床,1998,14(3):19-20

16. 彭红华.肾与皮肤衰老关系的探析[J].广西中医,2013,36(3):57-58

17. 王晓彬.中医补肾与养生延年[J].中国民族民间医药,2009,18(2):118-119

18. 胡小江.养生延缓衰老研究思路与方法探讨[J].安徽中医临床杂志,2001,13(6):411-413

19. 王正引,张小如,梁海凌.近10年补肾方药延缓衰老实验研究述要[J].中华中医药杂志,2011,26(11):2648-2651

20. 徐划萍,金国琴,龚张斌,等.补肾益气方药延缓骨骼肌衰老的实验研究[J].中国临床药理学杂志,2015,31(1):63-66

21. 龚张斌,金国琴,韩志芬,等.补肾益气方对衰老大鼠CD4$^+$T细胞核转录因子κ胞核转位与白细胞介素2基因转录的影响[J].中华中医药杂志,2014,29(8):2498-2501

22. 孟宪丽,李建亚,张艺,等.淫羊藿多糖对老年大鼠神经内分泌免疫调节作用的研究[J].中药药理与临床,1998,14(3):19-20

23. 张永莲.从肾藏精探索衰老的进程[J].福建中医药,1991,22(33):8-9

24. 周训蓉.中医"肾精化生脑髓"理论在延缓衰老中的应用[J].中医药信息,2006,23(4):2

25. 沈惠风,阎亮,李鹤,等.论肾虚是衰老的根本原因[J].安徽中医学院学报,2000,19(5):2-4

26. 邓红,陈卫.中医老年肾虚证与超氧化物歧化酶关系探讨[J].辽宁中医杂志,1996,23(8):15

27. 王新玲,李月彩,侯颖春.金匮肾气丸抗自由基和细胞凋亡的作用[J].第四军医大学学报,2000,21(10):1209-1211

28. 王亚利,侯仙明,王鑫国,等.温肾填精法对D-半乳糖拟衰大鼠自由基代谢及免疫器官重量的影响[J].中国中医基础医学杂志,2003,9(6):42-43

29. 王燕,董群.左归饮及其部分组方对老年小鼠细胞免疫功能的影响[J].中国免疫学杂志,2006,22(9):842-844

30. 吴松鹰,林求诚,杨持.老年脂质代谢紊乱中医易患因素的临床调查[J].中国中西医结合杂志,1993,13(5):273-275,260

31. 邱晓军,邓国忠,黄云瑞.首乌健身茶调整脂质代谢及抗衰老作用的临床观察[J].成都中医药大学学报,1998,21(4):37

32. 于佳音,郑洪新,林庶茹,等.补肾对去势大鼠神经内分泌调节作用的实验研究[J].中国骨质疏松杂志,2001,7(4):285-288

33. 沈自尹,陈剑秋,陈响中,等.老年人与"肾阳虚"患者的甲状腺轴功能对比观察[J].中西医结合杂志,1982,2(1):9-12

34. 沈自尹,黄建华,陈瑜,等.老年大鼠下丘脑-垂体-肾上腺-胸腺轴基因表达谱的研究[J].中国老年学杂志,2004,24(2):125-127

35. 沈自尹,陈瑜,黄建华,等.EF延缓HPAT轴衰老的基因表达谱研究[J].中国免疫学杂志,2004,20(1):59-62

36. 沈自尹.从肾本质研究到证本质研究的思考与实践——中西医结合研究推动了更高层次的中医与西医互补[J].上海中医药杂志,2000,34(4):4-7

37. 杨帆,孙晓霞,孟静岩.肾藏精与衰老关系的研究进展[J].中华中医药杂志,2013,28(3):758-760

38. Liu D,Ou L,Clemenson GD Jr,et al.Puma is required for p53-induced depletion of adult stem cells[J].Nat Cell Biol,2010,12(10):993-998

39. Rufini A,Tucci P,Celardo I,et al.Senescence and aging:the critical roles of p53[J].Oncogene,2013,32(43):5129-5143

40. Qian Y,Chen X.Senescence regulation by the p53 protein family[J].Methods Mol Biol,2013,965:37-61

41. Borgdorff V, Lleonart ME, Bishop CL, et al. Multiple microRNAs rescue from Ras-induced senescence by inhibiting p21（Waf1/Cip1）[J]. Oncogene, 2010, 29（15）: 2262-2271

42. Finkel T, Deng CX, Mostoslavsky R. Recent progress in the biology and physiology of sirtuins[J]. Nature, 2009, 460（7255）: 587-591

43. BrooksCL, Gu W. How does SIRT1 affect metabolism, senescence and cancer[J]. Nat Rev Cancer, 2009, 9（2）: 123-128

44. Li T, Kon N, Jiang L, et al. Tumor suppression in the absence of p53-mediated cell-cycle arrest, apoptosis, and senescence[J]. Cell, 2012, 149（6）: 1269-1283

45. Boehm M, Slack F. A developmental timing microRNA and its target regulate life span in Celegans[J]. Science, 2005, 310（5756）: 1954-1957

46. Gorospe M, Abdelmohsen K. Micro-regulators come of age in senescence[J]. Trends Genet, 2011, 26（6）: 233-41

47. He L, He X, Lim LP, et al. A microRNA component of the P53 tumour suppressor network[J]. Nature, 2007, 447（7148）: 1130-1134

48. Kumamoto K, Spillare EA, Fujita K, et al. Nutlin-3a activates P53 to both down-regulate inhibitor of growth 2 and up-regulate mir-34a, mic-34b, and mic-34c expression, and induce senescence[J]. Cancer Res, 2008, 68（9）: 3193-3203

49. Bjornsson HT, Sigurdsson MI, Fallin MD, et al. Intraindividual change over time in DNA methylation with familial clustering[J]. JAMA, 2008, 299（24）: 2877-2883

50. Oakes CC, Smiraglia DJ, Plass C, et al. Aging results in hypermethylation of ribosomal DNA in sperm and liver of male rats[J]. Proc Natl Acad Sci USA, 2003, 100（4）: 1775-1780

51. Gentilini D, Mari D, Castaldi D, et al. Role of epigenetics in human aging and longevity: Genome-wide DNA methylation profile in centenarians and centenarians' off spring[J]. Age 2012; doi: 101007/s11357-012-9463-1

52. Winnefeld M, Lyko F. The aging epigenome: DNA methylation from the cradle to the grave[J]. Genome Biology, 2012, 13（7）: 165

53. Siddiqui H, Fox SR, Gunawardena RW, et al. Loss of RB compromises specific heterochromatin modifications and modulates HP1alpha dynamics[J]. J Cell Physiol, 2007, 211（1）: 131-137

54. Ronn T, Poulsen P, Hansson O, et al. Age influences DNA methylation and gene expression of COX7A1 in human skeletal muscle[J]. Diabetologia, 2008, 51（7）: 1159-1168

55. 胡兵,沈克平,安红梅.细胞衰老与肿瘤治疗及中医肾理论[J].中国中医药信息杂志,2008,15（5）:8-10

56. 胡兵,安红梅.补肾填精复方对 WI38 细胞周期及相关基因表达的影响[J].成都中医药大学学报,2007,30（2）:35-38

57. 陈瑜,沈自尹.补肾与健脾复方调节皮质酮鼠 T 细胞凋亡的对比研究[J].中国中西医结合杂志,2002,22（6）:444-446

58. 沈自尹,郑振,郭为民.补肾延缓衰老——从单基因到多基因的调控研究[J].上海中医药大学学报,2004,18（1）:38-41

59. 宋淑霞,吕占军,侯洁,等.益气补肾方药对肾虚小鼠细胞因子 IL-1、IL-2 及 IL-12 基因表达的影响[J].中国实验动物学报,2002,10（2）:101-104

60. 宋淑霞,吕占军,刘福英.益气补肾方药对肾虚小鼠脾细胞 CD40、CD4OL 表达的调节[J].中华老年医学杂志,2002,21（5）:366-369

61. 黎志萍,赵伟康,徐品初,等.补肾健脾方药对老年大鼠肝脏衰老有关基因表达的影响[J].上海中医药大学学报,2008,22（4）:61

62. 夏世金,俞卓伟,沈自尹.补肾法干预免疫衰老和炎性衰老重建稳态的研究[J].中国老年学杂志,2010,30（2）:265-267

63. 陈瑜,沈自尹,陈伟华.淋巴细胞基因表达谱揭示淫羊藿总黄酮重建衰老免疫稳态的分子机制[J].中国中西医结合杂志,2004;24（1）:58-62

64. 夏世金,沈自尹,刘小雨,等.核因子-κB 调控老年大鼠脾淋巴细胞凋亡及淫羊藿总黄酮对其影响[J].中国老年学杂志,2008,28（2）:105-108

65. 沈自尹.以药测证对肾虚证基因网络和信号转导的研究[J].中国中西医结合杂志,2005,25（12）:1125-1128

66. 刘小雨,沈自尹,吴斌,等.衰老大鼠淋巴细胞磷酸化 p65,IKBα,IKBε 表达特点及淫羊藿总黄酮的干预研究[J].中国中药杂志,2008,33（1）:73

67. 杜文静,董竞成,蔡萃,等.淫羊藿苷对哮喘小鼠肺内嗜酸性粒细胞凋亡和 Bcl-2、Bax 基因蛋白表达的影响[J].中国中西医结合杂志,2011,31（9）:1248-1253

68. 景鹏伟,胡文煜,宋小英,等.衰老大鼠模型骨髓基质细胞的生物学特点[J].解剖学报,2015,46（1）:44-50

69. 彭彬,王朝丽,冯丽,等.神经干细胞体外衰老模型的构建及相关生物学特点[J].中国组织工程研究,2012（49）:

9241-9246

70. 袁君杰,谢幼专,卢霄,等.不同微环境对人骨髓间充质干细胞体外增殖和分化的影响[J].国际骨科学杂志,2013,34(6):435-438

71. 张进,黄进,徐志伟.何首乌含药血清促进MSCs增殖的效应及机理研究[J].中药新药与临床药理,2011,22(1):12-15

72. 黄永铨,罗毅文,王斌,等.补肾活血汤提取物促进大鼠骨髓间充质干细胞增殖的研究[J].广州中医药大学学报,2015(1):86-91

73. 闫宝勇,董福生,王洁,等.中药对犬骨髓干细胞成骨分化增殖的影响[J].中华口腔医学杂志,2010,45(1):31-35

74. 黎晖,周健洪,陈东风,等.龟板对大鼠骨髓间充质干细胞向成骨分化的影响[J].中药新药与临床药理,2005,16(3):159-161

75. 王斌,罗毅文,胡年宏.补肾填精法对兔骨折后不同时相骨髓间充质干细胞成骨分化的影响[J].安徽中医学院学报,2013,32(1):66-69

76. Yan Y,Tang D,Chen M,et al. Axin2 controls bone remodeling through the beta-catenin-BMP signaling pathway in adult mice[J]. J Cell Sci,2009,122(Pt 19):3566-3578

77. Zhu M,Tang D,Wu Q,et al. Activation of beta-catenin signaling in articulai chondrocytes leads to osteoarthritis-like phnotype in adult beta-catenin conditional activation mice[J]. J Bone Miner Res,2009,24(1):12-21

78. Wang M,Tang D,Shu B,et al. Conditional activation of β-catenin signaling in mice leads to severe defects in intervertebral disc tissue[J]. Arthritis Rheum,2012,64(8):2611-2623

79. Shu B,Li TF,Li XF,et al. Chondrocyte-specific inhibition of β-catenin signaling leads to dysplasia of the caudal vertebrae in mice[J]. Spine,2013,38(24):2079-2084

80. Zhao M,Harris SE,Horn D,et al. Bone morphogenetic protein receptor signaling is necessary for normal murine postnatal bone formation[J]. J Cell Biol,2002,157(6):1049-1060

81. Shu B,Zhang M,Xie R,et al. BMP-2,but not BMP-4,is crucial for chondrocyte proliferation and maturation during endochondral bone development[J]. J Cell Sci,2011,124(20):3428-3440

82. Bian Q,Huang JH,Liu SF,et al. Different molecular targets of Icariin on bMSCs in CORT and OVX-rats[J]. Front Biosci,2012,4(4):1224-1236

83. Li XF,Xu H,Zhao YJ,et al. Icariin augments bone formation and reverses the phenotypes of osteoprotegerin-deficient mice through the activation of Wnt/β-Catenin-BMP signaling[J]. Evid Based Compl Alt,2013,2013(9):652317.

84. Yang Z,Huang JH,Liu SF,et al. The osteoprotective effect of psoralen in ovariectomy-induced osteoporotic rats via stimulating the osteoblastic differentiation from bone mesenchymal stem cells[J]. Menopause,2012,19(10):1040-1048

85. Tang DZ,Yang F,Yang Z,et al. Psoralen stimulates osteoblast differentiation through activation of BMP signaling[J]. Biochem Bioph Res Co,2011,405(2):256-261

86. Tang DZ,Hou W,Zhou Q,et al. Osthole Stimulates osteoblast differentiation and bone formation by activation of β-Catenin-BMP signaling[J]. J Bone Miner Res,2010,25(6):1234-1245

87. Bian Q,Liu SF,Huang JH,et al. Oleanolic acid exerts an osteoprotective effect in ovariectomy-induced osteoporotic rats and stimulates the osteoblastic differentiation of bone mesenchymal stem cells in vitro[J]. Menopause,2011,19(2):225-233

88. 王文娟,方素萍,刘咏梅,等.补肾益髓法对辐射损伤小鼠造血生长因子的影响[J].北京中医药大学学报,2015,38(1):29-32

89. 曹欣欣,戴玉华,张抒扬,等.人骨髓间充质干细胞向心肌样细胞分化[J].基础医学与临床,2007,27(2):157-160

90. 许玉刚.中药加艾灸治疗脾肾阳虚型多囊卵巢综合征不孕128例疗效观察[J].世界中医药,2014,9(8):1079-1082

91. 徐丽霞,顾晴.清心滋阴益肾汤治疗心因性不孕30例[J].吉林中医药,2009,29(1):38

92. 钱慧,赵燕宁,陈焱.湿热瘀积型输卵管阻塞性不孕症中医综合护理及疗效观察[J].河北中医,2013,35(12):1897-1898

93. 杨慧.补肾活血中药治疗肾亏血瘀型多囊卵巢综合征35例[J].环球中医药,2014,7(5):382-384

94. 吕晓顺,张立凤.中药治疗子宫内膜异位症不孕30例疗效观察[J].中国中西医结合杂志,2005,25(9):850-851

95. 叶平,张丽,柯雪爱,等.益气补肾法对自然流产模型小鼠脾脏Foxp3表达及妊娠结局的影响[J].中华中医药杂志,2014,29(10):3215

96. 熊程俏,李伟莉.反复自然流产小鼠蜕膜VEGF、VEGFR2的表达及中药干预研究[J].中医药临床杂志,2013,25(2):165

97. 杨丽芸,杜惠兰,白静,等.补肾法、疏肝法对超促排卵小鼠卵母细胞数量及GDF-9表达的影响[J].中医杂志,2013,54(7):597-604

98. 韩霞.补肾安胎中药对着床障碍小鼠子宫 VEGF 和 MMP-9 mRNA 表达的影响[J].陕西中医,2013,34(4):497

99. 孟艳岑,张明敏,崔丹丹,等.补肾、活血对超促排卵小鼠着床期间子宫内膜 MMP-2、MMP-9、TIMP-3 表达的影响[J].华中科技大学学报(医学版),2013,42(6):627-632

100. 屠庆年,何新芳,张明敏,等.补肾、活血组分及其复方制剂对着床障碍小鼠血管内皮生长因子的影响[J].中国妇幼保健,2011,26(8):1207

101. 李晓红,闫宏,刘绪红,等.补肾养血方对卵巢早衰小鼠动情周期及卵巢指数的影响[J].解剖学研究,2014,36(3):204

102. 郭焱,李丽,李春莉.补肾中药对免疫性不孕症相关基因 ZP3 mRNA 表达的影响[J].中国妇幼保健,2009,24(29):4151

103. 连方,王瑞霞,王利红.二至天癸颗粒和右归丸对肾虚小鼠卵细胞 Snrpn 和 Peg1/Mest 甲基化状态的影响[J].中医杂志,2013,54(18):1580

104. 王志强,梁兵,黄耀全.五子衍宗丸治疗男性不育少弱精子症的疗效观察[J].广西医科大学学报,2010,27(2):291-292

105. 张慧琴,赵洪鑫,张爱军,等.补肾生精汤与卵胞浆内单精子注射治疗男性严重少、弱精子症不育的临床观察[J].中国中西医结合杂志,2007,27(11):972-975

106. 陈其华.右归丸加减治疗特发性少、弱精症 36 例疗效观察[J].中国中医药科技,2011,18(5):433

107. 韩亮,李海松,王彬,等.左归丸治疗精液异常男性不育症 200 例临床报道[J].北京中医药,2012,31(3):192-194

108. 黄旭元,翁一鸣,陈斌.复方玄驹胶囊治疗脾肾阳虚少、弱精子症的临床研究[J].中国男科学杂志,2010,24(4):54-57

109. 刘培县.补肾疏肝汤治疗不育症 50 例观察[J].实用中医药杂志,2011,27(5):295

110. Li J,Zhou Q,Wood RW,et al. EM CD23(+)/CD21(hi) B-cell translocation and ipsilateral lymph node collapse is associated with asymmetric arthritic flare in TNF-Tg mice[J]. Arthritis Res Ther,2011,13(4):1-12

111. Zhou Q,Guo R,Wood R,et al. Vascular endothelial growth factor C attenuates joint damage in chronic inflammatory arthritis by accelerating local lymphatic drainage in mice[J]. Arthritis Rheum,2011,63(8):2318-2328

112. Alexandersen P,Haarbo J,Byrjalsen I,et al. Natural androgens inhibit male atherosclerosis:a study in castrated,cholesterol-fed rabbits[J]. Circ Res,1999,84(7):813-819

113. Anderson HV. Estrogentherapy,atherosclerosis and clinical cardiovascular events[J]. Circulaation,1996,94(8):1809-1811

114. Li X,Xie Z,Lin M,et al. Renalase protects the cardiomyocytes of sprague-dawley rats against ischemia and reperfusion injury by reducing myocardial cell necrosis and apoptosis[J]. Kidney Blood Press Res,2015,40(3):215-222

115. McGill HC Jr,Sheridan PJ. Nuclear uptake of sex steroid hormones in the cardiovascular system of the baboon[J]. Circ Res 1981,48(2):238-244

116. Shlipak MG,Simon JA,Vittinghoff E,et al. Estrogenand progestin,lipoprotein(a),and the risk of recurrent coronary heart disease events after menopause[J]. JAMA,2000,283(14):1845-1852

117. Stumpf WE,Sar M,Aumüller G. The heart:a target organ for estradiol[J]. Science,1977,196(4287):319-321

118. Xu J,Li G,Wang P,et al. Renalase is a novel,soluble monoamine oxidase that regulates cardiac function and blood pressure[J]. J Clin Invest,2005,115(5):1275-1280

119. Zgliczynski S,Ossowski M,Slowinska-Srzednicka J,et al. Effect of testosterone replacement therapy on lipids and lipoproteins in hypogonadal and elderly men[J]. Atherosclerosis,1996,121(1):35-43

120. 张尚臣,王清云.心肾失调与冠心病发病关系的研究[J].河南中医,1990(S1):2-4

121. 黄超坚.从肾论治冠心病稳定期 60 例——附对照组 30 例[J].辽宁中医杂志,1998(8):352-353

122. 林坚,杨焕斌,王彩霞,等.补肾法对冠心病心绞痛 NO、NOS、SOD 的影响[J].中国中医药信息杂志,2002,9(9):16-17

123. 沈丽.补肾益气活血法治疗老年冠心病心绞痛 62 例[J].北京中医药大学学报,2000(S1):101

124. 张尚臣,王清云.心肾失调与冠心病发病关系的研究[J].河南中医,1990(S1):168-169

125. 邝安堃,龚兰生,丁霆,等.冠心病中血浆雌二醇、睾酮的变化及中药治疗的影响[J].中西医结合杂志,1982(1):13-14

126. 王秋娟,后德辉,季惠芳,等.六味地黄煎剂研究 I.全方及拆方小鼠耐缺氧与降血脂的作用[J].中国药科大学学报,1990(4):241-243

第一节　中医"肾藏精"藏象理论本质的科学内涵与论证

藏象理论是中医学体系中重要组成部分,肾藏象是中医藏象理论的核心。经历"肾本质"研究、"肾藏精"本质、"肾系统"本质的中西医结合研究后,系统地阐述了"肾藏象"理论的基本内容。随着现代科学技术的发展,如何进一步开展肾藏象研究成为目前中医学面临的重要挑战。通过国家"973"计划项目"基于'肾藏精'的脏象理论基础研究",在该领域进行相关研究,以解释肾藏精与干细胞之间的密切联系为抓手进行中医肾藏象研究,为临床治疗相关性疾病提供分子生物学机制。

该研究揭示了中医肾藏精理论的内涵及临床实践的分子生物学机制,将带动中医基础理论的发展和相关临床实践、治疗药物的发展,将带来巨大的学术创新、社会效益。该研究获得了丰硕的成果,为进一步归纳、展示、延伸和提高该研究成果。

一、中医"肾藏精"藏象理论的关键科学问题

(一) 研究思路

中医"整体观念"和"辨证论治"主要体现在藏象理论方面,在防病治病中具有显著的特色和优势,在中医学的发展中具有重大需求。"肾藏精"理论是中医藏象理论的重要内容之一。

本项目研究思路是:准确把握中医"肾藏精"藏象理论的精髓,在对中医学和现代医学理论文献、临床试验研究和基础性实验研究进行深入审视的基础上,提出科学假说,围绕假说开展深入的探索,从而得出科学的认识和结论(图4-1)。

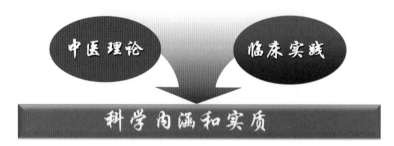

进一步阐明"肾藏精"藏象理论科学内涵
和实质,是中医理论发展的重大命题和关键问题

图4-1　项目总体研究思路

（二）项目假说

中医"肾藏精"本质是：在神经-内分泌-免疫-循环-微环境（NEIC-Me）网络和细胞信号转导通路网络系统的动态调控下，各种干细胞及其微环境生物功能与信息的综合体现。

（三）解决的关键科学问题

探索中医"肾藏精"理论的实质和基本科学内涵，总结相关慢性病"从肾精论治"疗效产生的内在规律。

（四）总体技术路线

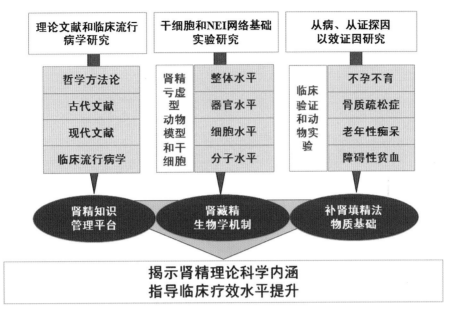

图4-2　项目总体技术路线图

二、中医"肾藏精"藏象理论创新性研究技术成果

（一）中医"肾藏精"的现代生物学基础

是各种干细胞及其微环境生物功能（沉默与唤醒、增殖与分化）与信息（细胞信号转导）的综合体现。

1. 中医"肾藏精"的生物学功能具体表现为：在 NEIC-Me 网络和细胞信号转导通路网络系统的动态调控下，各种干细胞及其微环境发挥生物功能（沉默与唤醒、增殖与分化）与生物学信息。综合项目研究及数学模型分析，证明"肾精"与各种干细胞生物学功能相关度达到80%以上。

2. 中医"肾藏象系统"包括下丘脑-垂体-性腺轴及 NEIC-Me 网络、各种干细胞构成的系统。"从肾论治肾精亏虚型慢性病"通过"肾藏象系统"的 NEIC-Me 网络系统和各种干细胞，发挥共性调节作用。

3. 中医"肾藏象系统"包括诸多子系统　"肾精"中"先天之精"在细胞层次主要体现为生殖干细胞、在分子层次体现为干细胞内遗传物质（DNA 结构及其表观遗传修饰），体现在生殖干细胞在生殖组织层面体现的功能和状态，形成了"肾-生殖系统"。

"肾精"中"后天之精"在细胞层次主要体现为各种成体干细胞、在分子层次体现为各种成体干细胞与体细胞内遗传物质。神经干细胞在脑组织层面体现的功能和状态，形成了"肾-脑系统"；骨髓间充质干细胞、造血干细胞在血液组织层面体现的功能和状态，形成了"肾-髓系统"；骨髓间充质干细胞在骨组织层面体现的功能和状态，形成了"肾-骨系统"；等等。

4. 肾"藏"精中"藏"的内涵主要表现为"肾系统"对干细胞沉默功能状态的维持（干细胞在多数状态下应保持沉默状态才能不被耗竭），并在机体需要时启动胚胎或成体干细胞的增殖与分化，即"藏中有泄、藏精起亟"。

（二）中医"肾精"变化与神经-内分泌-免疫-循环-微环境网络、干细胞生物学功能

证明了中医"肾精"变化与 NEIC-Me、干细胞生物学功能改变趋势一致；证明了 NEIC-Me 网络作用于干细胞，调节干细胞功能与状态。

1. 通过文献研究,证明了中医"肾藏精"理论是"肾系统"理论以及藏象理论的核心,参与形成各个藏象系统,调节生命活动(图4-3)。

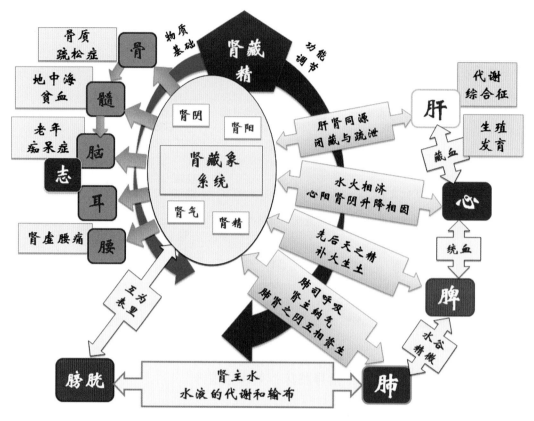

图4-3 中医"肾系统"的生理学功能模式图

2. 通过3个中心、10个年龄段、1044例健康人临床流行病学调查研究,证明人类"生长壮老"过程中 NEI 指标(雌激素、ACTH、β-内啡肽、生长激素、皮质醇、血管活性肠肽、CD3$^+$、CD8$^+$、CD4$^+$/CD8$^+$等)的变化与"肾精盛衰"具有一致性(图4-4)。

3. 利用"最小二乘法、4阶多项式拟合法",建立了"肾精状态评估系统",形成了"肾精变化规律曲线",证明了"肾精状态"与 NEIC-Me 各种指标变化一致性在80%～85%(图4-5)。

4. 揭示了"肾虚精衰"过程中(年龄增长),干细胞数量和定向分化功能同步降低,进一步证明了生命演变过程中"NEIC-Me 网络"与干细胞具有相似的变化规律(图4-6);干细胞、NEIC-Me 均与"肾精"变化趋势一致,NEIC-Me 直接影响干细胞功能(定向分化)和状态(沉默与唤醒,增殖与分化)。

5. 干细胞、微环境和 NEIC-Me 网络功能,体现了人类"生长壮老"全过程中"肾藏精"所发挥的主要作用(图4-7)。"肾者主蛰藏,封藏之本,精之处也",肾精平时藏而不露是为应急;现代生物学的干细胞也有类似的特性,干细胞平时处于休眠状态,即类似于"藏",干细胞要发挥功能必须从蛰伏休眠状态中被激活(动员)。故肾精与干细胞在生理行为的特征上有相应之处。

(三) 证明了神经-内分泌-免疫-循环-微环境网络具有调控干细胞的物质基础

干细胞接受 NEIC-Me 网络调节后,启动内部靶信号通路改变,调节干细胞状态和功能;"肾藏精"的表现为干细胞(胚胎和成体干细胞)和干细胞微环境在相关信号转导通路调控下生物信息的综合反应。

1. 通过体外不同的培养条件,诱导人脐带组织分离纯化的干细胞,发现该干细胞具有胚胎干细胞的一些特性。细胞增殖的效率与胚胎干细胞相似;在体外能够形成胚胎体,在传代过程中能够保持端粒酶(telomerase)的活性;表达胚胎干细胞标志物:SSEA-1、SSEA-3、SSEA-4、OCT-4、Nanog、Sox-2、Tra-1-81、Tra-1-60(图4-8)。

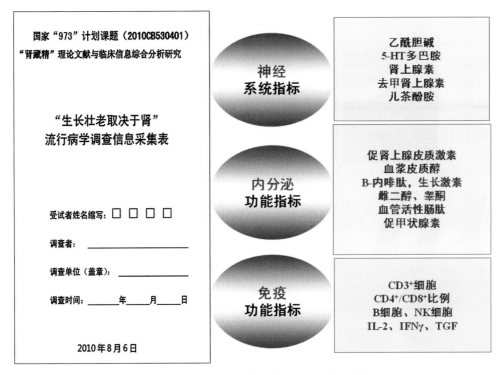

图4-4 "生长壮老取决于肾"的流行病学调查

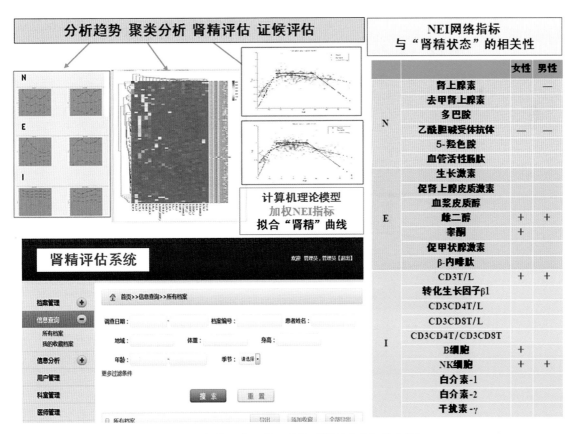

图4-5 "肾精状态评估系统"及"肾精变化规律曲线"

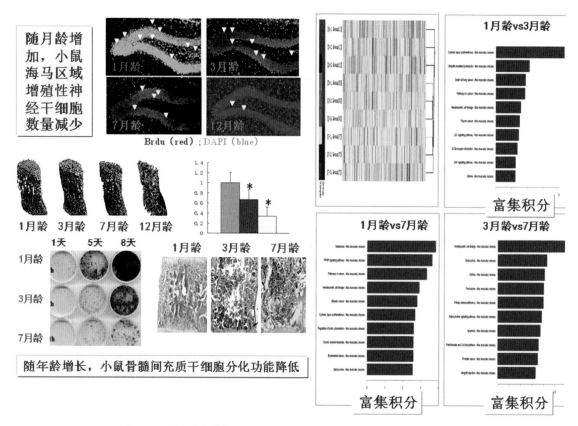

图 4-6 "肾精"变化与 NEIC-ME 网络、骨髓间充质干细胞变化一致

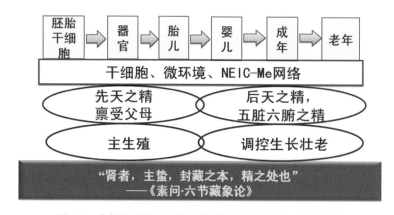

图 4-7 生长壮老与干细胞、微环境和 NEIC-Me 网络功能

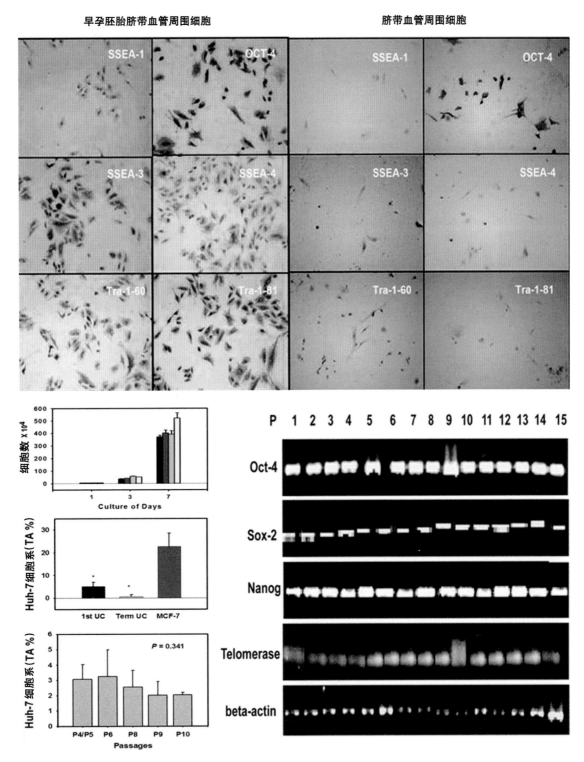

图 4-8 人早孕流产胚胎脐带血管周围干细胞(FTM-PVCs)可诱导分化为 3 个胚层来源的细胞

2. 建立了诱导型多能干细胞分化技术平台,以及细胞重编程技术平台,证明 MSCV-Mash-1 载体联合补肾中药能够诱导胶质细胞向神经元细胞转化,实现体细胞相互转化(图4-9)。

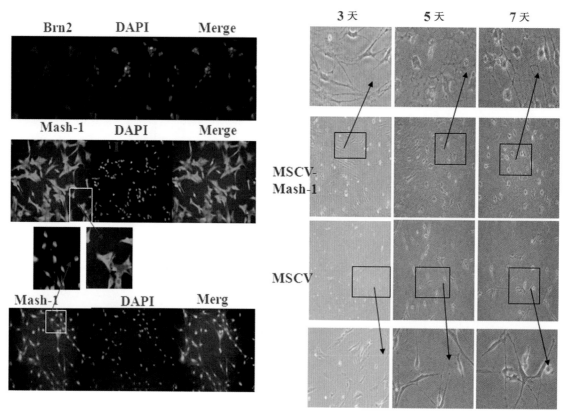

图4-9 MSCV-Mash-1 载体以及补肾中药联合诱导型多能干细胞分化

Brn2:鼠皮层神经元发育相关蛋白(转录因子);MSCV:鼠干细胞病毒(murine stem cell virus);Mash-1:对神经元和神经细胞发育均有重要调控作用基因

3. 利用转基因与基因敲除小鼠、RNAi 等方法,发现 Runx1,2,3、Wnt/β-catenin、BMP 等基因对小鼠胚胎干细胞、骨髓间充质干细胞分化为骨与软骨细胞过程中具有持续、直接的作用,证实了微环境对干细胞行为发挥重要作用。这项工作拓展了胚胎干细胞诱导分化为软骨细胞的研究领域,得到美国骨科界著名专家 Regis J. O'Keefe、Randy N. Rosier、Edward J. Puzas 等的高度评价。认为"这是一个非常重要的研究计划,是理解骨与软骨细胞生长与分化机制的最重要内容之一"(图4-10)。

4. 肾精-骨髓系统与干细胞、微环境关系密切。衰老小鼠、骨质疏松大鼠成骨细胞数量减少,骨量降低,与人类"肾精盛衰"变化规律一致;原发性骨质疏松症(POP)患者椎体松质骨中 BMP-7、β-catenin 表达下降。BMP-7 KO 小鼠既出现肾小球数目减少,又有骨骼缺陷;BMP-2/4 cKO 小鼠出现骨生成障碍;软骨细胞中过表达 β-catenin 诱导骨赘形成;抑制 β-catenin 信号通路,导致脊柱成角畸形(图4-11)。

5. 证明了"肾藏精"是内源性干细胞与 NEIC-Me 网络功能的综合体现。

小鼠在自然衰老过程中,海马神经干细胞数量随着年龄增长,显著降低;骨髓间充质干细胞数量随着年龄增长降低,成骨分化能力在 15 月龄左右达到高峰,随后降低,并伴随骨量的相似变化。发现补肾药提取物淫羊藿总黄酮、淫羊藿苷能降低体重、提高老年小鼠认知功能、增加肌肉协调能力、提高小鼠平均寿命等(图4-12)。

观察了 1 月龄、3 月龄、7 月龄、12 月龄、18 月龄、24 月龄,及 24 月龄+药物淫羊藿苷的神经干细胞的变化,发现小鼠海马齿状回神经干细胞以 1M 龄小鼠数量最高,其后逐渐下降,至 7 月龄时,出现显著大幅度降低。应用了 3 个月淫羊藿苷的小鼠,神经干细胞数量和 24 月龄组比较,显著升高($P<0.05$)(图4-13)。

(四)"肾精亏虚型慢性病"与神经-内分泌-免疫-循环-微环境网络功能

临床流行病学调查证明了多种生殖及退变、衰老性重大疑难性疾病的发生与发展过程与肾亏证型密

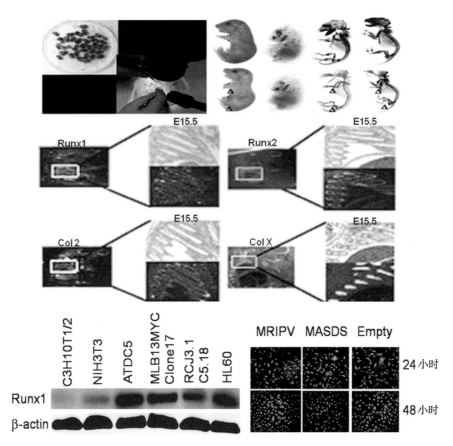

图4-10 **Runx** 等对小鼠胚胎干细胞分化为骨与软骨细胞的作用

切相关;"肾精亏虚型慢性病"与 NEIC-Me 网络功能失调、细胞信号转导通路紊乱、"沉默"与"唤醒"功能下降等生物学效能直接相关。

1. 进行了"证病结合"的临床流行病学调查 360 例原发性骨质疏松症患者中,72% 为肾虚型;常见病症是腰背疼痛、驼背、面色少华、生长发育迟缓、反应迟钝、失眠、健忘、眩晕、耳鸣。660 例老年性痴呆患者中 86.36% 为肾虚型;常见病症是健忘、发、齿改变。299 例地中海贫血患者中,70.24% 为肾虚型(中间型地中海贫血患者基本证型为肾精亏虚、肾阴亏虚,证型的分布、证候积分高低与基因突变型密切相关)。

2. 根据"肾藏精"藏象的主要功能体现,即主骨、生髓、主生殖,开展多种疾病多中心临床流行病学调查(不育症 930 例、不孕症 1001 例、骨质疏松症 1005 例、老年性痴呆 514 例、珠蛋白合成障碍性贫血 229 例,共计 3679 例),显示上述疾病的证型分布特征以肾精亏虚为主,其中肾阴虚证 40% ,肾阳虚证 35.5% ,肾精亏虚 24.5% ;中医常见病症分布以健忘、发、齿等改变居多。证明多种生殖及退变衰老性重大疑难性疾病的发生与发展过程与肾亏证型密切相关,明确提出了"肾精亏虚型慢性病"概念(图 4-14)。

3. 利用 NetDraw2.084 社会网络分析与可视化工具软件分别对 23 个中医类疾病高频主题词和 24 个西医类疾病高频主题词进行可视化处理,证明肾精亏虚与多种疾病均存在密切联系,为从肾论治各种"肾精亏虚型慢性病"提供理论依据(图 4-15)。

4. 证明了"肾精亏虚型慢性病"与 NEIC-Me 网络功能失调、细胞信号转导通路紊乱、"沉默"与"唤醒"功能下降等生物学效能直接相关(图 4-16)。发现不孕症患者 NEIC-Me 网络指标分析提示免疫指标明显异常;发现 200 例原发性骨质疏松症患者 NEIC-Me 网络指标分析,提示 TSH、IL-2、IFN-γ、TGFβ 在该类疾病过程中起到核心作用,NEIC-Me 与中医证候/症状密切相关;发现 NEIC-Me 网络紊乱在老年性痴呆发病中起到重要作用;发现下丘脑-垂体-肾上腺轴功能低下,NEIC-Me 网络紊乱,可导致生殖能力损害;皮质酮和环磷酰胺可分别导致小鼠骨髓间充质干细胞微环境紊乱,干细胞成骨分化功能降低,骨量减少;双酚 A(BPA)导致微环境调控功能紊乱,干细胞功能失调,引起地中海贫血。

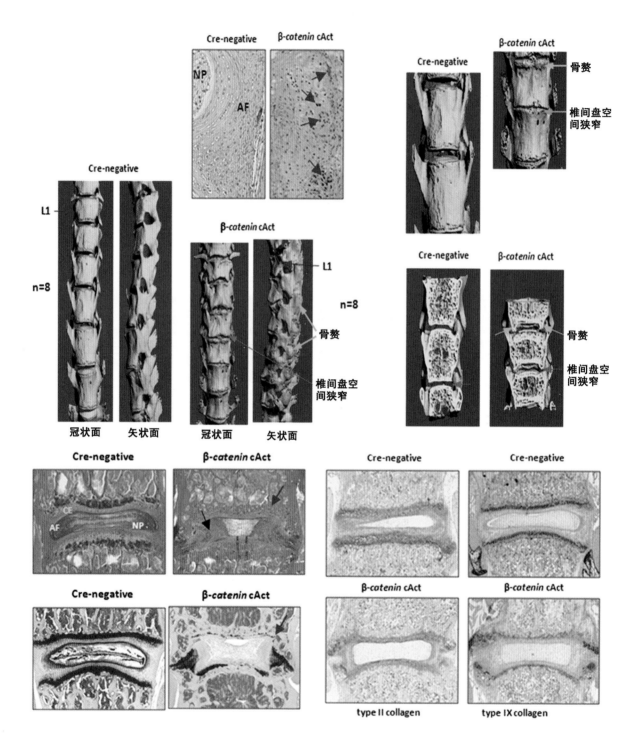

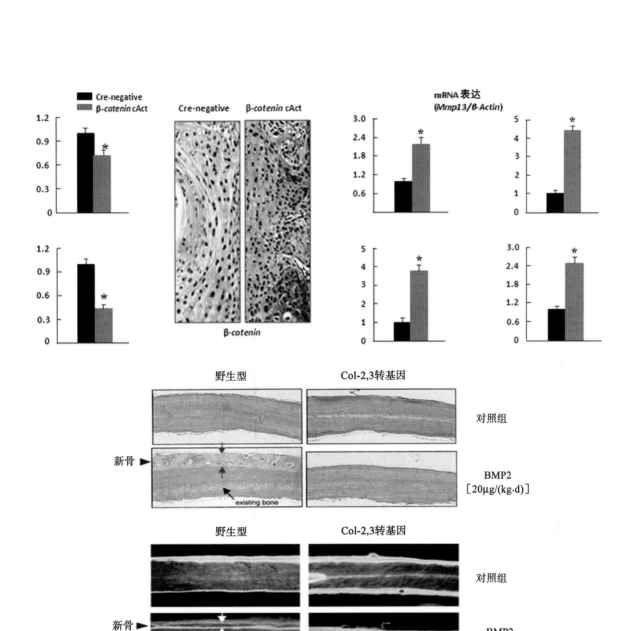

图4-11　β-catenin、BMPs 等对小鼠骨髓间充质干细胞分化为骨与软骨细胞过程的作用
β-catenin cAct：β-catenin 条件敲除；Cre-negative：Cre 阴性；NP：髓核；AF：纤维环

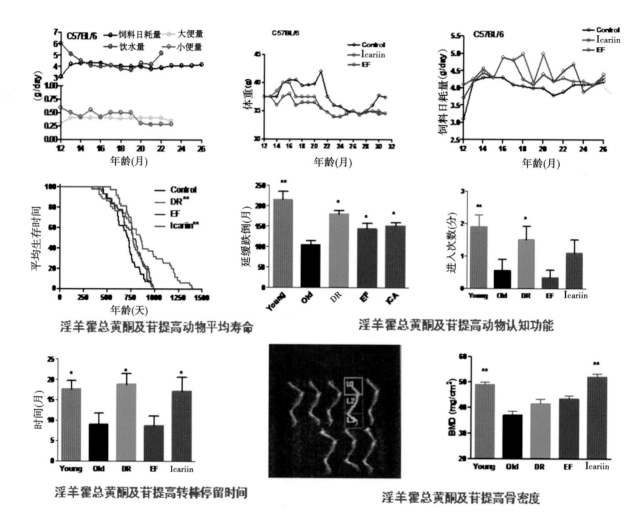

图4-12 自然衰老小鼠生理参数变化及淫羊藿提取物的干预作用

Control:对照组;Icariin:淫羊藿苷;EF:淫羊藿总黄酮;DR/CR:饮食控制组;BMD:骨密度

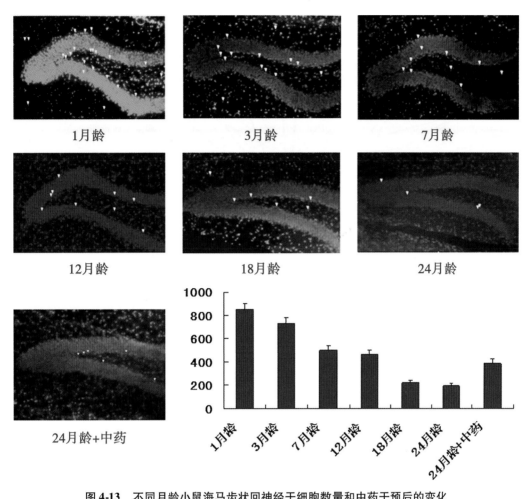

图 4-13　不同月龄小鼠海马齿状回神经干细胞数量和中药干预后的变化

	不育症		不孕症		骨质疏松		地中海贫血		老年性痴呆	
肾精亏虚	167	18%	242	24%	195	19%	69	30%	241	47%
肾阳虚	349	38%	448	45%	332	33%	11	5%	160	31%
肾阴虚	414	44%	311	31%	478	48%	149	65%	113	22%

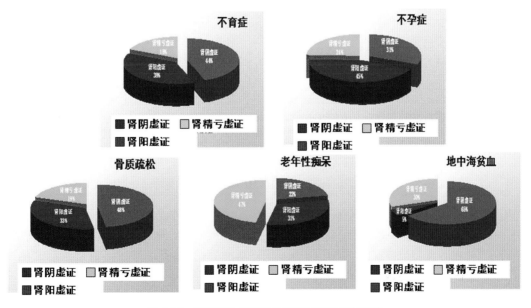

图 4-14　"肾精亏虚型慢性病"证候的分布规律

199

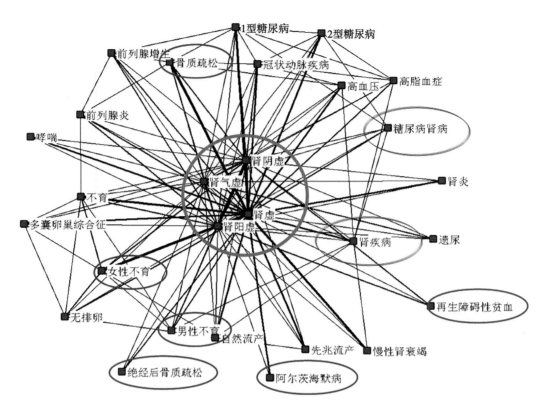

图 4-15 "肾精亏虚型慢性病"病证相关性网络图

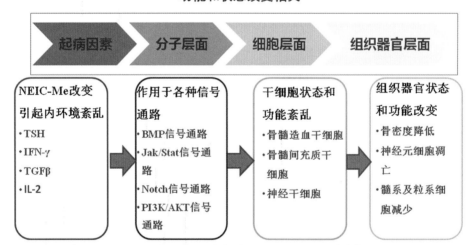

原发性骨质疏松症、老年性痴呆、地中海贫血、不孕症等与NEIC-Me网络、干细胞功能和状态改变相关

原发性骨质疏松症患者NEIC-Me改变以TSH、IL-2和IFN-γ等为核心
老年性痴呆患者NEIC-Me改变以神经免疫指标上升和内分泌指标下降为主
地中海贫血患者NEIC-Me改变以TSH、ACTH和IFN等为核心指标
不孕症患者NEIC-Me改变以免疫指标异常为主

图 4-16 "肾精亏虚型慢性病"与 NEIC-Me 网络、干细胞生物学功能的相关性

　　5. 利用基因表达芯片数据库关联分析,证明不同疾病状态下,NEIC-Me 网络通过调控各种干细胞内 BMP、Notch、PI3K/AKT、Jak/Stat 等信号通路中的共同关键蛋白 APP、NF-κB 等,调节干细胞功能和状态(图 4-17)。

　　6. 证明了"肾精亏虚型慢性病"与"NEIC-Me 网络"功能失调、细胞信号转导通路紊乱、"沉默"与"唤醒"功能下降等生物学效能直接相关(图 4-18)。

　　7. 综合上述研究,微环境内 NEIC-Me 网络紊乱导致生殖干细胞功能异常,产生各种组织和器官功能障碍(图 4-19)。

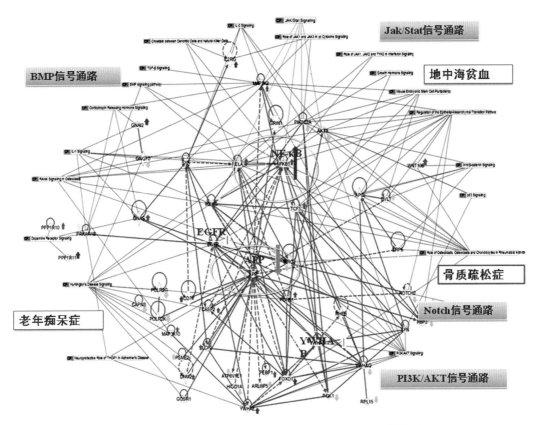

图 4-17 "肾精亏虚型慢性病"基因表达芯片数据库关联性分析

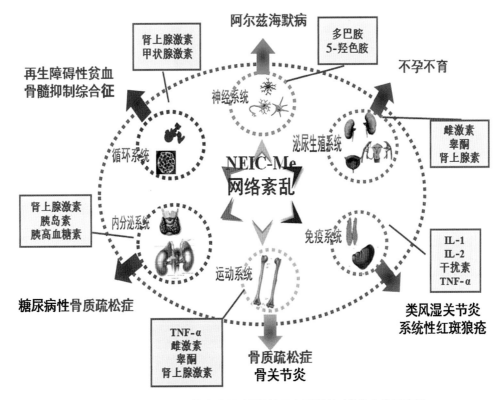

图 4-18 NEIC-Me 网络紊乱导致"肾精亏虚型慢性病"发生的示意图

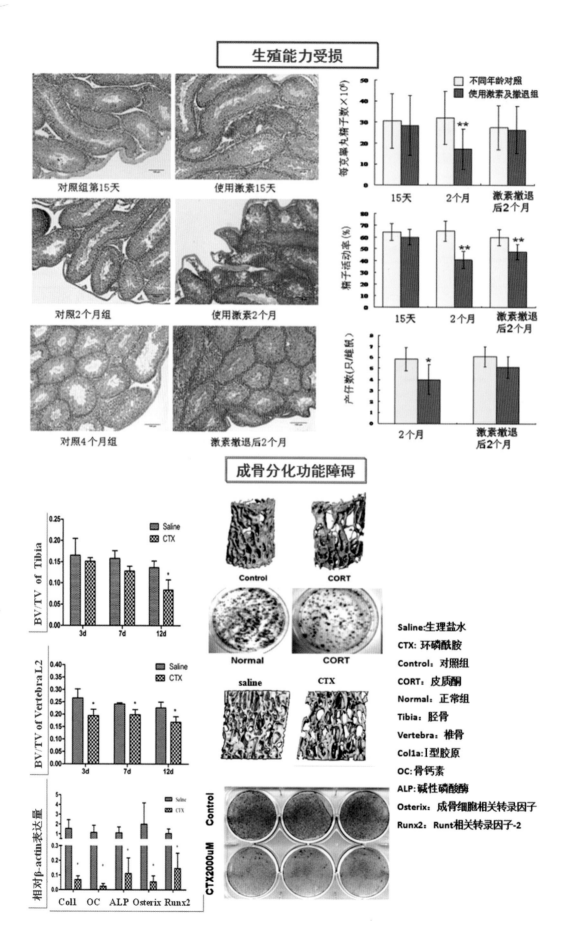

生殖能力受损

成骨分化功能障碍

Saline：生理盐水
CTX：环磷酰胺
Control：对照组
CORT：皮质酮
Normal：正常组
Tibia：胫骨
Vertebra：椎骨
Col1a：I型胶原
OC：骨钙素
ALP：碱性磷酸酶
Osterix：成骨细胞相关转录因子
Runx2：Runt相关转录因子-2

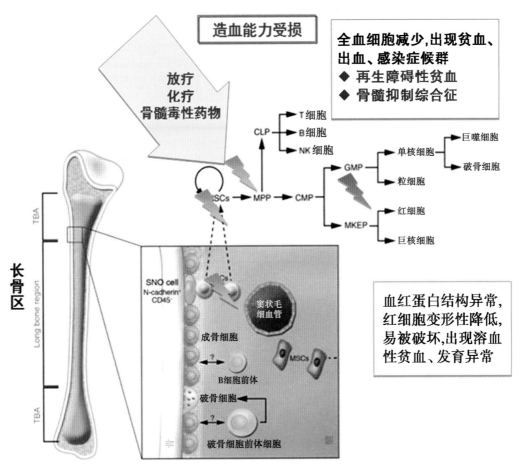

图4-19 微环境内"NEIC-Me 网络"紊乱导致生殖干细胞、骨髓间充质干细胞、骨髓造血干细胞功能异常

（五）从肾论治"肾精亏虚型慢性病"的临床有效性

通过临床试验,证明从肾论治"肾精亏虚型慢性病"的临床有效性;通过"以药测证",证明"肾精亏虚型慢性病"的具有"异病同治"的共性病因病机规律。逐步形成了以"证病结合"为核心的"肾精亏虚型慢性病"防治临床规范化方案。

1. 进行了"补肾益精"中药治疗不孕不育症、骨质疏松症、老年性痴呆、地中海贫血的多中心、随机、双盲、双模拟、平行对照研究,均在 Clinical Trials/Chinese Clinical Trial Registry 注册临床试验方案。

2. 统一肾精亏虚型慢性病实验/试验用药和分组;统一进行血生化、基因芯片等检测;统一实验/试验过程 SOP。温肾阳基本配伍:淫羊藿、补骨脂;滋肾阴基本配伍:女贞子、墨旱莲。

3. "温肾阳颗粒"和"滋肾阴颗粒"治疗 POP 总有效率均在 90% 以上,均能增加原发性骨质疏松症患者骨量,温肾阳中药能降低骨质疏松症患者 VAS 评分而缓解骨痛,能降低 ECOS-16 评分而改善生活质量。骨代谢指标证明温肾阳、滋肾阴颗粒上调 BGP、PINP,增加骨生成,温肾阳颗粒下调 β-CTX 抑制骨吸收(图4-20)。

4. 补肾益精中药有效改善老年性痴呆患者认知功能,精神行为及中医证候,提高患者日常生活能力。补肾益精中药可有效调节老年性痴呆患者 NEIC-Me 网络指标(补肾复方中药干预后,11 项上升指标中有10 项下降,4 项下降指标中有 3 项出现不同程度的上升),改善相关脑区血氧供应,降低血浆 P-tau 和 Aβ1-42 含量,促进大脑神经元功能恢复(图4-21)。

5. 补肾益精中药可有效治疗地中海贫血患者。补肾益精中药可降低地中海贫血患者骨髓细胞铁蛋白基因表达,改善红细胞结构和功能减少铁蓄积;促进骨髓造血干细胞增殖(图4-22)。

6. 补肾益精中药调节 NEIC-Me 网络指标,促进男性少弱精子症不育患者生精能力;补肾益精法干预卵细胞体外成熟及其微环境,促进卵细胞核成熟,影响人未成熟卵细胞生长发育;调节复发性流产患者

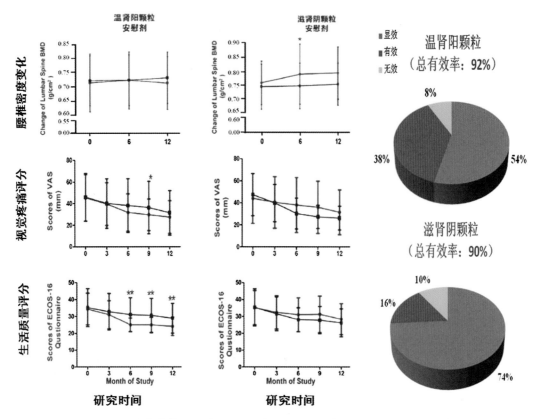

图 4-20　补肾中药对骨质疏松症患者骨量、生活质量及骨代谢指标的影响

NEIC-Me 网络指标,促进胎芽生长,提高继续妊娠率(图 4-23,图 4-24)。

通过临床运用"补肾益精法"治疗骨质疏松症、老年性痴呆、地中海贫血和不孕不育的多中心、随机、双盲、双模拟、平行对照研究,已证明了临床有效性。证明了"肾精"是生长发育以及脑、骨、血液、脊髓形成的重要物质基础,补肾益精可以增强"肾藏精"的主要功能——肾主生殖、主骨、生髓、通脑。

(六)"补肾益精法"调控生殖、神经、骨髓、造血干细胞信号转导通路

证明了"补肾益精法"通过调节 NEIC-Me 网络,调控生殖、神经、骨髓、造血等干细胞内信号转导通路,进而调节干细胞沉默与唤醒状态和增殖与分化功能。通过"以药测证",证明"肾精亏虚型慢性病"的具有"异病同治"的共性病因病机规律。

1. 补肾益精药及有效组分能够直接作用于干细胞或通过调控微环境的信号转导通路作用于各种干细胞,或促进增殖,或促进分化,体现出"肾藏精"的功能。

2. "温肾阳颗粒"和"滋肾阴颗粒"均能抑制骨髓间充质干细胞(BMSC)成脂分化,促进成骨分化,基因芯片筛查,交集基因 90 个,这些基因的深入研究将有效揭示补肾中药可能作用的分子靶点。

齐墩果酸能抑制向成熟脂肪细胞分化过程中的前脂肪细胞 3T3-11 的增殖,并促进单个 3T3-11 产生雌激素,影响干细胞微环境;补骨脂素可以显著上调 Oct-4、Stra8、SCP3、Itgb1 等基因的表达,启动大鼠骨髓间充质干细胞的增殖分化。补肾益精中药有效组分促进骨髓间充质干细胞成骨分化效果优于益气、化瘀等类中药,补肾复方效果增强(图 4-25)。

3. 补肾中药有效组分可以促进骨髓间充质干细胞分化为成骨细胞。淫羊藿苷增加去卵巢和皮质酮引起的骨质疏松大鼠骨量,与 Notch 和 β-catenin、BMP 信号途径有关;补骨脂素通过作用于 BMP 信号途径而调动骨髓间充质干细胞功能和活性;齐墩果酸通过作用于 Notch 信号途径而促进骨髓间充质干细胞向成骨细胞分化,改善绝经后骨质疏松,并且对破骨细胞具有一定的抑制作用(图 4-26)。

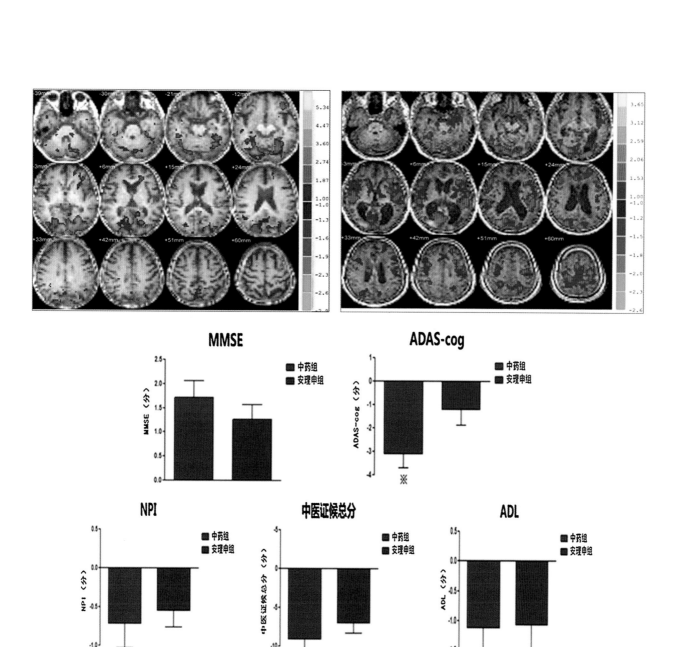

图 4-21 补肾中药对老年性痴呆患者认知功能、精神行为、中医证候及 NEIC-Me 的影响
MMSE:简易精神状态检查表;ADAS-cog:阿尔茨海默病评定量表;NPI:自恋人格量表;ADL:日常生活能力量表

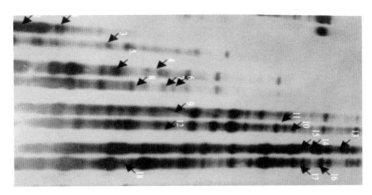

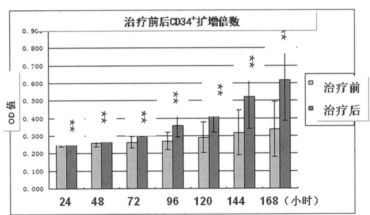

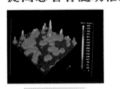

提高患者骨髓幼稚红细胞DNA荧光强度

治疗前

治疗后

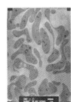
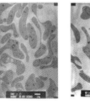
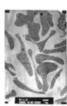

显著减少患者红细胞包涵体

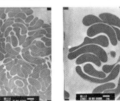

治疗前
阳性率100%

透射电镜

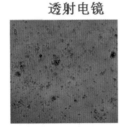
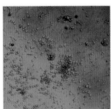

治疗前

治疗后

治疗后
包涵体减少

图4-22 补肾中药对地中海贫血患者疗效的影响

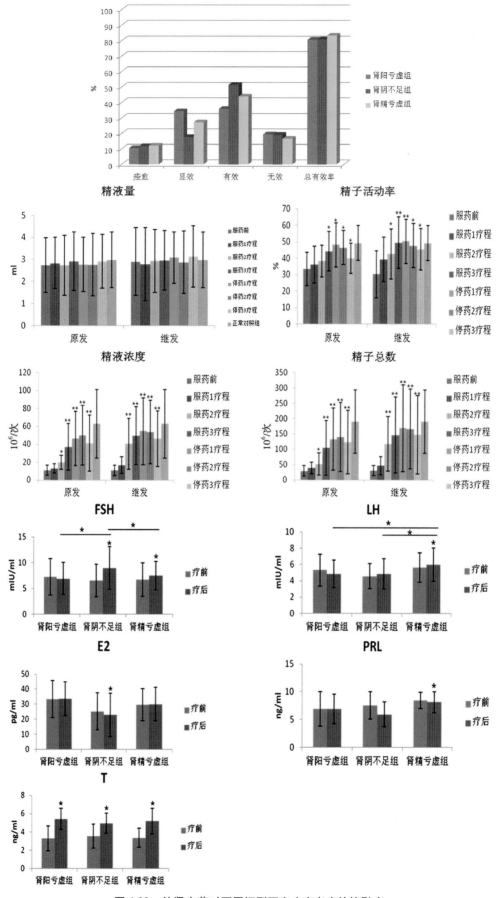

图4-23 补肾中药对不同证型不育症患者疗效的影响

*P<0.05　**P<0.01

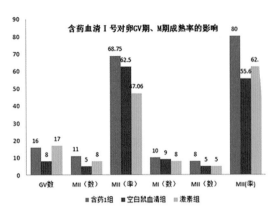

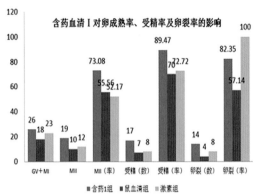

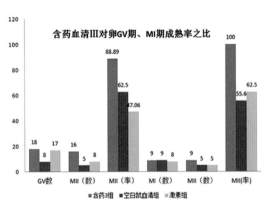

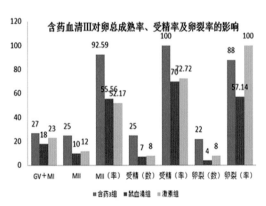

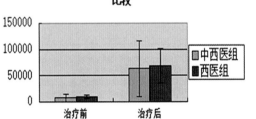

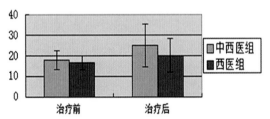

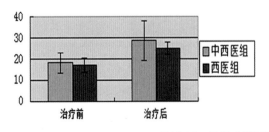

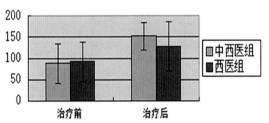

图 4-24　补肾中药对不孕症患者疗效的影响

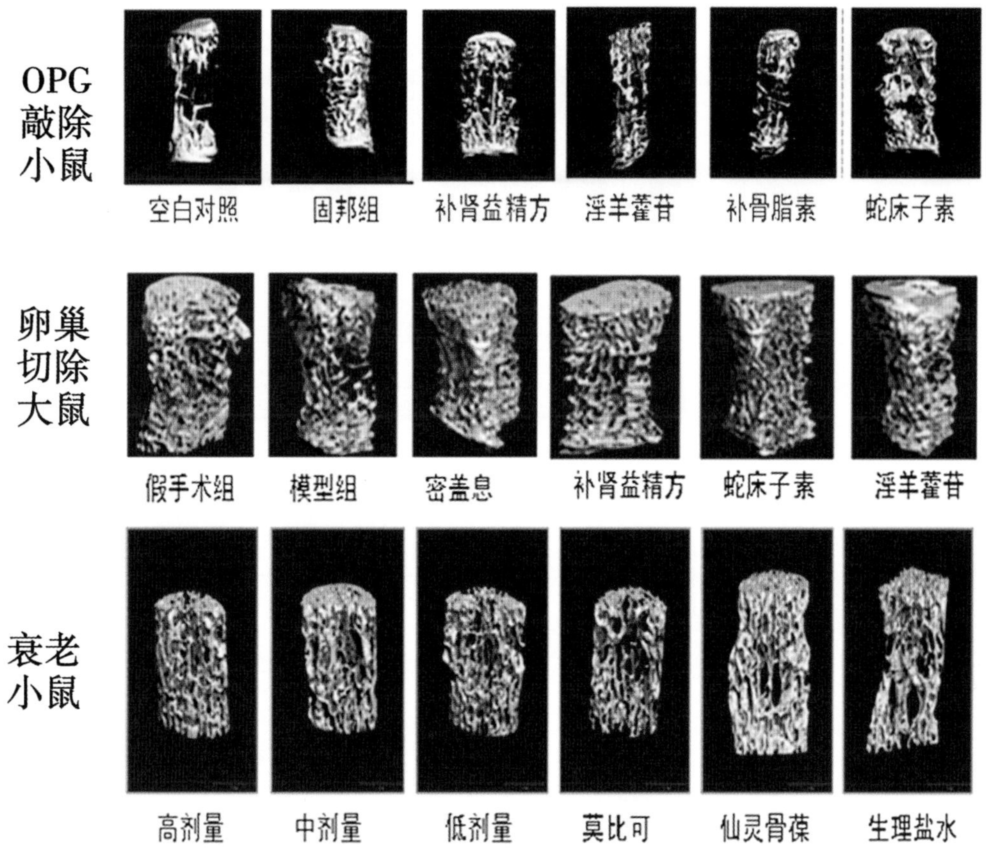

OPG敲除小鼠	空白对照	固邦组	补肾益精方	淫羊藿苷	补骨脂素	蛇床子素
卵巢切除大鼠	假手术组	模型组	密盖息	补肾益精方	蛇床子素	淫羊藿苷
衰老小鼠	高剂量	中剂量	低剂量	莫比可	仙灵骨葆	生理盐水

指标\组别	全身BMD	股骨生物力学						腰椎椎体结构				骨转换		相关指标		
		最大载荷	破裂载荷	最大位移	破裂位移	结构刚度	能量	BVF	Tb.N	Tb.Th	Tb.Sp	ALP	BGP	体重	脂肪含量	脂肪比
固邦	↑*	↑*	↑	↓	↓	↑*	↑	↑	↑	↑	↓	↓	↓*	↑	↑	↑*
补肾益精方	↑*	↑*	↑*	↓*	↓*	↑*	↑*	↑	↑	↑	↓	↑	↑	↑	↑	↑
拆方一	↑*	↑	↑	↓*	↓*	↑*	↑	↓	↓	↑	↓	↑	↑	↑	↑*	↑*
拆方二	↑	↑*	↑	↓*	↓*	↑*	↑	↑	↑	↑	↓	↑*	↑	↑	↑*	↑*
拆方三	↑	↓	↑	↓*	↓*	↑	↑	↓	↓	↑	↓	↑*	↑	↑	↑	↑
淫羊藿苷	↑*	↑*	↑*	↓	↓	↑*	↑*	↓	↓	↓	↑	↓*	↑	↑	↑	↑*
补骨脂素	↑	↑*	↑*	↓	↓	↑	↑	↓	↓	↓	↓	↓*	↑	↑*	↑	↑*
蛇床子素	↑*	↑	↑	↓*	↓*	↑*	↑	↑*	↓	↑	↓	↑*	↑	↑	↑	↑*

图4-25　补肾中药能够提高骨量,改善骨结构,防治骨质疏松症

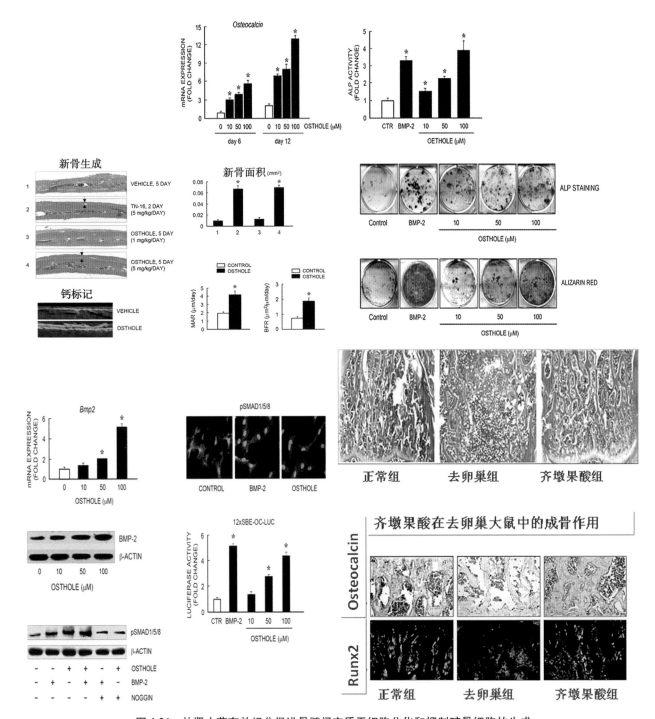

图4-26 补肾中药有效组分促进骨髓间充质干细胞分化和抑制破骨细胞的生成

VEHICLE:空白对照;CONTROL:对照组;OSTHOLE:蛇床子素;mRNA EXPRESSION:mRNA 表达;osteocalcin:骨钙素;TN-16:一种阳性对照药物;ALP ACTIVITY:碱性磷酸酶活性;ALP STAINING:碱性磷酸酶染色;BMP-2:骨形成蛋白2;ALIZARIN RED:茜素红染色;NOGGIN:一种蛋白;DMSO:二甲基亚砜;OA:齐墩果酸;pSMAD:一种磷酸化蛋白;LUCIFERASE ACTIVITY:荧光素酶活性;CTR:对照组;12×SBE. OC-LUC:一种成骨细胞株

4. 补肾益精方改善小鼠大脑认知功能,并优于西药安理申组。淫羊藿苷、大黄素和补骨脂素可以下调大脑皮质(海马体)PS1 基因;淫羊藿苷可以促进神经干细胞增殖,机制可能与 MAPK 通路有关;补骨脂素可以促进神经干细胞(NSC)向胶质细胞分化;齐墩果酸可以促进 NSC 向神经元分化;齐墩果酸可能通过 Runx、Mapk9、JNK2 发挥作用。改善 NEIC-Me 网络,调控神经干细胞内 Jak/Stat 信号通路,促进神经干细胞向神经元分化。含药脑脊液可明显减少 Stat3、p-Stat3 及 Smad1 蛋白的表达,进而抑制 NSC 向星型胶质细胞分化,促进其向神经元分化(图4-27)。

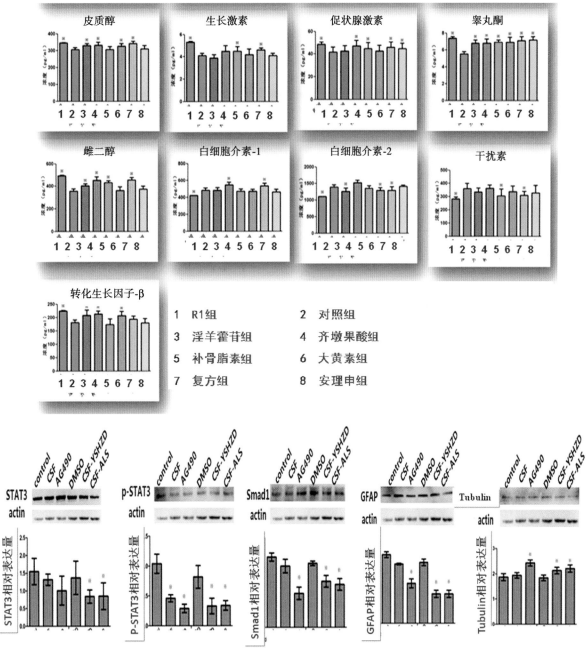

图 4-27　补肾中药及其有效组分调控神经干细胞功能的作用机制

5. 发现补肾药提取物淫羊藿苷能显著增加沉默神经干细胞转变为活跃干细胞的过程,而活血药提取物川芎嗪未有显著作用。

采用阿糖胞苷删除大鼠海马活跃增殖的神经干细胞,剩下沉默神经干细胞,并休息 7 天,此时部分沉默神经干细胞就会转变为活跃干细胞。大脑的侧脑室下带 SVZ 和海马齿状回颗粒下层 SGZ 是公认成年神经干细胞最为集中之处,这里的神经干细胞表现为两种状态为沉默与活跃(增殖)并存。2005 年 *Nature* 发表了美国采用阿糖胞苷可杀死 SVZ 与 SGZ 中快速分裂的活跃细胞而剩下的则是沉默神经干细胞。借鉴此模型,观察了补肾中药对沉默干细胞的作用(图 4-28)。

以 18 月龄老年 SD 大鼠为模型,分组为 Icariin 药物干预组和对照组,药物干预组干预 3 个月,至 21 月龄时行 morriz 水迷宫试验,检测药物对大鼠认知和学习功能的作用。行为学实验后,用渗透微泵在大鼠脑内灌注阿糖胞苷摧毁增殖型 NSF 而不损伤沉默型 NSF。经过 7 天的恢复期后,5-溴脱氧尿苷(BrdU)结合 NSF 标志物以检测小鼠脑内的 NSF。

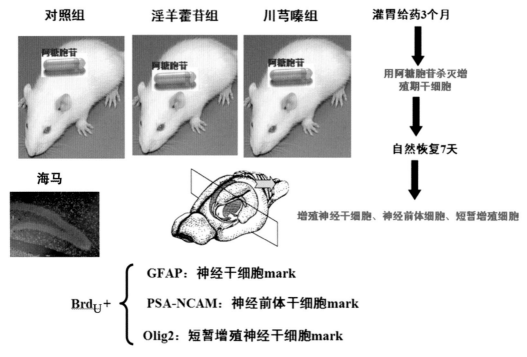

淫羊藿苷激活衰老大鼠沉默干细胞研究

对照组　淫羊藿苷组　川芎嗪组

灌胃给药3个月

用阿糖胞苷杀灭增殖期干细胞

自然恢复7天

增殖神经干细胞、神经前体细胞、短暂增殖细胞

海马

BrdU+ { GFAP：神经干细胞mark

PSA-NCAM：神经前体干细胞mark

Olig2：短暂增殖神经干细胞mark

图 4-28　淫羊藿苷能显著增加沉默神经干细胞转变为活跃干细胞

发现 Icariin 药物干预组在 Morriz 水迷宫实验中的表现优于对照组,提示 Icariin 能够改善老年大鼠的认知和学习功能。同时通过 BrdU 与胶质纤维酸性蛋白(GFAP)共标记的 NSC 中,发现 Icariin 干预组 NSC 的数量,数量明显高于对照组。结果提示 Icariin 可能能够用于防治衰老相关认知功能退化,其机制与 Icariin 能激活沉默 NSC 相关(图 4-29)。

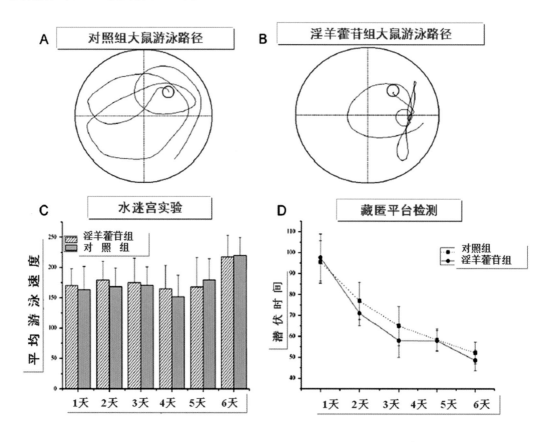

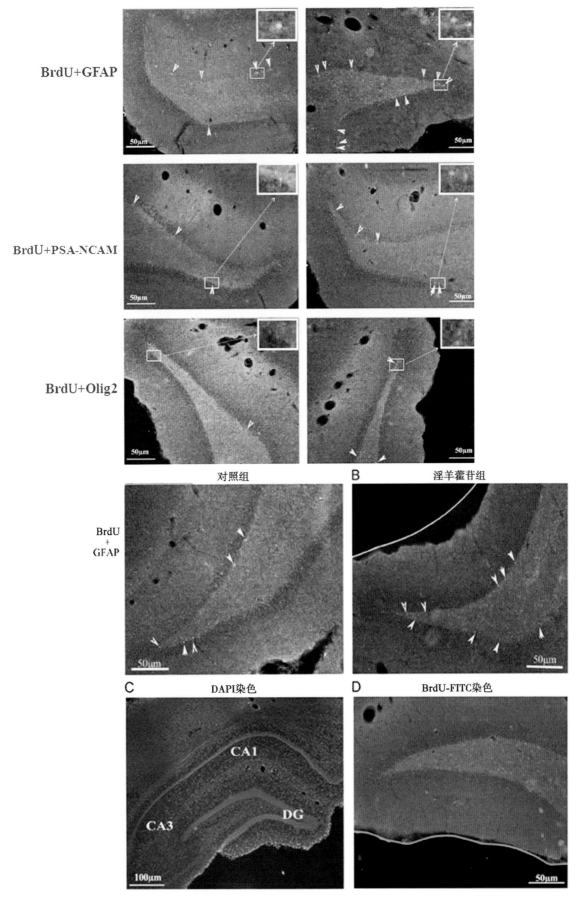

图 4-29　补肾中药及其有效组分调控神经干细胞功能的作用机制

6. 补肾益精中药促进造血干/祖细胞增殖和向红系分化,恢复骨髓抑制大鼠骨髓造血功能。改善NEIC-Me 网络,调节细胞内 Jak/Stat 信号通路,调控造血相关因子表达,改善造血微环境。补骨脂素、大黄素等可改善辐射损伤致肾精亏虚、精血不足证模型小鼠红系(BFU-E)、髓系(CFU-E)、粒系-巨噬细胞系(CFU-GM)、混合系(CFU-Meg)造血祖细胞增殖分化,证明补肾益精中药成分能直接作用于干细胞,或促进增殖,或促进分化(图4-30)。

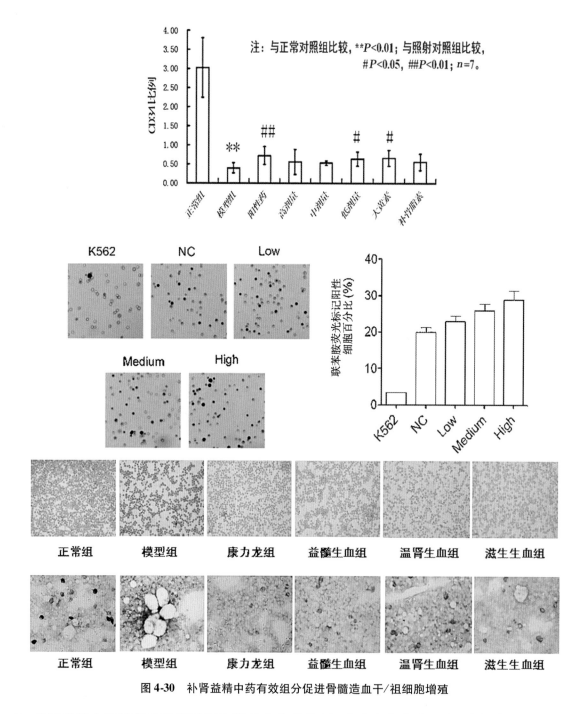

图4-30 补肾益精中药有效组分促进骨髓造血干/祖细胞增殖

7. 补肾益精中药可促进精原干细胞增殖分化的作用,改善小鼠睾丸组织形态,促进小鼠生精恢复功能;金匮肾气丸具有对生精干细胞的诱导分化和细胞增殖分裂相关基因的负向下调作用,从而恢复和促进无精子小鼠生精能力。促进血管生成,改善干细胞微环境,调节 Wnt、Notch、Stat 等信号通路。

8. 补肾益精中药血清促卵丘细胞-卵母细胞复合体体外成熟,提高受精率和卵裂率,提高成熟促进因子调节亚基周期蛋白 Cyclin B1 的表达水平;还能显著提高实验小鼠卵裂率、体外受精百分率及顶体酶活性,对囊胚生成百分率、完整顶体百分率无显著影响;右归丸能诱导小鼠胚胎干细胞 1B10 向生殖细胞分化,并具有提高小鼠卵巢组织冻融卵母细胞成熟率,还可显著提高卵巢组织中 MPF、FSH-R 和 LH-R 的水平,机制与上调 C-kit、Oct、GDNF 等与生殖分化相关的基因表达有关。补肾益精中药有效组分调控 MAPK 和 Wnt 等信号通路,为效应途径来提高卵细胞功能,对生殖器官功能维护与修复起重要作用(图 4-31)。

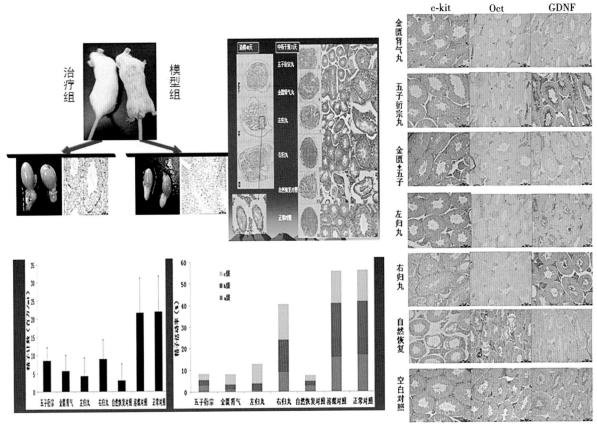

补肾中药促进精原干细胞增殖分化,促进小鼠生精功能

图 4-31 补肾中药对小鼠促卵丘细胞-卵母细胞复合体体外成熟及精原干细胞增殖分化的影响
c-kit:干细胞因子的膜上受体;Oct:睾丸多潜能性分子八聚体结合转录因子;GDNF:精原干细胞增殖分子胶质细胞源性神经营养因子

(七)"补肾益精法"改善"肾精亏虚型慢性病"的病理状态

"补肾益精法"能够通过调节 NEIC-Me 网络改善"肾精亏虚型慢性病"的病理状态,缓解临床症状,提高患者的生活能力。

1. "从肾论治肾精亏虚型慢性病"通过"肾藏象系统"的 NEIC-Me 网络系统和各种干细胞,发挥共性调节作用。调节各种干细胞 NEIC-Me 网络:性激素、白细胞介素、皮质酮等;调节各种干细胞内共同信号通路:BMP、Notch、Jak/Stat 等;调节各种干细胞的功能和状态:增殖与分化、沉默与唤醒;改善机体相应组织功能与组织定向代偿与修复。

2. "从肾论治肾精亏虚慢性病"具有特异性,体现在四个子系统之中。调节 NEIC-Me 网络系统和干细胞信号通路网络系统动态平衡;NEIC-Me 网络指标的个性体现了组织细胞、基因蛋白表达特异性。

3. 实验运用各种疾病动物模型进行"以药测证"研究,证实"肾精亏虚型慢性病"病理特征在分子层面表现为"NEIC-Me 网络"失调,在细胞层面表现为各种干细胞信号转导通路紊乱,在组织器官层面表现为骨量减少、贫血、脑萎缩(神经元减少)等症状(图 4-32)。

4. 通过临床科研信息一体化综合平台数据库的分析,证实补肾益精中药可调节复发性流产患者

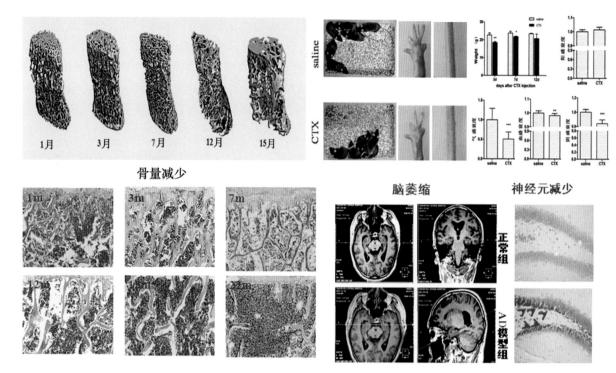

图4-32　各种"肾精亏虚型慢性病"的病理表现

NEIC-Me网络指标,促进胎芽生长,提高继续妊娠率;"温肾阳颗粒"和"滋肾阴颗粒"均能增加原发性骨质疏松症患者骨量,治疗前后的NEI指标与"肾精状态评估系统"进行比对,证明骨质疏松症患者治疗后"肾精"状态较治疗前有明显改善;补肾益精中药有效改善老年性痴呆患者认知功能,精神行为及中医证候,提高患者日常生活能力,有效调节老年性痴呆患者NEIC-Me网络指标,改善相关脑区血氧供应,降低血浆P-tau和Aβ1-42含量,促进大脑神经元功能恢复;补肾益精中药可有效治疗地中海贫血患者。补肾益精中药可降低地中海贫血患者骨髓细胞铁蛋白基因表达,改善红细胞结构和功能减少铁蓄积,促进骨髓造血干细胞增殖。

（八）"肾藏精"理论对"肾精亏虚型慢性病"的临床指导价值

用现代科学技术证明了"肾藏精"理论具有明确的临床指导价值,提高了中医药走向国际学术界的认可度和影响力,推动了中医学科发展。

1. 建立了中医"肾藏象系统"变化规律模型,进一步认识了中医"肾系统"的生物学基础。

（1）阐明了"肾系统"的科学本质是先天之精(胚胎干细胞)在后天之精(细胞因子、微环境与成体干细胞)的滋养下所化生(包括:神经、内分泌、免疫、泌尿、循环、生殖等系统部分功能)。

（2）"肾精"作为一种物质,分布于全身,其功能态表现为调理全身阴阳之平衡。藏精起亟,对精气的生理功能提供物质基础,应急机体需求,调节阴阳平衡,发挥重要效应。

（3）先天之精(干细胞)在后天之精的补充下,化生后天"肾系统"(神经、内分泌、免疫、生殖系统)。"肾系统"进一步化生肾阴、肾阳二气,如其中一气化生不足则产生"肾阴阳失调"(肾阴虚、肾阳虚),从而表现为肾阴、肾阳虚之象。

（4）该模型指导着进一步揭示中医"肾藏精"的物质与功能基础以及信息表达,揭示"肾藏精"在调控生殖、生长、发育、衰老相关基因表达,并适时调动和唤醒与之相关的内源性干细胞,揭示肾藏"先天之精""后天之精"之代代循环的表观遗传学基础。

2. 建立了"肾精亏虚型慢性病"数据库和研究平台

（1）建立了"肾藏象系统",阐释了"肾(精)-脑-髓-骨-生殖"理论的现代生物学基础。在收集整理和分析"肾藏精"中医理论著作,形成肾藏精知识管理平台,围绕中医"肾"为主的一系列理论基础研究,建立了"肾系统""肾-髓系统""肾-脑系统""肾-骨系统""肾-生殖系统""脑-肾-骨系统""脑-肾-髓系统"等。完善补肾方药的理论内涵,并通过大量的基础实验,验证补肾方药的疗效(图4-33)。

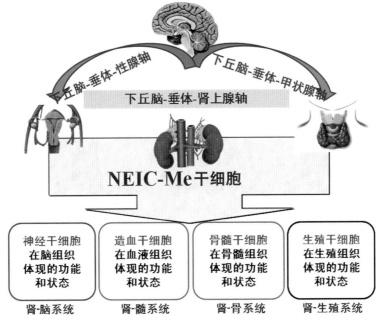

图4-33　"肾藏象系统"与中枢系统及 NEIC-Me 调控下各个子系统

(2) 通过"以效证因"阐明各系统之间的关系,采用现代生物学研究方法,从多功能多靶点阐述以肾为主导,骨、髓、脑之间的相互作用,客观阐释肾精与肾阴阳内在转化关系的理论。

(3) 进一步建立了"肾精亏虚型慢性病"大数据库。深化研究在正常、衰老或疾病状态下,胚胎干细胞、成体干细胞功能状态,基因、蛋白、代谢产物水平的变化,以及补肾益精中药干预后这些物质的改变情况,通过生物信息学分析,寻找补肾中药的作用靶点,进一步揭示了肾藏精的科学内涵。

3. 创立了"中医藏象系统"研究的方法学模式　创立了"中医藏象系统"研究方法学模式。以经典的中医理论为基础,以确有疗效的临床实践为支柱,并通过严谨的临床试验研究和深入的疗效机制研究为手段,寻求"中医藏象系统"研究方法学的新模式。

(九)"肾藏精本质"意义与临床价值

中医"肾藏精本质"研究有力地推动了"中医药防治肾精亏虚型慢性病体系"的建设,促进医学研究转化,提升了社会效益。

1. 证明补肾中药能够代替干细胞移植,调动各种成体干细胞的物质、信息与功能,治疗多种"肾精亏虚型慢性病"。

2. 建立并使用的动物模型国际公认,包括病理模型(辐射损伤再生障碍性贫血动物模型、药物性骨髓抑制模型、阿尔茨海默病模型、去势骨质疏松模型、无精子症动物模型、自然衰老模型等)、病证结合模型(肾亏型、肾阴虚型、肾阳虚型、气虚血瘀肾亏型)、基因敲除与转基因动物等模型。

3. 建立了诱导多潜能干细胞(iPS)平台、模式动物学平台。iPS 细胞学平台建设,对深入开展干细胞基础研究具有重大意义。利用 iPS 细胞具有与胚胎干细胞在形态学、表观遗传修饰、基因表达等方面的相似性,可以进行干细胞移植的深入研究,又避免了干细胞移植所面临的免疫排异问题。

4. 建立了"肾精亏虚型慢性病"数据库与分析平台(包括 6 个数据库子库)和"生长壮老取决于肾"临床流行病学调查信息网络数据库。符合"肾藏精"相关"证候疾病信息样本库"采集系统,"病证结合"临床流行病学调查量表和"病证结合"临床试验量表,从不同层面进行数据挖掘,找到不同疾病,不同证型之间的个性及共性规律,为深入探讨中医藏象理论研究奠定基础。

5. 利用健康人和疾病状态下的临床流行病学调查数据,进行功能基因组的预测以及疾病机制的预测,找寻疾病发生发展的内在演变规律,为疾病的预防和治疗奠定理论基础。

6. 通过数学建模,建立"与肾相关疾病"辨识体系以及"证候疾病信息样本库"采集系统,用于快速筛查、诊断疾病,发挥社会效益。

三、中医"肾藏精"藏象理论研究实施效果

(一) 丰富并发展了中医"肾藏精"藏象理论

首次系统阐释了"肾精"的现代科学内涵,揭示中医理论中的"肾藏精""补肾益精"与干细胞的状态与调控("沉默"与"唤醒")存在密切的相关关系,形成了新的具有系统性、恒动观的理论认识。

(二) 解决重大科学问题的实质性贡献和作用

中医基础理论发展和创新是国家的重大需求。当前我国人口老年化,慢性疾病多发,医疗费用高昂,也亟需发展和提升有效的干预和治疗手段。

本项目通过临床和基础研究,首次提出"肾精亏虚型慢性病",包含了"肾精亏虚"为主要病因病机的一系列慢性病。并运用病理模型、病症结合模型、基因敲除与转基因动物等模型,揭示"肾精"和干细胞的关系,不仅在理论上有重要创新,而且也为肾精亏虚型慢性病的防治提供了新的思考路径,为满足国家重要需求作出了重要贡献。

(三) 建立了中医藏象理论的实验动物学研究模式

建立一系列研究中医藏象理论的动物模型及实验室操作规范,为正确开展中医基础理论研究奠定了方法学基础。

建立并使用的动物模型国际公认,包括病理模型(辐射损伤再生障碍性贫血动物模型、药物性骨髓抑制模型、阿尔茨海默病模型、去势骨质疏松模型、无精子症动物模型、自然衰老模型等)、病症结合模型(肾亏型、肾阴虚型、肾阳虚型、气虚血瘀肾亏型)、基因敲除与转基因动物等模式动物模型 38 种,并建立的 68 项实验室标准操作规范及防治骨质疏松症的中药有效组分数据库和标准技术系统,为正确开展中医基础理论研究奠定了方法学基础。

(四) 形成了研究中医藏象理论的方法学示范

以中医经典的理论为基础,以确有疗效的临床实践为支柱,将中医藏象理论与临床流行病学、精准医学、生物化学、细胞分子生物学、系统生物学、生物信息学、临床生物样本信息学等有机结合,并通过严谨的临床试验研究和深入的疗效机制研究为手段,阐明了"肾精亏虚型慢性病"发生与发展机制以及中医药作用规律,提高了临床疗效,创立了"肾精亏虚型慢性病"学术思想体系和"预防—治疗—康复—转化"模式,寻求中医"藏象系统"研究方法学的新模式。

(五) 促进了中医药防治"肾精亏虚型慢性病"研究

临床选择"肾藏精"理论典型代表、补肾益精法治疗确有疗效的难治性、复杂性疾病,通过基础试验及国际公认的随机、双盲、安慰剂平行对照、多中心的临床试验,深刻揭示了"肾精亏虚型慢性病""从肾论治"的临床疗效及产生的内在规律。

通过多学科、多角度、多层次开展"肾精亏虚型慢性病"异病同治规律研究,从病因病机、作用和疗效机制等方面均证明了"补肾益精法"能够发挥"异病同治"肾精亏虚型慢性病的共性规律,充分体现中医藏象理论的优势和特色。

四、中医"肾藏精"藏象理论研究意义与社会、经济价值

(一) "肾藏精"藏象理论研究是"肾本质"研究的升华

"肾藏精"理论创新研究,是 20 世纪 50 代开始中医"肾本质"研究的延续和升华。

1. 证明了科学假说的准确性。中医"肾藏精"本质是在 NEIC-Me 网络和细胞信号转导通路网络系统的动态调控下,各种干细胞及其微环境生物功能与信息的综合体现。综合项目研究及数学模型分析,证明"肾精"与各种干细胞生物学功能相关度达到 80% 以上。

2. 建立了"肾藏精"藏象理论知识管理平台,奠定了"肾藏精"藏象理论解释人体生命活动、"从肾论

治""肾精亏虚型慢性病"以及"治未病"养生康复等方面的指导作用。建立了"肾藏精"藏象理论知识体系,天人合一、形神合一、体用合一、肾命门合一为特征;形成了以"肾藏精"为核心的藏象系统,包括:肾-精、肾-脑、肾-髓、肾-骨、肾-津液、肾-元气、肾-天癸-冲任系统;完善了"肾藏精"藏象理论的概念体系,包括道(法则、规律)、象(形象、现象、意象、应象)、器(物质实体)3个层次185个概念。

3. 注重"肾藏精"在生命健康质量方面的关键作用,在整体水平从神经-内分泌-免疫网络系统的23个指标解析"生长壮老取决于肾"的现代科学内涵。神经系统的肾上腺素具有"W"形的变化趋势,多巴胺(女)、5-羟色胺明显由盛而衰,血管活性肠肽呈逐渐上升态势。内分泌系统的生长激素、雌二醇、睾酮具有明显由高到低、由盛而衰;促肾上腺素皮质激素、皮质醇明显由渐而盛、老年上升。免疫系统 CD3$^+$、CD4$^+$、CD8$^+$老年比青少年期明显下降;白细胞介素-1、γ-干扰素 40～50 岁年龄段上升;转化生长因子-β_1呈由盛而衰。

4. 阐明了"肾藏精"相关证候分布特点、病因病机、证候特征的内在规律。研制了"肾藏精"相关肾虚3个证候(肾精亏虚证、肾阴虚证、肾阳虚证)的临床流行病学调查量表,对原发性骨质疏松症、女性不孕症、男性不育症、珠蛋白生成障碍性贫血、老年性痴呆(共3679例)开展了临床流行病学调查。明确了"肾精亏虚证"依次与年老体衰、禀赋不足和久病具有密切相关性;"肾阳虚证"依次与过劳、饮食不节、湿热郁滞和外邪侵袭具有密切相关性;"肾阴虚证"与久病、过劳具有密切相关性。

5. 建立了中医"肾藏精"理论相关综合数据信息库,形成了"肾藏精"理论研究的方法学体系。建立了"中医'肾藏精'藏象理论知识管理平台"和"中医'肾藏精'藏象理论知识管理平台服务系统",包括古代文献170部、1983年以来30年的现代文献。该平台及系统具有"以人为本,人机结合"的显著特点,即集人脑智慧,与电脑结合,从而实现中医"肾藏精"藏象理论的知识获取、知识表示和知识利用的基本功能,提升了中医"肾精命火"藏象理论的科学内涵,已经成功地运用于相关病、证、方、药规律关联分析。

6. 建立了"'生长壮老取决于肾'流行病学调查信息采集网络系统"。实现了辽宁中医药大学、上海中医药大学附属龙华医院、天津中医药大学三地网上提交"生长壮老取决于肾"流行病学调查的所有信息、数据;并由分中心管理员查看修改分中心数据,进行监查、核实;最后导出数据至 SPSS 统计软件。

7. 建立了"'与肾相关'病证结合证候数据库",主要包括流行病学调查信息所采集数据的录入和相应的证候数据库。"与肾相关"病证结合证候数据库录入"肾藏精"相关疾病"病证结合"调查信息数据3679例。应用 χ^2 检验、方差分析、聚类分析和因子分析,以及决策树分析、结构方程模型、关联规则等多种分析方法,对肾虚证的证候特征进行研究。

(二) 中医"肾藏精"调控干细胞功能与信息的基础研究

率先进行了基于"肾藏精"理论调控干细胞功能与信息的基础研究。

证明了"补肾益精法"通过调节 NEIC-Me 网络,调控生殖、神经、骨髓、造血等干细胞内信号转导通路,进而调节干细胞沉默与唤醒状态和增殖与分化功能。补肾中药有效组分直接调动干细胞的功能,或促进增殖,或促进分化;补肾中药有效组分可有效激活"沉默"干细胞。阐明了"从肾论治""肾精亏虚型慢性病"优于其他疗法的分子生物学机制(图 4-34)。

中医核心概念"肾精"的内涵在细胞水平及物质层面主要表现为干细胞;证明了肾精亏虚动物各种成体干细胞功能下降。补肾中药通过调动和调节神经、内分泌、免疫及微环境,激活内源性干细胞发挥疗效,其作用机制不同于单纯采用干细胞移植的当前现代医学论治策略。

1. "肾藏精"与"肾主生殖"理论应用基础研究　证明补肾中药在胚胎干细胞和脐带间充质干细胞定向分化为类卵细胞中起关键作用,并可通过影响"NEIC-ME 网络"的 MAPK 和 Wnt 等信号通路,提高生殖细胞功能,并对生殖器官功能的维护与修复发挥重要作用。补肾益精中药具有促进精原干细胞增殖分化的作用,改善小鼠睾丸组织形态,促进小鼠生精恢复功能。主要是促进血管生成,改善干细胞微环境;调节Wnt、Notch、Stat 等信号转导通路。

2. "肾藏精"与"肾主骨"理论应用基础研究　从"肾主骨"角度科学地证明了"肾藏精"的科学本质是骨髓间充质干细胞(MSC)和干细胞壁龛(niche)在相关信号转导网络调控下的综合生理反应;MSC 微环境的改变影响 MSC 细胞行为。明确了骨质疏松症与骨髓间充质干细胞之间生物学行为的关系,在此基础

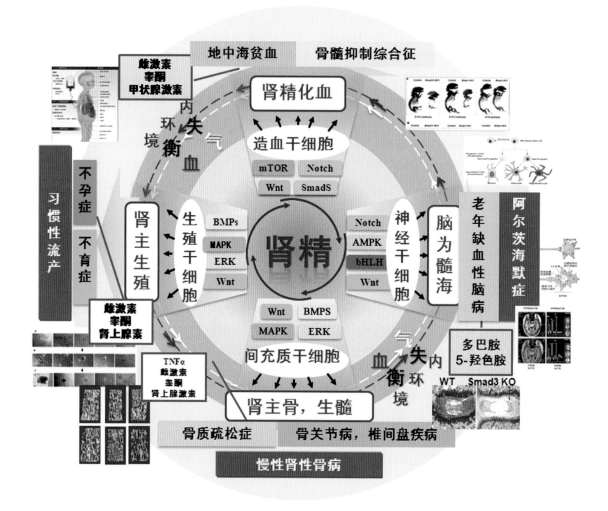

图 4-34 "肾精亏虚型慢性病"的发病规律及内在关系模式图

上,明确补肾药产生疗效与干预 MSC 的生物学行为的相关性。证明了 NEIC-Me 网络是补肾药物作用的重要途径,证明了"补肾益精法"可通过介导信号转导通路以及 NEIC-Me 网络调节骨髓间充质干细胞及其微环境而发挥疗效。补肾中药成分能直接作用于骨髓间充质干细胞,或促进增殖,或促进分化;补肾中药有效组分可有效激活"沉默"骨髓间充质干细胞。

3. "肾藏精"与"肾生髓,脑为髓之海"理论应用基础研究 发现"肾精"的生物学基础在脑内体现为神经干细胞,补肾中药激活脑内神经干细胞,促进其增殖并向神经元方向分化的作用,与中医"肾(精)生(脑)髓"理论的科学内涵相吻合。发现补肾中药通过影响 NEI 网络及神经干细胞的微环境,进而调控神经干细胞生物学行为的作用,部分体现了肾精"化生"脑髓的动态过程,初步揭示"肾生髓"的科学内涵。发现补肾中药抑制神经元凋亡、激活沉默突触进而改善学习记忆的作用与脑髓充盈具有一致性,初步揭示了"脑为髓之海"的科学内涵。

4. "肾藏精"与"肾生髓,髓生血"理论应用基础研究 证明了"肾精"是生长发育、血液化生的重要物质基础,血细胞分化受到干细胞及其微环境的调控。部分阐明了"肾藏精"的现代生物学基础。"肾生髓、髓生血"内涵,在细胞分子层面体现在何首乌内有效组分诱导 K562 细胞向红系分化,其可能机制是促进红系分化正向调控因子高表达,促进红系分化负向调控因子低表达。运用化学损伤(苯+CTX)AA 大鼠、辐射损伤(^{60}Co-γ 射线+CTX)大鼠 AA 模型,证明了 3 种补肾益髓生血法(益髓生血法、温肾生血、滋肾生血)均可促进 AA 骨髓造血,促进大鼠造血干/祖细胞定向粒单系、红系分化,调控相关信号通路 JAK2/STAT5 表达。

（三）"肾精亏虚型慢性病"临床防治规律研究

"肾精亏虚型慢性病"临床防治规律研究——基于"肾藏精"理论"异病同治"临床规律研究。

临床流行病学调查证明了多种生殖及退变衰老性重大疑难性疾病的发生与发展过程与肾精亏虚证型密切相关,提出"肾精亏虚型慢性病"概念,极大地指导各类慢性疾病的预防和治疗。证明了"肾精亏虚型慢性病"与"NEIC-Me 网络"功能失调、细胞信号转导通路紊乱、"沉默"与"唤醒"功能下降等生物学效能直接相关。

1. "肾藏精"与"肾主生殖"理论临床疗效研究　从不孕不育症临床流行病学调查、临床试验研究和药物作用研究等方面初步明确了不孕不育症的肾虚证候分布及中医体质易感性,进一步验证了滋肾阴与温肾阳中药的在生殖代谢调控方面的网络协同效应,开展了"肾-生殖系统"的多学科结合中医证治规律研究,形成填精为主、扶阳为辅的不孕不育症的中医整体诊疗思想,丰富发展了"肾主生殖"理论。

2. "肾藏精"与"肾主骨"理论临床疗效研究　从骨质疏松症临床流行病学调查、临床试验研究、基因发现和药物作用研究等方面阐明了温肾阳与滋肾阴中药调控骨代谢的网络机制,开展了"肾-骨系统"的多学科结合规律研究,建立了"肾-骨系统"模型,深化了对骨生成与骨吸收的认识,深化中医"肾藏精"理论研究。

3. "肾藏精"与"肾生髓,脑为髓之海"理论临床疗效研究　通过流行病学调查客观评价了肾精亏虚在老年性痴呆发病机制中的作用,明确了补肾疗法在临床治疗老年性痴呆的重要意义。在此基础上,临床试验采用补肾复方中药干预老年性痴呆患者,通过量表、影像及特异性蛋白指标等综合评价,明确了补肾中药的近期疗效及远期疗效,同时阐释了"从肾论治"老年性痴呆产生疗效的内在证治规律。

4. "肾藏精"与"肾生髓,髓生血"理论临床疗效研究　从肾论治地中海贫血,属填补空白的原创性研究,对比国内外治疗地中海贫血的少数案例临床报道,本研究团队在高发区进行大样本临床规范研究,并按国际化的标准进行了国际注册。首次对补肾益精法治疗地中海贫血从理论基础、核心病机、治则治法、作用特点和可能机制等方面,提出较明确的理论认识,形成了系统的理论与有效治法,为本项目理论创新提供了临床支持。

第二节　"肾藏精"理论本质继承、创新与发展

一、中医肾精与肾气、肾阴与肾阳转化规律研究

在长期观察人体生理、病理现象和不断积累医疗经验的基础上,中国古代哲学中的精、气、阴、阳说,被赋予了人体生理、病理、诊断和防治等医学内涵。肾的精、气、阴、阳居于肾中,四者之间互根互用,不可替代,是中医基础理论的肾藏象的重要组成部分。依阴阳属性区分之,肾精包含肾阴精与肾阳精;肾气可分肾阴气和肾阳气,肾阴应包含肾阴精和肾阴气;肾阳包含肾阳精与肾阳气。现代研究证实干细胞具有先天之精属性,肾精与干细胞有高度的同一性。明辨肾的精、气、阴、阳的现代科学内涵对中医基础理论的研究大有裨益。

（一）肾精

在《黄帝内经》中无"肾精"一词,但有"肾藏精"的描述。《灵枢·本神》曰:"肾藏精。""肾者,主蛰,封藏之本,精之处也。"(《素问·六节藏象论》)肾精包括两个方面。一方面是受之于父母,禀生而来的先天之精。《灵枢·决气》曰:"两神相搏,合而成形,常先生身,是谓精。"《灵枢·本神》言:"生之来,谓之精。"《灵枢·经脉》亦说:"人始生,先成精,精成而脑髓生。"另一方面受之于五脏,饮食水谷所化的后天之精。"受五脏六腑之精而藏之。"(《素问·上古天真论》)肾藏先天之精,接受并储藏其他脏腑的精气。《黄帝内经》中所论肾所藏之精,在宋代严用和《严氏济生方·五脏门》中概称为肾精,为肾精一词较早的记载。

（二）肾气

肾气与生俱来,藏于肾中。《黄帝内经》对"肾气"有较为经典的论述,揭示了肾气在主生殖发育及维

持生命活动中的重要作用,肾气的盛衰决定着人生、长、壮、老、已的全部历程。结合《黄帝内经》中"精化为气"(《素问·上古天真论》)及肾藏精的相关论述,应理解肾气是肾中所藏之精发挥其推动、温煦等作用的部分,是由肾中所藏之精化生而来。人体先有肾中所藏之精,然后才有肾气。《黄帝内经》无"肾阴""肾阳"之名,在讨论肾的生理病理时概称肾气。肾气虚则厥、高骨乃坏、骨枯髓减、骨痿等;肾气实则胀、五脏不安、骨痹挛节;肾气热则"腰脊不举,骨枯而髓减,发为骨痿"。

(三)肾的精、气、阴、阳关系

肾精、肾气与肾阴、肾阳是建立在不同认识层面上的概念,属于肾中不同形态的精微物质。《黄帝内经》的诸多论述中,"精"与"气"互通。肾精、肾气,通称为肾中精气,是中医学早期对肾的物质基础及生理功能的初步概括。肾阴、肾阳是与"阴阳学说"结合对肾的物质基础及生理功能的深入认识。张介宾在《景岳全书·新方八略引》中明确指出:"以精气分阴阳,则阴阳不可离;以寒热分阴阳,则阴阳不可混,此又阴阳邪正之离合也。"以精气分阴阳,无疑是精属阴而气属阳。肾精乃禀赋先天的遗传物质,为有形之物,内含肾阴精、肾阳精;精散为气,气分阴阳,肾气应包括肾阴气和肾阳气;肾精和肾阴效应偏于滋养和濡润,肾阴应包含肾阴精和肾阴气,对各脏腑组织器官有滋润作用。肾气和肾阳功用重在推动、温煦与固摄,肾阳包含肾阳精与肾阳气,发挥温煦机体、促进气化作用。

现代医学认为,DNA承载着所有遗传信息,通过DNA复制传递给子代。肾所藏的先天之精与DNA在来源、维持生物正常生长发育与生殖、维持机体自稳态等方面都具有相似之处,类似于DNA上的碱基对或是碱基序列上所蕴含的遗传信息。干细胞具有"自我更新"和"多向分化"的能力,是机体生长发育及组织修复的源泉,与肾精变化存在一致性。

沈自尹院士提出,干细胞具有先天之精的属性。肾所藏之精可相应于胚胎干细胞以及其他分化为各种组织器官的成体干细胞,保证了机体和脏腑组织正常的形态和功能的维持。人出生后,干细胞作为先天之精以成体干细胞形式继续存在。干细胞既可以定向分化为神经细胞、胰岛β细胞、免疫细胞等,又具有神经-内分泌-免疫网络作用的分子基础。补肾益精中药血清可提高成熟促进因子调节亚基周期蛋白Cyclin B1的表达水平,促卵丘细胞-卵母细胞复合体体外成熟,显著提高实验小鼠卵裂率、体外受精百分率及顶体酶活性,还可促进精原干细胞增殖分化的作用,改善小鼠睾丸组织形态,促进小鼠生精功能恢复。

肾主生长、发育和生殖。机体的生长、发育、生殖都需要有核酸、蛋白质的合成和细胞的分裂、分化,而中心法则的实现过程正是蛋白质的合成和遗传物质的倍增、传递过程。从肾功能逆向思维肾本质,可以从细胞水平、分子水平、基因水平入手,干细胞是肾精在细胞层次的存在形式,肾精化气是动员肾藏精的生理功能而调节NEI网络、激活内源性干细胞及发挥微环境的作用的一个过程。

肾阴为一身阴气之源,能抑制和调控脏腑经络的各种功能,抑制机体的新陈代谢,并减缓精血津液化生为气或能量。胡兵等研究提示滋肾阴经典方剂左归丸在体外可以一定程度抑制干细胞的分化和凋亡,促进干细胞增殖及细胞周期的进程,同时还可以促进干细胞Wnt、Oct4等基因的表达,下调P16INK4a基因的表达。

自20世纪50年代末,沈自尹等发现肾阳虚患者存在尿17-羟皮质类固醇含量值低下,下丘脑-垂体-肾上腺皮质(HPA)轴、下丘脑-垂体-性腺轴(HPG)、下丘脑-垂体-甲状腺轴(HPT)不同环节(层次)、不同程度的功能紊乱。随后从方剂辨证思路、分子生物学、信息医学等角度切入,通过大量实验研究证实,肾阳虚证涵盖神经内分泌免疫网络失衡,其调控中心在下丘脑,温补肾阳能通过生长激素轴、性腺轴、淋巴细胞凋亡3个方面的网络机制有效地调节"神经-内分泌-免疫网络"。

温肾阳经典方剂右归丸可以在一定程度上抑制H_2O_2诱导干细胞凋亡,并可以促进干细胞Notch基因表达,抑制P16INK4a基因表达。中药淫羊藿有益精气、补助肾阳的作用,沈自尹等用淫羊藿的提取物淫羊藿总黄酮(EF)和淫羊藿苷,观察到能激活NEI网络中生长激素类相关因子基因,可显著上调生长激素(GH)、生长激素释放激素(GHRH)及胰岛素样生长因子结合蛋白(GFBP)、神经生长因子(NGF)等基因表达,促进肾上腺皮质干细胞和神经干细胞定向分化和迁移归巢。

二、肾阴、肾阳转化规律

（一）肾阴、肾阳转化规律的历史溯源

肾阴阳转化概念的形成在中医理论体系中比较晚，是后世医家在再前期研究基础上提出和完善的一个理论。肾阴阳转化的规律是伴随着肾阳、肾阴概念的形成逐渐发展和完善起来的。

《难经》首先提出"肾阴、肾阳"转化的初步特征，提出了左为肾右命门的学说，其中隐含了肾阴阳对峙之理，指出了肾阴、肾阳的对峙的特点。由于肾阴、肾阳隶属于人体阴阳的一部分，而阴阳理论具备的阴阳转化特征：生、克、制、化，已经初步具备。后由于肾阴、肾阳大多以肾气统称，两者的转化特征也未明确辨析，此后一直延续至今。

宋代中、晚期始将肾气初步分为"真阴"与"真阳"两方面，两者个性及其转化逐渐重视起来。如最先发展起来的概念是肾阳，如王焘在《外台秘要》中，根据《易》理，对肺肾关系进行了发挥："肺为五脏之华盖，若下有暖气，蒸即肺润。若下冷极，即阳气不能升，故肺干则热。《周易》有否卦，乾上坤下，阳阻阴而不降，阴无阳而不升，上下不交，故成否也。"在理论上萌芽出了肾阳（暖气）、肾阴（肺润）的概念，也初步揭示了两者相辅相成、互相配合的关系。

宋金元时期是肾阴肾阳理论的发展关键时期，肾阳、肾阴概念得以形成。张元素《脏腑标本寒热虚实用药式·命门》云："命门，为相火之原，天地之始，藏精生血。"首次指出了肾是阴水阳火的统一体："肾为水脏，而真阳居于其中，水亏则真阳失其窟宅。"指出肾阴、肾阳均在肾之中，并分别指出两者的关系类似于五行中的水火关系。同时强调："肾火与水并处，水不足，火乃有余。"肾阴不足会导致肾阳上亢，揭示了阴虚阳盛的病理转化特点。

金代医家发展了《难经》左肾右命门学说，肾阳的概念为右肾命门火。

许叔微在《普济本事方》中论述"二神丸"将肾气比做"火力"的论述，认为肾内存在有"釜底之火"，较明确地指出了肾阳的生理功能。

宋代严用和作《济生方》，更发展了许叔微之论，出现了"坎火""真阳""真火"的概念。金代的刘完素发挥相火理论，倡导"命门相火说"，认为："左肾属水，男子以藏精，女子以系胞，右肾属火，游行三焦，兴衰之道由于此。故七节之旁，中有小心，是言命门相火也。"从此以后，右肾命门便被赋予了属火属阳的特性。

朱震亨在师承了寒凉派刘完素火热病机的基础上，又参之以"太极"之理，进一步加以阐发和补充而发展起来相火、肾阴虚火旺的学说，对肾阴虚概念的形成起到了关键作用，提出火有君火、相火之分。朱震亨说"心，君火也"，认为相火在肝肾，相火妄动易煎熬真阴；提出"阳常有余，阴常不足"的理论，肾阴的概念得以明确。在肾阴肾阳的相互关系上，朱震亨重视肾阳，说"天非此火不能生物，人非此火不能有生"，可见相火指推动人身生生不息的原动力，又指出肝、肾、胆、三焦为相火的根源，主要发源于肾，君火、相火只有互相配合，才能温养脏腑，推动人身的各种功能活动。同时，肾阴也指出具有与肾阳相反相成的功能。相火之性易起，若五志之火变动反常。相火既有推动人身生命活动的一面，如果反常妄动，又有"煎熬真阴"，而使人生病的一面，因此，在临床治疗中，朱震亨强调"滋阴降火"。同时，在"相火论"的基础上，朱震亨又于《阳有余阴不足论》中创立"阳常有余，阴常不足"之说，对后世临床和肾阴、肾阳的转化特征产生极大的指导。

明清时期，由于命门学说的兴起和发展，肾阳、肾阴的概念有了新的发展，摆脱了《难经》"左肾右命门"的说法，形成了真阴、真阳为全身阴阳之本的理论，同时，阴阳转化的特征和规律也明显得到体现。

贡献最大的当属明代医学大家张介宾。他在《景岳全书·传忠录》中说："命门为元气之根，为水火之宅，五脏之阴气非此不能滋，五脏之阳气非此不能发。"后世由此分离出了肾阴和肾阳的概念。整体而言，肾阴和肾阳都是肾中精气的一部分，也就是说肾精是由阴精和阳精两部分物质构成，属于阴的部分肾精即为肾阴，又称元阴、真阴，起滋养濡润的作用；属于阳的部分肾精即为肾阳，又称元阳、真阳，起温煦蒸化的作用。

明代医家临床治疗已明确认识到补肾当有滋肾阴、温肾阳的区别。如李时珍指出："虽云补肾，不分水火，未免误人。"张介宾指出："阴阳者，一分为二也。"他深究阴阳互损之理，并发挥王冰"益水之源，以消阴

翳""壮水之主,以制阳光",主张"阳非有余,阴常不足",补肾要求"阴中求阳""阳中求阴",在六味丸、八味丸的启发下,创制左归丸、右归丸大补肾阴肾阳。到此,肾阴、肾阳的理论体系已经较为完整,两者转化关系的特征也十分明确,并且在临床治疗中发挥指导作用。

(二)肾阴、肾阳转化规律生理解读

明清时期学术著作是研究肾阴阳转化规律的重要参考。明·赵献可认为人之两肾之间为命门,为一身之太极,有质无形,为人体生成之本,人始生先有命门,而后再生成五脏。命门左右各有一窍,为先天之水火,滋润并推动人体各脏腑气血运行。初步提出肾精(阴)气(阳)互生的关系,为研究肾阴、肾阳的转化提供了理论基础。明代李中梓《内经知要·道生》曰:"气为水之母,气足则精自旺也。"

总体而言,历代医家强调肾精及其化生的肾阴、肾阳及肾气是人体机体活动的根本,对机体各个方面的生理活动起着极其重要的作用。为了全面阐明肾中精气的生理效应,将肾中精气的生理效应概括为肾阴和肾阳两个方面。

正常情况下,对机体有温煦、激发、兴奋、蒸化、封藏和制约阴寒等作用者称之为肾阳,亦称为元阳、真阳、真火;对机体有滋润、宁静、成形和抑制过度的阳热等作用者称之为肾阴,亦称为元阴、真阴、真水。肾阳能促进人体的新陈代谢即气化过程,促进精血津液的化生并使之转化为能量,使人体各种生理活动的进程加快,产热增加,精神振奋。肾阴则抑制或减缓人体过度的新陈代谢,使精血津液转化为能量减少,各种生理活动的进程减慢,产热相对减少,并使气聚成形而化为精血津液,精神也趋于宁静内守,二者相反相成,相互影响和转化,共同调节、协同调控人体的脏腑功能活动和精血津液的代谢过程,构成人体阴平阳秘的正常生理功能。

(三)肾阴、肾阳转化规律病理解读

如肾阴不足或肾阳亏虚,肾阴与肾阳失衡,人体就会表现各种各样的疾病。肾阴虚的主要症状有腰膝部位酸痛,头晕或耳鸣,听力下降,口干咽燥,烦热,手足掌心发热,晚上出汗,大便干结,男子遗精。脉搏细弱无力或脉搏细弱快速。舌体红,舌苔少。肾阴虚证,往往有阴虚火旺症状。肾阳虚的主要症状有:腰膝部位酸痛或疼痛寒冷,畏寒,四肢冰冷,精神萎靡,小便不顺畅或失禁遗尿,男子性功能下降,更可有阳痿,女子不能怀孕,有时还出现水肿。脉搏细弱或要重按。舌体胖大,有白色舌苔。但是,肾阴和肾阳在生理上相互影响。阴阳是不可分开的双方。在病理上,肾阳虚或者肾阴虚不是单独发生的,一方症状的变化会转化成另一方面的病变。最终病变是肾阴、肾阳两者的症状会相互转化。因此,最终的临床病变的结果往往是阴阳俱虚,甚至是阴阳相互格拒、阴阳离决,人体最终死亡。

疾病症状及其病因常有肾阴、肾阳虚弱轻重之分,但是很多情况下是相互转化的。因此临床用药必须灵活掌握恰当适度为宜。

因肾阴与肾阳之间往往相互影响,在疾病发展过程中,若肾阴亏损长期不得改善,常可影响到肾阳,而导致阴阳两虚,亦即"阴损及阳"。相反若是肾阳虚损长期不得改善,也可变化为阴阳两虚,这情况又称为"阳损及阴"。临床疾病的最后阶段,往往导致阴阳俱虚。

所以在治疗中,多数采用补阴配阳或补阳配阴,或阴阳并补,以促使内在阴阳的平衡。至于阴阳并补时,以补阴为主,还是补阳为主,则要视乎程度来厘定辨证施治的侧重点。明代张介宾也主张在补肾阴时,不可过猛致使阳气受伤。相反,补益肾阳时,也不可过度而损耗了阴气。治阴虚时应注意维护阳气,治阳虚要注意维护阴气。提出了"善补阳者,必欲阴中求阳,则阳得阴助而生化无穷;善补阴者,必欲阳中求阴,则阴得阳升而泉源不竭"。因此在临床治疗疾病时,要注重阴阳并重,平补阴阳。他的这些主张直到现在仍为人们遵循,所创肾的补益方剂仍然普遍应用。

因此,肾阴阳转化虽然是一个复杂的体系,但是阴阳的互生互助是其特点,阴阳虽然有周期性的消长,但是总体的转化趋向还是阴阳平衡。基于此,在临床上,肾阴阳相互转化有以下几个方面的体现:①阴阳并重,以平为期;②阴阳互生,水火既济;③阴中求阳,阳中求阴。

(四)肾阴、肾阳转化规律的临床研究

肾虚有肾阴虚、肾阳虚之分,调和肾阴阳是治疗诸多疾病的根本治疗法则和指导思想。"阴阳互根、水火同源"的治疗学思想始于《黄帝内经》,明代张介宾根据此理论,提出"善补阳者,必于阴中求阳,则阳得阴助而生化无穷;善补阴者,必于阳中求阴,则阴得阳升而泉源不竭"的治疗法则,"阳中求阴"的代表方为左归丸,"阴中求阳"的代表方为右归丸,开创了中医补肾法的创新思维,也极大地指导肾阳虚、肾阴虚的辨证论治和临床治疗。

上海中医药大学附属龙华医院骨伤科团队在1986年首次报道了"补肾益精法"治疗骨质疏松症,发表在《中医杂志》上。在临床效果突出的基础上,开展了一系列的分子机制研究。后续研究揭示,温肾阳和滋肾阴药物能够通过改善骨重建过程来治疗骨质疏松症。

施杞研制了温肾阳颗粒、滋肾阴颗粒,临床治疗骨质疏松症取得很好的疗效。温肾阳颗粒主要药物组成是淫羊藿、补骨脂、女贞子、川牛膝等,滋肾阴颗粒主要药物组成是女贞子、墨旱莲、淫羊藿、川牛膝等。团队临床试验研究完成了温肾阳和滋肾阴颗粒治疗原发性骨质疏松症的随机双盲双模拟、安慰剂对照、多中心临床试验研究(共计200例),发现温肾阳颗粒明显缓解患者疼痛、减轻肾虚证候,改善生活质量,而滋肾阴颗粒明显提高患者腰椎骨密度。

遵循补肾基础上的肾阴阳失衡相关治疗,遵循"阴阳并重,以平为期"的原则,在临床治疗上通用阴阳相互转化的规律,多阴中求阳,阳中求阴。临床常见的右归丸和左归丸。上海中医药大学附属龙华医院制订了温肾阳、滋肾阴颗粒治疗POP多中心、随机、双盲、安慰剂对照临床研究方案,在 Clinical Trails 注册,并完成了长期观察与随访。证明了温肾阳、滋肾阴颗粒治疗POP总有效率均在90%以上,并能够缓解患者疼痛,提高患者骨密度。说明骨质疏松症的治疗应该在补肾的治疗法则的基础上,有所侧重肾阳、肾阴的区别,这样才能取得很好的治疗效果。

沈自尹等认识到调整肾的阴阳,是提高补肾疗效的关键,而且肾的阴阳失调,亦是肾虚的核心问题。这一阶段,收治了88例支气管哮喘、硬皮病、神经衰弱、功能性子宫出血、红斑性狼疮、妊娠毒血症等。在治疗过程中,找寻最有效的调整阴阳、重视阴阳互根,提高疗效,并试图以现代医学科学方法加以探索其规律。

调和肾阴肾阳还应用于不孕不症的研究。近年来,中医认为该病证属肾虚,治宜补肾,并有多人仿"人工周期"疗法,以补肾为主,施用"中药人工周期""促排卵汤""促黄体汤"等,以促进排卵和月经的恢复。

总体而言,方药组成不尽相同,但是调和肾阴肾阳各有侧重。对其机制,多从中西医结合的角度探讨,认为补肾法调节了下丘脑-垂体-卵巢轴之间的功能,使排卵功能得以恢复。有学者从中医学角度探讨肾阴肾阳消长转化规律与排卵的关系及其对临床的指导意义。中医学认为排卵期是从阴向阳转化的过程,此过程的失调可以导致不孕症的产生。此时需要调和阴阳,从温补肾阳、滋补肾阴的角度调整黄体的转化,调整免疫系统,治疗不孕症,取得很好的治疗效果。潘文奎等从阴阳互生和调和肾阴肾阳角度阐述甲状腺功能低下的原因在于阴损及阳,因此治疗的机理在于调整阴阳。治疗上多用六味地黄丸加入菟丝子、肉豆蔻等补肾中药为主,起到滋补肾阴以复肾阳的作用,进而发挥平补阴阳的作用,通过治疗甲状腺功能低下的症状,取得较好的临床治疗效果。

有学者采用六味地黄汤治疗糖尿病辨证属于下消者,采用"阴中求阳、阳中求阴"的治疗思路,用三分阳药、七分阴药的配伍,从阴阳互生和变化的角度,阐述调整肾阴和肾阳对于治疗糖尿病的意义,有效消除糖尿病的症状。糖尿病属于中医的消渴,多是由于饮食不节,燥热偏盛,阴津耗损,燥热为标,阴虚为本。相互影响。因此在临床,要调和肾阴、肾阳,改善糖尿病症状。

近年来,在治疗再生障碍性贫血和急性白血病(急性淋巴细胞型白血病,简称急淋;急性粒细胞型白血病,简称急粒;急性单核细胞型白血病,简称急单)的过程中,观察到调整肾阴肾阳能够明显影响骨髓象的动态变化,调和肾阴、肾阳可以用来治疗骨髓相关疾病。

(五) 肾阴、肾阳转化规律的基础研究

肾阴阳的研究伴随着阴阳研究的进展,目前取得很大的进展。尤其是在阴阳实质的研究上,已经从社会学、发生学、动物学、组织学、细胞水平和分子生物学水平开展。在生物医学水平,阴阳用来描述RNA、基因与蛋白、人体激素和细胞的研究。从中描述人体内即相互矛盾,同时又不可分离、且能相互支持的双方形成稳定的结构单元。目前的相关生物分子机制研究取得了重要的进展,从不同水平上阐述了肾阴阳转化的本质及相互转化的规律。

在细胞水平等从成骨细胞和破骨细胞来源的同一性,认为成骨细胞和破骨细胞在骨稳态内是典型的阴阳关系,成骨细胞及其主导的骨生成属于"阴",破骨细胞及其主导的骨吸收属于"阳",二者动态平衡发挥维持骨稳态的作用。进一步根据"肾主骨"等理论的指导,简单类似于"骨阴、骨阳"的结构,其间存在的生、克、制、化关系,阳性、阴性调控因子,阴阳属性的相对性等方面,阐释骨稳态中成骨细胞、破骨细胞的阴阳属性。由于骨吸收和骨生成是相互转化和相互平衡的,两者通过细胞因子等作用,发生周期性的骨重建和骨吸收,维持人体骨骼系统的正常功能(图4-35)。

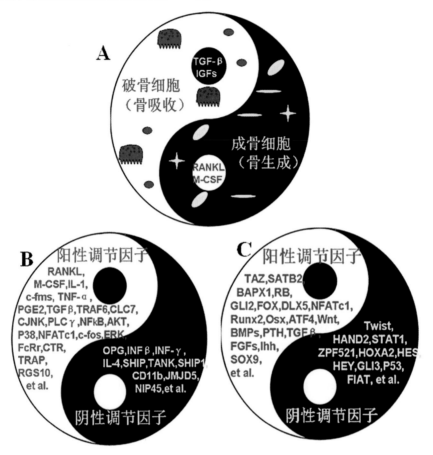

图4-35 中医"肾主骨"理论指导下骨内阴阳属性的探讨

A. 骨稳态中成骨细胞及其主导的骨生成属于"阴"和破骨细胞及其主导的骨吸收属于"阳";B. 根据破骨细胞分化和发育过程中刺激和抑制的作用,将破骨细胞发育过程中的不同作用调控因子分为下一层次的"阴"和"阳";C. 根据成骨细胞分化和发育过程中刺激和抑制的作用,将成骨细胞发育过程中的不同作用调控因子分为下一层次的"阴"和"阳"

温肾阳、滋肾阴颗粒治疗骨代谢疾病的具体分子机制为:一方面,补肾阳和滋肾阴药物通过提高成骨细胞成骨活性增加骨生成来治疗骨质疏松症;另一方面,通过抑制破骨细胞的活性,减少破骨细胞对骨的吸收来治疗骨质疏松症。

上述研究在分子机制上揭示补肾阳和滋肾阴药物综合治疗骨质疏松症的机制:双重调控骨骼稳态,达到骨骼的阴平阳秘。其中治疗的理念,体现了"肾主骨"、肾阴肾阳的转化,也为以后相关理论指导下治疗骨代谢疾病、恢复骨骼系统的阴阳平衡提供了理论和临床依据。

随着分子生物学机制的进展,从成骨细胞角度阐述了温肾阳、滋肾阴颗粒中药及其有效组分能够刺激间充质干细胞向成骨细胞的发育,抑制骨丢失。本研究团队分子机制还发现:淫羊藿苷(淫羊藿活性成分)可激活成骨细胞中β-catenin信号通路,提高成骨细胞中骨形态发生蛋白BMP-2、BMP-4和BMP-7以及RunX2等mRNA和蛋白的表达,进而促进成骨细胞中碱性磷酸酶(alkaline phosphatase,ALP)和骨钙蛋白(osteocalcin,OC)等成骨相关基因的表达,诱导成骨细胞分化;补骨脂素(补骨脂活性成分)可激活成骨细胞中 BMP 信号途径,提高成骨细胞中 BMP-2 和 BMP-4 等 mRNA 表达水平,增加成骨细胞中 ALP 的活性,促进成骨相关基因 I 型胶原、OC 和 BSP 等的表达,诱导成骨细胞分化;齐墩果酸(女贞子活性成分)增加去卵巢大鼠骨小梁厚度,增加成骨细胞数目和活性以及成骨特异性蛋白骨钙素和 RunX2 蛋白表达,从而促进成骨细胞分化。但是上述中药及其有效组分对破骨细胞的调控作用及其分子生物学作用机制还不清楚,虽然前期发现蛇床子素能够抑制去卵巢骨丢失以及骨吸收指标的表达,但是尚缺少温肾阳、滋肾阴颗粒其他药物的对破骨细胞功能和活性的分子机制研究,因此有必要继续分别从温肾阳、滋肾阴颗粒双重调控破骨细胞和成骨细胞角度揭示了"肾主骨"的科学内涵。

三、展望

中医"肾精、气、阴、阳"理论经历代医家、学者不断发展,日益完善。现代医学从 NEI 网络着手在分子水平揭示了肾藏精对人体生命活动的调节功能,干细胞具有先天之精属性,肾精与干细胞有高度的同一性。DNA 和干细胞则分别在分子、细胞水平揭示了肾精的生物学本质;而肾阴精、肾阳精的基因差异表达及干细胞定向分化尚不明确,肾气对调节 NEI 网络、激活内源性干细胞及发挥微环境的作用过程有待进一步深入探索。肾阴、肾阳对人体各种脏腑经络的各种功能的调控亦缺乏现代科学释义。

"从肾论治"相关疾病的生物学机制研究虽已达到基因、干细胞水平。随着中医古籍研究的深入和现代医学的发展,生命科学研究进入了"组学时代",基因表达的多级调控机制将被逐渐深入揭示。将为系统地阐述中医"肾精、气、阴、阳"藏象理论和生物学基础,揭示"从肾论治"肾系统相关疾病的生物学机制,为临床防治相关疾病提供科学依据。

关于肾阴阳转化的研究,临床主要研究的目标还是找到具体治疗人体疾病的内在规律和联系。需要进一步开展中医肾阳肾阴转化的研究,拓展中医研究的手段,拓展研究的深度。

1. 中医理论的指导作用 未来的研究要注重中医肾阴、肾阳的研究。运用温肾阳方、滋肾阴方来治疗骨质疏松症,虽然治疗效果都很好,但是分子机制上仍需要很好的阐述。在"肾主骨""补肾壮骨"等理论的指导下,展开对肾阴、肾阳转化理论及其调控成骨细胞和破骨细胞而治疗骨代谢疾病中的作用研究,并在此基础上进一步阐述温肾阳、滋肾阴作用于成骨细胞和破骨细胞的疗效差异及其分子基础的相同和不同之处,需要后续的研究来支持。

2. 综合运用当代科学技术 "组学"技术是目前大量筛选生物化学指标的有效技术之一。也是目前最为完善的当代研究复杂系统的技术手段。中医学在这过程中可以有效借助于这些研究技术。比如对中医"证"的实质的研究。基因组学、蛋白质组学、代谢组学等技术,完全可以采用中医理论指导,研究中医的证候。组学技术的诞生使大量的蛋白和生物学指标的检测成为可能,能够检测人体内的动态变化,因此,对未来中医"证"的研究及肾阴、肾阳转化有很高的借鉴意义,是未来交叉学科研究的热点之一。

3. 紧密围绕的辨证论治 临床治疗是基础中医学存在和发展的基础,而中医药治疗最终的目的是恢复人体的阴阳平衡、阴平阳秘的状态。肾阴阳平衡是阴阳平衡的关键环节,也是证型转化中极其重要的一环。因此,阴阳互根、互生是转化的重要研究切入点。

4. 药物开发可以作为研究的突破点 由于药物开发技术手段的成熟,临床安全有效药物的迫切需要,药物开发可以作为未来研究肾阴阳转化的切入点。由于药物研究的突破,进而获得临床治疗效果。一方面通过药物研究获得临床数据、中医理论的完善,另一个方面,能够获得转化资金支持,促进科研的投入,进一步推进中医的发展。这样形成良性循环,完善中医学相关理论,构建新的学术思想体系。

第三节 中医"肾藏精"藏象理论本质与中西医融合

一、中医"肾藏精"藏象理论现代生物学内涵

根据肾藏象基本涵义,肾藏象既包括脏腑实体,脏腑既是肉眼可见的解剖器官,也是长期以来人们对生理病理现象的观察和反复的医疗实践,以治疗效应来分析和反证机体的某些功能的集中体现。肾藏象

与现代生物学的关系在整体上表现为肾与神经体液内分泌系统的关联,局部表现为肾所主的具体功能,两者相辅相成,整体调控局部,局部反映整体的基本状态。

（一） 肾藏象与神经-内分泌-免疫-循环-微环境网络、干细胞的整体关联性研究

肾藏精之"藏"不仅狭义地体现为贮存、封藏精气,广义来说"藏"还包括肾对肾精的贮藏、输布、转化、利用、排泄等代谢及调节全过程,并且这一过程还会随着季节的变化做出适应性调节。所以肾藏精主要是指肾对机体基本生命物质(肾精)的调节作用。马淑然等研究表明肾主生殖功能在冬季减弱,在夏季增强。冬天肾以贮藏精气为主,将精转化为机体生理效应的功能减弱,因此,肾贮藏精气功能增强而生殖能力反而下降。夏天时,夏气具有亢旺之性,且心火下温肾阳,肾封藏精气功能减弱,而以将肾精转化为生理效应的功能为主,所以,夏天生殖能力增强。这说明肾对肾精的调节作用是复杂的、多方面的,在肾对肾精的调节过程中,可能至少存在着两类不同的调节。

神经-内分泌-免疫(NEI)网络及干细胞研究是21世纪生命科学最重要的研究领域之一。肾精的变化与神经-内分泌-免疫-循环-微环境(NEIC-Me)网络、干细胞生物学功能变化趋势一致。自然衰老人群NEIC-Me指标水平下降,自然衰老小鼠干细胞数量减少,分化能力降低。NEIC-Me作用于干细胞,调节干细的功能状态。人在生长壮老的过程中肾精的变化与"NEIC-Me"变化趋势具有趋同性,而NEIC-Me系统与全身多系统具有密切关系,肾藏象与NEIC-Me功能本质上具有统一性。综合文献及实验研究成果,在整体层次,肾藏精表现为神经-内分泌-免疫网络的调控作用;在细胞层次,肾藏精主要或部分体现为干细胞及微环境的调和状态。从肾论治的作用机制可能包含动员肾藏精的生理功能而激活内源性干细胞以及发挥微环境的作用。

肾藏精的现代实质在于局部微环境依赖的干细胞自我调控系统,受神经内分泌系统调控。胚胎干细胞具先天之精的属性,是先天之精在细胞层次的存在形式。从来源上说,先天之精即禀受父母的生殖之精,即精卵结合后的全能干细胞;从功能上说,精的繁衍生殖功能、生长发育功能、生髓功能、主骨功能、化血功能均由生殖干细胞、成体干细胞、骨髓干细胞、骨髓间充质干细胞、造血干细胞等执行。肾精包涵先天之精和后天之精,干细胞的内在基因调控及其对微环境的反应模式属于先天之精的内涵,成体干细胞的微环境调控系统则属于先天之精和后天之精结合形成的肾精的重要内涵。肾通过NEIC-Me网络调控身体功能,肾精与干细胞二者来源相似,均先身而生;分布相同,均具有维持正常组织结构和功能活动的作用;功能相近,均关系着人的生长壮老已生命规律,均具有多向分化的潜能,均与脑髓形成密切相关,均与生殖功能形成相关,因而认为干细胞是肾精实质在细胞水平的体现。

（二） 肾藏象"肾主生殖"的现代生物学研究

人体的生、长、壮、老、已整个生命发育与生长的过程有赖于肾精及所化肾气的作用。"肾主生殖"主要源于肾藏精,肾精是促进人体生长发育与生殖的重要物质。肾所藏之先天之精影响人体先天禀赋,后天之精及脏腑之精的充盈是人体后天发育之条件。在一定生长发育阶段,肾精充盈到一定程度产生天癸物质,人体具备生殖能力,表现为女子14岁左右月经来潮,男子16岁左右精气溢泻。从现代生物学看,肾藏象与生殖关系主要体现为生殖内分泌激素表达水及其调控。

1. 肾藏象与生殖内分泌激素水平的关系　关于肾主生殖理论的研究,目前多从下丘脑-垂体-性腺轴解释这一理论机制。下丘脑是性行为的调节中心,它将所接受的神经信息在细胞内转化为合成激素的信息,分泌促性腺激素(GnRH)释放入血,促进腺垂-体释放促卵泡生成素(FSH)和促黄体生成素(LH),FSH、LH又调节性腺激素(睾酮、雌二醇等)分泌。现研究发现,卵巢生理除由传统下丘脑-垂体-性腺轴调控外,还具有更直接的调节系统,即肾素-血管紧张素(RAS)系统,对性激素的生成、卵细胞的成熟、排卵及黄体形成等卵巢生物学行为发挥重要的调节作用。下丘脑-垂体-肾上腺功能低下,NEIC-Me微环境紊乱患者,其多项性激素水平发生异常,可导致生殖能力损害。

从胚胎的发生和发育的角度上看,肾脏与性腺组织具有同源性。肾和睾丸/卵巢都是从体节外侧的间介中胚层发育而来,胚胎发育至第3周,生肾索形成,至第五周,生肾索演变成尿生殖嵴,之后由此逐步分化出睾丸/卵巢和肾。从分子基因和蛋白水平,肾脏中不但有促黄体生成素受体(LHR)的表达,还有参与性激素合成的酶类物质以及调控这些酶类物质的因子存在,这些都为本研究团队阐明"肾主生殖"的机制提供了有力的现代科学依据。

2. 肾藏象与生殖相关物质的表达调控机制 补肾益精中药可诱导胚胎干细胞和人早孕流产胚胎脐带间充质细胞向生殖细胞分化。促进精原干细胞增殖分化作用,改善小鼠睾丸组织形态,促进小鼠生精功能。蒋小辉从补肾中药复方对顶体功能的影响来探索其调控精子受精能力的作用机制。实验表明补肾中药复方能显著提高小鼠精子的顶体酶活性。

王宁等对白消安致小鼠无精子症模型用灌胃方式给予五子衍宗丸和金匮肾气丸,通过基因芯片技术进行数据分析,结果表明金匮肾气丸在促进生精过程中的基因表达,以正向促进作用为主,五子衍宗丸以负向抑制作用为主。五子衍宗丸对生精干细胞的刺激作用更明显,能显著提高生精细胞的数量;而金匮肾气丸在刺激生精干细胞同时,对细胞的保护作用明显强于五子衍宗丸。

金匮肾气丸组小鼠睾丸组织中,lrp 的表达高于五子衍宗丸小鼠,lrp 基因编码的低密度脂蛋白受体相关蛋白可以介导细胞的内吞作用,而服用五子衍宗丸小鼠非特异免疫相关信号途径中的基因如:MKK4/7、MKK3/6、IL-3、TNF-α 和 P38 等明显上调,而趋化因子途径的相关基因如 JAK、Stat、NF-κB 和 I-κB 等明显下调。说明五子衍宗丸在增强免疫功能的同时抑制了趋化因子信号通路凋亡相关的一些基因的表达,而金匮肾气丸可能通过影响细胞增殖相关的多个信号通路刺激生精细胞的再生。

尹巧芝研究了左、右归丸对去势大鼠阴道 ER 的影响,对于增加去势雌性大鼠阴道固有层血管数量的机制,认为左归丸是通过促进去势雌性大鼠阴道 ERα、ERβ 蛋白及 mRNA 表达、右归丸通过促进去势雌性大鼠阴道 ERβ 蛋白及 mRNA 表达;左、右归丸可调节去势雌性大鼠阴道 Ang-1/Ang-2 mRNA 比值、促进 bFGF mRNA 表达,从而增加去势雌性大鼠阴道固有层血管数量。李海松等对 76 例左归丸治疗肾阴或肾精亏虚型精液异常男性不育患者进行临床观察,发现左归丸在提高精液量、精子密度、精子活动率、液化情况等方面显示了很好的临床作用,同时对提高体内睾酮、促黄体生成素水平也有一定的作用。以上研究证明补肾药物对生殖功能有提高作用

(三)肾主骨、生髓的深化研究

肾主骨、生髓。骨的生长发育与肾精关系密切,即骨的生长状况可以反映肾精充盛与否。根据肾主骨生髓基本内涵,现代生物学研究方向集中于肾对骨代谢的影响,肾主骨与骨髓间充质干细胞的关系,肾主骨与骨质疏松症的研究,肾对骨髓造血能力的关联等。

1. 肾主骨与 NEIC-Me 干细胞与骨骼系统 中医理论认为肾主骨、生髓。因为肾藏精,精生髓,髓养骨,骨的生长发育与肾精关系密切,即骨的生长状况可以反映肾精充盛与否。

对骨质疏松症患者 NEIC-Me 网络指标分析提示 TSH、IL-2、INF-γ、TGF-β 在该类疾病发展过程中起到核心的作用。小鼠动物模型研究发现,皮质酮可导致骨髓间充质细胞微环境紊乱,干细胞成骨分化功能异常,骨量减少。补肾益精中药有效组方可改善骨髓间充质干细胞微环境,调节 β-catenin、BMP、Noth 等信号通路,促进干细胞成骨分化,促进骨生成,增加骨量。

2. 肾与骨盐代谢的关系 肾的功能概括为解剖学意义上的肾脏功能和综合概念意义上的肾的功能两个方面。解剖学肾脏对骨代谢的影响主要表现在肾脏 1α 羟化酶的活性及对钙磷代谢的调控上;骨代谢肾脏以外的调控,主要体现在肾通过作用于下丘脑-垂体-靶腺轴,促进或抑制骨代谢相关激素的释放,来发挥对骨代谢的调节作用,包括骨骼组织局部微环境各种调节因子的功能。如雌激素刺激成骨细胞和抑制破骨细胞活动、加速骨骼生长、同时促进钙盐沉积和骨骺的愈合。

3. 肾与 NEIC-Me 干细胞与血液再生系统 肾主藏精是肾最重要的生理功能之一,精是构成人体和维持人体生命活动的有形精微物质,是生命之源。《中西汇通医经精义·脏腑之官》:"盖髓者,肾精所生,精足则髓足,髓在骨内,髓足则骨强。"故肾精充盈,则髓之生化有源而充满。髓可以化生血液,精足则血旺,精亏则血虚,故有"精血同源"之说。

肾对血液再生具有重要调控作用,NEIC-Me 造血微环境具有重要调控作用,该调控作用与调节造血干细胞的功能具有密切关系。通过补肾益精法,调节干细胞信号转导,影响干细胞沉默和唤醒状态,促进干细胞的增殖分化。对再生障碍性贫血研究发现,补肾益精法可促进造血干/祖细胞增殖和向红系分化,恢复骨髓造血功能,该作用与改善 NEIC-Me 网络,调节 Jak/stat 信号通路,调控造血相关因子表达,改善造血

微环境的生物学功能具有关系。肾藏精与 CD3⁺细胞,CD4⁺/CD8⁺比例、B 细胞、NK 细胞、IL-2、INF-γ、TGF-β 水平具有关联,免疫调控因子水平异常是一些血液性疾病重要的发病机制。

中药淫羊藿有益精气,补助肾阳的作用,沈自尹等用淫羊藿的提取物淫羊藿总黄酮(EF)和淫羊藿苷,观察到能同时激活 NEI 网络中生长激素类相关因子基因表达以及促进肾上腺皮质干细胞和神经干细胞定向分化并迁移归巢。吴顺杰等的研究结果表明,具有温阳补肾作用的参附汤能促进自体移植小鼠造血干细胞的归巢。骨髓造血干细胞属于肾精的一部分,其归巢依赖于肾气的气化和推动作用,肾气充足,气化和推动功能旺盛,造血干细胞归巢的能力提高,速度加快,数量增加。

(四) 肾与脑、髓深化研究

肾和脑相通,肾精生髓以充脑。脑髓是脑的最基本物质,骨髓与脑同属奇恒之腑,与肾有密切联系,肾主骨、生髓、通于脑,均同出于一源,肾的精气充盛,则脑有所养,脑力充足,精力旺盛,记忆力强,对外界事物有较强的分析判断能力,思维敏捷,反应灵敏,足智多谋。反之,肾精亏虚,则意志消沉,神疲乏力,精神萎靡不振,对事物的分析判断能力减弱。如老年人出现的健忘,亦多与肾精亏虚有关。《黄帝内经太素》曰:"肾主脑髓,故咸走髓海也。"

肾与神经系统的现代生物学研究关注老年痴呆等相关疾病的治疗,补肾法对脑神经系统具有改善作用,它通过 NEIC-Me 系统调控多种神经递质的变化,如乙酰胆碱、5-HT、多巴胺、肾上腺素、去甲肾上腺素、儿茶酚胺等。在老年痴呆患者中,上述指标发生明显异常。补肾法可促进神经干细胞增殖和分化,改善大脑的认知能力。该作用与改善 NEIC-Me 网络,调控神经干细胞内 Jak/stat 信号通路,促进神经干细胞向神经元分化有关。颜靖文则通过老年性痴呆补肾益精的治疗角度、老年性痴呆神经干细胞移植的治疗研究,认为肾藏精是干细胞与 NEI 网络功能的综合体现。神经干细胞是肾精的物质体现,是肾精在细胞层次的存在形式,也就是说肾精的物质基础,主要表现在干细胞的功能上,而命火的功能基础,主要体现为 NEI 网络的功能。

(五) 肾主水理论的深化研究

肾主水,指肾有主持和调节人体水液代谢的功能。《素问·逆调论》说:"肾者水脏,主津液。"肾主水的功能表现在两个方面:一是将水液中有营养的津液,通过肾阳的温煦蒸腾,重吸收以再发挥它的应有功用;二是将利用后多余的水液,特别是代谢后的浊毒物质,通过肾生成尿液输送到膀胱,排出体外。

对于肾主水理论的现代研究,除有关发生学的问题外,主要集中于肾主水与水通道蛋白的关系研究上。近代研究发现细胞膜上存在转运水的特异性通道蛋白,目前已分离出 11 个亚型(AQP0 ~ AQP10),而肾脏作为整个机体调节水平衡的主要器官,其水通道蛋白含量也最高,主要集中在近曲小管及集合管和亨利祥的细段。AQP1 位于肾脏近曲小管和亨氏祥降支细段腔膜、基膜及直小血管降部,这种分布及 AQP1 对水的高度特异性在分子水平上很好解释了水重吸收过程,为肾脏水的跨膜运转提供了理论依据。AQP1 对尿液浓缩也起重要作用,敲除 AQP1 基因大鼠不能在脱水状态下浓缩尿液。AQP2 参与肾小球滤过液流经集合管时的重吸收,是肾集合管上皮主细胞内最重要的 AQPs,且参与介导 ADH(抗利尿激素)依赖的肾集合管通透性。太史春等观察了肾气虚模型大鼠肾 AQP2 的表达情况,研究证明肾气虚模型大鼠肾 AQP2 mRNA 及肾 AQP2 表达减少,引起尿量增多。

黄和贤等研究发现肾性水代谢紊乱中存在不同程度的肾 AQP2 表达改变,认为肾 AQP2 表达变化的发现进一步认识了水在体内的转运和尿液浓缩机制,对探讨中医"肾主水"机制有促进作用。水通道蛋白在全身各组织器官均有分布,起到介导水跨膜运转的作用,水通道蛋白的正常表达可能是肾主水液的分子生物学基础。

(六) 肾主纳气理论的深化研究

1. 肾主纳气中医研究 肾主纳气,是指肾有摄纳肺所吸入的清气和调节呼吸,以防止呼吸表浅的作用。有关肾主纳气的研究,大多为理论探讨文章,具有创新性的研究较少,进入新世纪以来,一些学者也对肾主纳气理论进行了现代科学诠释。绝大多数的学者对肾主纳气理论持肯定态度,并对该理论有一定的扩展,如张智学认为肾闭藏五脏六腑之精气的功能,实质就是肾气对五脏六腑之气的下纳作用,即是肾主纳气功能的体现。在临床上,肾不纳气可产生心火上炎、肝阳上充、胃气上逆、肺气上逆等多种脏腑气机升降逆乱之证。肾主纳气不仅指摄纳呼吸之气,而且包括对脏腑气机的摄纳和调节。高杏斋以为肺气是肾气的源泉之一,肾纳之气主要是作为一种动力参与了肾蒸化水液的作用,将浊中之清上升于肺,形成了"气水相济"互依赖的矛盾体,维持着金水相济的生理平衡。

2. 肾主纳气的现代科学诠释研究　钟飞认为肾主纳气与肾脏的生化功能在分子水平的深层次上有较大的契合面。肾脏所分泌的促红细胞生成素,能增加血中 RBC 数量,促进血红蛋白合成,从而增加血液运 O_2 功能,这是肾主纳气的直接证据。肾小管上皮细胞通过泌 H^+ 保 Na^+、泌 K^+ 保 Na^+ 以及泌 NH_3 保 Na^+ 三大作用,对血浆中 HCO_3^- 的浓度进行至关重要的调控,从而对血浆中的 PCO_2 和 pH 产生影响,而血浆中 PCO_2 及 pH 的高低,又可通过外周化学感受器,对延髓呼吸中枢发生作用,使其对肺部呼吸的频率和深度进行调控。肾主纳气还与儿茶酚胺、促红细胞生成素(EPO)以及糖皮质激素的内分泌调控有关,肾脏还可通过调控所含钙(Ca)对 CO_2 转运和 HCO_3^- 重吸收的干预而影响呼吸功能。王玉光等指出肾不纳气证的主要症状表现与 COPD(慢性阻塞性肺疾病)的膈肌功能不全及膈肌疲劳状态有着明显的相关性。补肾纳气方药可能能够增加膈肌的肌力耐力。孙朔等研究显示肾不纳气型 COPD 存在肾上腺皮质功能的减退,且与糖皮质激素受体(GR)的含量呈正相关。COPD 患者病情反复加重,而长期使用糖皮质激素可造成肾上腺皮质功能的减退,符合肾虚证的证候本质。

(七) 肾藏象与物质、能量代谢的关联

物质能量代谢是生物体最基本特征,物质能量代谢失衡或者障碍,是疾病的终极表现。生理的基本功能如"呼吸""循环""消化""神经""运动"等是为了维持正常物质代谢组成的"协作系统要素"。反过来,物质代谢关系所有细胞、组织、器官的生存状态,任何细胞能量代谢障碍都将走向死亡。中医认为:肾为先天之本,主持人体生殖、生长、发育、主水、主纳气、调节水液代谢的作用,是水火之脏,内寓元阴和元阳。

肾藏象是人体核心功能的体现,与物质代谢的核心功能具有高度一致性。以糖代谢基本途径糖酵解为观察点,1961 年俞昌正认为肾与物质代谢具有关联,同时何开玲观察肾阳虚模型红细胞的酵解率降低,糖氧化能力减弱,而肾阴虚则相反。滴注 ACTH 后肾阳虚红细胞酵解能力有所提升,这可能糖皮质激素增强代谢作用具有关联。20 世纪 80 年代,上海第一医学院报道肾阳虚模型红细胞 Na^+-K^+-ATP 酶活性下降,而阴虚火旺患者其活性增高。该实验反映的是 ATP 产生和消耗状态,阳虚患者,ATP 消耗减少,产生减少,产热能力减低。肾虚患者红细胞 ATP 含量下降,肾阳虚血浆柠檬酸含量下降,肾阴虚血浆乳酸也同时下降。提示前者能量代谢障碍有微循环障碍慢性缺氧所致,后者由脂肪运动过度影响三羧酸循环。肾阳虚这热量和蛋白质摄入不足,阴虚者糖耐量降低。阴虚火旺者尿羟脯氨酸排量增加并与尿 17-羟、CA 呈正相关,提示胶原蛋白分解增强与肾上腺皮质轴或髓质系统有关。总之,肾阳虚代谢下降,阴虚则相反,体内物质代谢的基本状态与具有关联性。

二、中医"肾藏精"藏象理论现代物理学内涵

(一) 现代物理学的主要特点

爱因斯坦的相对论理论(广义和狭义相对论)证明了光在真空中传播的速度是不变的,光速是速度的极限,因此,揭示了时间与空间,质量与能量之间的互相联系,任何一方不可能独立存在,物质在运动状态下,随着速度的改变,其形状和质量,都是随时变化的,同时时间与空间,也是变化的,以这种观点看宇宙没有一个所谓"真实"的透视图像。任何事物和物质的存在,都是相对的,互相连系的和变化的。

现代物理学的第二个领域是量子物理学,普朗克(Max Plank)在 1900 年,由于对黑体的研究,提出了量子的概念,以后随着对原子结构的进一步研究,在卢瑟福(Rucherford)、玻尔(Bohr)、海森堡(Heisenberg)、薛定锷(Schrodinger)、德布洛义(Louis Victorde Broglie)、狄拉克(Dirac)等的共同努力下,形成了量子物理学,它揭示了原子的内部结构,发现了原子核、质子、中子、电子、夸克等基本粒子及其存在和运动的特性,以玻尔的互补原理和海森伯格的测不准原理为核心,形成了对量子物理学特性阐述的哥本哈根学派。量子物理学的许多现象,是无法用经典物理学的理论来解释的,如对 1 个粒子,不可能同时精确地测定其位置和速度。1 个电子是以粒子或波的形式出现,完全依观察者的意识而决定,主观意识对客观

存在起着很大的影响。现代物理学具有以下3个特点。

1. 整体性　现代物理学揭示了物质和事物存在的整体性,物质和事物的存在是相互连系、互相影响和不可分割的,爱因斯坦的相对论中关于时空、质量和能量之间相互关连和不可分割的关系,量子物理学中,玻尔的互补原理和海森堡的测不准原理,都证明了物质和事物的存在的整体性,海森伯格说:"整个世界呈现的是一个复杂系列事件,其中各种不同的交错、理叠、联合互相连系,因此,决定了整体的结构。"

2. 运动性　在现代物理学中,物质的存在是在运动状态下的存在,静止只是相对的。在爱因斯坦的相对论中,物质的存在是在运动状态下才显示出其相对性。在量子物理学中,粒子的存在只是在高速运动下的存在,粒子每秒钟互相碰撞百万次,然后,又恢复到原来的形状,粒子的存在只是一动态的过程和趋向。

3. 主观意识和客观存在的关系　在现代物理学中,尤其在量子物理学中,主观意识和客观存在是相互影响和不能绝对独立存在的。物理学家维勒(John Wheeler)说:"现象,只有被观察后,才能成为真正的现象。"如对粒子的观察,在量子物理学理论中,没有一个完全独立于人类世界而真实存在的电子(或光子),它可以是波或粒子,这完全依靠它如何被观察者测量和观察。在现代物理学中,人的主观意识,影响着客观存在,量子学理论认为,人类倾向于影响物质世界的结构。同样,人类的意识,也受客观存在的影响,离开客观存在,也没有独立存在的人类意识。

(二) 中医学及肾藏象与现代物理学的关系

1. 人与自然界的统一性　量子物理学的整体观认为,部分的各种特性依赖于整体条件,抛开与整体的联系,部分便无意义。这与中医理论的"天人合一"思想有着殊途同归的交汇。

《灵枢·岁露论》曰:"人与天地相参也,与日月相应也。"人生活在自然界之中,自然界的各种变化直接或间接地影响着人体。春夏秋冬、昼夜晨昏、地区方域等都对人体有一定的影响。如春天多温病,夏天多热病,秋天多燥病,冬天多伤寒。人体的阳气随一天昼夜阳气的消长变化而改变。如《素问·生气通天论》曰:"平旦人气生,日中而阳气隆,日西阳气已虚,气门乃闭。"同样,疾病的轻重变化也受着一天昼夜阳气消长变化的影响。

《灵枢·顺气一日分为四时》指出:"夫百病者,多以旦慧、昼安、夕加、夜甚。"生活地域的不同,人的生理特征也有所差异,如南方湿热,人体腠理多疏松;北方燥寒,人体腠理多致密。可见,自然界的阴阳无时不影响着人体,人体的阴阳必须适应自然界,与自然天地相应,才能"阴平阳秘,精神乃治"(《素问·生气通天论》)。

由于人与自然界存在着统一整体关系,因时、因地、因人制宜成为中医学的重要治则。中药方剂中的组方配伍法度、君臣佐使关系等,都体现了整体原则。

肾藏象理论自然整体观贯穿了中医的整体思维,它强调"天人合一"的思想,人是天地这一整体系统的一部分,与自然界有着不可分割的联系,必须与天地和谐平衡。古代天文宇宙对肾藏象理论具有重要影响,如五大行星与五运之气的关系,《黄帝内经》认为五星影响人体五脏,《素问·金匮真言论》中"北方黑色,入通于肾……其应四时,上为辰星",说的是辰星与肾的对应关系。通过观察五星的运动和颜色变化,就可预知自然界的气候变化以及包括肾在内的五脏系统发病和传变情况。

《素问·天元纪大论》:"丙辛之岁,水运统之。"以丙辛为天干的年份,岁运为水运,因肾为水脏,发病多与肾相关。如地理与肾藏象的关系:"北方生寒,寒生水,水生咸,咸生肾,肾生骨髓,髓生肝。其在天为寒,在地为水,在体为骨,在气为坚,在脏为肾,其性为凛,其德为寒……其志为恐。"肾藏象的功能的概括,强调人与自然的协调和统一。

2. 人体是一有机整体　量子物理学的整体观认为,共处同一系统的各个部分存在着关联性。在中医理论中,与其相似的整体观点是,人的自身是一个有机整体,五脏六腑、形体官窍都相关统一。中医把人体视为一个有机的整体。人的形体组织以心为主宰、五脏为核心,通过经络内连脏腑、外络肢节,把五脏、六腑、五体、五官九窍、四肢百骸等脏腑组织器官连成一个有机的整体,并通过精气血津液的作用,完成机体的功能活动,功能上相互为用,病理上相互影响。如《灵枢·本脏》:"视其外应,以知其内脏,则知所病矣。"《金匮要略》:"见肝之病,知肝传脾,当先实脾。"

又如临床常见肝火亢盛则面红目赤,心火上炎则舌体溃烂,肺热壅盛则见鼻干喘粗等。有诸内必行诸外,查其外候能知病之所在,是中医整体观指导下的辨证方法。对于疾病的治疗,中医也是基于整体观念进行论治,如以清心泻小肠火法治疗口舌糜烂,是因为心开窍于舌,心与小肠相表里的缘故;感冒咳嗽,可用宣肺止咳法治之,这是因肺气上逆则咳,故宣降肺气则能止咳;脱发、耳聋等病证可用益肾补精法治之。

《黄帝内经》中确立的"从阴引阳,从阳引阴;以右治左,以左治右"(《素问·阴阳应象大论》)、"病在上者下取之,病在下者高取之"(《灵枢·终始》)等治疗原则,都充分体现了整体观念。总之,整体观贯穿于中医理论和实践始终,用量子物理学的整体思想对中医学作现代解读,值得认同。

肾藏象理论是以"天人合一""形神合一""体用合一""肾命门合一"为特点的知识体系,它是肾脏和所属形体官窍液的实体及功能系统,该系统以肾为中心,膀胱、骨、耳、齿、发等形体功能依附于肾而起作用,通过经络这一通道而联系成一个整体。肾与所属脏腑形体官窍液等有着一定层次性,并与全身气血精津液以及其他脏腑相联系,通过肾中精气调节人体内外环境,维持正常生理功能,防止致病邪气侵袭。要研究肾藏象理论,就必须以系统的方式解析肾的基本内涵和基本功能。

(三) 现代物理学与肾藏象的关联

现代物理学提示了自然界物质存在的 3 个物性,即整体性、变化性和意识与存在的不可分割性,也充分体现在中医的理论和实践中。

中医有数千年的历史,深受中国传统的道教、佛教及孔孟思想的影响,而创立现代物理学的一些核心人物,都受到过东方宗教和哲学的影响,如哥本哈根学派奠基人之一的玻尔,就受到中国古代阴阳学说的启发,而提出了量子物理学中的互补原理。

爱因斯坦的宇宙观,则受到佛教和东方天人合一的哲学思想的影响。起源于东方的中医和起源于西方的现代物理学,是截然不同的两种理论体系,中医注重于综合,联系和未分别,而现代物理学则注重于分析,独立和已分别,但是追溯到事物和物质存在的深层的根源处,会发现两者是殊途同归的,这就是通过对两者的对比,会发现他们有很多相似之处。

三、中医"肾藏精"藏象理论生物信息学内涵

中医的现代化研究是中西医结合的主要方式。中医辨证论治的生物信息指标很难用某种单一的指标来解释,它必须从一系列生物学系统的集成组合来解释,以系统的综合指标来解释中医辨证论治的生理功能变化。

以信息学为基础的系统生物学可以说是现代生命科学的一场革命,其核心的理念是系统的整合性,它是在基因组学、转录组学、蛋白质组学和代谢组学等一系列日趋成熟的组学测定技术以及生物信息学快速发展基础上诞生的,通过综合使用各类大规模信息提取技术和处理技术,采用健康和疾病系统的比较研究策列,结合遗传和环境的扰动实验、动态分析生物网络在健康状态和疾病状态下的结构组成和动力学参数,通过数学建模发现其调节机制,加速治疗药物的发现和开发过程。

系统生物信息学不仅提供生命种群的共性信息,也能提供不同个体间的差异,多种组学组合的生物学信息网络能系统研究网络的动态特征。其鲜明的整体观、动态观和个体特征在揭示生命的整体性、复杂性及动态关联性方面有着独特的优势。这与中医学的系统整体思维及辨证思维具有相似的共性特点,因而系统生物学作为新世纪医学和生命科学发展的核心驱动力。

生物信息学的基本研究模式可以采用"从上到下"或者"从下到上"的策略。从下到上的建模形式是通过生物体内的各种分子的鉴定机器相互作用的研究,到"通路-网络-模块"的构建,最终完成整体生命活动的模型。这样的方式需要逐一搭建每条通路以及形成网络,获得模块的速度缓慢。从上到下的策划是基于当前可以获得的实验数据,不涉及对生命系统各层次进行详细的描述,而是对某些细节进行抽提,其模型往往那个表现为用概率关系表示分子间的因果关系。中医辨证论治的整体系统模块为应用系统学"从上到下"的研究策列奠定了重要的基础,病证结合、方证相对及理法方药融会贯通的临床诊疗系统(以临床确有疗效的方剂为切入点)为采用系统生物学及其信息网络技术逐步解析中医整体复杂系统生物信息网络调控机制提供了可能性。

关于肾藏象研究可根据系统生物信息学基本策略。根据"生长壮老取决于肾"的观点,比较正常人生长壮老在不同年龄阶段发、骨、齿、唾、耳目、肌肉、皮肤、二阴二便、生殖、智力等系统信息的变化趋势;比较男女在肌肉、皮肤、二阴二便、生殖方面的差异。本研究团队从正常的人系统的生命信息认识肾藏象的基本内涵和表征,为肾藏象研究提供初步客观的辨证指标。

为了探索肾藏象现代信息学的基本内涵,研究可以从不同的生物功能学角度探索其系统信息的客观指标。比如,比较不同年龄阶段神经系统的功能变化,分别观察了肾上腺素、多巴胺、血管活性肠肽盛衰变化,从内分泌系统比较生长激素、雌二醇、睾酮的盛衰变化,从下丘脑-垂体-肾上腺轴观察促肾上腺皮质激素、皮质醇的变化,从免疫系统观察白细胞介素、干扰素、免疫细胞变化等,从多角度、多因素综合肾藏象的基本生理内涵和病理变化。

建立中医肾藏象理论知识管理平台,肾藏象理论相关数据库。该平台及系统通过"以人为本,人机结合"的特点,即集人脑智慧,与电脑结合,从而实现肾藏象理论的知识获取、知识表示和知识利用的基本功能。该知识平台提出一种协同文献知识管理思想、基于CRF的中医名词术语自动提取方法、基于相似计算的中医知识复述检测方法、基于KDML语言描述的中医基础理论知识表示与知识库构建方法、基于机器学习的辅助标引方法、基于统计方法的文献数据挖掘。由此进行知识共享、检索、浏览及挖掘,提升了中医"肾精命火"藏象理论的科学内涵,可成功地运用了相关病、证、方、药关联分析。

四、中医"肾藏精"藏象理论研究模式对中西医结合的意义

中医药学具有自然科学的属性,同时也兼容人文科学的特性。中医药科学思维特征主要包括以人为本,强调在人的基础上研究疾病及其分类,发展与干预措施;重视人体的整体性和系统性,强调用相互关系的思路和方法研究人的生理病理过程,用调整的途径和方法进行预防和治疗。当代生物学也向着整体医学方向发展,强调人体的整体性和系统性。系统生物医学、生物信息学、数据挖掘技术的发展进一步促进了当代生物医学的创新和发展。利用上述技术,为中西医结合研究肾藏象实质、基本功能以及辨证论治提供了研究方向。

(一) 肾藏象与神经-内分泌-免疫调节网络研究范式

肾藏象主要体现神经-内分泌-免疫调节网络的调控作用。肾具有对精的贮藏和调控的功能,肾中精气具有促进机体生长、发育和生殖,参与血液再生和提高机体抗病能力的生理作用,与人体激素、抗体、神经系统所构筑的网络功能类似。因此,肾实质概念拓展到现代医学内、外分泌腺的功能。

明代赵献可在《医贯·〈内经〉十二官论》中曰:"命门之旁有二窍,一则出相火,一则出真水,二者周行全身,譬之元宵走马灯,拜者舞者无一不具,其中唯是一火耳。火旺则动速,火微则动缓,火熄则寂嫣不动,而拜者舞者飞者走者,躯壳未尝不存也。"由此可知,命门之火其实集中体现为肾阳功能,沈自尹等研究证明温补肾阳药"右归饮"可以提高全身神经-内分泌-免疫网络功能,体现为命门之火周行全身的温煦与推动作用。

(二) 肾藏象多器官水平中西医研究范式

中医肾包括"内分泌肾"和"泌尿肾",认为中医肾虽源于实体,但其后的发展使其逐渐演变成解剖属性、非解剖属性兼具的"混合体",故中医肾大部分内涵则超越了实体,涉及多个系统、多器官。肾所藏"先天之精"是人体生长、发育的根本,所藏"后天之精"是维持生命的物质基础,肾精所化之气为肾气,主要生理作用在于促进机体的生长、发育和具备生殖能力。"肾"的非解剖学内容是其本质和精华所在,如肾主生长、发育、生殖,肾为先天之本,肾阴肾阳为五脏及全身阴阳之根本。

肾主生殖,研究不限于某一单一指标的考察,而是从生殖内分泌的整体系统来总结。肾与卵巢雌激素的分泌密切关系,肾虚时存在卵巢轴各环节不同程度的功能紊乱。补肾中药对卵巢功能及子宫内膜具有类激素样作用,可调整下丘脑-垂体-卵巢周功能;促卵泡生长和促排卵;调控相关细胞因子及其受体水平:整体调节激素及其受体水平;改善子宫内膜促受孕等。睾丸,又称外肾,涵盖了男性的睾丸、附睾、精囊腺、前列腺、输精管等生殖系统的多个组织器官。实验表明,补肾法可使劳倦过度、房事不节的肾阳虚小鼠睾丸端粒酶活性得以恢复。上述研究证明肾主生殖具有重要的科学内涵。

肾开窍于耳。肾与耳具有密切关联,为了寻找肾与耳的关联,从肾虚的基本生理内涵,发现肾虚耳鸣等听觉障碍或者听觉传导通路的潜在变化与醛固酮和血钙具有密切关系。通过补肾法逆转听觉障碍是肾开窍于耳的证明。

"肾主骨",补肾法可以促进骨骼系统疾病恢复。从肾虚模型研究雌激素 α 和 β 受体的表达水平、雌二醇、睾酮、降钙素/甲状旁腺素水平,骨组织中Ⅰ型胶原和骨矿化相关蛋白表达,骨形态发生蛋白及其信号通路等总结"肾主骨"的物质基础。以上述指标为切入点,研究补肾法对相关蛋白的调控作用,反证了肾主骨的科学性,使该理论得到更广泛的认同。

(三) 肾藏象与干细胞中西医研究范式

肾藏精,精为生命之本源。干细胞是具有多向分化潜能的细胞,对细胞再生和损伤修复具有直接关系。肾藏精的基本功能与干细胞的功能具有相似性。由此研究与肾相关的 NEI 网络与内源性干细胞"沉默"休眠、"唤醒"激活、增殖分化以的关系。除此之外,神经干细胞、胰岛 β 细胞干细胞,免疫相比相关干细胞又具有神经-内分泌-免疫网络的调控作用。干细胞在人体生长发育过程受到自身基因属性和局部微环境影响,并受神经内分泌物质的远程调控。因此,肾藏精的现代实质在于局部微环境依赖的干细胞自我调控系统,受神经内分泌系统的调控。

(四) 中西医结合研究范式的意义

肾藏象的中西医结合研究首先包含了肾藏象中医的系统性研究。阐述肾藏象理论是以天人合一、形神合一、体用合一、肾命门合一为特征的知识体系;系统整理并形成以肾藏精为核心的藏象系统,包括肾-精、肾-脑、肾-髓、肾-骨、肾-津液、肾-元气、肾-天癸-冲任系统,完善肾藏精藏象理论的概念体系,它包括"道"(法则、规律)"象"(形象、现象、意向、应象)"器"(物质实体)3 个层次,解释了人体基本的生命活动以及"从肾论治"相关病证和"治未病"养生康复等方面科学内涵。

另外,中西医结合研究通过比较人体"生长壮老"基本过程以及骨骼、生殖、造血等功能共有的特征发现:它们都受神经-内分泌-免疫系统网络调控,这些基本过程涉及干细胞的增殖分化,以此认为肾藏象中肾藏精与"神经-内分泌-免疫调控网络"和"干细胞"具有关联。

为了完善该理论,建立了大样本健康人群流行病学调查,揭示了生长壮老不同年龄阶段在发、骨、齿、唾、耳目、肌肉、皮肤、二阴二便、生殖、智力等方面由盛而衰的变化趋势;阐明了男女不同性别在肌肉、皮肤、二阴二便、生殖方面的差异;明确了生长壮老不同年龄阶段神经递质的变化趋势;内分泌系统生长激素、性激素等变化趋势,充分证明了中医肾藏象理论科学性和系统性,这是肾藏象学说在当代的完善和发展。

参 考 文 献

1. 林果为,王小钦,陈世耀. 现代临床流行病学[M]. 上海:复旦大学出版社,2014:96-110

2. 吴桂贤,吴兆苏,刘静,等. 11 省市代谢综合征患者中心脑血管病发病率队列研究[J]. 中华流行病学杂志,2003,24(7):551-553

3. 王吉耀,何耀. 循证医学[M]. 北京:人民卫生出版社,2015:34-35

4. 黄卓山,罗艳婷,刘金来. 真实世界研究的方法与实践[J]. 循证医学,2014,14(6):364-368

5. 孙宁玲. 从大规模真实世界研究看血管紧张素受体拮抗剂单药和联合治疗在血压管理中的地位[J]. 中华高血压杂志,2013,21(1):11-13

6. 宋观礼,张润顺,刘保延,等. 真实世界中医临床诊疗信息数据化实施与质量控制[J]. 中医杂志,2015,56(3):198-201

7. 张璇,许海燕,杨跃进. 国内外急性心肌梗死注册登记研究进展[J]. 心血管病学进展,2014,35(3):286-290

8. Bertrand KA,Birmann BM,Chang ET,et al. A prospective study of Epstein-Barr virus antibodies and risk of non-Hodgkin lymphoma[J]. Blood,2010,116(18):3547-3553

9. Gue'nel P,Imbernon E,Chevalier A,et al. Leukemia in relation to occupational exposures to benzene and other agents:A case-control study nested in a cohort of gas and electric utility workers[J]. Am J Ind Med,2002,42(2):87-97

10. Corneli HM,Zorc JJ,Mahajan P,et al. A multicenter,randomized,controlled trial of dexamethasone for bronchiolitis[J]. N Engl J Med,2007,357(4):331-339

11. Léauté-Labrèze C, Hoeger P, Mazereeuw-Hautier J, et al. A randomized, controlled trial of oral propranolol in infantile hemangioma[J]. N Engl J Med,2015,372(8):735-746

12. Puffer S,Torgerson D,Watson J. Evidence for risk of bias in cluster randomised trials:review of recent trials published in three general medical journals[J]. BMJ,2003,327(7418):785-789

13. 郭海,杨进,龚婕宁.藏象研究存在的问题及解决方法[J].河南中医,2005,25(10):10-13

14. 吴爱华,易法银,胡方林.藏象学说百年发展概述[J].湖南中医学院学报,2005,25(3):29-30

15. 师双斌,郑洪新.用系统论原理分析中医肾藏精理论[J].辽宁中医杂志,2012,39(3):428-429

16. 王晶,贾友冀,王拥军,等.系统思维探讨中医肾藏象的范畴[J].世界中医药,2014,9(6):685-686

17. 林齐鸣,虞学军.论肾主精-对肾藏精的思考与讨论[J].四川中医,2001,19(9):1-2

18. 王键,胡建鹏,何玲,等.肾藏精研究述评[J].安徽中医学院学报,2009,28(2):1-5

19. 孟令军.《内经》肾藏精主水的机理[J].山东中医学院学报,1996,20(2):86-88

20. 章增加,胡依平.(肾)精、(肾)气辨义——兼与七版《中医基础理论》商榷[J].中医药通报,2005,4(3):52-54,51

21. 郑国庆.肾精、命门水火、肾之气血阴阳辨[J].贵阳中医学院院报,2000,22(1):12-14

22. 戎平安.浅析肾精与男性生育功能[J].黑龙江中医药,2008,37(3):4

23. 易青."肾主精"理论探讨[J].湖北中医学院学报,2009,9(3):16-17

24. 师双斌,郑洪新.肾精盛衰的外在征象[J].中国中医基础医学杂志,2012,18(9):940-941

25. 笪晨星,郑清涟,张哲.从 RAS 系统研究"肾主生殖"的理论实质[J].医学信息,2009,22(7):1386

26. 蒋小辉,张路,陆华,等.左/右归丸对小鼠精子功能影响的研究[J].生殖与避孕,2012,32(4):222-225

27. 冯前进,刘润兰.肾主生殖:肾能合成和分泌调节生殖功能的活性物质吗?[J].山西中医学院学报,2009,10(2):39

28. 朱飞鹏,李冬华.肾主骨理论的现代理解与补肾法研究[J].上海中医药杂志,2003,37(6):9-11

29. 黄颖,周艳华,崔海峰,等.雌激素与肾-冲任-胞宫轴调节作用内涵探讨[J].中国中医基础医学杂志,2010,16(11):1060-1061

30. 卞琴,沈自尹,王拥军.骨髓间充质干细胞在中医理论中的归属[J].中国中医基础医学杂志,2011,17(7):794-797

31. 卞琴,刘书芬,黄建华,等.3 种补肾中药有效成分对去卵巢骨质疏松大鼠骨髓间充质干细胞的调控作用[J].中华中医药杂志,2011,26(5):889-893

32. 卞琴,黄建华,杨铸,等.三种补肾中药有效成分对皮质酮致骨质疏松大鼠骨髓间充质干细胞基因表达谱的作用[J].中西医结合学报,2011,9(2):179-185

33. 杨芳,郑洪新,王剑,等.补肾健脾活血方法对骨质疏松症大鼠骨骼及骨骼肌 Na^+-K^+-ATP 酶 mRNA 表达调节的影响[J].中华中医药杂志,2012,27(11):2934-2936

34. 陈薇,付于,毕海.基于"肾生髓"理论浅述肾精与脑认知功能的关系[J].天津中医药大学学报,2012,31(1):54-56

35. 闫润红,李瑞.试论肾虚与衰老[J].山西中药学学报,2006,7(5):7-9

36. 侯俊林.对中医衰老学说的再认识[J].江苏中医药,2009,41(9):4-5

37. 安红梅,胡兵.肾虚衰老理论研究的新思路[J].中国中医基础医学杂志,2004,10(2):42-44

38. 王茂泓,蔡浔远.试论肾主五液[J].江西中医学院学报,2001,13(3):126

39. 王刚佐,邓吉华.肾主之"水"纵横谈[J].江西中医学院学报,1997,9(1):17

40. 太史春,邰东梅,邹晓明.肾主水液与水通道蛋白内在关系探讨[J].实用中医内科杂志,2007,21(8):7-8

41. 太史春,王哲,孙大宇,等.肾气虚模型大鼠肾 AQP2 mRNA 表达的研究[J].中华中医药学刊,2008,26(3):567-568

42. 黄和贤,曹文富."肾主水"与肾病性水代谢紊乱及肾水通道蛋白 2 关系探讨[J].实用中医药杂志,2011,27(12):870-872

43. 王刚佐,邓吉华.肾主之"水"纵横谈[J].江西中医学院学报,1997,9(1):17

44. 易青.再论"肾主水液"之内涵[J].湖北中医学院学报,2006,8(3):40-41

45. 陈慧娟,李载明.肾主纳气的内涵及其发生学思考[J].山东中医志,2006,25(2):79-81

46. 陈雪功.对肾主纳气与肾不纳气理论是非的再思考[J].中国中医基础医学杂志,2001,7(11):12-14

47. 李如辉."肾藏志、应惊恐"理论的发生学剖析[J].浙江中医学院学报,2001,25(1):5-9

48. 傅文祥.中医肾主耳理论的源流[J].甘肃中医,1995,8(6):3-5

49. 张力,王国斌.再论"肾主耳"[J].河南中医药学刊,1998,13(5):58-59

50. Vilayur E,Gopinath B,Harris DC,et al. The association between reduced GFR and hearing loss:a cross-sectional population based study[J]. Am J Kidney Dis,2010,56(4):661-669

51. 周波. 考证《黄帝内经》肾开窍于耳、二阴的原意[J]. 光明中医,2011,26(2):204-205

52. 赵大方. 肾开窍于二阴与肛肠疾病[J]. 河南中医,1999,19(4):48-49

53. 乔富渠.《难经》命门脏器实质新论[J]. 陕西中医学院学报,2003,26(3):5-7

54. 宋玉洁. "心肾相交"概念之辨析[J]. 吉林中医药,2007,27(1):3

55. 施维. "肝肾同源"刍议[J]. 陕西中医,2006,27(5):575-577

56. 王剑,郑洪新,杨芳. 肾藏精藏象理论探析[J]. 中国中医基础医学杂志,2011,17(2):119-121

57. 张登本. "肾精、肾气、肾阴、肾阳"析[J]. 陕西中医学院学报,1982,2(3):24-26

58. 张诏. 从历史文献角度对肾之精气阴阳概念的再认识[J]. 天津中医药大学学报,2014,35(2):111-113

59. 沈自尹,黄建华. 从淫羊藿激活内源性干细胞探讨肾藏精的科学涵义[J]. 中医杂志,2010,51(1):8-10

60. 张进,徐志伟,史亚飞,等. 基于干细胞的"脏腑之精"理论内涵研究[J]. 中医杂志,2012,53(5),364-367

61. 曾晓,张长城,狄国杰,等. 五子衍宗方对实验性隐睾小鼠生精功能的保护作用[J]. 中国实验方剂学杂志,2012,18(24):201-204

62. 田进文,石巧荣. 中心法则与肾藏本质[J]. 山东中医学院学报,1996,20(1):17-19

63. 郑洪新,王拥军,李佳,等. 肾藏精与干细胞及其微环境及 NEI 网络动态平衡关系[J]. 中华中医药杂志,2012,27(9):2267-2270

64. 周安方. 肾藏象理论及其临床应用[J]. 天津中医药大学学报,2014,33(1):1-5

65. 胡兵,安红梅,沈克平. 中医肾理论与干细胞研究[J]. 中国组织工程研究与临床康复,2008,12(3):598-600

66. 沈自尹. 肾的研究进展与总结[J]. 中国医药学报,1988,3(2):58-611

67. 沈自尹. 有关证与神经内分泌免疫网络的研究[J]. 中医药学刊,2003,21(1):10-11,14

68. 沈自尹,黄建华. 从淫羊藿激活内源性干细胞探讨肾藏精的科学涵义[J]. 中医杂志,2010,51(1):8-10

69. 毛蕾,张玉莲. 补肾填精中药治疗老年性痴呆[J]. 吉林中医药,2010,30(5):394-396

70. 高博,尹桂山. 补肾药对肾阳虚大鼠下丘脑组织蛋白激酶活性的影响[J]. 中国中医基础医学杂志,2000,6(1):33-36

71. 朱飞鹏,王洪复,高林峰. 补肾中药对肾脏 1α 羟化酶作用的探讨[J]. 上海中医药杂志,2003,37(12):42-44

72. 蔡德培,张炜. 补肾中药对下丘脑 GnRH、垂体 FSH、LH 及成骨细胞 BGP 基因表达的调节作用[J]. 中医杂志,2002,43(3):221-223

73. 田晨,赵宗江,张新雪,等. 补肾益髓生血法 AA 大鼠含药血清对大鼠造血干细胞红系分化 JAK2/STAT5 信号通路的影响[J]. 世界中医药,2014(6):713-716,721

74. 张玉莲,张琳琳,宋宛珊,等. 三种补肾中药有效成分对 AD 小鼠胚胎神经干细胞自我更新及神经元样分化作用研究[J]. 中国中西医结合杂志,2014(10):1245-1249

75. 刘川. 补肾至仙汤对肾阴阳两虚型围绝经期综合征血清生殖内分泌激素的影响[J]. 山东中医杂志,2012(6):406-407

76. 梁若筓,王香桂,蒋军,等. 葛根素对去卵巢大鼠下丘脑 ERβ、GnRH 阳性神经元表达的影响[J]. 医学研究杂志,2012,(5):70-73

77. 张勇,李静. "阴中求阳,阳中求阴"探讨[J]. 中医研究,2003,16(3):7

78. 侯俊林. 从"法于阴阳和于术数"看《内经》的养生观[J]. 辽宁中医杂志,2010,37(4):634

79. 张存悌. 阴阳辨诀的现实意义[J]. 辽宁中医杂志,2010,37(12):2435

80. 王宏,王菲,郭勇,等. 气-阴阳-五行-象数模型是中国特色的科学哲学——科学性与人文性的统一[J]. 中华中医药学刊,2009,27(10):2196

81. 汪玉梅,林晓冰,李政木,等. 从肾气丸配伍规律中谈"阴中求阳"的实质[J]. 新中医,2011(3):9-10

82. 龙泳伶,李政木. 金匮肾气丸及其拆方对肾阳虚雌鼠卵巢功能的影响[J]. 中国中西医结合杂志,2013,33(7):56-59

83. 葛冠,刘瑜. 中医补益药之药理作用[J]. 长春中医药大学学报,2013,29(4):16-18

84. 谢可永,赵光复,吴诚德. 补肾益精法治疗骨质疏松症的临床观察[J]. 中医杂志,1986(6):22-23

85. Yang F,Tang DZ,Cui XJ,et al. Classic yin and yang tonic formula for osteopenia:study protocol for a randomized controlled trial[J]. Trials,2011,12(94):187

86. 沈自尹,顾天爵,姜春华,等. 肾阴肾阳中西医结合辨证施治规律的初步探讨[J]. 上海中医药杂志,1962(1):19-24

87. 金季玲,陈丹华,夏桂成. 肾阴肾阳消长转化与排卵关系的探讨(附 58 例排卵功能失调临床分析)[J]. 陕西中医学院学报,1982,4(8):22-31

88. 梁珑,李祎群. 从肾阴肾阳学说探讨不孕症的治疗[J]. 上海中医药杂志,1995(9):18-19

89. 潘文奎. 从肾阴肾阳论治甲状腺机能减退症[J]. 中西医结合心脑血管病杂志,1990(2):20-21

90. 陈梦月.调理肾阴肾阳治消渴[J].上海中医药杂志,1985(12):27-28

91. 王恒兴.调整肾阴肾阳对骨髓造血的影响[J].河北中医,1990,12(3):33

92. 赵东峰,邢秋娟,王晶,等.骨稳态中成骨细胞于破骨细胞的阴阳属性[J].上海中医药杂志,2015,49(4):5-10

93. Zhao DF,Wang CL,Zhao YJ,et al. From Osteoblast to Osteoclast:New Insights of Yin-Yang Theory in Bone Remodeling World[J]. J Tradit Chin Med,2015,1(2):50-55

94. Stepan JJ,Alenfeld F,Boivin G,et al. Mechanisms of action of antiresorptive therapies of postmenopausal osteoporosis[J]. Endocr regul,2003,37(4):225-238

95. Lufkin EG,Sarkar S,Kulkarni PM,et al. Antiresorptive treatment of postmenopausal osteoporosis:review of randomized clinical studies and rationale for the Evista alendronate comparison (EVA) trial[J]. Curr Med Res Opin,2004,20(3):351-357

96. Bone HG,Bolognese MA,Yuen CK,et al. Effects of denosumab on bone mineral density and bone turnover in postmenopausal women. J Clin Endocr Metab,2008,93(6):2149-2157

97. Peng S,Zhang G,He Y,et al. Epimedium-derived flavonoids promote osteoblastogenesis and suppress adipogenesis in bone marrow stromal cells while exerting an anabolic effect on osteoporotic bone[J]. Bone,2009,45(3):534-544

98. Tang DZ,Hou W,Zhou Q,et al. Osthole stimulates osteoblast differentiation and bone formation by activation of beta-catenin-BMP signaling Journal of bone and mineral research[J]. J Bone Miner Res,2010,25(6):1234-1245

99. Tang DZ,Yang F,Yang Z,et al. Psoralen stimulates osteoblast differentiation through activation of BMP signaling[J]. Biochem Bioph Res Co,2011,405(2):256-261

100. Bian Q,Liu SF,Huang JH,et al. Oleanolic acid exerts an osteoprotective effect in ovariectomy-induced osteoporotic rats and stimulates the osteoblastic differentiation of bone mesenchymal stem cells in vitro[J]. Menopause,2012,19(2):225-233

101. 蒋小辉,张路,张伦,等.左/右归丸对小鼠精子功能影响的研究[J].生殖与避孕,2012,32(4):222-225

102. 卞琴,沈自尹,王拥军.骨髓间充质干细胞在中医理论中的归属[J].中国中医基础医学杂志,2011,17(7):794-797

103. 卞琴,刘书芬,黄建华,等.3种补肾中药有效成分对去卵巢骨质疏松大鼠骨髓间充质干细胞的调控作用[J].中华中医药杂志,2011,26(5):889-893

104. 卞琴,黄建华,杨铸,等.三种补肾中药有效成分对皮质酮致骨质疏松大鼠骨髓间充质干细胞基因表达谱的作用[J].中西医结合学报,2011,9(2):179-185

105. 王宁,魏刚,陈西华,等.五子衍宗丸和金匮肾气丸促进小鼠生精能力恢复基因表达谱的研究[J].中国计划生育学杂志,2012,20(5):307-312

106. 尹巧芝,陆华,李利民.左右归丸对去势大鼠阴道ER的影响研究[J].辽宁中医杂志,2013,40(7):1476-1479

107. 尹巧芝,李利民,陆华.左右归丸对去势大鼠阴道Ang及bFGF的影响研究[J].西部医学,2013,25(3):337-340

108. 李海松,韩亮,周通,等.左归丸治疗精液异常男性不育76例临床观察[J].中国性科学,2012,21(5):28-31

109. 钟飞.肾主纳气的现代实质与肾脏生化功能的关系[J].中医药学报,2001,29(6):1-2

110. 王玉光,周平安.肾不纳气证新绎[J].中国中医基础医学杂志,2004,10(5):27-29

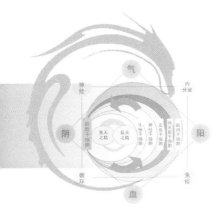

第五章
中医"肾藏精"的研究方法与指导价值

第一节　研究方案的选择与范例

　　科研设计是指科学研究具体内容方法的设想和计划安排。任何一项科研,当题目确定之后,接下来就是制订一份科学、合理、详细的研究计划(或称科研设计)。科研设计的目的在于使该科研项目能达到预期结果,同时避免不必要的人力、物力、财力、时间的浪费。好的研究设计,可以用比较少的人力、物力获得可靠的科研结论。

　　科研设计可分两个方面——专业设计和统计学设计,前者是运用专业理论、技术知识来进行的设计,主要解决实验观察结果的有效性和独创性,后者是运用统计学知识和方法来进行的设计,主要解决实验观察结果的可重复性和经济性。两者应相互结合,缺一不可。中医学研究与医学各科科学研究的基本点是一样的,同样由受试对象、处理因素、效应指标3个部分组成。

一、设计的基本内容

　　1. 确定研究目的　是课题的核心,是课题要解决的主要问题。研究目的要尽可能地明确、具体,不要涉及面太广,过于空泛,以免影响质量。一项具体研究工作一般只要求解决1~2个问题。

　　2. 确定研究对象　根据研究目的,确定研究对象的条件及要求、不适宜对象的排除标准。对研究对象的条件做严格的规定,尽量减少样本内部的变异,以保证其同质性。

　　3. 确定研究内容　根据研究目的,确定研究内容。

　　4. 确定研究观察指标　根据研究目的,确定研究的观察指标,即在研究中用来反映事物性质、规模差异的项目。要紧密围绕研究课题设置指标,指标不宜过多,尽量选用客观、定量指标,少选主观、定性指标。

　　5. 确定合适的研究方法及统计处理方法　依据研究目的、内容要求和研究者对方法的掌握程度而定。应说明本项研究统计学设计采用了哪几种数据处理方法及标准,所使用的统计工具及软件名称。

　　6. 估算合适的样本量　为了得出确切的结果,应有足够的样本量。样本量估算的基本原则是在保证研究结论具有一定可靠性和精确度的前提下,选用最少的研究对象。样本含量的估计可通过公式计算,也可查表得到。

二、研究方案的范例

　　1. 题目与立项依据

　　(1) 题目:补肾中药介导BMP-7调控骨代谢的机制研究。

　　(2) 立项依据:骨质疏松症是人类最常见的代谢性骨病,已成为全球公共卫生热点。对于骨质疏松症的治疗,目前临床上已有的药物(如双磷酸盐类、雌激素等)可有效地抑制骨吸收,但对已有骨量减少的患者,如何促进骨生成、增加骨量、改善乃至恢复骨重建是目前世界研究的重点。

　　中医学经典文献认为骨之强劲与脆弱是肾中精气盛衰的重要标志。肾中精气充盈则骨髓生化有源,骨得到髓的滋养,骨矿含量正常而骨强健有力。人体衰老则肾气衰,肾精虚少,骨髓化源不足,不能营养骨骼而致骨髓空虚,从而导致骨骼疾病的发生。因此,肾、骨、髓之间相互影响,密切联系。《素问》曰:"肾主骨,生髓""肾,其充在骨"。《中西汇通医经精义》曰:"骨内有髓,骨者髓所生……肾藏精,精生髓,故骨者,肾之所合也。"说明骨骼的发育、生长、代谢有赖于骨精滋养和肾气推动。

前期研究表明,补肾中药能明显诱导 BMPs 的表达,从而促进骨生成。本项目在"中医藏象理论"指导下,以转基因和基因敲除小鼠模型、携带荧光素酶的报道基因单克隆细胞株为研究平台,采用细胞生物学、分子生物学等现代生物学研究方法,从 BMP 角度研究补肾药对骨代谢和肾功能的作用机制,从"肾"与"骨"内在联系以及补肾中药的作用机制等方面系统观察,进一步阐述补肾法调控骨代谢的机制,以深入探讨"肾主骨"理论的生物学特性,揭示"肾主骨"的内在规律,解决"肾主骨"理论现代生物学研究的思路和方法学"瓶颈",为补肾中药临床应用提供基础和保障,丰富中医"肾主骨"理论的现代科学内涵。

"肾主骨"理论在《黄帝内经》中就已经提出。《素问·上古天真论》曰:"三八,肾气平均,筋骨劲强……四八,筋骨隆盛,肌肉满壮;五八,肾气衰,发堕齿槁;六八,阳气衰竭于上,面焦,发鬓颁白;七八,肝气衰,筋不能动;八八,天癸竭,精少,肾脏衰,形体皆极,则齿发去。"说明人体生命活动及骨骼发育、退变、衰老过程与"肾"功能密切相关。

《素问·逆调论》曰:"是人者,素肾气胜,以水为事,太阳气衰,肾脂枯不长……肾者水也,而生于骨,肾不生,则髓不能满,故寒甚至骨也,所以不能冻栗者……病名曰骨痹,是人当挛节也。"从中医生理学、病理学方面阐述了"肾"与"骨"的密切相关性,也证明了肾气虚弱是发生"骨痹"的内在机制。

"肾主骨"理论成熟于明清时期。杨清叟根据《黄帝内经》理论,结合临床实践,提出了"肾实则骨有生气"的论点(《外科集验方·服药通变方》),并开始重视补肾与治伤的关系,薛己谓"筋骨作痛,肝肾之气伤也"(《正体类要·主治大法》)。《圣济总录·诸痹门》大力提倡"补肝肾以壮骨",强调了补肾益精药的君药地位,并增加了养血柔阴的药物配伍,常用淫羊藿、补骨脂补肾阳,用女贞子、墨旱莲滋肾阴。

中医学所说的"肾"实际包括现代医学泌尿系统、生殖系统的功能,而且还与神经、内分泌、血液等系统密切相关,自然包括现代医学中的器官——肾。从胚胎学等方面也证明肾与骨在发生学上是同源器官,皆发生于中胚层。"肾主骨"的中心环节是钙和磷代谢及必要的激素和细胞因子参与,而这些物质也与肾的功能活动密切相关,是"肾主骨"的物质基础。肾脏分泌大量活性维生素 D_3,调节钙磷代谢平衡,确保骨骼强壮。

BMP-7 是骨形态发生蛋白(bone morphogenetic proteins, BMPs)家庭成员之一。BMP-7 与 BMP-2、BMP-4 一样,也有较强的成骨作用。胚胎时期,BMP-7 开始出现于肾间充质中,随后分布于发育的肾小管和集合管。出生后,BMP-7 在肾脏表达显著,由肾小管上皮细胞(renal tubular epithelial cell)分泌,主要集中于肾小管远端和集合管。BMP-7 不仅在肾脏发育中具有重要作用,还与骨骼发育密切相关。BMP-7 基因敲除小鼠表现出明显的骨骼缺陷,肾小球数目减少并伴有多囊肾疾病,出生后不久即死于肾脏发育不全。可见,BMP-7 对骨生成和发育有重要的影响,并与肾脏关系密切。

BMP-7 的主要生物学作用是诱导间充质干细胞分化为成骨细胞,进而产生新生骨。它的诱导成骨作用是一个级联过程,大致可分为 4 个时期:趋化期、分化期、骨质形成及重塑期。Tagil 等发现 BMP-7 可以增加骨向同种异体移植物内生长的距离,但是结合后由于再吸收增强而减少骨密度,双磷酸盐可抑制破骨细胞活性,因此可用于在移植后增强同种异体移植物的骨密度。

骨质疏松症患者松质骨中 BMP-7 表达下降。BMP-2 及 BMP-7 均能促进成骨细胞的分化和成骨活性,它们表达的降低必将阻碍成骨细胞生物学效应的发挥,成为老年性骨质疏松症发生的病因之一。BMP-7 对软骨细胞亦具有重要作用。Chubinskaya 等发现 BMP-7 刺激不同种属和不同年龄动物来源的关节软骨细胞,使其多数软骨细胞外基层蛋白合成增加。Merrihew 等发现随软骨退化程度的增加,BMP-7 mRNA 和蛋白量逐渐下调。Loeser 等发现不论正常软骨细胞还是骨关节炎软骨细胞,BMP-7 比 IGF-I 具有更大的刺激蛋白多糖生成的潜能,并证明两者联合使用是治疗 OA 的有效途径。

BMP-7 对成骨细胞和软骨细胞的影响,可以是其直接发生作用,亦可能是 BMP-7 通过影响其他 BMPs(如 BMP-2、BMP-4、BMP-6 等)间接发生作用。本项目还发现在该家族成员之间存在着一系列级联反应,BMP-2、BMP-4、BMP-6 和 BMP-7 之间可以发生相互作用。

研究团队还利用基因敲除模式动物和表达特异性报道基因的克隆细胞筛选药物等技术,建立了骨代谢疾病中药筛选技术平台,并初步建立了治疗代谢性骨病的"补肾中药数据库"。前期研究证明补肾中药具有促进骨生成和抑制骨吸收、降低骨转换率、提高骨质量的作用。研制了中药新制剂"健腰密骨片"(淫羊藿、补骨脂、女贞子、墨旱莲、怀牛膝等)并系统进行作用机制研究,证实该方明显改善骨质疏松症患者的肾虚症状、缓解腰背酸痛、增加椎体和前臂尺骨的骨密度值,PTH、CT、BGP、AKP 等血生化指标也证明该方抑制骨丢失。采用随机对照试验治疗 90 例肾亏型老年骨质疏松性腰痛患者,健腰密骨片总有效率为 93.33%,明显优于单纯化瘀通络对照组(86.67%),在消除腰部和下肢疼痛、麻木等症状方面,健腰密骨片持续时间长。利用去卵巢骨质疏松大鼠模型,证明健腰密骨片及其有效组分淫羊藿苷、补骨脂素能提高骨密度、改善骨小梁微细结构、增加骨骼的生物力学性质。应用 BMP 基因敲除小鼠、反转录病毒、原位杂交、蛋白质印迹法等方法,发现淫羊藿中淫羊藿苷、补骨脂中补骨脂素、女贞子中齐墩果酸和墨旱莲中墨旱莲总黄酮等有效组分明显促进骨生成,并发现这些有效组分明显促进 BMP-2 和 BMP-7 等表达。

本项目计划在上述研究的基础上,利用转基因和基因敲除小鼠模型和携带荧光素酶的报道基因单克隆细胞株,采用系统的细胞、分子生物学研究方法,研究肾脏产生的 BMP-7 调控骨代谢机制,并在此基础上深入探讨补肾中药介导 BMP-7 调控肾脏功能活动和骨代谢的机制,以揭示"肾主骨"理论的现代生物学特征,进一步阐述补肾法调控骨代谢的机制。

2. 项目的研究目标、研究内容以及拟解决的关键问题

(1) 研究目标:在前期研究的基础上,利用转基因和基因敲除小鼠模型和携带荧光素酶的报道基因单克隆细胞株,采用系统的细胞、分子生物学研究方法,研究肾脏产生的 BMP-7 调控骨代谢的机制。在此基础上,研究补肾中药介导 BMP-7 调控肾脏功能活动和骨代谢的机制,以揭示"肾主骨"理论的现代生物学特征,进一步阐述补肾法调控骨代谢、保护肾功能的机制。

(2) 研究内容

1) 肾脏产生的 BMP-7 调控骨代谢研究:建立特异性在肾脏表达 BMP-7 的 Ksp-cadherin/BMP-7 转基因(Ksp-BMP-7-Tg)小鼠模型,并将 Ksp-BMP-7-Tg 和 OC-Noggin-Tg 转基因小鼠杂交,分别观察椎体、胫骨形态,检测血清 BMP-7 含量,了解肾脏分泌的 BMP-7 是否通过血液循环运输到骨组织。

2) 补肾中药介导 BMP-7 调控骨代谢的体外研究:筛选并建立携带荧光素酶的报道基因(BMP-7-Luc Reporter)单克隆细胞株,进行 4 种补肾中药有效组分的筛选[淫羊藿(淫羊藿苷)、补骨脂(补骨脂素)、女贞子(齐墩果酸)和墨旱莲(墨旱莲总黄酮)]。挑选有明显刺激作用的中药有效组分,进一步研究对 BMP-7 和 BMP-2、BMP-4、BMP-6 以及下游靶基因的基因和蛋白表达的调控作用。

3) 补肾中药介导 BMP-7 调控骨代谢的体内研究:建立 BMP-7/Laz 转基因小鼠(BMP-7-Laz-Tg mice),进行补肾方(淫羊藿苷、补骨脂素、齐墩果酸和墨旱莲总黄酮)及温肾阳方(淫羊藿苷、补骨脂素)、滋肾阴方(齐墩果酸、墨旱莲总黄酮)干预,观察对转基因小鼠肾脏 Laz 的表达以及骨组织形态、血清 BMP-7 含量的影响。

4) 结合中医理论综合分析,揭示"肾主骨"理论的现代生物学特征,阐述补肾法调控骨代谢的机制。

(3) 拟解决的关键问题

1) BMP-7 对骨骼发育有何影响? 是否是通过血液循环来运输 BMP-7?

2) 补肾阴与补肾阳在 BMP-7 调控的骨代谢中的作用有何不同?

3. 研究方案

(1) 肾脏产生的 BMP-7 调控骨代谢的研究

1) Kidney-specific BMP-7 转基因小鼠的建立及表型的鉴定:获得 Ksp-cadherin/BMP-7 转基因小鼠(Ksp-BMP-7-Tg mice)。聚合酶链式反应及蛋白质印迹法进行基因表型鉴定。①动物分组:选用 4 周龄、8 周龄、12 周龄和 24 周龄的野生型和转基因小鼠进行实验,进行相关指标检测。②观察指标:Micro-CT(SCANCO-80)进行椎体及胫骨扫描分析;骨组织形态计量学进行椎体及胫骨病理分析;ELISA 法检测血清 BMP-7 的含量。

2) Noggin 阻断肾脏介导 BMP-7 对骨骼的作用研究:Ksp-BMP-7-Tg 与 OC-Noggin-Tg 转基因小鼠进行

杂交,获得 Ksp-BMP-7 和 OC-noggin 转基因小鼠。聚合酶链式反应及蛋白质印迹法进行基因表型鉴定。①动物分组与治疗:选用 4 周龄、8 周龄、12 周龄和 24 周龄的 WT、Ksp-BMP-7-Tg、OC-Noggin-Tg 和 Ksp-BMP-7、OC-noggin 转基因小鼠,进行相关指标检测。②骨形态与骨病理指标观察:Micro-CT(SCANCO-80)进行椎体及胫骨扫描分析;骨组织形态计量学进行椎体及胫骨病理分析。③血清 BMP-7 的含量测定:采用 ELISA 法检测。如果发现在骨组织表达的 Noggin 可中和由肾脏产生的 BMP-7 对骨骼的作用,则说明肾脏分泌的 BMP-7 是通过血液循环运输到骨组织。

(2) 补肾中药介导 BMP-7 调控的骨代谢体外研究

1) 单克隆细胞株的建立与筛选:建立用于补肾中药调控骨代谢的作用机理研究的单克隆细胞株。①根据已报道的 BMP-7 基因的 DNA 反应区段的核苷酸序列,构建 10.8kb 的 5'端反应片段(5'-flanking fragments),并将其克隆在荧光素酶(luciferase)cDNA 前,建立携带荧光素酶的报道基因(BMP-7-Luc Reporter)质粒。②将上述报道基因载体稳定地转染至前成骨细胞株 2T3 细胞中,克隆单克隆细胞株。③测试每一细胞株对 BMP-7 的反应(聚合酶链式反应),挑选出对 BMP-7 反应灵敏并对 BMP-7 有特异性反应的单克隆细胞株(BMP-7-Luc-2T3 cell line)。

2) 补肾中药有效组分调控 BMP-7 启动子活性的研究:选择淫羊藿(淫羊藿苷)、补骨脂(补骨脂素)、女贞子(齐墩果酸)和墨旱莲(墨旱莲总黄酮)补肾中药的共 4 种有效组分纳入实验方案。①分组:上述 4 种有效组分,每种分别取 $10\mu g/ml$、$30\mu g/ml$ 和 $90\mu g/ml$ 等不同浓度进行干预。同步采用 BMP-2 治疗为阳性对照组,正常培养血清为阴性对照组。②给药方法:将含 BMP-7-Luc 报道基因单克隆细胞株以 $2\times10^4/ml$ 的细胞密度接种在 96 孔培养板中,αMEM 培养基(含 10% FBS)培养,每组设 6 个复孔。按照上述分组方法进行给药干预,培养 24 小时和 48 小时后,利用双荧光报道基因检测系统检测荧光素酶活性的变化,筛选出具有对 BMP-7-Luc 报道基因有明显刺激作用的补肾中药有效组分。

3) 补肾中药有效组分对 BMP-7 信号转导途径的调控作用:检测上述补肾中药有效组分对 BMP-7 和其他 BMPs 以及下游靶基因的基因和蛋白表达的影响。①按以 $1\times10^5/ml$ 的细胞密度接种 BMP-7-Luc-2T3 单克隆细胞株在 6 孔培养板中,含 10% FBS 的 αMEM 培养基进行培养。按照上述分组方法进行给药干预,培养 48 小时和 72 小时后检测相关指标。②碱性磷酸酶(ALP)染色观察细胞分泌 ALP 功能。③聚合酶链式反应检测成骨细胞中 BMP-2、BMP-4、BMP-6 和 BMP-7 等基因的表达(涉及 BMPs 之间的级联反应,BMP-2、BMP-4、BMP-6 和 BMP-7 之间可以相互作用,而不仅直接作用于 BMP-7,还可以通过其他 BMPs 间接作用于 BMP-7)以及 Wnt4、Wnt9b 和 β-Catenin 等基因的表达。④实时反转录聚合酶链式反应(real-time RT-PCR)检测成骨细胞中 Type collagen Ⅰ、ALP、Osteocalcin、Osteopontin、Osterix 和 Runx2/Cbfa1 等与骨生成相关基因的表达。⑤蛋白质印迹法检测成骨细胞中 Runx2/Cbfa1 蛋白的表达和磷酸化 Smad1/5/8 蛋白的表达以及 β-Catenin 蛋白的表达。

(3) 补肾中药介导 BMP-7 调控骨代谢的体内研究

1) 动物模型:构建由 10.8kb 的 5'端反应片段的 BMP-7 启动子驱动的,表达 Laz 的转基因载体,将该克隆显微注射至小鼠受精卵的精核中,从而获得 BMP-7/Laz 转基因小鼠(BMP-7-Laz-Tg mice)。

2) 分组与治疗:选用 8 周龄野生型小鼠为空白对照组,转基因小鼠分为补肾方组(淫羊藿苷、补骨脂素、齐墩果酸和墨旱莲总黄酮)组、补肾阳方组(淫羊藿苷、补骨脂素)、滋肾阴方组(齐墩果酸和墨旱莲总黄酮)和生理盐水组。各组 10 只,连续灌胃给药 60 天。

3) 肾脏与骨组织指标观察:β-gal 染色观察肾脏等组织中 Laz 的表达;Micro-CT(SCANCO-80)进行椎体及胫骨扫描分析;骨组织形态计量学进行椎体及胫骨病理分析;ELISA 法检测血清 BMP-7 的含量。

4. 数据统计分析　计数资料多组之间采用方差分析,各组两两比较采用 t 检验,相关性分析采用等级相关检验,数据统计分析使用 SPSS11.0 统计软件。

5. 结合中医理论综合分析,从 BMP-7 调控肾脏功能和骨代谢的机制方面,揭示"肾主骨"理论的现代生物学特征,阐述补肾法调控骨代谢的机制。

6. 项目的特色与创新之处

(1) 从现代生物学角度揭示"肾"与"骨"的内在关系:从与"肾""骨"密切联系的 BMP-7 角度阐述中

医"肾主骨"理论的生物学特性,证明其科学的内涵。

（2）从 BMP-7 研究补肾中药对骨代谢和肾功能的作用机制:补肾中药影响 BMP-7 表达,既可以调控骨代谢,又可以维持肾功能。从而进一步揭示"肾主骨"理论的现代生物学机制,进一步阐述临床上"补肾法"防治骨代谢异常、保护肾功能的机制。

第二节　规范化研究的方法与思路

中医藏象学说在形成之时,便吸收了当时先进的科学成就,如古代哲学、天文学、地理学、农学和术数等。虽然中医藏象学说现代研究已经利用了现代科技的许多研究成果,但还不够广泛和深入。在今后的研究中,应更广泛地采用数学、物理学、化学、生物学、流行病学、信息学、精准医学等学科领域的前沿知识和先进技术,进行更深层次和更广领域的研究。

一、"肾藏精"本质研究是"肾藏象"理论的核心部分

任何一门学科的创建,都有其独特的研究途径和方法,在中医现代化研究进程中,缺乏的是对中医理论更深层次的理解,缺乏对中医科学方法研究的关注。中医学之所以与现代医学对同一研究对象—人体生命现象认知不同,就是由于其独特的研究方法。如果研究没有正确的方法指引,就会陷入曲解古人原旨、脱离临床实际的误区。所以规范的研究方法是客观揭示中医藏象理论本质的唯一选择。肾藏象属于中医最重要的内容之一,科学系统规范的研究是全面理解肾藏象科学内涵的必然要求。

藏象学说,是通过对人体生理病理现象的观察,研究人体各个脏腑的生理功能、病理变化及其相互关系的学说。藏象学说的形成主要有 3 个方面:一是古代的解剖知识。在古代藏象的功能赋予脏腑实体,脏腑即是肉眼可见的解剖器官;二是长期以来人们对生理病理现象的观察;三是反复的医疗实践,从病理现象和治疗效应来分析和反证机体的某些功能。肾藏象基本的功能为肾藏精,五脏六腑之精对肾精的动态调节是肾精充足的前提,各脏腑之精由经脉的转运而藏之于肾,从而保证肾精的充足,而五脏六腑之精依赖于肾精的濡养。所以,肾精为先天之本,主人体之生长壮老,与人体生殖发育等具有密切关系,是脏腑的核心部分。

二、文献研究是肾藏象研究的必由之路

文献研究方法是中医基本理论主要的研究方法,也是藏象理论研究的重要方法之一。只有在准确继承中医学理论传统内涵的基础上,才能利用现代先进的科学技术手段创新和发扬中医学理论。因此,汲取文献整理研究成果,建立新的科学假说,选定新的领域开展肾藏精实验研究,将有助于更科学客观地揭示中医肾藏精相关理论的科学内涵。比如对藏象的概念认识,有学者提出藏象的内涵也包括"藏"与"象"两个方面,即藏于体内的内脏及其所表现的解剖形态、生理病理征象以及与自然界相通应的事物和现象;脏是藏象的主体,其结构是形态性结构与在此基础上形成的功能性结构的结合;肾藏象是以脏为中心的生理病理系统。

肾藏象概念源于古人的解剖观察;肾脏功能的一部分根据其形态结构推理而得,而其复杂的部分则通过整体观察而赋予,其概念的确立得益于古代哲学思想诸学说的渗透,并在临床实践中不断修正与完善。对肾藏象概念的认识,以往认为肾藏象是功能性概念,近年来诸多文献研究表明,肾藏象同样具有解剖学属性。有学者指出,中医肾藏象的解剖属性在脏腑命名、脏腑生理、脏腑病证中均得到不同程度的体现,表明中医肾脏与实体脏器存在一定的相关性。亦有学者指出,肾脏概念最初不是对机体表象综合抽象的产物,而是在解剖基础上建立起来的内在之物的本质属性和特征的真实概念。

肾藏象理论是中医藏象理论的基石,与其他各个脏腑之间联系紧密,由此衍生的概念繁多,只有大量查阅文献,理解肾藏象相关概念的发生、发展、演变的过程,才能对肾藏象理论具有较好的把握,在继承基础上,深化肾藏象理论的基础研究。

三、充分利用发生学研究肾藏象理论

客观、正确、合理地解释中医学术理论,是中医能够继续发展的前提。很难想象,如果对中医各种学术理论产生了错误的理解,即使运用现代科技的各种手段对中医进行研究会有什么创新的意义。相反,其结果只能使现代人对中医的误解加深,如当年废除中医中药的错误观点在100多年以后再次沉渣泛起,正是现代人依据西医的思维方法,对中医误解和曲解的实例。而运用西医还原分析思维来研究中医,则使中医学在其思维模式的"关照"下误入歧途,并越走越远。

发生学研究弥补了中医发展现阶段在继承环节上的先天不足,将中医学的创新置于对中医学的正确、科学地继承这一基础上,这便是发生学研究的现实意义。发生学研究可以弥补中医文献研究在继承方面的不足,将中医藏象理论的发展与创新建立在对其全面、正确、忠实于历史这一基础之上。

发生学方法是反映和揭示自然界、人类社会和人类思维形式发展、演化的历史阶段、形态和规律的方法。其主要特征是把研究对象作为发展的过程进行动态的考察,注重分析历史过程中主要的、本质的、必然的要素,它与历史比较方法、历史与逻辑统一的方法有着密切联系。

19世纪以来,全世界的许多科学家都应用这一方法指导他们的研究。如达尔文等应用这一方法研究人类的起源和演化而取得了重要的成果。中医藏象理论的发生学研究是客观揭示藏象理论的发生、发展以及演化规律的方法。这一方法的核心就是把中医藏象理论重新"回置"于其当时发生和发展的特定历史环境中去,即将其"回置"到当时的社会环境、哲学、农业、天文历法、宗教、物候等背景中加以考察。尽量排除现代人思维的干扰,使藏象理论实现最大的"还原"。要做到这一点,就要深入到对藏象各种理论"创生"的历史时期进行深入全面的考察。

利用发生学方法指导藏象研究,可以站在更高的起点、更宽广的视野对当今许多"只知其然,不知其所以然"的五脏功能进行深入研究。可以克服当今文献研究只关注中医理论本身的缺陷。这样不仅可以合理解释藏象理论中许多悬而未决的问题,而且可以深入了解中医学悠久的历史和丰富的传统文化遗产。

肾藏象作为藏象基础理论研究的重要方面,它涉及多系统、多脏腑的各种功能,对肾藏象的发生学研究具有重要意义。

四、以文献研究为基础的肾藏象基本理论框架研究

中医肾藏象基础理论框架结构为"道""象""器"3个层次。"道"属于以精气学说、阴阳学说、五行学说为核心所构建的基本规律和基本法则范畴,"象"属于肾的生理功能之现象、征象范畴,"器"属于人体形态结构之组织器官范畴。

中医肾藏象基础理论之"道",即以精气学说、阴阳学说、五行学说为核心所构建的基本规律和基本法则:肾为阴中之太阴,五行属水,五方为北,八卦为坎,天干为癸,与冬气相通应,其数为六。基于中医肾藏象基础理论之"道",建立中医肾藏象基础理论之"象",包括现象、征象、比象,即肾的生理功能之象:肾为先天之本,封藏之本,肾藏精,肾主水,肾主纳气,藏神为志,在志为恐等生理特性和生理功能。基于中医肾藏象基础理论之"道"和"象",体现于人体形态结构之"器",即以肾为脏,膀胱为腑,耳及二阴为窍,在体为骨、齿、发、腰,其华在发,在液为唾的"肾系统"。

精气学说为肾藏精藏象基础理论之哲学渊源,精气学说认为精气为万物之本原,中医理论认为精气为构成为人体的本原物质。先秦"水地说"以水为万物之源,也对肾藏精藏象基础理论具有重要影响。中医肾藏精藏象基础理论核心概念之渊源出自《黄帝内经》。《黄帝内经》相关概念有精、肾藏精、肾精、肾气、天癸、命门。"肾阴"一词较早见于《黄帝内经太素·五脏脉诊》,"肾阳"一词较早见于《黄帝内经太素·寒热厥》。"先天之本"首见于明代李中梓《医宗必读·肾为先天本脾为后天本论》。

五、"肾藏象"理论概念规范化研究

中医学是中国传统文化的重要组成部分,中医学与现代医学最大的区别可以表现在以下3个方面:一是研究方法与思维方式的不同,其思维特点是在"天人相应"指导下的整体思维、类比思维和主体意向性

思维,使中医理论具有宏观、整体、系统的特点;二是学术理论的概念在这一思维影响下,具有模糊、不精确、外延的特点;三是注重活体生命的功能与气化,优于静态的形态结构。

文献研究一般侧重于阐述藏象学说中相关藏象的概念、功能、实质以及学术渊源等理论问题。其中概念体系是藏象理论的重要组成部分,也是文献研究的重点内容:"概念是反映对象本质属性的思维形式,概念系统是若干认识支点的汇集。建立概念系统,使基本概念和内容的表达达到规范,用现代语言阐述其内涵和外延,有助于把握理论本质特征和规律"。肾藏象概念繁多,从《中医基础理论术语》《中医药主题词表》《中医药学名词》等四部书中查与"肾藏象"理论相关概念条目就要 186 个相关概念,如何准确理解和把握这些概念成为肾藏象研究的关键。

六、关于"肾藏象"中西医结合研究的基本思路

肾藏象研究与所有其他脏腑的中西医结合研究一样,必须在传统中医和现代西医共性的基础上寻找突破口。中医从宏观角度解释肾的基本内涵和功能,本研究团队使它微观化、客观化;西医是微观角度解释人体的基本功能,本研究团队把这些功能进行整体推理系统化。只有把传统中医微观化和现代医学整体化结合起来,才能找到肾藏象新理论上的中西医结合点。辨证微观化和辨病的整体化使临床疗效和理论机制研究都得到提高和发展,这方面的研究主要体现在生理学和病理学研究两方面。肾藏象生理学研究通常都是结合现代医学进行的,首先将肾藏象中医功能和西医"对应"的生理内容进行比照,然后,结合基础医学实验的研究成果进行比对,总结肾藏象的生理学物质内涵。关于肾藏象病机的现代研究,除了根据临床提供的症状资料外,主要是借助病理学的方法研究肾藏象相关的病因病机。其研究方法通常有这样几种:根据临床症状和现代医学知识,对中医肾藏象病机进行解释;从临床入手,以患者为对象,在西医辨病和中医辨证后,为了深化对病机的认识,对患者进行临床的化验检查,测量一些微观指标,探讨肾藏象相关病机与微观指标的相关性,并进一步发展出微观辨证和整体辨证。通过理法方药、动物实验研究等,反证肾藏象理论和现代医学指标的关联性及系统性。

七、加强"肾藏精"理论纵横深入研究

横向研究方面,对于现已取得的研究成果进行理论研究的梳理,在此基础上,通过与其他四脏进行横向比较研究,并通过多课题组、多次数不断地重复研究,筛选比较客观、可信、科学、稳定的指标体系,进一步抽象相关理论的现代科学内涵,并在临床研究中加以验证。

纵向研究方面,对于肾藏精积累较多的重点研究领域进行诸如基因组和蛋白质组等更深层次的实验研究,以期从更高层次上揭示肾藏精理论的科学内涵。通过纵横两个方向的深入研究,不仅为中医传统理论提供现代科学内涵,而且还可能为寻找防治疾病的新方法提供实验依据,以解决现代社会的新问题,如老龄化社会带来的慢性病规律研究等。

八、开展"肾藏精"证候和疗效评价标准的研究

肾藏象理论认为,肾与人体"生长壮老"相关,肾主生殖,肾主骨生髓等等,为了使该理论更好服务于临床,基础研究应从人基本生长壮老的生命特征入手,用临床流行病学的研究方法,探索其生物学的生理病理规律。中医学的发展总是从临床特征去推导理论,再回到临床验证理论,以临床的验证结果修正理论,最后以相对正确的理论指导临床,它经历了临床-理论-再临床-再理论的这样一种反复循环。随着现代医学的发展,医学理论的验证方法比以前更加丰富,更加准确,更加客观化,这为肾藏象研究带来了契机。

1. 建立与肾相关病证结合的临床流行病学研究

(1) 制定"与肾相关"病证结合临床流行病学研究方案:在系统整理"肾藏象"理论古今文献的基础上,以肾藏精为其核心概念,建立具有中医学特点的、相对客观的、由一系列临床症状组成的中医证候量表评价体系,以相对客观的标准评价肾藏象理论的各种临床特征。研究首先是肾藏象理论概念条目整理。肾藏象理论的条目非常繁杂,必须进行大量文献检索,以统计各种概念条目,用数学的方法进行归类和总结。然后根据文献检索结果,提取病因病机、证候舌脉象等信息,建立肾藏象证候信息采集表,经过中医专

家审核,修订成肾藏象流行病学信息采集表,保证以此为标准采集的临床信息是科学、合理、可行的。最后量化表进行宣传和推广,进一步发展中医理论,造福广大人民群众。

(2)大样本多中心的临床流行病学调查:大样本流行病学调查内容可以包括"与肾相关"的常见疾病及其分布情况、分布特点等。例如不孕症、骨质疏松症、老年性痴呆症、肾性骨病等的分布比例和每种疾病的辨证分型特点,年龄分布特点、病因病机特点。根据临床症状进行聚类分析统计。所谓聚类分析是指表现为相同证型不同疾病的症状统计,这体现了中医同病异治和异病同治的特点。例如肾阳虚型的临床特征:面色苍白、口唇淡白、神疲乏力、腰膝酸软、气短、畏寒、肢冷、大便溏、小便清、面色㿠白等。各种证型之间症状可能具有交叉,但是在不同证型中、不同症状的综合分布存在差异,这种差异就是证客观化的基础。所以,症状与证型相关性分析、疾病证型的回归性分析,对形成疾病和证型的症状结构模型具有重要意义。

2. 从临床规律到"肾藏象"理论的升华 通过大样本多中心临床流行病学调查,以病证结合研究为切入点,系统分析肾藏象相关疾病。例如肾阴虚证的共同证候特征:面赤、烘热、潮热、小便短赤、手足心热、口干咽燥;其症状类别可概括为阴虚内热表现、阴虚津亏表现和肾虚表现,其特征性舌脉表现为舌红、少苔、脉细数等。以此建立肾阴虚大数据诊断标准和诊断模型,为肾阴虚证的客观化和标准化提供科学依据。肾藏象理论中存在大量需要客观化、系统化的问题,以临床为统计依据的理论升华对研究肾藏象理论提供了可靠的科学依据。

九、中医"肾藏精"精准医学研究

"精准医学"是通过基因组、蛋白质组等组学技术和医学前沿技术,对大样本人群与特定疾病类型进行生物标记物的分析与鉴定、验证与应用,从而精确寻找到疾病的原因和治疗的靶点,并对一种疾病不同状态和过程进行精确分类,最终实现对于疾病和特定患者进行个性化精准治疗,提高疾病诊治与预防的效益。

精准医学在时间上承接人类基因组极化,在本质上是对现行的以药物治疗为主体的医疗进行根本改革,因而将影响和改变未来的医疗、药物研发和临床使用。在此基础上,随之产生的医学数据纷繁海量,对数据分析和信息处理提出了更高的要求。2015年1月20日,美国总统奥巴马在国情咨文中提出"精准医学计划",希望精准医学可以引领一个医学新时代。计划通过分析100多万美国志愿者的基因信息,更好地了解疾病形成的机制,进而开发相应的药物,为精准施药铺平道路。

目前已建成的基于大样本人群研究的国际生物数据库主要有英国生物样本库(UK Biobank,UKB)、挪威的母亲与子女定群研究(Mother and Child Cohort Study)和丹麦的出生同期群(Danish National Birth Cohort)。UK Biobank 是相对较大的集中式大型队列,2006—2010年间搜集了50万名年龄为40~69岁人群的血液样本和相关的详细生活方式资料,追踪10~15年。目前该队列还在进行10万人的体力活动检测,80万个SNPs检测,10万人的脑部、胸部核磁共振、颈部超声和全身骨密度测量。通过5年的死亡率比较,认为吸烟是影响队列人群死亡率最主要的因素。

欧洲营养与肿瘤前瞻性调查(The European Prospective Investigation into Cancer and Nutrition,EPIC)是一个经典的分散式大型队列,EPIC成员为欧洲10国23个中心,其数据为中心化存储。该队列自20世纪末起开始调查膳食、代谢及遗传因素与癌症发病之间的关系。EPIC通过对10个欧洲国家的50万余人群的长期随访(其中2.6万人后期发展为癌症),以及对900万例样本的收集和分析,研究了不同膳食类型、遗传多态性等与癌症发生发展的关系。其研究结果对癌症发病率、减轻癌症患者的痛苦并延长患者的生存期具有积极的意义。

精准医学的到来,是一场挑战,更是一场机遇。我国人口基数较大、疾病谱较为复杂,虽然临床生物标本丰富,因此,亟待借助精准医学来建立一套高效的医疗制度体系。我国从国家卫生和计划生育委员会于2015年1月15日发布了国内第一批基因测序试点后,引起了相关部门的强烈反响,从而在全国范围内迅速掀起了国家精准医学战略计划。

经过多年的建设,我国已建成了若干大型队列。例如,规模为50万样本量的中国慢病前瞻性研究项目,规模为20万例的泰州人群健康跟踪调查,规模为18万例的中国高血压随访调查队列,规模为7.5万例的上海女子队列等队列。这些队列将为我国生物医学研究及疾病的防控作出重要贡献。

上海中医药大学在王拥军教授带领下,在国家"973"计划项目以及国家教育部"创新团队"计划项目、国家科技部重点领域"创新团队"计划项目、国家自然科学基金重点项目、国家中医临床研究基地建设计划项目、上海市2011"协同创新"计划等大力支持下,已经在全国建立了26万大型人群"生长壮老"不同生命历程"肾藏精"变化规律的精准队列,并建立了一整套可推广的大型队列研究技术、标准和规范,建立了大型队列样本和数据共享的机制,建立了自然人群健康服务平台,为国家层面建立标准统一、数据规范和资源共享的平台奠定基础,培养出稳定的专业化研究队伍。本项目将建立中国本土化的健康指标体系和临床检验体系,并进行长期动态随访;并利用该队列,进行20多种"肾精亏虚型慢性病"高危人群精准观察。进行全维度、动态、定量生命组学数据库,为后续的重大疾病专病队列研究提供健康队列参考以及各种疾病人群队列提供帮助。

该大型队列也为相关区域自然人群队列研究过程中规范化操作流程及建设标准提供借鉴;所产生的所有生物信息化数据,完全对接"精准医学大数据平台",数据可以及时提交本专项建立的精准医学大数据平台统一管理。该项研究将有力地推动共同建立国家精准医学队列研究平台和国际化专业人才队伍,使我国中医药研究步入国际前列。

第三节　中医"肾藏精"藏象理论与健康促进

一、中医"肾藏精"藏象理论与"治未病"防治体系构建

"治未病"理念和实践,是落实预防为主的卫生工作方针、实现人人享有基本医疗卫生服务宏伟目标的重要举措;是增强全民健康意识、提高健康素质的重要途径;是弘扬中医药优秀传统文化、建设中华民族共有精神家园的重要组成部分;是推动中医药产业发展、提高中医药在经济社会发展中贡献率的重要动力。

"治未病"首见于《素问·四气调神大论》:"是故圣人不治已病治未病,不治已乱治未乱,此之谓也。"经过后世医家的继承与发展,现在"治未病"理论主要包括3个层次的内容,即"未病先防""既病防变"和"瘥后防复"。

肾精随年龄表现出由盛到衰的变化,肾精盛衰在疾病的发生和发展过程中起到了重要作用。在人体各生理阶段,所患疾病的程度和性质各有不同,其预防的重点也有所不同。

针对"治未病"不同的阶段,应制定相应的措施:

1. 未病先防　指未病之前先预防,避免疾病的发生。

(1) 顺应四时、未病防因:首先要顺应自然,适应四时变化。按照春温、夏热、秋凉、冬寒规律养生,注重未病防因,以减少疾病的发生。

(2) 起居有常、适度运动:中医认为随着昼夜晨昏、阴阳消长的变化,人体的阴阳气血也进行相应的调节而与之适应,故要规律起居,加强运动。如儿童和青少年应多参加户外活动,忌熬夜;中老年人应适当的活动,以形劳而不倦为度。

(3) 阴阳平衡、饮食有节:人体养生离不开协调平衡阴阳的宗旨。在保证机体营养的基础上,要全面的补益精气,实行多样化的饮食,不可偏食。如老年人为预防骨质疏松症的发生,应该多进食富含钙、磷的食物。如儿童和青少年要忌过食生冷与甜食;中老年人应清淡有节制的饮食。

(4) 心态平和、恬惔虚无:《素问·上古天真论》指出:"恬惔虚无,真气从之,精神内守,病安从来?"保持平和的心境,以使真气顺畅,精神守于内,疾病无所从生。如中青年要合理疏导情绪,调节压力。

2. 既病防变　指在疾病早期要采取措施,治病于初始,如果疾病已经存在,要及早治疗,防其由浅入深,或发生脏腑之间的传变。

(1) 早治防传:一是防止传染性疾病传播给他人,二是防止疾病进一步的传变。

(2) 慎之防变:疾病发生后,可能由浅入深、由轻到重、由单纯到复杂的发展变化,如能在疾病的初期

早期诊治,此时病位较浅,正气未衰,病情多轻而易治,诊治越早疗效越好。既病防变不仅要切断病邪的传变途径,而且要根据其传变规律,实施预见性治疗以控制其病情传变。如老年性骨质疏松症患者,要做好早预防骨质疏松性骨折的工作。

3. 瘥后防复 指疾病初愈正气尚虚,邪气留恋,机体功能还没有完全恢复,要加强调摄,防治疾病复发。

对已患病者采取及时有效的治疗措施,防止病情恶化,预防并发症和伤残。与此同时要重视患者心理康复,进行家庭护理,使病人尽量恢复生活和劳动能力。

为贯彻落实《国务院关于扶持和促进中医药事业发展的若干意见》精神,加强中医预防保健(治未病)服务科技创新,支撑和引领中医预防保健(治未病)服务进一步科学规范和健康发展,国家中医药管理局关于印发《中医预防保健(治未病)服务科技创新纲要(2013—2020年)》的通知(国中医药科技发〔2013〕12号)。到2020年末,系统整理和诠释中医预防保健(治未病)理论,建立理论体系框架;优化集成一批效果明确、经济实用的中医预防保健方法和技术;建立相对系统的中医预防保健(治未病)服务标准和规范;完善中医预防保健(治未病)服务业态和服务模式;初步形成中医预防保健(治未病)服务科技创新体系。提升中医预防保健(治未病)学术水平和服务能力,为持续推动中医预防保健(治未病)服务发展提供有效的支撑,为提高全民健康水平做出更大贡献。

二、中医"肾藏精"藏象理论与慢性病防治体系构建

"肾精亏虚型慢性病"包含以肾精亏虚为主要病因病机的一系列慢性病。"肾藏精,主骨、生髓、通于脑",基于此,本研究团队开展了补肾益精法治疗以骨质疏松症、地中海贫血和老年性痴呆为代表的"肾精亏虚型慢性病"异病同治规律的研究。

通过大样本、多中心临床流行病学调查显示,"肾精亏虚型慢性病"的证型分布均以肾精亏虚为主,表现为耳鸣齿脱、腰膝酸软、记忆力下降、智力低下等,且神经-内分泌-免疫-循环-微环境(NEIC-Me)网络紊乱。建立了"临床科研信息一体化"数据库,分析发现"肾精"与NEIC-Me网络指标变化一致性在80%～85%,以性激素、白细胞介素、干扰素等最为显著。

针对该病机,进行了"补肾益精法""异病同治"临床试验研究,证明该法不仅可以有效改善耳鸣健忘、腰膝酸软、肢体疼痛等"肾精亏虚"共性临床症状,改善NEIC-Me状态,也可以提高骨质疏松症患者骨密度,改善老年性痴呆患者认知功能,改善地中海贫血患者红细胞数量、结构和功能。通过自然衰老及各种疾病动物模型,证明了上述疾病肾精亏虚状态下,"NEIC-Me网络"紊乱,各种干细胞内信号转导异常,定向分化功能障碍,进而产生各组织器官功能障碍。"补肾益精"中药可以纠正性激素、白细胞介素、干扰素等为主的NEIC-Me网络紊乱,恢复干细胞内Wnt/β-catenin、Notch、Jak/Stat等共同信号通路平衡,促进各种干细胞增殖和定向分化,改善相应组织功能与定向修复。

通过开展骨质疏松症、地中海贫血和老年性痴呆"异病同治"规律研究,形成以下创新点。

1. 通过临床和基础研究,首次提出"肾精亏虚型慢性病"。包含以"肾精亏虚"为主要病因病机的一系列慢性病。

2. "肾精亏虚"是慢性病的主要共同病机。"肾精亏虚"状态下,均存在性激素、免疫调节激素等为主的NEIC-Me网络的紊乱,从而导致各种干细胞Wnt/β-catenin、Jak/Stat等信号转导通路紊乱,干细胞定向分化功能障碍,导致各种疾病的发生。

3. 通过"补肾益精法"治疗上述疾病,均可以有效改善临床"肾精亏虚"症状,从病因病机、作用和疗效机制等方面均证明了"补肾益精法"能够发挥"异病同治"肾精亏虚型慢性病的共性规律。

4. 建立了"肾亏虚型慢性病临床科研信息一体化平台"等数据库,从不同层面证明了"肾-骨""肾-髓""肾-脑"相关慢性病在病因病机、临床证型、微环境及干细胞生物学变化等方面具有相同的发生与发展规律。

5. 阐述了"肾藏精"藏象理论科学本质研究,并建立了"肾精亏虚型慢性病"的"异病同治"临床规范化方案,为一系列该类疾病的防治研究建立了"异病同治"的新模式。

现代医学攻克重大慢性、复杂性疾病的进展迄今仍很迟缓,凸显以"还原论"为基本思想的研究思路存在严重不适应,只是单纯从某一种疾病入手的治疗方法,忽视了人体的整体性。对于肿瘤等多因素导致的慢性复杂疾病,体内存在着错综复杂的调控网络,现代医学针对单一靶点的思路已难以适应。

在此情况下,中医的整体性、多靶点、多层次的作用和调节,对慢性复杂疾病的认识与研究越来越显示出重要而独特的价值。许多基础和临床研究表明,充分发挥中医特色和中西医结合的优势,是提高重大慢性、复杂性疾病治疗水平的重要策略。针对慢性、复杂性疾病,找寻内在致病规律,运用传统中医"异病同治"的方法,制定共同的预防、治疗及康复方法。

三、中医"肾藏精"藏象理论与国民健康促进体系构建

据美国和世界卫生组织(WHO)的调查,全球范围内健康人仅占人群总数的5%,疾病人群和亚健康人群分别占人群总数的20%和75%;而在心脑血管疾病和肿瘤等严重慢性病的发病因素中,人的生活方式和行为因素占的比例高达40%~60%,起着主导作用。

中医在未病先防、已病防变、瘥后防复、保健养生等方面积累的理论知识和行之有效的实践经验,对于综合调理人的健康状态、从根本上遏制慢性病蔓延具有宝贵的价值。

为了解决"慢性病威胁、医疗费用危机"的严重问题,国家近年来部署了一系列重大任务,目标是通过大力开展中医健康服务研究、重大慢性、复杂性疾病疗效提升的攻关研究、支撑中医健康服务的技术、产品、规范和标准的研发,阻断从健康到亚健康、从亚健康到疾病、从疾病到终末结局等关键环节,降低慢性病的发病率和死亡率,遏制医疗费用飙升的趋势。这些重大而艰巨的任务,涉及政府、社会、市场等许多方面,也涉及健康维护、防病治病、康复保健等多个环节,既有医学和多个学科的科学和技术问题,也有机制体制探索和组织管理问题。这就需要政府主导、社会多方参与,充分发挥市场机制作用,实行政-产-学-研-用结合和多学科交叉联合攻关。很明显,加强协同创新是完成好这些国家任务的唯一路径与选择。

其一,创新中医健康服务模式,需要政府主导,产、学、研、用协同共建。

创建中医健康服务模式,是一个系统工程,其重点任务是要在区域卫生信息平台、医疗服务网络等健康服务提供支撑体系建设中,开展"中医药服务功能模块开发与应用""中医健康服务的信息化管理""健康大数据研究与增值服务""中医健康服务的绩效评价体系"等研究,探索建立"医院、社区和家庭联动""多元化保障"等运行机制。这就需要政府主导,行业主管部门推动,充分整合现有资源,引入相关企业、高校公共卫生政策研究力量共同参与,大力协同,共同创新。

其二,突破重大慢性、复杂性疾病的医学瓶颈,需要中西医协同创新。

对于重大慢性、复杂性疾病的不同阶段、不同病理环节,中西医学各有优势。众多的基础和临床研究表明:借鉴现代医学注重证据的循证医学理念,充分发挥中医学整体论生命观、个性化治疗方法、"治未病"综合调理和养生保健理论的作用,使两个医学体系相互沟通、资源共享、优势互补,可为突破当今我国和世界面临的重大慢性、复杂性疾病的医学瓶颈,开辟一条富有希望的道路。这就需要创新机制体制,超越中西医学的界限,大力开展中西医一流专家、医疗机构的协同创新,探索突破慢性病疗效的新途径。

其三,研发中医健康服务的技术产品、建立相应的规范和标准,需要多学科协同开发。

中心为了充分发挥中医健康服务在应对健康挑战、推动医改中的重大作用,必须大力研发对人体健康状态进行检测、辨识、评价和干预的技术、产品,建立相应的规范、标准,形成完整的技术支撑体系。如健康状态检测数据的获取和客观化、数字化;利用现代信息技术和移动互联网技术对健康大数据的处理、分析和挖掘;通过智能专家系统对健康状态的辨识、评价和干预等等。

上述科技创新目标和过程,涉及生命科学、精准医学、信息科学、数理科学、工程科学等广泛的多学科领域交叉和融合,需要多种现代科技的集成和创新。除中医药学之外,必须要有传感、图像和信号分析、信息处理和数据挖掘、电子和机械工程等科技领域的大力协同,联合攻关,才能获得成功。

参 考 文 献

1. 沈自尹,黄建华.从淫羊藿激活内源性干细胞探讨肾藏精的科学涵义[J].中医杂志,2010,51(1):8-10

2. 吴顺杰,周健,吴远彬,等.参附汤对移植小鼠造血干细胞归巢干预作用的研究[J].辽宁中医杂志,2008,35(5):780-782

3. 颜靖文,顾耘.从老年性痴呆探讨肾精与神经-内分泌-免疫网络、神经干细胞的关系[J].辽宁中医杂志,2012,39(8):1652-1653

4. 张智学."肾主纳气"新释[J].国医论坛,1994(5):36

5. 高杏斋.肾主纳气机析[J].陕西中医,1990(8):382

6. 钟飞.肾主纳气的现代实质与肾脏生化功能的关系[J].中医药学报,2001,29(6):1-2

7. 霍光旭,黄俊臣."肾主纳气"实质探析[J].中医药通报,2004,3(5):44-45

8. 王玉光,周平安.肾不纳气证新绎[J].中国中医基础医学杂志,2004,10(5):27-29